U0244068

Internal Control and
MANAGEMENT OF
PUBLIC HOSPITALS

公 立 医 院
内部控制管理

安秀丽　苗豫东　◎主编

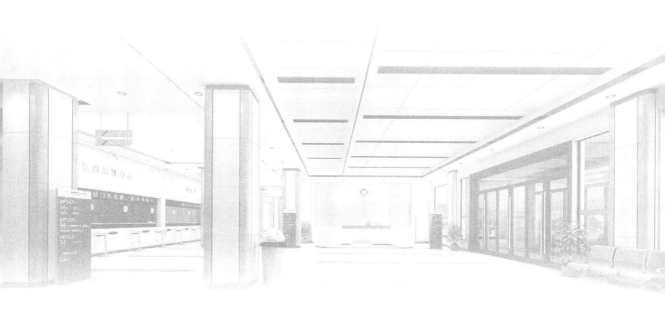

中国财经出版传媒集团
经济科学出版社
Economic Science Press
·北京·

图书在版编目（CIP）数据

公立医院内部控制管理／安秀丽，苗豫东主编．
北京：经济科学出版社，2025.2. -- ISBN 978 - 7 - 5218 -
6351 - 2

Ⅰ. R197. 32

中国国家版本馆 CIP 数据核字第 2024N6J227 号

责任编辑：卢玥丞
责任校对：刘　昕
责任印制：范　艳

公立医院内部控制管理
GONGLI YIYUAN NEIBU KONGZHI GUANLI

安秀丽　苗豫东　主编

经济科学出版社出版、发行　新华书店经销
社址：北京市海淀区阜成路甲 28 号　邮编：100142
总编部电话：010 - 88191217　发行部电话：010 - 88191522
网址：www. esp. com. cn
电子邮箱：esp@ esp. com. cn
天猫网店：经济科学出版社旗舰店
网址：http：//jjkxcbs. tmall. com
北京季蜂印刷有限公司印装
787 × 1092　16 开　31 印张　730000 字
2025 年 2 月第 1 版　2025 年 2 月第 1 次印刷
ISBN 978 - 7 - 5218 - 6351 - 2　定价：125.00 元
（图书出现印装问题，本社负责调换。电话：010 - 88191545）
（版权所有　侵权必究　打击盗版　举报热线：010 - 88191661
QQ：2242791300　营销中心电话：010 - 88191537
电子邮箱：dbts@ esp. com. cn）

编　委　会

前　　言

　　公立医院作为我国医疗卫生服务的关键点和网络枢纽，既承载着医疗服务的职能，亦肩负着推动医疗卫生改革与医疗制度建设的重任。随着医疗体制改革的深入推进和群众健康观念的转变，运营风险的不断扩大，公立医院在国家医疗卫生服务体系中越发面临多方面的挑战和压力。内部控制作为现代企业管理理论的重要组成部分，在公立医院的治理中同样具有极其重要的地位。加强内部控制已由公立医院的"经济性工作"转变为"全局性工作"，通过建立完善的内部控制体系，公立医院可以有效防范财务风险、提高医疗服务质量、保障患者权益、预防腐败行为等。

　　公立医院的内部控制体系建设，已经走过了"从无到有"的历程，目前处在"从有到优"的阶段。面对新形势和新要求，如何优化内部控制体系，有效执行和持续改进内部控制制度，是公立医院当前需要重点关注和解决的一项重大课题，这需要管理人员对内部控制进行系统的分析和思考。

　　首先，要充分认识内部控制的三大价值，即合法合规、防控风险、提高效益。公立医院作为政府主导、公益性导向的社会组织，医院及其员工应该遵守法律法规、行业准则等，任何违法违规行为都可能导致经济、社会声誉等方面的负面影响。随着经济全球化和信息化、市场竞争白热化，风险传递的速度、广度和深度不断增加，公立医院要不断加强风险防范和实施科学的管理办法，建立健全良好的内部控制体系才能创造价值，实现公立医院的健康持续发展。

　　其次，要准确把握内部控制的三大本质，即相互制衡、相互监督和有效激励。制衡是内部控制最重要、最基本的理念，监督是内部控制风险防范的最后一道"防护线"，科学的绩效考核体系和先进的组织文化是公立医院内部控制的"安全网"，但这些都是内部控制为杜绝业务工作中主观私心和能力不足的种种手段而已。

最后，要全面掌控内部控制的三大机理，主要包括流程化、标准化和痕迹化三个方面。流程的划分，一是为了合理划分职责和权限，提高工作效率；二是遵循成本效益原则，降低错误和防范舞弊。在实施内部控制制度时，公立医院还应确定控制标准，如果标准缺失或模糊，控制会陷入"无序"状态。同时，在进行经济或业务活动时，应留下相应控制的痕迹，既可证明控制的实施，又可追溯相应的责任。

总之，置身于"风险无处不在、无时不在"的时代，公立医院所面临的内部控制问题一直是医疗行业关注的焦点。虽然近年来公立医院在内部控制建设方面取得了一些进展，但仍存在一些亟待解决的问题，如内部控制环境不够完善、资产管理不够严格、内部控制效果不佳、风险管理缺乏有效措施等。

鉴于此，本书汇聚了国内外相关领域的最新研究成果和实践经验，结合公立医院的实际情况，注重理论和实践相结合，通过深入浅出的方式，以实际制度案例为切入点，详细阐述了公立医院内部控制单位层面和各业务层面的概念、目标、流程和关键环节。同时，本书还针对公立医院运营过程中可能出现的风险和问题，提出了相应的内部控制措施和建议。

本书共三篇、九章。第一篇为理论篇，从公立医院内部控制的内涵、基础理论、原则、目标等入手，阐述了公立医院内部控制的战略环境、政策沿革和研究方法等。第二篇为体系建设篇，认为公立医院应加强内部控制体系建设，在单位层面明确内部控制组织架构、内部控制制度和运行机制、建设信息系统和风险评估系统。第三篇为业务建设篇，认为业务层面的内部控制建设主要包括预算业务、收支业务、采购业务、资产业务、基本建设业务、合同业务、医疗业务、业务科研、业务教学、互联网医疗业务、医联体业务、信息化建设业务一院多区业务等13项具体内容，介绍了各业务的概述、目标、流程和关键环节、措施以及制度案例。最后，本书对内部控制有效性进行评价，并将评价结果应用到实处，实现对内部控制的持续优化。

本书旨在为公立医院建立和完善内部控制体系提供指导，通过结合公立医院的业务性质、业务范围和管理框架，对业务流程进行梳理，提出更具针对性和操作性的政策和措施，帮助医院管理者了解和掌握内部控制和方法，从而更好地实现医院的战略目标和社会责任，推进公立医院治理的现代化进程，在新医改浪潮中不断增强竞争实力。公立医院内部控制相关的著述恒河沙数，经典传世者寥若晨星，本书中有关公立医院内部控制的一些观点倘能引发一二共鸣，作者将深感欣慰。

公立医院内部控制是一个持续发展和完善的过程，需要学者和实务界共同努力，不断探索和创新，为提高公立医院的综合实力和竞争力，为人民群众提供更好的医疗服务作出贡献。

目　录

理论篇

第一章　公立医院内部控制理论 ················· 3
第一节　内部控制理论 ·············· 3
第二节　公立医院内部控制概述 ················ 27
第三节　公立医院内部控制基础理论 ·············· 33
第四节　公立医院内部控制实施条件 ·············· 42
第五节　公立医院内部控制原则 ················ 47

第二章　公立医院内部控制战略环境要求 ················· 49
第一节　公立医院发展新要求 ·············· 49
第二节　公立医院内部控制新要求 ················ 58
第三节　公立医院内部控制政策沿革 ·············· 66
第四节　公立医院实施内部控制的 PEST 分析 ····················· 73
第五节　公立医院内部控制研究定性定量方法 ····················· 82

体系建设篇

第三章　公立医院内部控制系统建设 ················· 97
第一节　公立医院内部控制系统建设的必要性 ················· 97
第二节　公立医院内部控制系统组织架构 ················· 99
第三节　公立医院内部控制系统的职责划分 ················· 102

第四节　公立医院内部控制系统的内容 …………………………… 105

第五节　公立医院内部控制系统建设步骤 ………………………… 124

第四章　公立医院内部控制单位层面建设 …………………………… 138

第一节　单位层级内部控制框架建设 ……………………………… 138

第二节　工作机制建设 ……………………………………………… 148

第三节　关键岗位管理建设 ………………………………………… 158

第四节　风险评估系统管理建设 …………………………………… 169

第五节　信息系统管理建设 ………………………………………… 175

第六节　会计系统管理建设 ………………………………………… 182

业务建设篇

第五章　经济管理类业务 ……………………………………………… 193

第一节　预算业务内部控制 ………………………………………… 193

第二节　收支业务内部控制 ………………………………………… 215

第三节　采购业务内部控制 ………………………………………… 230

第四节　资产业务内部控制 ………………………………………… 245

第五节　基本建设业务内部控制 …………………………………… 271

第六节　合同业务内部控制建设 …………………………………… 282

第六章　医教研类业务 ………………………………………………… 299

第一节　医疗业务内部控制建设 …………………………………… 299

第二节　教学业务内部控制建设 …………………………………… 318

第三节　科研业务内部控制建设 …………………………………… 341

第七章　医院发展类业务 ……………………………………………… 357

第一节　互联网医疗业务 …………………………………………… 357

第二节　医联体业务 ………………………………………………… 368

第三节　信息化建设业务 …………………………………………… 378

第四节　一院多区业务 ……………………………………………… 390

第八章　公立医院内部控制评价 ……………………………………… 403

第一节　内部控制评价概述 ………………………………………… 403

第二节　内部控制评价量表 ……………………………………… 415

第三节　内部控制评价报告的编制 ……………………………… 426

第四节　内部控制缺陷的认定 …………………………………… 431

第九章　公立医院内部控制评价报告的应用 …………… 445

第一节　公立医院内部控制评价报告的应用概述 …………… 445

第二节　医院内部应用 …………………………………………… 452

第三节　医疗行业应用 …………………………………………… 468

第四节　社会应用 ………………………………………………… 474

第五节　政府应用 ………………………………………………… 477

参考文献 ………………………………………………………… 481

理 论 篇

第一章
公立医院内部控制理论

公立医院是我国医疗服务体系的主体，是体现公益性、满足广大人民群众医疗保健需求、缓解人民群众看病难、就医难的主阵地。随着医疗改革的不断深入，公立医院改革成为我国医疗改革中的难题，我国公立医院收入由原来的财政补助、医疗服务收入和药品加成收入变为财政补助和医疗服务收入两个补偿渠道，取消了药品加成。医疗改革使公立医院发展面临越来越多的机遇和挑战：一方面，公立医院如何在追求经济效益的同时更要重视社会效益，保持公益性；另一方面，面对竞争激烈的医疗市场，公立医院如何合理分配医疗资源，为广大人民群众提供便捷、有效、高质量的医疗服务，在竞争中求得生存、积蓄和发展，加强内部控制、管控风险、降低成本、提高效率。

我国财政部于 2012 年 11 月发布了《行政事业单位内部控制规范（试行）》，2015 年底出台了《关于全面推进行政事业单位内部控制建设的指导意见》，表明了国家层面对内部制度建设的重视程度。2017 年 1 月 25 日，财政部又发布了《行政事业单位内部控制报告管理制度（试行）》，我国行政事业单位内部控制的管理和建设得到进一步规范，但鉴于公立医院性质的特殊性，行政事业单位内部控制的要求不可能完全适用。为此，国家卫生健康委员会、国家中医药管理局于 2020 年印发了《公立医院内部控制管理办法》（国卫财务发〔2020〕31 号），从单位层面以及业务层面介绍了公立医院内部控制体系的建设，要求公立医院结合自身和当前新医改背景以及公立医院的业务性质、业务流程进行梳理，建立健全科学有效的内部制约机制，促进公立医院服务效能和内部治理水平不断提高，全面推进公立医院内部控制建设。2023 年 12 月 18 日，财政部、国家卫生健康委员会、国家医保局、国家中医药局联合制定了《关于进一步加强公立医院内部控制建设的指导意见》（财会〔2023〕31 号），进一步强调了公立医院内部控制的重要性，并提出了具体的目标和措施，以确保公立医院的内部控制体系更加完善和有效。

第一节　内部控制理论

一、内部控制概述

（一）内部控制的定义

内部控制发源于企业管理，是指"企业为实现控制目标，通过制定制度、实施措施和执行程序，对经济活动的风险进行防范和管控"。[①] 内部控制贯穿其经济活动的全部过程，并受管

---

① 财政部．行政事业单位内部控制规范（试行）（财会〔2012〕21 号）［EB/OL］．财政部，2012 - 11 - 29。

理者、经济活动参与者的综合影响。

内部控制的定义可以从以下几个方面理解。

1. 内部控制主体

内部控制主体指具有内部控制权利和责任的实体。在内部控制系统中，内部控制主体通常承担着制定、执行、监督内部控制制度和政策的职责，包括董事会、监事会、内部审计部门、经理层以及企业的全体员工等，这些部门和机构在内部控制体系中扮演着不同的角色，共同协作以确保公司内部控制体系科学、高效运作。从宏观上讲，我国统一的内部控制体系应由政府与有关主管部门联合设计。在此前提下，各单位应当按照统一的内部控制体系，建立具体的、科学的内部控制制度，并确保有效实施。

2. 内部控制客体

内部控制客体指内部控制作用的对象。内部控制主体属于企业管理部门。现代企业管理部门的主体责任之一就是对各种经营管理活动及行为实施全面控制，以保证经营管理活动真实、合理、合法。因此，内部控制作用的对象应该是企业内部的各种经营管理活动，主要包括人、财、事、信息等方面。内部控制并不是企业面对特定事项或某种情况时的独立行为，而是遍布经营管理全流程的一连串行动，是企业经营管理过程的一个组成部分。内部控制与企业经营管理过程相互交织，为企业经营管理活动而存在。

3. 内部控制目标

内部控制目标是企业管理部门在一定条件和环境下通过内部控制希望达到的目的，是内部控制潜在作用的表现。现代企业的内部控制目标覆盖企业的各个领域、各个部门，成为公司控制结构的具体体现。我国财政部等部门联合颁布的《企业内部控制基本规范》明确指出，内部控制的目标是合理保证企业经营管理合法合规、资产安全、财务报告及相关信息真实完整，提高经营效率和效果，促进战略目标实现①。

4. 内部控制手段

内部控制手段指为实现内部控制目标而采取的各种具有控制功能的方法、程序和措施等。在企业内部，只要是以职责分工为基础所设计的控制手段，即各种限制和协调经济经营活动的方法和措施，都属于内部控制。企业内部控制的具体手段包括：企业普遍实行的部门与岗位责任制，财物分管制以及各种计划、业务处理程序和各种核对与审批制度等。以职责分工为基础设计的控制手段是内部控制的一大特征，也是内部控制区别于其他控制的一个重要标志。

5. 内部控制重点

内部控制重点指内部控制制度需要重点关注且加以控制的方面。从内容上看，企业内部控制以会计环节作为切入点，逐步向其他管理环节拓展，企业各方面的成本效益最终都通过财务信息来反映，所以企业内部控制应重点放在财务等方面。从手段上看，合理有效的组织结构和岗位责任控制是内部控制需要重点设计的，包括实施职务分工明确的标准化业务处理程序，加

---

① 财政部、证监会、审计署、银监会、保监会. 企业内部控制基本规范（财会〔2008〕7号）[EB/OL]. 财政部，2008 - 05 - 22.

强稽核控制等。从性质方面看，内部控制可以分为合法性控制与合理性控制，针对资产流失、信息失真等现象应以会计的合法性控制为基础。当然，随着法治建设的不断完善，合法性控制将逐步退居次要地位，逐渐倾向于合理性控制。从人员上看，内部控制应重点控制单位高层管理人员的行为。从实际情况看，高层管理者造成的损失是远大于中层、基层管理者和员工造成的损失。从具体业务的角度来看，内部控制的重点是建立起科学、合理的内部控制标准，明确各项业务的基本控制环节、程序和相关岗位的基本职责权限等①。

6. 内部控制特性

内部控制是为了达到某个或某些目标而实施相关内控手段的过程，是一种动态的、持续不断的过程，是使企业经营管理活动依据既定目标前进的过程。它本身是一种手段而不是一种目的。内部控制不是一项刻板的制度规范，而是要随着时间的推移和内外部环境等因素的变化不断修正、完善，以保证控制活动的有效性。内部控制是一个发现问题、解决问题、再发现问题、再解决问题的周而复始的过程。因此内部控制是循环往复、全过程的控制。

7. 内部控制原理

企业内部控制要依靠企业员工来执行，员工，特别是管理者是内部控制的关键推动者。在企业的日常经营活动中，企业员工作为内部控制的主要执行者和反馈者，发挥着重要作用，直接影响着内控目标的实现。从这个角度考虑，有效的内控制度不仅要规范和限制员工的行为，还必须包括激励机制。内控制度发挥管理作用主要靠奖惩措施，由财会人员进行反馈，即员工在执行某项行为后，通过制度对自己行为的反馈来调整自己下一次行动策略，如果希望员工增加某项行为，那么就给予正反馈；如果希望减少该员工的某种行为就给予负反馈；如果希望员工维持某种行为，则不给予反馈。但如果企业内控文件只写了员工该做什么、不该做什么，却没有规定员工行为的后果，相当于无反馈，所以企业要根据实际情况完善内部控制制度，增加奖惩措施，使内控制度不仅仅是形式，还要发挥内控制度的有效性。激励机制是企业内控体系的重要组成部分，而且所产生的激励要有长期效应。

（二）内部控制的目标

1. 合规目标

合规目标是指内部控制要合理保证企业在国家法律法规许可的范围内开展经营活动，严禁违法行为。此外，企业还必须遵守由行业和政府部门制定的职业道德规范以及利益相关者之间的竞争因素等所施加的外部控制。如果内部控制不重视这些外部影响因素，企业的生命力将会受到不利影响。企业的最终目标是生存、发展和盈利，但如果企业一味追求利润，无视国家法律法规，将会付出惨重的代价。企业一旦被重罚或者被吊销营业执照，那么企业损失的不仅是利润，而是其经营活动持续存在的基础。因此，合法合规是企业生存和发展的客观前提，是内部控制的基本目标和实现其他内控目标的保证。

守法和诚信是企业健康发展的基石。内部控制要求企业必须在国家法律法规允许的范围内

---

① 姚军胜. 企业内部控制制度建立健全对策研究——基于内部控制历史演进的启示 [J]. 财会通讯，2012 (35)：98 – 100.

发展，在合法合规的基础上实现组织目标。内部控制作为组织内部存在的一项重要管理活动，必须将法律法规的本质要求融入到内部管理活动和流程当中，在最基本的经营活动上将违法违规的风险减少到最低限度，进而保证企业所有的经营活动合法合规。

案例 1 - 1

合规内控失效

A 公司于 20 世纪 90 年代在上海交易所（以下简称"上交所"）主板上市，迄今已有百年历史，其主营业务包括食品生产销售、百货经营及彩宝销售批发等，2015 年，A 公司发布重大资产重组公告，公司经营规模及营业收入迅速扩大。然而好景不长，2020 年 3 月，A 公司被上交所暂停上市，2021 年，因连续三年亏损，公司股票被上交所终止上市。

2015 ~ 2019 年，前后两家会计师事务所先后对 A 公司合规内控有效性出具了否定意见，认为 A 公司对募集资金管理及使用、存货管理、子公司管理等存在内部控制缺陷，同时在风险评估中也存在问题。综合来看，A 公司合规内控管理失效的事实主要表现在以下三个方面：对外投资未达到有效跟踪管理、募集资金的管理上未达到有效跟踪、对子公司的管控制度未能有效执行。

在连续四年被针对合规内控有效性出具否定意见后，A 公司高级管理层未能对公司合规内控存在的重大隐患引起重视，并对各环节存在的漏洞进行有效整改，以及时止损，最终导致 A 公司在 2019 年全面爆雷。公司董事长、总经理相继失联，因为无法对存货及应收账款等进行核查，会计师事务所最终出具了无法表示意见的审计报告。A 集团部分子公司涉嫌经济犯罪被立案侦查，股东持有的股票亦遭执法机构冻结。

在本案例中，有着百年历史的 A 公司从辉煌到混乱，最终黯然退市已成事实，但导致其沦落至今的因素是复杂多样的。接下来，我们将结合 COSO 内部控制框架对 A 公司合规内控管理失效的根本原因进行深入分析。

1. 控制环境薄弱

（1）治理结构失衡，大股东一股独大。

（2）缺乏企业文化，员工素质低下。

2. 风险评估不充分

3. 控制活动失效

（1）子公司失去控制。

（2）高级管理层未经许可越权经营。

（3）会计活动失控。

（4）授权审批机制失控。

4. 信息与沟通失真

（1）缺乏内部及外部信息沟通机制。

（2）信息披露违法违规。

5. 监督机制形同虚设

A 公司的失败绝非个例，对于这类案例所揭示出的合规内控问题，中央企业和地方各级国有企业应当引以为戒，并结合自身实际情况，深入研究国务院国资委关于企业风险防控体系建设与监督的政策文件，将各项要求和措施细化落实到企业经营管理的具体过程并有效执行，不断强化自身风险防控能力和水平。

有效的合规内控管理体系不仅能够弥补企业在管理上出现的漏洞、预防错误的发生以及避免舞弊动机等方面的不足，还能够为外部审计提供依据和基础，从而为企业经营管理的平稳有序运行保驾护航。

2. 资产安全目标

资产安全目标主要是为了防止资产损失。保护资产的安全与完整，是企业开展经营活动的基本要求。资产安全是企业进行生产经营和发展战略实施的重要物质基础，也是投资者、债权人等利益相关者共同关注的重要问题。资产安全目标包含两个层面：一是从使用价值上保证资产的完整性，主要是为了防止货币资金和实物资产被挪用、转移、侵占、盗窃；防止无形资产被侵权、侵占；重视流动资产管理，努力提高资金使用效益等。二是从价值量上保证资产的完整性，主要是防止资产被低价出售，导致公司的利益受损。在此基础上，全面加强资产的利用，提高资产经营的效率和水平，防止资产减值。内部控制可以为资产安全提供坚实的制度保障，为了保障企业内部控制达到资产安全目标，首先需要制定资产的登记、保管和盘存制度，其次做到"账""管""盘"三个岗位的相互分离，最后对各部门的职责范围和权限进行明确界定。

内部控制的基本思想在于制衡，制衡可以极大地降低两个人同时犯同样错误的可能性，从而增加了不法之徒实施犯罪计划、进行腐败舞弊活动的难度，从而保护企业的资产不被非法侵占，保证企业的正常运作。为了实现资产安全的控制目标，企业需要广泛运用职责分离、分权牵制等体现制衡要求的控制措施。

案例 1-2

某公司的前身是一家国有企业，始建于 1978 年。1998 年转制为杰克公司，经过数十年的发展积累了相当丰富的工艺技术和一定的管理经验，有许多公司管理制度。公司经过多年的不间断改造、完善，提高了产品的生产能力和产品市场竞争能力，并引进了先进的生产设备。公司具有较强的新产品开发能力，主要生产 5 大系列 28 个品种 120 多种规格的低压和高压、低速和高速、异步和同步电动机。公司具有完整的质量保证体系，2002 年通过 ISO9000 系列质量管理体系认证。公司年创产值 2800 万元，实现利润 360 万元。企业现有员工 600 多人，30% 以上具有初、中级技术资格，配备管理人员 118 人，专职检验人员 86 人，建立了技术含量较高的员工队伍。随着公司的发展壮大，在经营过程中出现了一些问题，已经影响到公司的发展。

该公司出纳员小敏，给人印象兢兢业业、勤勤恳恳、待人热情、工作中积极肯干，不论分内分外的事，她都主动去做，受到领导的器重、同事的信任。而事实上，小敏在其工作的一年半期间，先后利用 22 张现金支票编造各种理由提取现金 98.96 万元，均未记入现金日记账，构成贪污罪。

其具体手段如下：

（1）隐匿 3 笔结汇收入和 7 笔会计开好的收汇转账单（记账联），共计 10 笔销售收入 98.96 万元，将其提现的金额与其隐匿的收入相抵，使 32 笔收支业务均未在银行存款日记账和银行余额调节表中反映；

（2）由于公司财务印鉴和行政印鉴合并，统一由行政人员保管，小敏利用行政人员疏于监督开具现金支票；

（3）伪造银行对账单，将提现的整数金额改成带尾数的金额，并将提现的银行代码"11"改成托收的代码"88"。该公司在清理逾期未收汇时曾经发现有 3 笔结汇收入未在银行日记账和余额调节表中反映，但当时由于人手较少未能对此进行专项清查。

小敏之所以能在一年半的时间内作案 22 次，贪污巨款 98.96 万元，主要原因在于公司缺乏一套相互牵制的、有效的约束机制和监督机制，从而使小敏截留收入贪污得心应手，猖狂作案。

从本案例中可知，该公司内部控制疲软、内控监督机制失灵是小敏走上犯罪道路的重要原因。该公司存在以下几个管理上的漏洞：

（1）出纳兼与银行对账，提供了在编制余额调节表时擅自报销 32 笔支付现金业务的机会。

（2）印鉴管理失控。财务印鉴与行政印鉴合并使用并由行政人员掌管，出纳在加盖印鉴时未能得到有力的监控。

（3）未建立支票购入、使用、注销的登记制度。

（4）对账单由出纳从银行取得，提供了伪造对账单的可能。

（5）凭证保管不善，会计已开好的 7 笔收汇转账单（记账联）被小敏隐匿，造成此收入无法记入银行存款日记账中。

（6）发现问题追查不及时。在清理逾期未收汇时发现了 3 笔结汇收入未在银行日记账和余额调节表中反映，但由于人手较少未能对此进行专项清查。

该公司在内控监督方面的补救措施有：

（1）复核银行存款余额调节表的编制是否正确，有无遗漏或收支抵销等情况；

（2）督促有关人员及时、全面、正确地进行账务处理，使收支业务尽早入账，不得压单；

（3）记账与出纳业务的职责相分离，对现金的账实情况进行日常监督和专项监督，查看库存的现金有无超出限额，有无挪用、贪污情况，保管措施如何；

（4）出纳与获取对账单职责相分离；

（5）监督出纳移交工作的整个过程，查看移交清单是否完整，对于遗留问题应限期查明，不留后遗症。

这个案例说明，内部控制的有效执行是企业财产安全的保证，而内部控制监督检查则是内部控制得以有效执行的保障。企业应该充分认识内部控制监督机制的重要性。

3. 报告目标

报告目标是指企业要建立一套合理的、能够确保企业提供真实可靠的会计信息以及其他信息的内部控制制度。可靠、及时的信息报告可以为企业提供准确、完整的信息、协助企业的经营决策，并监督运营活动与绩效；同时，保证对外公布的信息真实完整，有利于提高企业的诚信和信誉，维护企业良好的声誉和形象。

内部控制的重要控制活动之一是对财务报告的控制。财务报告及相关信息反映了企业的经营业绩和创造企业附加值的过程，揭示了企业的过去和现状，并可预测企业的未来发展，是构成投资者进行投资决策、债权人进行信贷决策、管理者进行管理决策的基础。此外，真实披露财务报表及相关信息还可以向社会公众宣传公司诚实、负责的形象，有利于巩固和提升企业在行业中的地位，增长企业的未来价值。从这个意义上讲，报告目标的实现程度将在很大程度上影响企业经营目标的实现程度。

为了保证财务报告和有关资料的真实性和完整性，一方面应根据企业会计准则的有关规定如实地核算经济业务、编制财务报告，达到对会计信息的总体质量的要求。另一方面要从建立健全的内控体系入手，包括不相容职务分离、授权审批控制、日常信息核对等，防止虚假会计信息的产生。

案例 1-3

凯乐科技成立于 1993 年 2 月 28 日，是一家从事网络系统研究开发、电子产品服务、通信服务等业务的公司，于 2000 年 7 月，在上海证券交易所上市，公司坐落在湖北省公安县。中天运会计师事务所成立于 1994 年 3 月，总部设在北京，在全国会计师事务所实力排名靠前，设有 24 家分所。

2022 年 5 月 23 日，凯乐因涉嫌信息披露违法违规，被中国证监会正式立案。同年 12 月凯乐科技董事会收到证监会公函，因涉嫌信息披露违法违规，内控失效、虚假记载收入，触及重大违法强制退市情形，被要求退市。

经查，2016~2020 年凯乐科技连续 5 年虚增营业收入 512 亿元，虚增利润 59 亿元。作为凯乐科技多年财务年报审计的专业机构，中天运因发布标准无保留意见的内控审计报告而深陷凯乐科技财务造假案件，可能承担连带赔偿责任。

1. 凯乐科技开展专网通信业务为虚假业务

2016~2020 年凯乐科技与隋田力合作开展"专网通信"业务，只有在 2016 年有少量专网通信业务，2017~2020 年专网通信业务均为虚假。

2. 凯乐科技定期报告存在虚假记载

2016 年凯乐科技虚增营业收入 41.26 亿元，虚增营业成本 39.49 亿元，虚增利润总额 1.77 亿元，虚增收入金额占当年披露营业收入的 48.99%，虚增利润总额占当年披露利润总额的 64.97%。

2017 年凯乐科技虚增营业收入 110.98 亿元，虚增营业成本 101.77 亿元，虚增利润总额 9.21 亿元，虚增营业收入金额占当年披露营业收入的 73.31%，虚增利润占当年披露利润总额的 99.99%。

2018 年凯乐科技虚增营业收入 146.38 亿元，虚增营业成本 126.70 亿元，虚增研发费用 3.37 亿元，虚增利润总额 16.31 亿元，虚增营业收入金额占当年披露营业收入的 86.32%，虚增利润占当年披露利润总额的 144.84%。

2019 年凯乐科技虚增营业收入 136.17 亿元，虚增营业成本 114.68 亿元，虚增研发费用 3.93 亿元，虚增利润总额 17.56 亿元，虚增营业收入金额占当年披露营业收入的 85.85%，虚增利润占当年披露利润总额的 183.71%。

2020 年凯乐科技虚增营业收入 77.46 亿元，虚增营业成本 60.88 亿元，虚增研发费用 2.07 亿元，虚增利润总额 14.51 亿元，虚增营业收入金额占当年披露营业收入的 91.13%，虚增利润占当年披露利润总额的 247.45%。

原因分析：

1. 未对"销售与收款循环"设计有效的内部控制测试审计程序

凯乐科技已对请购、审批、购买、验收、产品出库、入库等业务的职责和审批权限进行不相容职务分离，防范各个环节存在的风险，但公司内部控制并未得到有效执行，部分业务流程存在"一言堂"现象。而审计方面对这些破防现象视而不见，没有与虚假专网业务匹配的生产及物流货运单，仅是认同伪造的采购入库、生产入库、销售入库等单据；未穿行测试各个环节，默认会计科目数据，银行票据作假，审计人员复印后直接作为工作底稿，银行函证流于形式，未发现银行存款虚假记载，没有关注营业收入与成本的匹配程度、成本费用归集与分配的准确性和完整性等内部控制流程和控制措施的有效性。

2. 高层领导授意

朱弟雄作为凯乐科技董事长，对凯乐科技的生产经营拥有实际控制权，决策、组织实施财务造假，授意、指挥凯乐科技开展虚假业务，手段特别恶劣，情节特别严重，是凯乐科技信息披露违法行为直接负责的主管人员。

朱弟雄凌驾于内控之上的风险，审计方未能恰当评估涉嫌违法违规对上市公司控制环境、风险评估和控制活动等的影响，没有关注财务报表存在重大错报风险。

3. 审计程序执行不到位

在执行控制测试审计程序时，存在违反审计基本准则的情况，如在未获取充分适当的审计证据时，依然不实施替代程序。

虽然系统性的造假不容易发现，但是凯乐科技的舞弊漏洞百出，从副总经理、董事会秘书，再到财务总监，连续几任高管都全程参与了造假，内控成摆设。如果中天运能更重视审计证据的数量和质量，可能会发现凯乐科技存在的内控不正常现象，再把此现象细究下去，不至于发现不了内控问题。

4. 审计人员职业道德素养不足

中天运连续 6 年为凯乐科技提供内控审计报告，始终未发现内控缺陷，审计程序很可能流于形式，或存在相互勾结，各取所需，坑害投资者，丢掉了职业操守。

资料来源：凯乐科技：内控失败原因及财务舞弊手段［EB/OL］．企业内部控制协会，2023－08－10．

4. 经营目标

企业内部控制所要实现的最直接、最根本的目标，就是要提升企业运作的效率与效益。企业生存的基本目标就是盈利，而盈利与否常常决定于其运作的效率与效益。

企业所有的管理理念、制度和方法都是朝着提高经营效率和效果这个目标来设计、实施并进行适当的调整，内部控制制度也不例外。制衡性是企业内部控制的核心理念，而实现手段则是一系列细致复杂的流程，这似乎与提高效率的目标背道而驰，但事实并非如此。内部控制作为一种科学的管理方法和业务流程，其实质是对风险进行管理与控制，它可以将风险的防范落实到每一个细节、每一个环节，从而达到防患于未然的目的，使企业能够在低风险的环境下稳健经营。而忽略内部控制的经营管理，看似效率很高，实际上却把企业置于高风险的经营环境中，一旦出现不良事件，将会给企业带来巨大的损失，甚至导致企业衰败。

良好的内部控制可以从以下四个方面来提高企业的经营效率和效果：一是组织精简，权责划分明确，各部门之间、工作环节之间要密切配合，协调一致，充分发挥资源潜力，充分有效地使用资源，提高经营绩效。二是优化与整合内部控制业务流程，避免控制点的交叉和冗余，防止内控盲点的出现，进行最佳的内部控制程序的设计与实施，以达到最佳效果。三是建立良好的信息沟通机制，重要的经济信息在公司的各管理层级和业务系统间迅速、高效地流转，从而提高管理人员的经济决策与响应能力。四是制定行之有效的内部评价体系，科学考核绩效的优劣，实行企业考核部门、部门考核员工的多级考核机制，并把考核的结果应用于奖惩制度之中，达到对部门和员工的激励与推动作用，提高工作的效率和效果。

5. 战略目标

促进企业实现发展战略是内部控制的最高目标，也是终极目标。与企业目标相关联的战略是管理人员对环境的响应和选择，以实现企业价值最大化的根本目标。如果说提高经营的效率和效果是从短期利益的角度定位的内部控制目标，那么促进企业实现发展战略则是从长远利益出发的内部控制目标。战略目标是综括性的长远目标，而经营目标则是战略目标的阶段化与具体化，内部控制要促进企业实现战略目标，这就要求企业将短期利益与长远利益相结合，在企业经营管理中力求做出一种既能提高可持续发展能力，又能创造长期价值的战略选择。

要达到这一目标，首先，应由公司董事会或总经理召开会议来确定整体的战略目标，并且要经过股东大会的投票，根据内外部环境的变化对战略目标进行及时的调整，以保证战略目标在风险承受范围内。其次，应将战略目标按阶段和内容分解为具体的经营目标，以保证公司的各项业务都能按照公司的战略目标进行。再次，应按照预先确定的目标进行资源配置，使组织、人员、流程与基础结构相协调，以实现成功的战略部署。最后，应该把目标当作一个可度量的标准，并以目标的实现程度和实现水平进行绩效考核①。

6. 内部控制目标之间的关系

内部控制的五个目标不是孤立存在的，而是相互联系，共同构成了一个完整的内部控制目标体系。其中，战略目标是最高目标，是与企业使命相联系的终极目标；经营目标是战略目标的细化、分解与落实，是战略目标的短期化与具体化，是内部控制的核心目标；资产安全目标是实现经营目标的物质前提；报告目标是经营目标的成果体现与反映；合规目标是实现经营目标的有效保证。内部控制的五个目标的关系如图1-1所示。

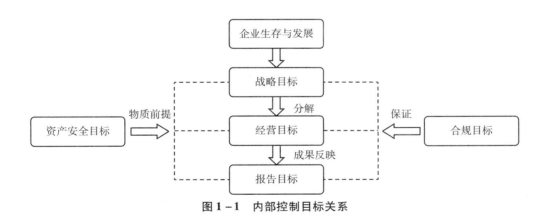

图1-1 内部控制目标关系

（三）内部控制的原则

所谓原则是指处理问题的准绳和规则。为了实现内部控制的目标，在内部控制的制定与实

---

① 姚军胜. 企业内部控制制度建立健全对策研究——基于内部控制历史演进的启示［J］. 财会通讯，2012（35）：98-100.

施中要坚持以下原则。

1. 全面性原则

全面性原则即内部控制应当贯穿整个决策、执行和监督的各个环节，包括企业的各种业务和经营活动。内部控制在层次上的建立应该涵盖企业董事会、管理层及全体员工；在对象上应该覆盖各项业务和管理活动；在流程上应该渗透到决策、执行、监督、反馈等各个环节，以防止企业内部控制出现缺陷和漏洞。总之，内部控制要做到全过程控制、全员控制、全面控制。

2. 重要性原则

内部控制的重要性原则即内部控制既要兼顾全面，又要突出重点，针对重要业务和事项、高风险领域和环节应采取更加严格的控制手段，确保不存在重大缺陷。由于企业的资源是有限的，因此，企业在设计内控体系的时候，不能将所有的资源都进行平均配置，而是要找到关键的控制点，在关键控制点上投入更多的人力、物力和财力，即要"突出重点，兼顾一般"，着力防范重大风险。目前，中央在国有企业推行"三重一大"制度正是重要性原则的充分体现。所谓"三重一大"，是指"重大决策、重大项目安排、重要人事任免及大额度资金使用"[①]。

案例 1-4

H 集团有限公司，是国务院国资委直接管理的大型中央企业，1985 年诞生于改革开放的前沿阵地——深圳，连续 11 年获得国务院国资委年度业绩考核 A 级评价。在新战略驱动下，H 集团有限公司将继续扩大产业经营规模，积极推进混合所有制改革，朝着具有全球竞争力的世界一流企业迈进，引领中国文化旅游产业、新型城镇化、电子科技产业不断前行。

项目建设内容：

项目采用"集中部署，分步推广"的方式，搭建 H 集团有限公司"三重一大"业务系统标准版，覆盖集团总部、股份公司与下属 18 家子集团。项目实施模块范围包括：事项清单管理、规章制度管理、重大事项申报、上会议题库、决策会议管理、组织实施等，并与统一身份、统一门户、统一待办、协同办公、掌上 App、档案系统等进行集成，同时提供综合统计分析平台，进一步提高集团总部实时掌握全局、动态分析和风险管控的能力。

项目成果：

通过本次项目"三重一大"决策和运行应用系统的建设，实现对"三重一大"业务体系的落地，有效支撑"三重一大"事项决策过程的管理，同时加强各级单位数据上报的及时性与准确性；另外，本次项目完成集团各级单位"三重一大"数据的上报与汇总，实现与国资委相关系统的数据对接，满足上级单位监管的要求。

---

3. 制衡性原则

内部控制的制衡性原则要求内部控制应当在治理结构、组织设置及权责划分以及业务流程

---

① 林明珠. 公立医院"三重一大"决策议事控制机制的执行误区与完善建议 [J]. 财务与会计，2023（16）：74-75.

等方面形成相互制约和监督的关系。相互制衡是建立和实施内部控制的核心理念，更多地表现为不相容机构、岗位或人员的相互分离和约束。在企业决策、执行和监督等各个环节，如果不能实现不相容岗位的相互分离和约束，那么就会出现滥用权力或合谋舞弊的后果，从而导致企业的内部控制失效，对公司经营和发展产生巨大的威胁。

案例1-5

三九集团曾一度拥有超过 200 亿元总资产、3 家上市公司和 400 余家子公司，涉足药农业、房地产、食品、汽车、旅游等产业。不过时至今日，三九集团已经风光不再。三九集团的前身是深圳南方制药厂，由赵新先于 1985 年创办。1991 年南方制药厂脱离广州第一军医大学，转投解放军总后勤部，成立三九实业总公司。三九实业总公司在 1992 年和 1994 年分别引进泰国正大集团和美国、中国香港等六家股东的投资，注册资本增长至近 15 亿元，三九实业总公司也正式更名为三九集团，一跃成为国内最大的药业集团。1998 年末，在中央"军企脱钩"的大背景下，三九集团脱离解放军总后勤部，转而挂靠国家经贸委，并在 2002 年机构改革后最终由国务院国资委管理。

从 2003 年起，三九集团陷入债务危机，多达 21 家债权银行开始集中追讨债务并纷纷起诉。据估计，截至 2005 年，三九集团深圳本地债权银行贷款已从 98 亿元升至 107 亿元，而遍布全国的三九集团子公司和关联公司的贷款和贷款担保余额在 60 亿~70 亿元，两者合计约为 180 亿元。2005 年 4 月 28 日，三九集团将旗下上市公司三九发展卖给了浙江民营企业鼎立建设集团，同一天，三九医药将"三九系"另一家上市公司三九生化卖给了山西一家民营企业振兴集团，标志着"三九系"历史的结束。2005 年 12 月 23 日，赵新先被批准逮捕，更使三九集团的问题引人注目。

三九集团是如何从市场宠儿、国有企业集团明星变成众多债权人的众矢之的，面临重组的？其原因是多方面的，包括盲目采用承担债务式扩张导致资金链断裂、过度的银行贷款和担保、公司治理不完善等，但内部控制缺失，才是导致三九集团逐渐陷入困境的最重要原因。

自从赵新先创建三九集团以来，他一直集董事长、总裁、监事会主席和党委书记于一身，大权独揽，缺乏制衡，无人监督。个人权力的无限膨胀使得三九集团管理层权力制衡机制全然失效。

资料来源：三九教父赵新先涉嫌渎职罪调查 [N]. 南方人物周刊，2006 -01 -06.

4. 适应性原则

适应性原则的思想来源于"权变"理论，所谓权变，即随机应变。权变理论认为企业要因时制宜，灵活地采取相应的、适当的管理方法，没有一成不变的"最好的"管理思想和方法，也没有普遍不适用的"最不好的"管理思想和方法。从权变的角度看，企业的内部控制体系建设不能一蹴而就，而是要结合企业的经营规模、经营范围、竞争状况、风险程度等因素，适时地进行调整。随着市场竞争的加剧，企业的经营风险也日趋复杂多变。企业要适应内外部环境的变化，及时调整和改进内部控制，防止出现"道高一尺，魔高一丈"的现象。

5. 成本效益原则

内部控制的成本由三部分构成：一是内部控制的设计成本，包括自行设计和外包设计成本。二是内部控制的实施成本，包括员工薪酬评估和绩效考核，实施内部控制所带来的机会成本，以及将内部控制制度嵌入信息系统后的运行和维护成本。三是内部控制的鉴证成本，通常由注册会计师进行内部控制审计的鉴证费用。

　　成本效益原则要求企业在进行内部控制时应当权衡成本与预期效益，在合理的成本下达到对企业有效的控制。成本效益原则有两个要义：一是努力降低内部控制的成本，即在确保内部控制体系有效性的同时，尽量精简机构和人员，改善企业的控制方法和手段，尽可能地减少烦琐的手续，避免重复工作，提高工作效率，节约成本。二是合理把握内部控制带来的经济效益，实施内部控制的效益并不是无法衡量的，只是这种效益往往具有滞后性，要想让企业做大做强，企业必须消除"短视行为"，立足长远，将内部控制带来的长期收益与其成本做对比，采用科学合理的方法，有目的、有重点地选取控制点，从而达到对公司的有效控制。

　　值得说明的是，在制定与执行过程中，必须遵循成本效益原则，这也是内控对目标的实现程度不能完全保障但能得到合理保障的一个重要原因。

案例 1 - 6

　　国际金融危机让很多企业在风险管理上交了"学费"。后危机时代，企业可谓是"一朝被蛇咬，十年怕井绳"，不得不提高自身风险意识。

　　借鉴国际国内诸多级企业的经验，强化内控建设似乎是制胜法宝。虽然昂贵的内控建设成本让企业有些望而却步，但谁也不想再摸黑航行，到已经触礁了才发现冰山原来在水面以下。

　　舍：内控到底有多贵？

　　中国人寿的回答是："贵！我们为此投入很大！"位居全球上市寿险公司市值榜首的世界500强企业，都对内控的价格直言不讳，这让我们难免心生好奇。贵在哪里？"高标准，严要求，自然价要高。"这是记者采访过后的总结。用中国人寿副总裁刘家德的话说："要建百年老店，要树百年基业，就必须按照最高的标准、最严的要求建设内控。没有制度的有效保障，我们很难达到目标。"内控建设的基调定下了，投入就成了必然。但对于SOX404遵循的高投入还是让他们感到吃惊。陌生的SOX404、近乎苛刻的要求、前无古人的摸索，迫使他们不得不去聘请经验丰富的外部专家提供咨询和培训，抽调骨干人员组建团队；不得不为了进行有效的流程梳理和设置关键控制点，投入大量的人力成本、差旅费、培训费……这些可以计量的成本，加上大量难以量化的投入一起，让公司上下经历了一次内控的"洗礼"。他们借此契机对公司的规章制度、实务规范、关键风险控制点进行了系统梳理，进一步理顺了公司的流程。2007年，中国人寿的SOX404遵循工作获得美国证券交易委员会等外部监管机构、外部审计师的全面认可。

　　中国人寿发现，对内控的投入很可能是一笔不错的"投资"。

　　经过了"高投入"的SOX404遵循项目阶段，此时的内控建设其实才仅仅走出了合规性的第一步。从控制范围上讲，也才仅仅覆盖了对财务报告公允性的控制。于是，中国人寿对内控的进一步"投资"开始了，此时的目标已经不再是简单的合规，而是全面的质量控制。自2008年起，中国人寿便已经开始遵循《企业内部控制基本规范》，并对外出具A股项下的内控自我评估报告，这为他们进一步贯彻执行更为细致而深入的《企业内部控制配套指引》提供了良好的平台和基础。

　　经过了初期密集的高投入后，此时的内控实施成本开始变得稳定和可控。当然还有一些后续的支出。例如，随着内控建设的价值性追求，公司会加强内控体系的信息化建设，因此大量的研发支出以及系统、设备等硬件支出将渐渐浮出水面。

　　得：投入之后，效益何在？

商场上，讲求效益。内部管理也一样，不能让钱白白打了水漂。

内控到底能否带来效益，中国人寿的回答是："当然能！赔本的买卖谁会做？""当初的 SOX404 遵循工作虽然很艰难，我们也进行了大量的投入，但是我们作为第一家在美国上市的中国金融企业，除了要出色地完成合规工作，维护国家形象并得到美国市场的认可，还肩负着'老大哥'的责任。我们要为后来的中国企业趟开路子、积累经验。"中国人寿监事会监事长夏智华说。

事实证明，经过此番 SOX404 条款遵循"洗礼"的中国人寿获得了各方一致认可、积累了宝贵经验，更重要的是通过这一工作，内控和风险管理理念的种子在企业得以生根发芽。除了这些具有外部性的收益外，对内的效益其实是更加明显的。

"从中国人寿自身来看，通过近 6 年的内控体系建设，除了进一步确保了财务报告的公允性，更进一步提升了公司的经营管理水平。中国人寿通过这些年来的内控工作，逐渐形成了全员参与的内控文化，进一步提升了制度执行力和公司经营管理水平，提升了公司的品牌形象。"中国人寿内控与风险管理部总经理马占义说。

资料来源：于丽．舍得之间话内控［N］．中国会计报，2010 - 07 - 16.

（四）内部控制的要素

内部控制通常被划分成若干个基本要素。这些要素及其构成方式，决定着内部控制的内容与形式。内部控制的五要素包括：内部环境、风险评估、控制活动、信息与沟通和内部监督①。

1. 内部环境

内部环境是企业实施内部控制的基础，一般包括治理结构、机构设置及权责分配、内部审计、人力资源政策、企业文化和法律环境等。在内部控制的实施准则中，这些内容被归类到了内部的环境元素中。其中，公司的治理结构是最重要的，要想实现公司的内部控制，首先，要从公司的治理结构等方面着手；其次，企业高管必须对内部控制给予足够的关注，内部控制才能获得成功，当企业的核心领导不能正确行使权力时，企业的内部控制就会失去作用；再次，企业内部控制的实现离不开"人"，内部控制是通过人来实施的；最后，企业文化则是企业的灵魂，企业文化为企业内部控制的制定、实施、完善提供了积极健康的精神氛围。企业内部控制的其余四大要素又以内部环境为基础，因此，内部环境对企业内部控制的制定和执行起着重要的作用。企业的内部环境应能反映企业业务模式、经营管理的特点、公司的发展阶段和规模。

案例 1-7

××集团系国家二级企业，中国行业百强企业、全国造纸行业重点骨干企业。2013 年，王××走马上任，成为××集团的总经理、党委书记，2015 年又兼任集团公司董事长。上级对××集团的主要领导进行经济责任审计。

结果发现，个体商贩陈某几乎垄断了集团的水果采购供应生意。发票使用存在明显问题，这些交易背后的关键人物，正是××集团的总经理王××。据群众举报，集团公司对外销售水松纸事项，年销量几乎

---

① 财政部、证监会、审计署、银监会、保监会．企业内部控制基本规范（财会〔2008〕7 号）［EB/OL］．财政部，2008 - 05 - 22.

被某个人包揽，售价明显低于市场价格，幕后交易可能性很大。后来查明，王××在进购原材料、基建招投标、发包、职工福利等方面，大搞权钱交易。集团内上行下效，蛀虫成窝，上自总经理、副总经理，下至热电分厂煤调度员、采购员等共计20余人因涉嫌受贿、贪污纷纷落马。

本案中企业的内控环境问题明显，法人治理结构不完善，所有者、监督者的缺位，领导层内部缺乏独立的监督力量，最重要的是组织行为守则和正直诚信的缺失，导致了内控环境恶化。

2. 风险评估

风险是指一个潜在事项的发生对目标实现产生的影响。风险评估就是对企业生产经营活动中涉及企业内部控制目标的各种风险进行识别和系统分析，并据此制定相应的风险对策。在企业内部控制中，这是一个必不可少的环节。风险评估主要包括确定风险目标、识别风险、分析风险和应对风险等环节。风险与可能被影响的控制目标相关联。企业需要设定与生产、销售、财务等业务有关的目标，并建立识别、分析和管理有关风险的机制，以便能够理解企业所面对的内外各类风险，在对各类潜在的风险因素进行全面评估后，要对固有风险（即不采取任何防范措施可能造成的损失程度）进行评估，同时，重点评估剩余风险（即采取了相应应对措施之后仍可能造成的损失程度）。在对有关风险的可能性、后果、成本收益进行评价后，公司的管理人员会根据风险来制定应对策略，以便将剩余的风险保持在所需的风险容忍度内。

3. 控制活动

控制活动是指结合具体业务和事项，采取适当的控制策略和程序（或控制措施）对企业实施控制。即通过对企业进行风险评估后，对企业进行适当的管控，使企业能够在合理的范围之内进行风险控制。

具体的控制手段有：不相容职务分离控制、授权审批控制、会计制度控制、财产保护控制、预算控制、业务分析控制、业绩考核控制等。企业应通过采用手工控制与自动控制、防护性控制与发现性控制相结合的方法实施相应的控制措施。

4. 信息与沟通

信息与沟通是企业及时、准确地收集、传递与内部控制相关的信息，确保信息在企业内部、企业与外部之间进行有效沟通。在企业内部控制中，信息和沟通是必不可少的条件。信息与沟通的主要步骤有：对有效的经济交易进行确认、计量和记录，使财务报表能够正确地反映企业的财务状况、经营成果和现金流量；保证管理层与单位内部、外部的顺畅沟通，包括与股东、债权人、监管机构、注册会计师、供应商等的沟通。信息与沟通的手段是灵活多样的，但无论哪种方式，都要确保信息的真实、及时和有效。

5. 内部监督

内部监督（即监控）是指组织对内部控制的建立与执行情况进行监督和检查，对内控的效果进行评估，并对其存在的问题进行整改。它是实施内部控制制度的重要保障，是对内部控制的控制。内部监督包括日常监督和专项监督两部分。监督情况以书面的形式体现，并在报告中揭露内部控制的重要缺陷。内部监督形成的报告应当有畅通的报告渠道，确保发现的重要问题能及时送达董事会、监事会和经理层。通过建立健全举报机制，保证重大问题能够及时反馈到董事会、监事会和管理层；同时，应当建立内部控制缺陷纠正、改进机制，充分发挥内部监督效力。

6. 内部控制五要素之间的关系

内部控制的五个要素之间并不是相互割裂、完全独立的，而是互为支撑、紧密关联的逻辑统一体。

案例 1 - 8

Q 集团股份有限公司，简称退市 Q，前身为俄国人创建的 Q 公司，创建于 1900 年，是中国境内第一家百货公司，主营业务有黄金珠宝业务、Q 食品、百货经营三大类。

1996 年，近百年历史的退市 Q 正式在上交所主板上市。2020 年 3 月 8 日 Q 集团被上交所暂停上市，2021 年 3 月 11 日，因连续三年亏损，公司股票被上交所终止上市。

2018 年和 2019 年，D 会计师事务所连续两年对 Q 集团内部控制有效性出具了否定意见。通过分析可知，Q 集团内部控制失效的事实主要表现在三个方面。在综合管理方面，对子公司的管控制度未能有效执行。Q 集团董事长和副董事长越权经营，在未经董事会授权的情况下参与子公司的经营管理，使得子公司合同签订、存货收发、款项收回的职责分工和制衡机制失效。在子公司出事后，公司董事长的失联，导致控制环境恶化，使得公司生产经营停滞。

在投资管理方面，对外投资未达到有效跟踪管理。公司持有联营公司某农商行 20% 的股权，列报为长期股权投资，但由于跟踪管理不到位，无法获取联营公司的审计报告和财务报表，导致公司无法进行当期损益的确认。

在财务管理方面，募集资金的管理上未达到有效控制。公司用非公开发行的债券募集资金 3 亿元，在未经公司董事会及股东大会审议决策的情况下，为天津市 L 冷暖设备制造有限公司开展保理业务提供了质押担保，最终致使公司亏损 3.1 亿元。

Q 集团内控失效的后果：

（1）公司声誉受损，引发负面市场效应。

2019 年 4 月，出具否定意见的内部控制评价报告一经披露，Q 集团的股价便大幅下跌，仅在 4 月股价下跌幅度就高达 43%。

（2）持续亏损，致使公司退市。

2018～2020 年 Q 集团累计亏损 52 亿元，连续三年净利润为负，且被出具无法表示意见的审计报告，触发了退市红线，2021 年 3 月 11 日，Q 集团被上交所强制退市。

Q 集团内控失效的原因：

从会计师事务所对 Q 集团内部控制有效性出具的否定意见来看，Q 集团的内部控制的确是失效的，接下来本案例将结合 COSO 内部控制框架对 Q 集团内部控制失效的原因进行分析。

（1）控制环境薄弱。

控制环境影响着企业员工对内部控制的认识和态度，是企业实施有效内部控制的基础。以下将从治理结构和企业文化两个方面对 Q 集团薄弱的内部环境进行分析。

①治理结构失衡。

股权结构是公司治理结构的基础。近年来，Q 集团的股权结构整体虽然稳定，但公司的前三大股东为一致行动人关系，2020 年三者共持有公司 49.68% 的股份，将近公司股份的半数。实际控股股东对 Q 集团拥有绝对的控制权，公司股权过于集中，形成了一股独大的局面，这也使得公司股权制衡程度被削弱，容易导致大股东掏空行为发生，对企业的内部控制造成负面影响。

此外，近五年来，Q 集团的高管层每年都会发生变动，高管的频繁更换表明公司的组织架构不稳定，进而影响企业内部控制环境的稳定。

②缺乏企业文化，员工素质低下。

管理层不重视企业文化的建设、参与程度不高是 Q 集团企业文化逐渐衰落的主因。同时，员工素质低下、整体受教育程度不高也导致了 Q 集团企业文化的缺失。2020 年公司年报显示，集团仅有 16.4% 的员工接受过高等教育，专业技术人员仅占 3.5%。公司员工整体受教育水平偏低，专业技术人才缺乏，这大大限制了 Q 集团的发展。

（2）风险评估不充分。

风险评估帮助企业识别、分析和应对经营活动中存在的各种风险，是企业实施内部控制的关键环节。2016 年，Q 集团在未进行风险评估和采取相应防范措施的情况下，草率地购买了有多起违约事件、信用不良的某信托股份有限公司 12 亿元的信托产品，事后收到了上海证券交易所的两封问询函。

种种迹象表明，Q 集团内部的风险评估体系存在极大的弊端。一方面是集团高管层风险意识薄弱，另一方面是集团内部缺乏风险预警和应对机制，集团内部没有专业的风险分析和管理团队，风险评估和应对过度依赖于员工的职业经验，这使得企业规避和应对风险的能力很弱，最终导致 Q 集团陷入财务困境。

（3）控制活动失效。

控制活动是企业采取措施应对风险，实现企业经营目标的方法和手段，是内部控制直接而具体的体现。Q 集团的控制活动看似有效，然而在实际执行中却是漏洞百出。

①子公司失去控制。

作为企业集团，Q 集团对子公司的管理存在着巨大的漏洞。

第一，缺乏子公司管控体系。2015 年之前，Q 集团没有制定过任何对于子公司的管理制度，致使埋下了巨大的隐患。

第二，对子公司定位失误。Q 集团在管理子公司时，完全把子公司当作一个边缘化、完全放任的小部门，人为地割裂了集团与子公司的关系。在 Q 金汇存续期间，集团对其购买 P2P 金融产品、进行第三方资金托管等业务毫不知情，对子公司的管理不到位，最终造成了集团的管理危机。

②高管层越权经营。

2018 年 Q 集团成立了黄金事业部，专门负责管理公司的黄金事务，然而公司的董事长和副董事长在未经董事会讨论与授权的情况下，两人自授自权参与到黄金事业部的经营中。由于高管凌驾于内部控制制度之上，子公司的大量销售合同逾期却未被集团层面发现，近 10 吨的黄金竟不翼而飞，最终导致了近 37 亿元的巨额亏损。

在"黄金大劫案"爆发之后不久，公司董事长、副董事长竟然双双失联，至今仍未取得联系，这也正式拉开了 Q 危机的序幕。

③授权活动失控。

在内部控制活动之中，授权活动可谓是重中之重。2019 年 3 月，Q 集团以出具《担保函》的形式为某航空 5 亿元的借款提供连带责任保证，《担保函》上加盖了公司公章。

然而在 Q 集团的记载里并没有发现此类事件的授权委托记录以及用章记录。经判定，印文不是由公司公章盖印，而是由伪造的印章盖的。"萝卜章"担保案的发生表明 Q 集团的授权审批机制已经失控。

④会计活动失控。

2019 年 4 月，上交所为其出具的公开谴责函中，就曾细数 Q 集团定期报告主要财务数据存在差错、募集资金管理和使用不合规、财务报告内部控制存在缺陷等问题。

（4）信息与沟通失真。

Q 集团长久以来不重视企业内部的沟通，在信息披露中多次违法违规，给内部员工和投资者造成了严重的信息不对称。

①缺乏沟通机制。

Q 集团的信息沟通问题，一方面，体现在公司内部缺乏沟通。首先，是监管层内部缺乏沟通，董事长的失联，说明集团与高管层的沟通存在问题，各位高管所负责的业务权责划分不明；其次，在集团内部并没有形成一个信息与沟通的渠道，集团层面与子公司缺乏交流，公司各部门之间沟通不到位，相互独立地运营。

另一方面，在公司外部，集团与合作公司、银行沟通不到位，关联交易区分不清，造成集团业务活动受限，最终给公司带来损失。

②信息披露违法违规。

Q 集团多次因信息披露违法违规被立案调查，所存在的问题主要表现在以下几个方面。

其一，重大事项隐瞒不报，公司对于关联方交易多次隐瞒不报；

其二，信息违规披露，Q 集团 2016 年否认的前董事长举报与某公司的关联交易行为被证监会查出与事实不符，信息披露违规；

其三，虚构交易，违法披露，Q 集团在 2018 年年报中，公开承认公司财务造假，最终使公司计提坏账准备近 23 亿元，随即公司股票被上交所实施退市风险警示。

（5）监督机制形同虚设。

企业通过内部监督来实现内部控制的动态更新和不断完善，进而提高企业内部控制的效率。Q 集团在内部监督上虽做了一些努力，如设有专门负责内部审计的稽核部，但都停留在形式上，不能从根本上解决公司内部的监督问题。

究其原因，主要是集团领导层轻视内部审计，集团内部没有形成良好的监督体系，导致员工对于监督的执行力不足。此外，2017 年 12 月，Q 集团以"R 会计师事务所业务繁忙且已连续四年提供审计服务"为理由，临时将外部审计机构更换为 D 会计师事务所，这也侧面反映出其内部控制存在薄弱的环节。

（五）内部控制的现实意义

1. 实施内部控制有助于提升企业管理水平

随着市场经济的飞速发展，企业之间的竞争日趋激烈。企业间的竞争不仅仅是产品和服务质量等因素的竞争，更重要的是人才、文化、管理模式等软件因素上。只有运用科学的管理手段，才能使企业在激烈的市场竞争中处于有利地位，不断为投资人创造财富。管理方法的科学性和适用性，最终体现在管理的结果上，而各种管理体制的相互配合和优化，是影响管理效果的重要因素，它要从组织的环境出发，立足于现代企业制度的需要，着眼于提升运作的效率和效益。企业内部控制是公司治理体系中不可或缺的一环，对提高公司治理水平具有重要意义。

从中外企业的经营经验来看，一个公司内部控制的健全程度，就是一个公司治理水平的体现。企业要实现科学管理，要保证企业正常运行和资产保值增值，就必须加强内部控制。同时，完善企业的各项规章制度并使之有效施行，可以合理保证企业的产品质量符合市场的需求，最大限度地实现销售收入；合理保障企业资产的安全性和完整性，使各资产发挥最大潜能，减少损耗；可以提高资产的利用效率，合理保证投入产出比率达到最优；合理保证企业提供真实可靠的各类信息，特别是会计信息，为吸引投资、扩大规模创造良好的声誉。

从现实的情况来看，企业发展到一定阶段后，企业的资金、人员、市场都已经达到了一定水平，机构设置、财务管理水平和人力资源配置等方面都无法满足企业的进一步发展需求，就会产生企业资金和人员失控的现象，甚至有可能造成公司的倒闭。一些触目惊心的经济案件，作案时间长，涉及金额大，都是内控制度失效的直接后果。加强内部控制是企业实现管理现代化的有效措施和方法，建立和健全内部控制是企业发展的必然要求。

2. 实施内部控制有助于提高企业的风险防御能力

机会是主体获得收益的可能性，而风险是主体遭受损失的可能性。一家企业要实现其生存、发展和获利的终极目标，就必须抓住各类稍纵即逝的机遇，对其进行科学、高效的风险控制和管理。如果不重视风险管理，即便企业业绩能够实现快速增长，那也只是暂时的，最终还是难逃失败的厄运。因此，大到一个国家，小到一个企业，每一个主体必须进行风险管理。

内部控制的核心是控制影响目标实现的风险，防范企业经营活动偏离企业目标。一套完善的内部控制体系，处处闪烁着风险管理的思想。企业建立内部控制制度时，需要测试企业内部的各项管理制度与业务流程的合理性与有效性，识别并评估风险，之后设计出相应的控制措施来降低或规避风险。针对业务流程和环节梳理出来的"风险点"，是实施与评价内部控制的重点部位。总之，实施内部控制有助于提高企业的风险防御能力，保障企业稳健发展。

伴随着我国企业较快的增速和迅猛发展，各种潜在风险也日益显现，尤其是在遭遇百年罕见的国际金融危机背景下，类似中航油新加坡公司因内部控制缺失或失效引发的巨额资产损失、财务舞弊、会计造假、经营失效，甚至破产倒闭等案例时有发生。尽管加强企业内部控制并不一定就可以完全杜绝类似案例的发生，但缺乏有效的内部控制是万万不能的。企业只有建立和有效实施科学的内部控制体系，才能夯实内部管理基础，提升防御风险的能力。在后金融危机时代，投资国际资本市场将成为不可逆转的潮流和趋势。面对国际市场经济竞争日趋激烈的复杂环境，我国企业要真正实现"走出去"战略，必须苦练内功、强化内部控制，构筑"安全网"和"防火墙"，才能实现可持续增长。

3. 实施内部控制有助于维护社会公众的利益

在现代企业制度下，委托—代理问题集中表现为大股东与中小股东之间的利益冲突问题，而大股东侵占中小股东利益的问题属于公司治理的范畴。公司治理是现代企业制度的核心，也是企业内部控制要素内部环境的重要内容之一。只有在完善的公司治理环境中，一个良好的内部控制系统才能有效运行；同时，内部控制对公司治理也具有反作用，内部控制既是实现公司内部治理结构权力制衡的重要保证，也是保护中小股东利益的有效手段。

企业，尤其是上市公司，只有不断强化内部控制，才能保证企业经营管理的合规有效和会计信息的真实可靠，才能树立诚信的社会企业形象，增强包括投资者在内的利益相关者对企业的信心。唯有如此，市场的资源配置功能才不会被扭曲，才能有效发挥；社会主义市场经济秩序才能得以维持和完善，社会公众利益才能得到切实保护。

（六）内部控制的局限性

1. 越权操作

内部控制制度的重要实施手段之一是授权批准控制，授权批准控制使处于不同组织层级的人员和部门拥有大小不等的业务处理和决定权限。一旦发生越权操作，内部控制分工制衡的基本思想将不能再发挥作用，内部控制制度也就形同虚设了。越权操作的危害极大，不仅打乱了正常的工作秩序和工作流程，而且会为徇私舞弊、违法违规创造一定的条件。如果越权操作行为发生在公立医院基层，往往会引发资产流失、挪用公款等案件；如果发生在高层，则往往形成"内部人控制"，掌握投资权、人事权等重大事项的决策权的公立医院管理者又叠加了内部控制权，会导致医院监督制衡部门很难对其行为进行有效的监督。由于权力过分集中，部分医院管理者发生逆向选择和道德风险的可能性就较高，这可能会导致公立医院资产流失严重、会计信息严重失真、短视行为泛滥等问题，不利于公立医院的长远发展。

2. 合谋串通

内部控制制度源于内部牵制的理念：利用多个部分、环节、人员之间的相互制衡，来防止、发现和纠正可能发生的错误与舞弊。正是基于这样的思想，才有了不相容岗位分离、轮岗制度和强制休假制度等，而合谋串通则完全破坏了内部牵制的设想，削弱了制度的约束力，会导致内部控制制度无效。

合谋串通的动机通常是为了侵吞公立医院财产，合谋串通的方式有两人串通和多人串通。多人串通的危害极大，往往会形成造假一条龙，不易识别，给医院、员工、患者等利益相关者带来巨大的损失。

3. 成本约束

根据成本效益原则，内部控制的设计和运行是要付出代价的，企业应当充分权衡实施内部控制带来的潜在收益与成本，运用科学、合理的方法，有目的、有重点地选择控制点，实现有效控制。也就是说，内部控制的实施受制于成本与效益的权衡。内部控制的根本目标是服务于企业价值创造，如果设计和执行一项控制带来的收益不能弥补其所耗费的成本，就应该放弃该项控制。成本效益原则的存在使内部控制始终围绕着控制目标展开，但同时也制约了内部控制，使其难以达到尽善尽美，这也是内部控制固有局限性的来源之一。

二、内部控制理论发展

内部控制是组织经营和管理活动发展到一定阶段的产物，是科学管理的必然要求。内部控制理论与实践的发展大体上经历了内部牵制、内部控制系统、内部控制结构、内部控制整合框架等四个不同的阶段，并已初步呈现出与组织风险管理整合框架交融发展的趋势（见表 1 - 1）。

表 1 - 1　　　　　　　　　　　　　内部控制发展阶段

阶段	时间	标志性事件
内部牵制阶段	20 世纪 40 年代前	1905 年，英国审计专家 L. R. 迪克西（L. R. Dicksee）首次提出内部牵制概念，乔治·本利特（George E. Bennett）等学者也对该概念进行完善
内部控制系统阶段	20 世纪 40 年代至80 年代	1949 年，内部控制的定义最早由美国注册会计师协会（AICPA）在《内部控制：协调的系统要素对管理和会计师的重要性》中提出。 1958 年，美国注会协会的审计程序委员会《独立审计人员评价内部控制的范围的报告》，把内部控制分成了会计控制和管理控制两部分。 1972 年，美国审计准则委员会在发布的《审计准则公告》当中，提出了被广泛接受的内部控制定义
内部控制结构阶段	20 世纪 80 年代	1988 年，美国注册会计师协会（AICPA）发布《审计准测公告第 55 号》，提出了内部控制三要素。 在该时期内，内部控制的内容增加了内部控制环境；对内部会计控制和内部管理控制并不进行区分
内部控制整合框架阶段	20 世纪 90 年代	1992 年，美国反财务造假委员会（COSO）发布的《内部控制——整合框架》提出企业内部控制的整体框架和内部控制五要素
全面风险管理框架阶段	21 世纪以来	2001 年，美国国会和政府加速通过了《萨班斯法案》，推动了内部控制体系的发展健全和全面推广。 2004 年，COSO 委员会公布了《企业风险管理——整合框架》，将内部控制要素数量扩展至八个，提出了风险组合，增加了战略目标，提出"风险偏好"和"风险容忍度"。 2013 年，COSO 委员会发布了 IC - IF 框架，提出 17 个内部控制的基本原则

（一）内部牵制阶段

20 世纪 40 年代以前是内部牵制阶段，此阶段是内部控制的萌芽阶段。

与本专业领域目前的通行概念最为接近的控制（control）一词最早产生于 17 世纪，其原始含义是"由登记者之外的人对账册进行的核对和检查"。内部控制是在内部牵制（internal check）的基础上发展起来的。20 世纪以前，盛行的观念和实务都停留在内部牵制阶段。内部牵制是为适应这一阶段的时代背景而产生的。这一阶段社会生产力还相对落后，商品生产尚不发达，内部控制主要表现为对会计账目和会计工作实行岗位、职责分离和相互牵制，使任何一个部门或人员都不能独立地控制会计账目，并且使两个或两个以上的部门和人员能够对会计账目实现交叉检查或交叉控制，其目的主要是保证财产物资安全和会计记录真实。

根据《柯勒会计辞典》的解释，内部牵制是指"以提供有效的组织和经营，并防止错误和其他非法业务发生的业务流程设计。其主要特点是以任何个人或部门不能单独控制任何一项或一部分业务权力的方式进行组织上的责任分工，每项业务通过正常发挥其他个人或部门的功能进行交叉检查或交叉控制"①。由此可见，内部牵制的基本思路是分工和牵制。

尽管随着经济社会的发展，内部控制日益超越内部牵制的范畴，但内部牵制的基本理念在内部控制中仍然发挥着重要作用。正如《柯勒会计辞典》所载，"设计有效的内部牵制以使每

---

① Eric Louis Kohler. A Dictionary for Accountants（5th Edition）[M]. Prentice Hall College Div., 1983: 265 - 266.

项业务能完整正确地经过规定的处理程序，而在这规定的处理程序中，内部牵制机制永远是一个不可缺少的组成部分"①。这一阶段的不足之处在于，人们还没有意识到内部控制的整体性，只强调了内部牵制机能的简单运用，还不够系统和完善。

（二）内部控制系统阶段

内部控制发展的第二阶段为内部控制系统阶段，从时间上看大致为 20 世纪 40 年代至 70 年代，企业纷纷加强了对生产经营过程的控制与监督，企业的内部控制开始超越会计及财务范畴，深入企业生产管理的各部分及各环节，同时也促进了内部控制理论的发展。以美国为例，1949 年美国注册会计师协会（AICPA）所属的审计程序委员会发表了一份题为《内部控制：系统协调的要素及其对管理部门和独立公共会计师的重要性》的特别报告，首次正式提出了内部控制的权威性定义，即"内部控制包括组织机构的设计和企业内部采取的所有协调方法和措施，旨在保护资产、检查会计信息的准确性和可靠性，提高经营效率，促进既定管理政策的贯彻执行"，从而形成了内部控制系统的基本思想。这一定义强调内部控制系统不局限于与会计、财务部门相关的控制，还包括预算控制、成本控制、定期报告、统计分析和内部审计等。

1958 年，出于注册会计师测试与财务报表相关的内部控制的需要，AICPA 审计程序委员会又发布了第 29 号审计程序公告，即《独立审计人员评价内部控制的范围》，也将内部控制分为内部会计控制和内部管理控制两类，其中前者涉及与财产安全和会计记录的准确性、可靠性有直接联系的所有方法和程序，如授权与批准控制、实物控制和内部审计等。后者主要是与贯彻管理方针和提高经营效率有关的所有方法和程序，一般与财务会计并不直接相关，如统计分析、时间动作研究、业绩报告、员工培训、质量控制等。1963 年 10 月，AICPA 审计程序委员会在《审计程序公告第 33 号——审计准则与程序（汇编）》中强调，独立审计师应主要检查会计控制。1972 年 11 月发布的《审计程序公告第 54 号——审计师对内部控制的研究与评价》，对管理控制和会计控制的定义进行了修订和充实②。

1972 年 11 月，AICPA 审计准则委员会发布《审计准则公告第 1 号——审计准则和程序汇编》，将内部控制一分为二，使得注册会计师在研究和评价企业内部控制制度的基础上来确定实质性测试的范围和方式成为可能。由此，内部控制进入"制度二分法"或"二要素"阶段。在这一阶段，内部控制被正式纳入相关准则和制度体系之中，管理控制正式成为内部控制的一个重要组成部分。

（三）内部控制结构阶段

进入 20 世纪 80 年代，资本主义发展的黄金阶段以及随后到来的"滞胀"，促使西方国家对内部控制的研究进一步深化，人们对内部控制的研究重点逐步从一般含义向具体内容深化。在实践中，注册会计师发现很难确切区分内部会计控制和内部管理控制，而且后者对前者其实有很大影响，在审计过程中不能也无法被完全忽略。于是，1988 年 AICPA 发布《审计准则公告第 55 号》（SAS55），并规定自 1990 年 1 月起取代 1972 年发布的《审计准则公告第 1 号》。

---

① Eric Louis Kohler. A Dictionary for Accountants（5th Edition）［M］. Prentice Hall College Div. , 1983：267 – 268.
② 冯秀果. 内部控制本质：理论框架和例证分析［J］. 会计之友，2018（9）：116 – 122.

这份公告首次以"内部控制结构"的概念代替"内部控制系统",明确了"企业内部控制结构包括为企业实现特定目标提供合理保证而建立的各种政策和程序"。该公告认为,内部控制结构由下列三个要素组成:控制环境、会计系统和控制程序。

内部控制结构阶段对于内部控制的发展的贡献主要体现在两个方面:其一,首次将控制环境纳入内部控制的范畴。因为人们在管理实践中逐渐认识到控制环境不应该是内部控制的外部因素,而应该作为内部控制的一个组成部分来考虑。尤其是董事会、管理层及其他员工对内部控制的态度和行为,是内部控制体系得以有效建立和运行的基础和保障。其二,不再区分会计控制和管理控制,而统一以要素来表述。因为人们发现内部会计控制和管理控制在实践中其实是相互联系、难以分割的。

可见,这一阶段的内部控制将会计控制和管理控制融为一体,从"系统二分法"阶段步入了"结构三要素"阶段。这是内部控制发展史上的一次重要改变。

(四) 内部控制整合框架阶段

1992 年 9 月,COSO 发布了著名的《内部控制——整合框架》(Internal Control – Integrated Framework),并于 1994 年进行了局部修订。该报告是内部控制发展历程中的一座重要里程碑,它对内部控制的发展所作出的最重要的贡献在于,它对内部控制下了一个迄今为止最为权威的定义:"内部控制是由主体的董事会、管理层和其他员工实施的,旨在为经营的效率和有效性、财务报告的可靠性、遵循适用的法律法规等目标的实现提供合理保证的过程。"

这个定义反映了一些基本概念:第一,内部控制是一个过程,它是实现目标的手段而不是目标本身;第二,内部控制是由人员来实施的,它并不仅是政策手册和表格,还涉及组织中各个层级人员的活动;第三,内部控制只能为主体目标的实现提供合理保证而不是绝对保证;第四,内部控制被用来实现一个或多个彼此独立又相互交叉的类别的目标,内部控制目标包括经营目标、财务报告目标和合规目标,而财务报告的可靠性并不是内部控制唯一的目标,换言之,内部控制不等于会计控制。《内部控制——整合框架》提出的内部控制目标如表 1 – 2 所示。

表 1 – 2　　　　　　　　《内部控制——整合框架》提出的内部控制目标

目标类型	特点
经营目标 (operations)	与主体资源利用的有效性与效率有关
财务报告目标 (financial reporting)	与编制可靠的公开财务报表有关
合规目标 (compliance)	与主体遵循适用的法律和法规有关

此外,COSO 报告还明确了内部控制的内容,即内部控制包括五个相对独立而又相互联系的构成要素:控制环境、风险评估、控制活动、信息与沟通和监控。目标和构成要素之间有着直接的关系,目标是主体努力争取实现的东西,构成要素则代表着要实现这些目标需要什么;每个构成要素都"贯穿"并适用于所有三类目标,所有五个构成要素与每一类目标都有关联;内部控制与整个主体相关,或与它的某一组成部分(子公司、分部或其他业务单元、部门,或

购买、生产、营销等活动）相关。

由于 COSO 报告集内部控制理论和实践发展之大成，因此在业内备受推崇，已经成为世界通行的内部控制权威标准，被国际和各国审计准则制定机构、资本市场和金融监管机构以及其他方面所广泛采纳。1995 年 12 月，美国注册会计师协会审计准则委员会（ASB）发布《审计准则公告第 78 号》（SAS78）"财务报表审计中对内部控制的考虑：对 SAS55 的修正"，全面采纳 COSO 的内部控制框架。2002 年美国国会通过的《萨班斯——奥克斯利法案》（Sarbanes - Oxley Act，以下简称 SOX 法案）第 404 条款及相关规则采用的也主要是这个框架。为应对商业和经营环境的急剧变化，经过多年的调研和修订，2013 年 5 月，COSO 发布了修订后的《内部控制——整合框架》，并提议 2014 年 12 月 15 日以后用该框架取代 1992 年发布的原框架。COSO 组织对 2004 版框架的初衷和定位是正确的，但是模糊了风险管理和内部控制二者之间的界限，界限的模糊使得企业在实践应用中缺乏清晰的指引，简单把"内部控制"和"风险管理"划等号，导致企业经常为满足形式合规，而发生管理混乱的情况，影响企业应对风险的能力。COSO 组织认识到了 2004 版框架的局限性，最终在 2017 年 9 月正式发布新版《企业风险管理——战略与绩效的结合》（Enterprise Risk Management - Integrating with Strategy and Performance），也称为 COSO - ERM （2017 版）。2017 版将原有的 8 个要素整合成为 5 个要素，并提出了 20 个原则，如图 1 - 2 所示，5 个要素包括治理和文化，战略和目标设定，运行，审查和修订，信息、沟通和报告。新版框架将风险管理活动整合到企业战略制定、选择和执行的过程中，着眼于实施战略和实现绩效过程中的风险，并重新制定了 3 个层面的业务目标，包括：使命、愿景和核心价值，战略和商业目标，绩效的提高。

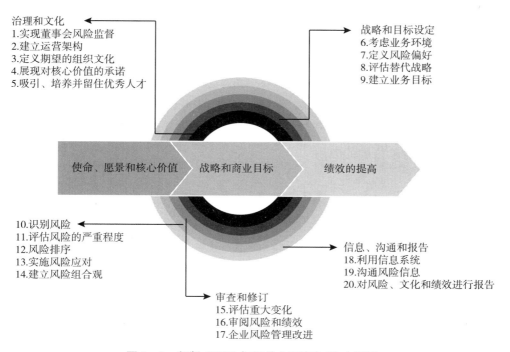

图 1 - 2 新版 COSO 框架的 5 要素和 20 个原则

三、内部控制理论应用

（一）企业中的应用

1. 深化风险评估理念，加强资产管理控制

社会时代的变化带给企业诸多风险。故而，企业需要构建风险管理系统，利用一切先进手段分析预警各类财务经营风险，并对其采取有效的全面控制防范。也可通过设立风险监督稽核与控制分析监督员，结合企业内部会计资料来分析评估企业经营活动的风险，使之在可控范围内开展各项业务活动，充分确保经营安全性。此外，企业还要加强固定资产管控，根据实际经营需求按相关规定上报申请，待审批后再行购买，注意固定资产到货后应迅速办理各项手续，同时领用人在领用后必须负责其日常管理。处置固定资产时要遵循企业规章制度上报申请，且要在处置审批表下发后做出相应处置和错误处理。内外部审查人员还应对固定资产日常管理和处置情况定期进行检查。

2. 重视内部控制监督，加强货币资金控制

内部控制制度是否切实执行，且能否获得良好地执行效果，这些都与有效监管息息相关。所谓监管，即随时间推移进行制度实施质量评估的过程，它需要切实保证和长期坚持。为此，该如何更好地加强企业内部控制监管非常重要。一方面，要监督企业内部控制设计与执行，检查其设计是否充分；另一方面，要监督内部控制运行是否遵循设定程序展开。在日常经营管理中，企业管理层必须强化监督其有效性，一旦发现舞弊、误差等情况，要做到针对性处理，同时应考虑内部控制是否存在漏洞。进一步引导普通员工正确认识内部控制的重要性，提高其控制环境水平，并严格要求管理者务实，避免形式化。同时，企业还要加强内部审计职能部门建设，使之独立评估为企业内控监督机制提供源源不断的动力。内部审计部门应为独立的部门，直系领导由董事会担任，充分保证其权威性与独立性。内部审计员则要在监督内部控制执行与否的基础上，进行独立的检查评价活动，针对内部控制的不足提出可操作的措施建议，进而不断改善企业的经营管理，提高其综合实力。

（二）行政事业单位中的应用

内部控制工作主要与行政事业单位的财务工作有着密切的关系，是降低财务风险、保障会计工作质量的有效手段。行政事业单位在运营过程中离不开内部控制的支持，可以帮助行政事业单位解决财务管理方面的诸多问题。

内部控制主要工作范围应限于单位内部，并且以控制为主，实现控制的主要途径就是规章制度和措施程序的应用。具体来说，内部控制工作的功能主要有以下几个方面。

（1）规避财务风险。行政事业单位在进行运营的过程中难免会出现财务方面的风险。通过分析，财务风险产生的根源与会计信息密切相关。而内部控制通过监督职能的行使，以及相关政策的运用可以很好地避免会计信息失真现象的产生。

（2）遏制内部腐败之风。腐败现象在行政事业单位时有发生，内部控制工作在进行的过程

中，可以有效改善传统财务工作的质量，规范会计人员的行为，能够在根源上降低腐败现象产生的可能性。

（3）促进单位的永续发展。永续发展是绝大多数企业争相追求的目标，在实际工作的过程中，经济和管理是决定一个企业永续发展的关键。行政事业单位的内部控制工作主要作用于单位的财务工作管理，保障了单位内部经济的稳定运行，因此为行政事业单位提供了经济和管理方面的保障，为其永续发展创造了可能。

（三）医疗卫生领域中的应用

内部控制覆盖医院运营的各种业务和事项，贯穿决策、执行和监督的全过程。从医院领导层面、管理层面到业务层面，从全面预算、决算分析、物资采购、资产管理、财务核算、物价审计等，内部控制对公立医院财务管理及经济运行中的作用日益显著。

内部控制是财务管理的手段。通过内部控制，明确工作职责，增强责任意识，规范工作流程，减少错误概率，提高管理效率，促进管理能力的提升，不断加强经营活动的盈利能力。提高财务信息报告质量，为医院决策者及时提供真实、完整的数据分析，对内有利于院领导判断决策，对外提升医院诚信度，达到良好的社会效应。

内部控制是抵御风险的保证。通过内部控制，不断用制度约束自我，恪守行业标准，将医院发展置于国家法律允许的基本框架之下，在合规的基础上实现自身的发展。规范服务行为，排除安全隐患，减少人才资源流失，促进维护医院财产安全，保证医院持续健康发展。

内部控制是战略实现的保障。通过内部控制，既要保证合法合规经营，合理收支；又要相互协调，节约资源，使医院能够开源节流，降低运营成本，保障医院战略目标顺利实现。将医院的近期目标与长远利益有效结合，有利于医院提升可持续发展能力和长期战略的策略实施。

第二节　公立医院内部控制概述

2020 年，国家卫健委、国家中医药管理局印发的《公立医院内部控制管理办法》，明确了公立医院内部控制管理的实施规范和管理职责，对公立医院财务管理、风险管理、信息化管理等方面都提出更高的要求，具有现实指导意义。近年来，公立医院受到国家政策法规、行业发展趋势、市场竞争等的影响，经济运营压力显著增加、亏损面持续扩大、运营管理风险加剧，公立医院自身还具有业务活动复杂、资金规模大等特点，公立医院在面临如此复杂多变的内外部环境，有效的内部控制就成为公立医院高质量运营、防范运营管理风险的重要抓手。虽然公立医院内部控制管理取得了显著进步，但在一些方面仍然存在缺陷，如重视程度不足，风险识别及预警机制不够强，管控措施融合度不高等，需对标《公立医院内部控制管理办法》，进一步强化公立医院内部控制运行机制，构建良好的内部控制生态。

一、公立医院内部控制定义

公立医院内部控制的内涵界定为：在坚持公益性原则的前提下，为了实现合法合规、风险可控、高质高效和可持续发展的运营目标，医院内部建立的一种相互制约、相互监督的业务组织形式和职责分工制度；通过制定制度、实施措施和执行程序，对经济活动及相关业务活动的运营风险进行有效防范和管控的一系列方法和手段的总称①。

由上述定义可知：（1）公立医院内部控制是一个持续优化的动态过程，而不仅仅是一项机械的规章制度。（2）公立医院内部控制应该是全体部门的事情，而不是财务部门这一个部门的事情，更是一把手工程，财务部门仅是一个牵头部门，主体责任仍由一把手承担。（3）公立医院内部控制的对象应该覆盖医院所有的活动，不仅限于经济活动。随着业财融合的推进，以及公立医院运营管理的加强，逐步扩大到业务活动，形成全面内部控制。（4）公立医院内部控制应当贯穿于医院经济活动和管理工作的决策、执行和监督的全过程，即要求全过程控制。

二、公立医院内部控制目标

（一）宏观层面

1. 推动公立医院高质量发展

近年来，随着深化医药卫生体制改革，建立现代医院管理制度、考核三级公立医院绩效、取消药品耗材加成、建设"三位一体"智慧医院和临床重点专科群、构建新的运行补偿机制等，都对公立医院规范化、精细化管理提出了更高要求，公立医院需要通过制定制度、实施措施、优化执行程序，进一步强化内部控制，有效防范风险，保证医院资产资金安全，提高资源配置和使用效益，建立起维护公益性、调动积极性、保障可持续运行新机制。

2. 适应医疗市场需求变化

公立医院作为非营利组织，市场带来的压力迫使医院要适应内外部环境的变化，既要以高质量的医疗服务赢得市场，满足人民群众的医疗需求，又要有效控制和防范医疗经营风险。所以，公立医院只有通过加强内部控制建设，深入实施科学化、精细化管理，才能确保自身在未来的行业竞争中始终处于领先地位，并始终可以发挥医疗行业制定管理标准、规范行业管理的主导作用。

3. 深化公立医院大部制改革

改革前医院的组织结构及管理制度存在着诸多弊端，医院部门之间职能交叉和多头管理，造成协调困难、效率不高、执行力不强等问题。通过大部制改革，合并职责交叉和相近的科室，撤销职能弱化的科室，不断加强内部控制，完善医院内部管理机制，达到"精简组织结构，理顺工作关系，优化行政职能，避免推诿扯皮，压缩管理环节，提升工作效能"的目的，

---

① 国家中医药局，国家卫生健康委：《公立医院内部控制管理办法》（国卫财务发〔2020〕31 号）。

逐步建立起有责任、有激励、有竞争、有约束、有活力的内部运行机制，提高医院管理与服务水平。

4. 适应医改规则变化

加强医院内部控制有利于公立医院深化医疗体制改革，破解体制机制问题，大力推进分级诊疗体系和医联体建设，推进我国医药卫生体制的实施。随着国家医疗体制改革的不断深入，全面实施贴近企业的管理方式已经成为公立医院改革发展的必然趋势。公立医院只有构建起科学、规范的内部控制管理体系，才能够在新一轮医疗体制改革中发挥出自身的主体作用。

（二）中观层面

1. 合理保证医院经济活动合法合规

保证医院经营活动遵循国家相关法规要求、严禁违法违规行为，是医院内部控制的最基本目标。公立医院是我国医疗服务提供的主体，其提供的服务直接关系到人民群众健康甚至生命安全。因此公立医院必须建立相应监管措施，保证业务操作的合法合规性。

2. 合理保证资产安全和使用有效

行政事业单位的资产安全问题一直是国家监管的重点，但由于行政事业单位对资产监管力度不足，国有资产流失、盗用等情况时有发生。公立医院在运营过程中需大量使用机器设备及耗材，这些资产的使用不仅影响到医院的运营成本，更影响着医疗服务提供的效率和效果。资产安全完整是公立医院可持续发展的物质基础，良好的内部控制为资产安全提供制度保障。保障财产安全，特别是资产安全，是内部控制的重要目标之一，采取的主要措施包括：财产记录和实物保管、定期盘点和账实核对、限制接近（即严格限制未经授权的人员对资产的直接接触）。因此，资产管理相关风险应是医院内部控制建设关注的重点。

3. 合理保证财务信息真实完整

财务信息不仅是经营活动的最终体现，也是监督业务活动开展的有效约束机制。真实完整的财务信息能客观反映医院的运营管理情况和预算执行情况，如实反映医院的经济状况，为领导层决策提供可靠依据。医院建立有效的内部控制制度，可对会计处理程序等环节实行标准化控制，规范会计行为，减少错误和舞弊的发生，提高信息的可靠度，从而为决策者制定决策提供真实可靠的依据。因此，公立医院应加强财务管理工作，确保经营活动信息及时、准确地反映在财务报表中，并对财务信息进行整理分析，为医院管理工作提供数据支持。

案例 1 - 9

某医院门诊收费处组长赵某利用职务便利，先从自己的电脑记录中查到一两年前病人收据的底联，抄下收据上的金额和收据号，然后从电脑上打上一角的收费金额，这样就可以出一张收据。随后他关上打印机让打印机无法打印，接着启动收费程序，再将打印机打开，扯下那张没有打上金额的空白收据，把以前病人收据的金额和收据号手写在空白的退费单据上，做一个假退费。至案发赵某共制作虚假退费单据 1648 张，在两年的时间里，侵吞医院公款 200 余万元，被法院一审以贪污罪判处有期徒刑 15 年。

按规定，退费收据上所有的内容都应该是机打的，不允许存在手写的事实。但 2007 年 11 月，财务审核员核对收费员的收费单据及退费单据时，却发现很多退费单据是赵某手写金额的，经过财务处进一步调查得知，赵某开过很多一角钱的收据。可见：财务处审核收据不严谨，审核程序有漏洞，他们只核对缴款单上的应缴数额和所交的现金数额，两个数对上就行了，不核对退费单和电脑记录是否相符；复核人员的责任心不够，宜加强复核人员的专业素养和职业道德教育；此外，医院财务部门的负责人未能定期对相关的财务情况进行抽查，发现可能存在的漏洞，并制定相关的规章制度，杜绝重大经济案件的发生。

实践经验证明，医院通过建立相应的内部控制机制，对各层级的权力都进行严格监督，并且保证决策公开透明，财务系统的准确无遗漏，杜绝腐败于萌芽中。这些同时也是公立医院构建内部控制体系所要完成的使命。

4. 有效防范舞弊和预防腐败

公立医院运营过程中必须遵守公平、公正、公开的原则，廉洁奉公，防止贪污腐败。为达到这一目标，公立医院在内部控制建设过程中，应充分运用制衡原则，严格贯彻决策、执行、监督三权分立的制衡机制，同时建立事前防范、事中监督、事后检查的监督机制，有效预防舞弊和腐败行为发生。

案例 1 - 10

2005 年 4 月，Y 公司在工作交接过程中发现营销部一会计挪用资金 5000 多万元，该会计毕业后被分配至公司从事财务工作，16 年来他的岗位和职务一直都没有变化，由于在岗时间很长，规律摸得非常透，他知道什么时候将款项交给单位，也清楚什么时候要进行财务检查或审计，总能找到新的款项填补漏洞，自 1999 年开始挪用资金，作案时间长达 6 年，期间一直未露蛛丝马迹，直到 2005 年因单位内部人事改革他被迫交接工作时才败露。过去比较强调"螺丝钉"精神，殊不知，"螺丝钉"在一个地方时间拧久了容易生锈。通过强制轮换，或带薪休假，在休假期间工作由别人暂时接替，由于员工离岗时的工作交接会受到他人监督，那么实施并掩盖舞弊的机会将大大减少。

美国货币管理局要求全美的银行雇员每年休假一周，在雇员休假期间，安排其他接替人员做他的工作，就是为了防止员工长期在同一岗位工作可能产生舞弊。对我国企业来说，例如财务、采购中的部分关键岗位，通过建立强制轮换和带薪休假制度，既可以提升员工的工作能力，同时是防范和发现舞弊的一项有效措施。

---

5. 提高资源配置和使用效益

与企业的盈利目标不同，公立医院运营目标应为医疗服务效率及效果的提升。这一目标是由其社会职能定位所决定的。通过建立和实施内部控制，可以促使医院各个环节紧密相连，调动多方积极性，有助于各部门之间协调与配合，形成相互依存、相互制约的机制，加强对医院经济活动的风险防范，提高公立医院的资源配置和使用效率，促进医院运行效率的提高，有效履行职能。

（三）微观层面

1. 改变和规范医务人员、经济活动相关人员的行为

随着我国经济建设的高速发展，国民对医疗的要求也在不断提高，人民对医疗的要求也从

"治病治疗"转向"健康治疗",然而在不断发展的过程中也伴随着一些医疗纠纷的发生。因此,建立健全内部控制体系是约束、规范医院管理行为的准则,能有效防范医院经营风险,以及对医务人员的医疗行为实施精细化、精准化管理,控制不合理用药、过度治疗和套取医保资金等行为,防止并及时发现、纠正错误及违规行为,促进依法行医,规范执业,提升医疗质量水平,保证经营成果与财务状况真实、可靠,维护财产和资源的安全完整,保证医院的持续有效经营,不断增强人民群众的就医获得感、信任感和幸福感。同时,加大内部控制管理力度,可以确保公立医院资金运用的安全性和平稳性,加强构建以信息化建设为中心的内部控制体系,可以实现对医疗成本的科学把控,让医院资金实现高效应用,并且提升公立医院财务数据的真实性和精准性,保证医院各项收支标准的合理性,防止各种违规行为出现。

2. 提升患者体验

完善的内部控制水平能带动公立医院医疗服务水平的提高和医疗服务能力提升。例如,建立健全预约诊疗、远程医疗、临床路径管理、检查检验结果互认、医务社工和志愿者、多学科诊疗、日间医疗服务、合理用药管理、优质护理服务、满意度管理等医疗服务领域十项制度,建立患者综合服务中心(窗口),建立针对疑难复杂疾病、重大突发传染病等重大疾病的救治与管理制度,构建快速、高效、广覆盖的急危重症医疗救治体系。以医联体为载体、以信息化为支撑,不断增强医疗服务连续性,将患者安全管理融入医院内部控制各个环节。三级公立医院作为医联体牵头医院,一方面,要加强医联体内标准化的医疗质量管理、优化检查检验结果互认机制,不断提升医疗服务同质化水平;另一方面,在确保数据安全的前提下,建立"医联体云信息平台",实现信息资源共享,并在此基础上进一步构建专科/专病医联体,通过专科共建、教育培训协作、科研项目协作等多种方式,提升成员单位的医疗服务能力和管理水平,逐步形成医联体内部分级协同、协作共享的良性机制,并且做好医患沟通,完善医疗纠纷预防和处理机制,让广大群众享受全程化、连续性、精准化、主动式的良好医疗服务体验。

三、公立医院内部控制的特征

1. 公立医院内部控制与企业内部控制的区别

戴文娟(2016)认为,国家通过给予公立医院财政补助、减免税收等政策,保证公立医院能够为人民群众提供日常的公共服务,以实现其公益性。公立医院是非营利组织,承担政府的一些公共职能,在日常的经济运营中不能过分追逐经济利益,应以社会效益为首要任务,而企业则是以价值最大化为目标,其主要目的就是营利。因此,医院内部控制与企业内部控制存在着明显的区别(见表1-3)。

表1-3 公立医院与企业内部控制区别

维度	公立医院	企业
经营目标	非营利组织,不以营利为目的,更加重视社会效益,兼顾经济效益	以价值最大化和利润最大化为目标,对成本和财务管理重视程度较高

续表

维度	公立医院	企业
业务活动	经济活动相对复杂，涉及医疗业务、药品、试剂、器械采购、基建工程、资产管理、人力资源管理等	业务相对单一，各个环节紧密联系，环环相扣
起步时间	对公立医院内部控制的研究起步较晚，近年来随着财政一系列规范的出台才开始	企业内部控制研究较早，相对于医院内部控制而言，企业内部控制已经相对成熟
成本管理	公立医院资源庞大，管理机制不够灵活，管理成本较高	企业的管理机制较灵活，决策效率高，成本优势更明显
委托代理管理	公立医院的最终受益者是全体人民，因而存在两层委托代理管理关系，即全体人民与国有资产管理者之间的委托代理关系和国有资产管理者与医院代理人的委托代理关系	只有一层委托代理关系，即企业所有者与经营者之间的委托代理关系（国有企业除外）
治理结构	现行模式下，公立医院实行党委领导下院长负责制，新医改提出要完善医院法人治理结构，建立现代医院管理制度	实行董事会模式下的公司法人治理结构

2. 公立医院内部控制与其他事业单位内部控制的区别

事业单位内部控制是通过制定与实施相关的控制方法和程序，防范单位日常业务活动中可能出现的风险，从而提高单位内部整体管理水平。事业单位按照社会功能分为三大类：承担行政职能、从事经营活动、从事公益服务。医院应当属于第二类，在注重公益性的同时还要兼顾经济效益性。因此，公立医院与其他两大类事业单位也存在区别（见表1－4）。

表1－4　　　　　　　　　　公立医院与其他事业单位内部控制区别

维度	公立医院	承担行政职能、从事公益服务的事业单位
资金来源	差额拨款、其他费用需要自筹，与企业一样，需要在经营中谋求生存与发展	大多数为全额拨款，人员费用及公用费用均由国家财政给予保障，没有生存压力
行业特性	专业技术复杂，除了日常的医疗服务，还要进行教学、科研	专业性较弱，主要体现公共服务性
监督机构	公立医院隶属关系复杂，卫健委、药监局等对其进行监管，卫健委财政局、人事局、教育局等多部门对其进行监督，多数时候容易受到人为因素的干扰	内部管理相对简单，系垂直领导部门对其进行管理和监督
运营风险	公立医院属于高风险行业，医院的直接服务对象是人的身体，关系到人的身体健康，医疗行业风险较大，补救措施较少，医患关系复杂	事业单位的服务对象往往是针对某件事，体现的是便民服务，纠纷较少，后续补救措施较多

综上所述，公立医院内部控制呈现以下几个主要特征。

（1）公益性。

公立医院担负着解决人民群众基本医疗保障的职责，具有公益性的显著特征。

（2）经营性。

公立医院有大量的收入和支出业务，频繁的经营活动、经济活动相对复杂，涉及药品耗材、试剂等采购管理，基建、固定资产管理，对外投资、后勤等多项经济活动。

（3）效益性。

医疗成本在逐年上升，公立医院注重成本控制，采用灵活的决策管理机制，以较低的成本获得较高的回报。

（4）多样性。

医院内部控制方法的多样性，使得医院的经营管理具有双重复合性的特征，其资金来源也是多渠道的，除了提供医疗服务收到的款项之外，还有从财政部门获得的补助资金，从不同渠道获得的科研资金、教学资金，培训、膳食等经营性收入资金。不同渠道获得的资金流转的方式不同，所采用的内控方法也有所差异。

（5）复杂化。

医院业务的多样性和组织管理体系的分散性，增加了内控体系的复杂程度。公立医院承担着医疗、教学、科研等多重任务，同时医院往往还有一些经营性的三产业务，其组织结构中不仅包含医疗、护理、医技、行政、后勤等常规部门，还包含科研、教学、三产等机构。因此，医院的运行经营不仅需要管理层具备专业的知识和良好的业务技能，而且需要良好的组织管理能力，才能设计出有效的内控管理体系。

（6）交叉性。

公立医院的经济活动介于企业和行政事业单位之间，因此，公立医院内部控制应当既参照《企业内部控制基本规范》，又参照《行政事业单位内部控制规范（试行）》。

第三节　公立医院内部控制基础理论

一、集体行动困境理论

美国经济学家曼瑟尔·奥尔森（Mancur Olson）的《集体行动的逻辑》（1965年）[1] 一书正式提出了集体行动的逻辑，奥尔森在书中明确指出集体行动逻辑的根本所在：个人利益和集团利益的冲突。奥尔森认为，具有共同利益的群体并不一定会在共同利益的驱动下采取共同行动。相反，理性的成员为避免承担集体行动的成本而试图分享由他人提供的集体利益。如果每个人都具有侥幸心理，可能会阻碍集体行动的进行，并最终导致"集体行动困境"——"搭便车"现象。

集体行动困境理论主要关注的是在群体中个体如何做出决策并采取行动，而内部控制则是

① ［美］曼瑟尔·奥尔森. 集体行动的逻辑［M］. 上海：格致出版社，2014.

一种组织或系统内部的管理机制，用于确保各项运营活动的合规性、有效性以及风险管理的有效性。这两者看起来是两个完全不同的领域，但实际上它们之间存在着密切的关系。

1. 目标一致性

在集体行动困境理论中，一个重要的概念是"共同目标"。当个体利益与集体利益一致时，集体行动的困境就会得到缓解。同样，在内部控制体系中，组织的目标和个人的目标也应该保持一致。如果员工理解并认同企业内部控制的目标（如提高运营效率、确保合规性、有效风险管理等），他们就更可能遵守和执行这些控制措施。

2. 风险防范

在集体行动困境理论中，当个体在面对潜在的损失或风险时，他们可能会选择避免风险或寻求私利。同样，内部控制的一个主要目标也是预防和减轻潜在的风险，包括财务风险、运营风险等。良好的内部控制可以帮助组织避免潜在的风险，同时也能提高组织在面临风险时的应对能力。

3. 透明度和信息沟通

在集体行动困境理论中，透明度和信息沟通是解决困境的关键因素之一。当个体知道他们的行动如何影响集体时，他们更可能采取有利于集体的行动。同样，内部控制也强调信息的透明度和沟通。良好的内部控制需要员工清楚地了解他们的职责和期望，以及他们的行动如何影响组织的目标和风险。

4. 激励与约束

在集体行动困境理论中，激励和约束是解决困境的重要手段。适当的奖励和惩罚可以鼓励个体采取有利于集体的行动。在内部控制中，也有类似的机制。例如，通过内部审计和合规性检查来确保员工遵守内部控制措施。对违反规定的员工进行惩罚，对遵守规定的员工进行奖励，可以鼓励员工更好地遵守内部控制规定。

5. 制度与文化

在集体行动困境理论中，文化和制度对于解决困境起着重要的作用。文化和制度可以塑造个体的行为和态度，从而影响集体行动的结果；同样，内部控制也强调组织和文化的因素。一个健康的文化和制度可以鼓励员工遵守内部控制规定，并对违反规定的行为进行惩罚。这种文化和制度可通过培训和教育来推广和实施。

总的来说，集体行动困境理论与内部控制之间存在共同之处。它们都关注个体如何在群体中做出决策和采取行动，并都强调了目标一致性、风险防范、透明度和信息沟通、激励与约束以及制度和文化的重要性。通过理解这两者之间的关系，我们可以更好地理解集体行动的本质，同时也可以更好地设计和实施有效的内部控制系统。

二、激励理论

20世纪20年代以来，激励理论经过不断发展和进步，已经形成了内容浩繁的理论体系，按照研究层面的不同，激励理论可以分为以下3种类型：一是以人的心理需求和动机为主要研究对象的内容型激励理论，具有代表性的有马斯洛的需求层次理论、奥德弗的"ERG 理论"、麦克利兰的成就需要理论、赫茨伯格的双因素理论等；二是以人的心理过程和行为过程相互作用的动态系统为主要研究对象的过程激励理论，具有代表性的则有弗鲁姆的期望理论、亚当斯的公平理论、洛克的目标设置理论等；三是行为改造激励理论，具有代表性的有斯金纳的强化理论、归因理论和挫折理论等。

内部控制与激励机制结合的必要性。目前我国内部控制仍然存在很多不足，第一，观念落后，重视不够，大多数公立医院对内部控制的概念仅存有自己的理解，并没有形成统一的概念。第二，风险意识差，内部压力不足，从我国公立医院的经营现状看，医院的风险意识还是很淡薄，没有紧迫感，这大多源于公立医院的内部控制配套的奖惩制度不健全与不完善，导致员工与管理者没有形成风险意识。第三，内部控制组织虚位，激励制度虚位，现在有很多企业的内部机构是很混乱的，权责不清，责任不明，对应所有的激励制度更是简单的明文规定，没有实际的意义。为解决以上问题，必须将内部控制与绩效考核体系相结合，确定科学的内控考核指标和考核办法，做到科学的内控考核，以此为基础进行相应的奖惩、薪酬调整及人事调动等激励措施，更高效的发挥内部控制的作用。

内部控制与激励机制的联系。

（1）内部控制与激励机制相互依存。对于一般企业，实施激励制度要求企业必须是在内部控制制度健全、有效的前提下进行的。如果内部控制制度无效，企业经营者为了促使激励机制的实施可能虚造经营业绩、财务报告以假乱真，损害其他员工的合法利益，甚至使公司的效益受损；对于公立医院，更应取长补短，学习企业如何将内控与激励机制相得益彰，量体裁衣运用于自身。

（2）内部控制与激励机制相互制约。内部控制制度应当严格遵循成本效益原则，以最合理的成本达到最佳的控制效果。内控机制的不健全，公立医院内部机构设置不完善，控制措施缺乏有效性，同样也会浪费许多资源，无形中就提高了公立医院的经营管理成本。无论多么严密的内部控制制度也都会有缺陷，只有靠人的行动来弥补。实施严密有效的激励制度，提高关键岗位人员的积极性，使他们自觉履行各自的工作职责，自觉互相监督，可大大提高医院经营管理和控制的效率，以充分发挥各自的主观能动性。

（3）内部控制与激励机制相互促进。建立有效的内部控制制度与激励机制，能够使公立医院治理结构良好运转，发挥最大效力，这也是完善公立医院治理结构，建立健全现代化医院管理制度的核心问题。要实现公立医院内部控制的目标，良好的内部控制制度与激励机制是重要保证。由于内部控制是实现公立医院可持续发展的必要保证，激励制度则是实现这一目标的催化剂，所以必须随着公立医院内外部环境的发展变化而进行适时的调整。

在制定公立医院内部控制制度的过程中，必须重视建立有效的激励机制，任何事物的执行都离不开人的活动，大部分人是需要激励才能更好地完成工作，因此，有效的激励机制对于实施内部控制有着非常重要的作用。公立医院各级职能部门和人员必须明确自己的职能和责任，建立明确的责任追究制度，根据履行职责的情况进行考评，依据考评结果，分别给予物质、精神奖励或处罚。如某些医院构建兼顾公益性与激励性的绩效考核体系，按照个人收入不与业务收入挂钩、优劳优得、兼顾公平的总体原则，制定基于不同岗位特征、岗位目标的"岗位＋绩效"薪酬体系。围绕质量、效率、技术难度、社会贡献等综合维度，制定一系列可量化、可考核的指标体系，在充分激发医务人员积极性、能动性的同时，进一步破除"五唯"导向，转向重水平、重效果、重创新、重贡献、重医德，从而有效保证公立医院公益性定位。影响医院管理者的管理行为的激励理论有目标设置理论、员工参与方案、运用期望理论的浮动工资方案和运用 ERG 理论、强化理论的技能工资方案等。这些理论与机制的应用实践证明，没有一种理论与机制是经久不衰、完美无缺、放之四海而皆准的。所以，作为医院管理者在应用激励机制时，一定要因时、因地、因人而异，绝不可千篇一律、生搬硬套。否则，不但不能提高医院职工的工作能力和医院工作的有效性，反而会使医院陷入因形而上学所导致的困境。几乎所有的医院都积累了员工激励方面的经验，然而多数医院并没有建立起激励管理机制，有系统性内容的也很少。激励理论与内部控制是相互依存、相互制约、相互促进的，实现医院高质量目标，良好的内部控制制度与激励机制是重要保证，所以如何形成激励机制，如何将激励理论与内部控制有效结合，既是一个理论研究的重要课题，也是管理实践的一大难题。

三、系 统 理 论

与系统论有关的概念、方法和应用，最早是贝塔朗菲（Bertalanffy）在其 1968 年出版的专著《一般系统论——基础、发展和应用》中做了部分总结①。他将系统定义为相互联系、相互作用的诸多要素的综合体，系统论是对"整体"和"完整性"的科学探索，其最核心思想就是"整体性"。整体性的含义是：从一个角度来说，各要素的有机集合并非简单相加才形成了系统，在独立状态下组成系统的诸要素的属性、功能与运动规律是不同于系统的属性、功能与运动规律的，这意味着系统具备新的属性、新的功能与整体的运动规律；从另一个角度来说，作为系统整体的组成要素的属性与功能与它们在独立时的属性与功能也是不相同的，即构成系统整体的组成要素并不是简单的相加或物理结合，而是会产生一种新的特定功能的系统整体。以系统论的视角，一切事物都存在于系统中，任何管理对象都是一个系统；基于生存和发展，管理的目标在于使系统（即管理对象）的整体功能最优，其中所涉及的各种管理活动以及要解决的问题需要集中于"系统"这个抽象的整体框架下，按系统思维和规律来探求系统构建与优化。在系统整体框架下，系统的整体性质与功能是由系统的组成要素、结构和环境共同决定的，可用下式抽象反映：

$$F = f(C, S, E) \tag{1-1}$$

式（1-1）为系统状态方程，F：指系统的整体属性与功能；C、S、E：分别代表系统的组成要素、结构和环境，其中，系统的组成基础是要素，把要素统合起来就形成结构，结构是系统的组织形式。要素和结构是赋予系统功能的内在根本，但系统与环境之间的物质、能量与

---

① ［美］冯·贝塔朗菲（Von Bertalanffy L.）著. 一般系统论［M］. 林康义，魏宏森译，北京：清华大学出版社，1987.

信息交换决定了系统会释放哪些功能。通过系统状态方程，管理工作的任务就在于选择合理的要素与结构、合适的环境，使系统内部有序、高效，同时与外部条件相适应，只有要素、结构和环境三者实现统合协同，才能使系统各层级、各分部有序、互补，减少整体的内外冲突、矛盾，从而促使系统整体优化，放大系统功能。

公立医院内部控制优化的最终目的就是放大公立医院整体性质与功能，为人民群众提供更多"价廉物美"的医疗健康服务，运用系统论提供的方法论研究公立医院，将其视为一个系统来确定观察角度，从整体框架中寻找认识路径，才能帮助准确分析和解释公立医院内部控制的现状及其问题成因。必须从公立医院的整体出发，对公立医院内部控制进行构建与优化，全面、准确地考察、研究公立医院内控制系统的整体与系统构成要素、层次、结构，研究分析公立医院运营活动与外部环境（包括政府及其职能部门、患者、供应商、保险机构等）的相互联系和相互作用的关系，系统视角下的内部控制优化研究才能避免偏差，才能聚焦于公立医院整体的功效。

四、协 同 理 论

协同理论是 20 世纪 70 年代以来在多学科研究基础上逐渐形成和发展起来的一门新兴学科。其理论表明：在任何复杂的系统中，当在外来能量的作用下或物质的聚集态达到某一临界值时，子系统之间就会产生协同作用，使系统在临界点发生质变产生协同效应，促使系统从无序变为有序。协同理论对揭示物态的演化发展具有普适性意义，与当前数字化时代带来的信息流动加速、人机互动、数字化渗透、组织边界融合等重要变化相契合。协同是现代管理发展的必然要求。

公立医院内部控制作为一种集资产安全、财务报告及相关信息准确、经营管理合规、经营效率和效果、发展战略等目标于一体的复杂系统，几乎涉及了公立医院所有的主要活动和事项。因此，内部控制体系与会计、财务、内部审计、人力资源管理等制度都有着密切的关系，组成内部控制体系的各要素。公立医院业务科室、研发中心、职能部门以及员工之间也并不是相互独立的，它们之间通过不断碰撞和融合进行着各种物质、能量和信息的交换，形成了一个相互作用、相互依赖、共同发展的内部协同体系。

公立医院可以在协同理论下创新管理思路，推行预算管理与内部控制协同。预算管理是全方位、全过程、全员参与的系统管理，其实质是安排计划，匹配资源，开支标准，实现战略目标；内部控制是运用控制措施、方法和规程使单位内部各项业务活动互相联系、互相制约。因此，预算管理与内部控制相匹配又密不可分。公立医院应转变预算管理理念，建立科学合理的预算管理和内部控制机制。整合运用预算管理工具，基于协同原则编制预算并落实预算任务到各责任单元，在有效的内部控制环境下，充分发挥预算的刚性作用，优化资源配置、降低运行成本。同时，应建立健全全面预算内部控制评价体系，对预算管理的有效性进行充分评价，促进医院预算管理制度和内部控制体系不断完善。

五、组织行为学理论

组织行为学是系统地研究组织中人的行为表现和心理及其客观规律，提高管理人员预测、引导、控制人的行为的能力，以实现组织目标的学科，是行为科学的一个分支，是一门以行为学为基础，与心理学、社会学、人类学、工程学、计算机科学等学科相交叉的边缘性学科。随着社会的发展，尤其是经济的发展促使了企业组织的发展，组织行为学越来越受到人们的重视。

在组织行为学理论中，组织的目标与内部控制的目标相一致，都是为了组织能够长远的发展，而组织行为学侧重于组织中人的行为对组织的影响，内部控制则是侧重于制度和机制。二者相互联系、相互促进，组织中人的行为是内部控制得以实现的灵魂。所以组织中人的行为能否有利于组织，是一个组织能否长远发展的必要条件。

六、内部控制理论

诺伯特（Norbert）发表的《控制论——关于在动物和机器中控制和通讯的科学》标志着控制论的诞生。在控制论中，对每个受控对象的功能进行改进首先需要获得并使用其信息，而基于信息之上又施加于信息之上的作用，就叫作控制[①]。由此可见，控制的基础是信息，而信息的传递则是为了控制，同时信息的反馈是成功实现控制的依托。可以认为信息反馈是通过控制系统输出的信息所返回的结果。在某种程度上，控制系统会影响信息的再输出，并且可以起到控制的作用，以这种方式来达到预期的目的。

以控制论的角度来思考，内部控制建立在经济控制论的基础上，并且内部控制的进行依赖于经济控制的基本方式，这门控制科学致力于研究运行系统的控制和管理的耦合，内部控制的任务是让系统通过稳定地运行实现预期的目标。基于经济控制论，对内部经营管理的过程进行分析，研讨如何积极地发挥管理功能并且对整个管理过程进行合理有效的调节和控制，这对于企业的发展有积极的作用，也能在一定程度上加快现代化管理进程。

内部控制虽然是一个系统，但并不是一成不变的，而是应该根据公立医院的战略目标、业务变化和外部环境进行微调。在内部控制理论领域，COSO 内部控制理论是现阶段最受推崇的理论，也是大多数公立医院内部控制活动的模板标准。在 COSO 发布的《内部控制整合框架》中，内部控制的要素被分成五个方面，分别是内部环境、风险评估、控制活动、内部监督、信息与沟通。这五个要素是企业内部控制不可或缺的，公立医院要想构建有效的内部控制体系，需要同时考虑这五个要素。

七、委托代理理论

委托代理理论认为，现代企业所有者和经营者的分离使委托代理关系成为企业中最重要的

---

① 万百五. 控制论创立六十年 [J]. 控制理论与应用，2008（4）：597–602.

关系。代理人拥有的信息比委托人多，委托人和代理人之间的信息不对称，由于上述代理人活动的外部性和信息不对称的同时存在，于是产生了代理问题。而双方信息不对称可能产生机会主义行为，具体表现为两种类型：逆向选择和道德风险。公司治理和内部控制是现代公司制度的主题，两者存在着密切的联系，而委托代理理论是普遍认为的公司治理结构和内部控制得以实施的理论基础。

公立医院也存在委托代理问题。公立医院的资产作为全体公民的资产而存在，但全体公民不可能都作为所有者来直接管理和经营资产，而是通过多层委托代理的方式来间接管理，从全体公民到国家各级政府，政府委托卫生行政部门管理，再经过层层中间环节委托给医院管理人员进行管理，由于公立医院的委托代理链过长，产生了严重的信息不对称问题，原因是初始委托人的监督和激励作用在逐级的委托代理链中不断被弱化。

中国的公立医院存在多头管理、主体虚置的现象。公立医院的基本建设和固定资产的投资决策权由发展改革委负责，经费由财政部门负责，院长的任免由党的组织部门负责，医疗执业技术的准入和监管由卫生部门负责，这种多委托人的结构使国家作为公立医院的所有者职能难以统一，政府部门之间如果缺乏协调就会影响作为代理人的公立医院院长的激励和约束。还有个问题则是公立医院产权主体的不确定性和随意性导致的"内部人控制"，政府只是作为医院资产所有者全体公民的代理人，且政府代表全民举办医院时又存在多头管理的局面，造成国有资产的主体虚置，对代理人的行为缺乏有效的激励和约束，从而产生"内部人控制"的问题，为腐败行为提供了温床。

八、非对称信息理论

唐晓玉（2013）认为，非对称信息是指在经济和管理活动中由于参与者获取信息的渠道和能力的不同，一些参与者比另一些参与者掌握更多的信息，这些参与者凭此优势能够获得更多的利益，而其他参与者由于依据不充分受到损失的概率较大，非对称信息理论与委托代理理论的关系非常密切，委托代理使非对称信息问题更加突出。

医疗服务市场的不确定性，医疗技术的独特性、不易传授性和垄断性使公立医院的这一特性表现得尤为明显。韩优莉和郭蕊（2017）认为，公立医院是由国家代表全民出资建立的，其使命和目标决定其必须主动履行公共责任，其资金来源和运作成本依赖于社会财富的二次分配，同时在法律上还享有减免税的待遇，社会责任更加突出。公立医院的利益相关者主要包括政府、医院及其管理者、医院职工、就医者、社区、供应商、医保机构、债权人、其他医疗服务组织专家相关社会组织等。组织利益相关者的多样性意味着责任对象的多样性。相对于其他行业的利益群体，公立医院的利益相关者，其属性和普通企业的员工顾客、供应商等有着显著的区别。总体而言，他们与医院的关系更为密切，其行为将显著影响医院的绩效，其利益也将受到医院运行状态的影响。公立医院面对如此多样化的公共责任对象，其所涉及的公共责任内容包括对公共信息的披露、确保公益目标的实现、理事会的监督与信托责任、法律法规的遵守、利益冲突的避免和解决，以及国有资产的保值增效管理。因此，通过建立和完善内部控制体系，提高公立医院相关信息的质量能够切实保障利益相关者的利益。例如，国家要求公立医院定期公开三公经费预算，加强对医院内部人员因公出国（境）经费公务接待费、公务车购置及运行费的严格管理，定期公示医疗收费标准、社会公益事业捐赠内容等，这些都需要内部控制体系作为支撑。如果离开了内部控制体系的监管，公立医院就有可能存在信息造假和扭曲行为，以虚假的形式向公众发布。

九、新公共管理理论

新公共管理理论主要是现代经济学和企业管理理论两个部分，国家呼吁行政事业单位吸取国内外内部管理的先进经验。新公共管理模式是由传统公共管理模式进化而来，是在传统公共管理模式的基础上加入了企业管理的元素，为行政事业单位带来了企业管理的先进理念，这对于行政事业单位长久以来的固有体制产生了较大冲击。我国行政事业单位内控的关键是提升管理的效率和效果，并注重企业和市场导向作用。虽然行政事业单位和医院存在差异，但是在公共管理以及政府部门的行政管理方面能够借鉴某些管理上的制度。内部控制制度则是可以在行政事业单位内使用且行之有效的方法，这在一定程度上决定了内部控制理论在行政事业单位的应用。

卫生部门是重要的公共服务部门之一，新公共理论的发展为卫生部门政府职能转变以及政府与医院之间权、责、利关系的明晰提供了理论基础。从改革的趋势来看，各国政府没有走将公立医院私有化的道路，而是试图使公立医院从完全依附于政府的预算组织转变为政府继续保留所有权，但具有一定自主权的组织，以提高公立医院的绩效并履行其公共责任。中国政府对公立医院管理体制改革提出了政事分开、管办分开的有效形式。2009 年的新医改首次明确了应落实公立医院的法人地位，将法人治理引入公立医院改革，形成决策、执行、监督相互制衡，有责任、有激励、有竞争、有活力的机制，进一步明确了政府在医疗服务中的责任和公立医院的公益性特质。在问责和监管方面明确了建立有效的医药卫生监管体制，加强医疗卫生机构的准入和运行监管，完善医疗保障，加强药品监管，建立信息公开、社会多方参与的监管制度。鼓励行业协会等社会组织和个人对政府部门、医药机构和相关体系的运行绩效进行独立评价和监督。

用法人治理结构代替原有的院长任期责任制，体现了决策层认识上的深化，顺应了社会形势发展，它强调通过建立新的公众、政府和医院之间的制度安排，建立起对公立医院有效的激励和约束机制，从而影响公立医院提供卫生服务的行为，真正实现公立医院的公益性目标。随着全国范围内公立医院改革国家联系试点城市的确定，各地先后进行了一系列积极的探索，通过政事分开和管办分开，改革管理体制和治理体系既增强了公立医院的生机活力，发挥了医院院长的才智，又能保障公立医院切实履行政府赋予的各种公益性职能。这与新公共管理理论提倡的将市场竞争机制和问责机制引入公共组织的理论高度契合，而完善公立医院内部控制体系建设正是加强内部监管，实现公立医院战略目标的最直接有效的手段。

十、风险管理理论

COSO 委员会于 2017 年 9 月公布的《企业风险管理与战略和业绩的整合》中将"风险"定义为"事项发生并影响战略和商业目标实现的可能性"，将风险的范畴由只强调"风险负面性"扩大到"对风险的正面和负面影响兼顾"，还明确定义了风险管理与内部控制的关系，指出了全面风险管理涵盖了比内部控制更多的内容，比如在战略制定、治理结构、与利益相关者沟通、绩效评价等方面有所不同。风险管理与内部控制之间既有联系也存在区别。具体来讲，两者的联系体现在以下三个方面。

（1）全面风险管理涵盖了内部控制。

内部控制是风险管理一个不可分割的子集。从时间先后和内容上来看，全面风险管理是对内部控制的拓展和延伸。内部控制是基础，风险管理是建立在内控基础之上的具有更高层次的控制活动。

（2）内部控制是全面风险管理的必要环节。

内部控制的发展动力来自公立医院对风险的认识和管理，公立医院所面临的大部分运营风险或业务流程中的风险，内部控制是必要的、高效的和有效的风险管理方法，离开了良好的内控系统，风险管理只能是一句空话。

（3）从国内的管理实践来看，都是内部控制先行再逐步开展全面风险管理，通过内控体系建设，在组织架构的完善、人员经验的积累、内控流程的记录等方面做好准备，为公立医院今后开展全面风险管理打下坚实的基础。

两者的区别体现在两个方面。

（1）范畴不一致。内部控制仅是管理的一项职能，虽然控制关口已然前移，但目前主要还是通过事后和事中的控制来实现目标；全面风险管理则贯穿于管理过程的各个方面，较之内部控制，在事前制定目标时就充分考虑到存在的风险。而且，在两者所要达到的目标上，全面风险管理多于内部控制，除了包括对内部控制的目标，还增加了战略目标的考量。内部控制通过防范性措施降低公立医院内部各种风险，侧重于财务和运营领域；全面风险管理则通过前瞻性的视角积极预防和应对公立医院内外各种可控和不可控的风险，重点关注战略、市场、法律等领域对风险的对策不一致。全面风险管理引入了风险偏好、风险容忍度、风险对策、压力测试情景分析等概念和方法，有利于确保公立医院的发展战略与风险偏好相一致，实现经济资源的合理配置，并利用风险信息支持管理层进行决策，这些内容都是内部控制中所没有的。

（2）风险对策不一致。全面风险管理引入了风险偏好、风险容忍度、风险对策、压力测试情景分析等概念和方法，有利于确保公立医院的发展战略与风险偏好相一致，实现经济资源的合理配置，并利用风险信息支持管理层进行决策，这些内容都是内部控制中所没有的。不过，随着风险管理和内部控制的不断完善，它们之间必然会相互交叉、融合，直至统一。内部控制与风险管理的有机结合是当前内部控制工作中最常见的一种，其应用让公立医院内部控制制度更具针对性，能及时发现公立医院经营活动中存在的问题，有针对地进行规避。在这一过程中，事业单位要把握网络时代整体形势，对业务范围进行扩大，促进事业单位发展空间的扩大，并以互联网为支持构建信息化与模块化内部控制与风险管理体系，从而令整体管控质量得到提升。全过程监督评价的落实，需要以规范的内部审计制度为支持，保证审计工作独立性，在原有内部审计的基础上来完善制度，落实监管，对风险管理进行协调，并建立风险预警机制，从而令公立医院内部控制与风险管理水平得到明显提升。公立医院应考虑其性质、业务范围、经营对象等特征，结合医药卫生体制改革政策的不断推陈出新，应准时优化风险评估和预警机制。风险评估部门可指定审计部或确定的牵头部门，有条件的单位可聘请具有资质的第三方机构进行相应工作，风险评估周期至少每年进行一次为宜，当外部环境、业务活动、经济活动或管理等发生重大变化时，应对活动的风险进行重新风险评估。以合同控制为例：国家层面目前没有统一管理标准，各基层单位可依据实际状况进行制度设定，通过对历史阅历的推断，可依据合同类型分类管控，如金额较小但是后期运行维护成本较高的经济合同并不宜采纳金额作为衡量标准，可考虑其对医院的影响程度进行掌握管理。通过有效的风险识别、风险评估和风险评价，针对公立医院特别简单的经营环境进一步规范诊疗行为，为有效提升风险预警机制奠定基础，通过对运营数据整理分析，合理猜测将来可能发生的运营危机，提前预判政策性亏损带来的经济影响。

第四节　公立医院内部控制实施条件

一、有 形 条 件

（一）人

在公立医院内部控制制度的制定和执行过程中，人员既是制定制度和实施制度的主体，又是制度管理的对象。公立医院内控涉及的不仅是内控人员，还包括医院管理层、各部门负责人、经济活动参与者和医院职工等。

首先，内控人员是负责建立和完善内部控制体系、监督和管理医院经济活动的重要角色。公立医院应培养和配备适当的内控人才，不断提高内控管理人员的专业水平和素质，尤其要更加关注关键岗位人员是否具备相应的资格和专业胜任能力，完成相关内控工作。同时，建设内部控制人才队伍，组建由内部控制领导小组、审计、纪检监察等部门组成的内部控制工作小组，建立一支由审计部门牵头、各重点部门兼职内控员组成的内控队伍，研究建立医院内部控制制度体系、编订内部控制手册和年度内部控制工作计划、推动内部控制信息化建设和组织编写内部控制报告等，全面提升风险防控能力。

其次，医院管理层对内部控制的建立和实施负有领导责任。他们需要明确各部门的职责和权限，制定科学合理的经济活动流程和审批程序，并对内部控制制度的执行情况进行监督和检查。

再次，各部门负责人是负责本部门内部控制建设和执行的关键人物。他们需要与内控人员密切合作，制定本部门的内部控制制度和流程，并对本部门的经济活动进行监督和管理。经济活动参与者是医院经济活动的直接参与者，他们需要遵守医院内部控制制度和流程，按照规定进行审批和操作，并对自己负责的经济活动进行风险评估和管理。

最后，医院员工是内部控制体系的基础组成部分。他们需要了解内部控制制度和流程，遵守医院的规定和政策，积极参与内部控制建设，提高自身的内部控制意识和素质。

总之，公立医院内控涉及的人员众多，各角色都有不同的职责和责任，需要相互协作和支持，共同推动医院的内部控制建设和管理工作。

（二）财务条件

财是指企业的财务制度及运行情况，是内部控制的核心。公立医院是一个经济实体，有效的资金与财务管理（包括预算编制、成本控制、收入管理、报销与结算等）对于医院的可持续发展至关重要，管理者需要具备财务分析和决策能力，确保医院的财务稳定和健康发展。例如，在收入业务的控制方面，突出对医保政策的执行检查，收费标准的执行情况，对组织收入情况及流程岗位设置的合规性进行梳理，加强关键岗位及流程的业务控制，防止违反收费标准的现象发生，提升收入的实现程度，切实保障收入预算的顺利完成。在财政性项目资金的使用控制方面，切实把握项目资金的使用要求、使用范围、报账程序，业务项目的过程控制，岗位职责，权限和相关要求，切实保障项目资金的正确使用，提高项目资金的使用效益，维护项目资金的安全完整。

公立医院可以从以下八个方面完善财务条件：（1）建立健全财务制度；（2）会计基础工作规范、严谨，会计资料应完整、准确、及时；（3）会计人员应具备较高的专业素质和职业道德水平，还应具备良好的沟通能力和团队协作精神；（4）财务信息真实可靠；（5）建立有效的内部审计监督机制；（6）建立完善的财务风险预警机制，并定期进行检查和更新；（7）积极推进财务管理信息化建设；（8）公立医院应接受审计署及上级主管部门的外部审计工作，并积极配合其开展工作。

总之，管理者通过合理规划、利用、管理和监督医院的资金，确保资金的有效流转和合理运用，以支持医院的日常运营和发展。

（三）物

物是内控制度运营的载体。内控制度运行离不开具体的实物或事务，如原材料的采购、重要事项的审批等。公立医院在运营过程中需大量使用医疗设备、药品和耗材等物资，要对其进行有效管理，优化采购、审批、使用流程，使之物尽其用，提高资源利用率，才能更好地实现内部控制优化目标。公立医院在物资管理中可以与大数据相融合，实行共享物资信息，如建立智慧物资及设备系统：提供 PC + 移动端等多终端的物资及设备管理方案，支持智能消息提醒，PC 端和移动端数据实时交互，可对业务层面的政府采购管理、资产管理、合同管理提供系统支持。设备管理云平台：可提供智能化的设备管理服务，管理设备采购、维修维护、质控管理、效益分析、价值管理等各个应用环节，覆盖设备全生命周期的管理能力。物资管理系统：按照医院的业务特点，将物资按照设备、材料、药品、试剂分业务线管理，更加符合医院在物资管理上的应用特点，能够提供从需求到采购、再到库存的全流程管理。

（四）信息

对于内部控制来说，除了建立组织的目标并沟通政策、计划和方法外，管理者还需利用相关、可靠和及时的信息来控制组织的行为。事实上，控制和信息是密不可分的，决策导向的信息受制于内部控制，没有完备的内部控制便不能保证信息的质量。也就是说，管理者需要利用信息来监督和控制组织行为，同时，决策信息系统特别是会计信息系统也依赖于内部控制系统来确保提供相关、可靠及及时的信息。否则，管理者的决策就有可能给组织造成不可弥补的损失。因此，内部控制系统必须与确保数据收集、处理和报告的正确性的控制相联系。另外，组织应关注信息获取的效率和质量，在数据获取过程中，首先应明确信息需求，其次通过内部、外部信息，将获取的数据转化为所需信息。信息系统应能准确、及时、完整地提供组织所需信息，并且这些信息是可验证的、可保存的。如今，所处信息化时代就要不断建设和完善内部控制信息化，包括是否将内部控制流程和关键点嵌入医院信息系统，是否实现信息系统互联互通等。

信息在医院内部及时、准确的传递对贯彻落实发展战略、执行全面预算、识别内外部风险具有重要作用。利用医院 HIS、ERP 等信息系统，有效整合资源，构建成本管理、国有资产管理、医用耗材器械物资管理、人力资源管理、收费管理等科学有效的信息系统，做到各科室、各部门子系统无缝对接，沟通及时、有效。医院信息系统是医院进行精细化管理的基础，是医院进行内部控制的重要着眼点。随着医改的深入推进，医院信息系统在居民健康档案、电子病历、移动查房、远程会诊等方面有着突飞猛进的发展，提高了医疗行业的工作效率，拓宽了医疗受益的维度与深度。但信息化的高速发展必须保证信息的质量和安全，信息系统的使用权限需要进行严格界定，医院要制定详细完善的权限管理制度和保密措施等，否则可能出现不良动机抄方、错误医嘱、篡改病历等不良事件。

总之，公立医院内控的信息条件是保障医院运营和管理的重要基础，医院需要建立完善的信息管理制度和机制，提高信息的及时性、准确性、全面性、透明度和安全性，为医院的科学管理和决策提供有力支持。

（五）制度

完善制度建设、实施内部控制。以《行政事业单位内部控制规范（试行）》《公立医院内控管理办法》《公立医院章程范本》等文件为依据，结合公立医院实际情况，全面梳理原有管理制度和流程，在符合内部控制要求的前提下，着眼于管理创新、建立适合本医院的内部控制管理体系，明确相关部门人员的职责和权限，推行全面管理，提倡全员参与，建立彼此牵制、彼此连接、彼此制约的内控制度，让制度变为流程，真正的有效运行。《国务院办公厅关于建立现代医院管理制度的指导意见》明确提出健全现代医院管理制度的主要内容：（1）制定医院章程；（2）健全医院决策机制；（3）健全民主管理制度；（4）健全医疗质量安全管理制度；（5）健全人力资源管理制度；（6）健全财务资产管理制度；（7）健全绩效考核制度；（8）健全人才培养培训管理制度；（9）健全科研管理制度；（10）健全后勤管理制度；（11）健全信息管理制度；（12）加强医院文化建设；（13）全面开展便民惠民服务①。医院制度是全体职工行为准则的根本依循，制度的质量直接影响医院内部控制建设的质量。在公立医院内部控制建设过程中，要扎实做好制度建设，修炼好制度的"内功"。

对于制度的核心对标工作应作重点关注如下几个方面：（1）内部管理制度是否满足国家法律法规及相关政策，制定文件之间是否存在重复、冲突的现象；（2）内部管理制度内容是否完整，各环节各业务是否有相应的规定，是否满足《行政事业单位内部控制规范（试行）》的要求；（3）内部管理制度是否有相关配套制度，制度文件内容是否具有可操作性；（4）内部管理制度是否定期修订更新，审批、发布流程是否合理。

二、无　形　条　件

（一）医院文化和价值观

医院文化的目标是培养尽职尽责、诚信医疗、勤勉刻苦、服务社会等文化精神。医院文化能将员工的思维及行为方式融合起来，将员工追求的自身价值与医院的发展目标结合起来，可以说医院文化其实本质上也是一种制度约束，因此医院内部控制制度的建设与医院文化的建设密切相关。医院内部控制的贯彻执行也离不开医院文化的建设，要依赖于医院文化建设的维护与支持，医院内部控制制度建设在良好医院文化的基础上，必然能得到较好的贯彻执行，必然会成为员工自觉遵守的行为规范，也就能有效解决和预防医院会计信息失真问题②，也能有效解决医院治理和管理上的问题。

价值观与医院文化是内部控制五要素中控制环境的范畴，是医院内部环境中的重要因素，医院文化为医院内部控制建设营造良好的环境基础。价值观和组织文化反映了董事会、管理者、业主和其他人员对内部控制的态度、认知和行为。同时，组织文化具有规范主义和功能主义的双重禀赋，能够塑造工作人员的价值观、理想信念和规则认知，影响着内部控制措施的实现程度。由组织文化生成的内部控制环境氛围能够有效调节业务活动对内部控制评价结果的影响。首先，医院将价值理性作为内部控制建设的主导性因素，文化能够对管理活动和控制工具产生显著的影响。组织文化通过个体从灵魂深处建立起共有的政治意识、法律意识和道德意识，促使医院工作人员建立"我们应该怎么样"的行为价值控制体系，引导医院工作人员合理且规范的行为范式常态化。其次，公立医院在积极构建内部控制的过程中，加强医院文化建设是非常必要的，通过营造良好的内部控制文化氛围，进而促使各个管理者真正的意识到加强内部控制的作用与价值，并主动参与到内部控制的建设当中，以此形成重视内部控制

---

①　国务院办公厅印发《关于建立现代医院管理制度的指导意见》[EB/OL]．国务院办公厅，2017.
②　唐慧萍．内部控制与医院文化建设关系研究 [J]．甘肃科技，2008（11）：85-87.

的良好氛围。最后，医院的文化建设是价值观、发展理念及工作默契共同构建的，医院要运用多种形式，将风险管理文化和内部控制理念引入现有文化，不断加强和提升各层级管理人员和执行人员的自觉执行意识，如在 OA 专栏宣传内控知识、发布项目信息，举行在线辩论和内控知识竞赛等活动，将内部控制与院内文化建设有效融合起来，以此寻求医院内控建设的良性发展。

（二）外部环境

我国公立医院生存和发展所依托的外部环境包括总体环境和任务环境，总体环境包括政治法律、经济、社会文化、技术环境等方面，任务环境是指顾客、竞争对手、供应商、潜在对手、替代产品等利益相关方的变化，这些要素正处于前所未有的变革中，对于公立医院来说，既意味着不确定性和复杂性，也意味着机遇和挑战（见图1－3）。

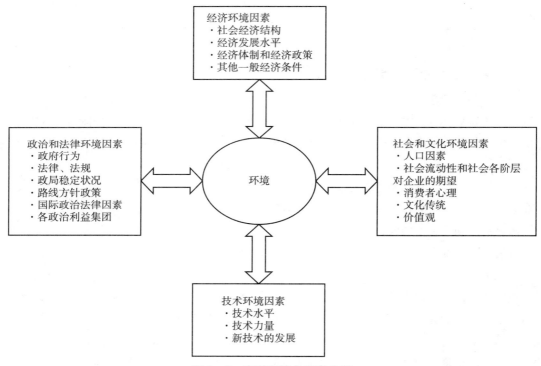

图 1 - 3　宏观环境各因素分析

通过对医院所处的行业进行分析，得出影响公立医院发展的任务环境有：监管机构（财政、卫生、社保部门等）、患者、供货商（医疗药品、设备供应商等）、同业竞争医疗机构（民营、股份制医院等）、医院自身（管理层、员工），对医院内部控制的影响如图1－4所示①。

---

① 朱倩，李恒. 公立医院内部控制体系构建——基于波特"五力模型"的思考［J］. 财会通讯，2012，23：93－95.

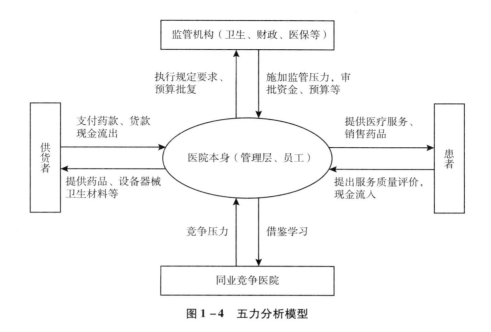

图 1 - 4　五力分析模型

第五节　公立医院内部控制原则

一、全面性原则

　　全面性是指内部控制建设应当渗透到公立医院经济活动的决策、执行和监督的全过程，覆盖经济活动所涉及的各种业务和事项，实现对经济活动的全面、全方位、全过程控制，要求做好全面、细致、深入的调查研究工作。公立医院作为我国医药卫生体制改革的重点对象，其面临的风险呈现"范围扩大化"的趋势，除了一般的财务风险、管理风险及医疗技术风险外，医药费用的合理性、群众对医疗服务质量的满意度、医疗人员的责任心等都将影响公立医院的发展。因此，公立医院内部控制应作为一个全方位的整体，贯穿医院管理和服务活动整个过程。在人员层次上，内部控制管理不是一个部门的工作，应要求公立医院全员参与，包括领导班子、行政人员以及医护人员等所有人员；在范围上，应当全方位覆盖医院及其所属单位的各种业务和事项，包括预算业务、收支业务、采购业务、合同管理、资产管理以及建设项目；在流程上，应该贯穿决策、执行、监督各个环节等，避免内部控制出现空白和漏洞；在设计内容上，内部控制设计不能只关注会计控制的内容，还应兼顾宏观和微观层面，使之覆盖所有的风险点。此外，还要考虑各个控制要素、控制过程之间的相互联系，使各业务循环或者部门的子控制系统构成整体科学、合理的医院管理系统，保证医院日常活动在预定的轨道上进行。

二、重要性原则

重要性是指在内部控制建设过程中，应在兼顾全面性的基础上突出重点，重点关注高风险业务和重要业务事项，主次分明，防范重大风险。公立医院应根据自身所处的行业环境和经营特点，重点关注重要的交易、事项和风险领域，尤其注意业务处理过程中的主要风险点，并对运营管理、预算管理、收支管理、采购管理、医保结算管理、资产管理、基建项目管理、合同管理、绩效奖金核算管理及内部监督管理等关键岗位进行重点监控，着力防范可能产生的重大风险，对核心医疗业务和关键岗位有针对性地采取严格的控制措施，确保内部控制的设计和运行不存在重大缺陷，能够将风险降低到可以接受的水平。

三、制衡性原则

制衡性是建立内部控制的核心理念。制衡性原则是指医院应在决策机制、部门管理、职责分配、业务流程设计过程中形成相互制约、相互监督，同时兼顾运营效率，依据"分事行权、分岗设权、分级授权"的要求，加强内部流程控制。制衡性原则可以在公立医院横向关系和纵向关系中体现出来。从横向关系来说，完成某个环节的工作需要有来自彼此独立的两个或以上的部门或人员协调运作、相互监督、相互制约；从纵向关系来说，完成某个工作需要经过互不隶属的两个或两个以上的岗位和环节，以形成上级监督下级、下级牵制上级的监督制约机制。此外，履行内部控制监督检查职责的部门应当具有良好的独立性，任何人不得拥有凌驾于控制之上的特殊权力。不相容职务分离控制是最能体现制衡性原则的重要内部控制活动之一。不相容职务是指那些如果由一个人担任，既可能发生错误和舞弊行为，又可能掩盖其错误和弊端行为的职务。例如，授权、审批、执行、记录等职责，如果集中于一人身上，那么就容易发生舞弊的情况。所以，不相容职务分离控制要求每项业务都要经过两个或两个以上的部门或人员处理，使得单个人或部门的工作必须与其他人或部门的工作相一致或相联系，并受其监督和制约。公立医院在内部控制过程中要坚持制衡性原则，在分配部门职责及人员岗位设置时，在保持部门工作独立性的同时加强各部门工作的联系，在医院内部形成互相制约和监督的局面。

第二章
公立医院内部控制战略环境要求

公立医院内部控制战略环境要求是指医院内部控制建设应当遵循的基本原则和方向，它涉及公立医院发展的新要求、公立医院内部控制的新要求、公立医院内部控制的政策沿革和实施内部控制的环境分析。把握公立医院内部控制战略环境要求，对提高医院内部控制水平，保障医院资产安全和使用有效，提高资源配置和使用效益，规范内部权力运行，防止舞弊和腐败，提高财务会计信息的真实完整性，增强信息披露的公开透明度，提升医院社会信誉度等方面具有重要意义。

第一节　公立医院发展新要求

公立医院是我国医疗服务体系的重要组成部分，也是发挥医疗卫生职能、保障人民健康的重要力量。近年来，公立医院在诊疗技术、医疗设备、医护人员等方面都取得了重大进展，成为全国人民信赖和依赖的医疗机构。然而，伴随着医疗服务需求的增加、医疗资源配置不合理、医患关系复杂等一系列问题的浮现，公立医院在运营管理、提供高质量服务等方面面临着新的挑战和机遇。为了进一步推动公立医院高质量发展，提升公立医院的服务质量和管理水平，实现全民健康，中央各部门准确把握公立医院发展形势，瞄准现存问题，制定针对性较强的政策，为公立医院提出发展新要求，总结这些政策要求具体可以分为宏观层面、中观层面和微观层面。

一、宏　观　层　面

（一）整合型医疗卫生服务体系建设新要求

1. 整合型医疗卫生服务体系建设现状

为了解决我国卫生领域发展不平衡、卫生服务提供不连续的问题，我国整合型医疗卫生服务体系的建设工作正在逐步探索。其核心目标是促进优质医疗资源下沉，满足不同患者不同层次的医疗需求，并且使有转诊需求的患者得到更加便利的连续型医疗服务。除此之外，整合型医疗卫生服务体系使基层卫生机构、公立医院、社会医疗机构之间相互协助资源共享，在一定程度上解决了卫生服务供给侧不平衡的问题。为了促进整合型医疗卫生服务体系的完善和发展，政府已经出台了相应政策，进一步支持医生、医院、社会医疗机构建立联盟，共同推进医疗卫生服务的整合与协作。政府还加强了对医疗机构的规范管理，降低医疗机构之间的竞争，促进协同发展。然而，我国整合型医疗卫生服务体系建设中仍存在一些问题和挑战。

第一，医疗资源分布不均衡问题没有得到充分解决。资源密集度较高地区的高精尖医疗设备和先进医疗技术具有较差的流动性，因此导致资源密集度较差的农村地区获取城市优质医疗资源的机会较少，医疗资源分布不均衡问题缓解不明显。这种资源的不均衡导致不同地区居民享受到的医疗健康服务存在差异，与整合型医疗卫生服务体系建设的目标有所背离。

第二，医疗服务质量存在提升空间。在整个医疗卫生服务体系的建设中，由于较高级的卫生服务机构对于卫生人力资源的激励政策依然高于基层卫生服务机构，因此较高级的公立医院对基层卫生服务机构的优质卫生人力资源有着较强的虹吸作用，导致基层医疗服务质量仍然处于低水平状态。而上层医疗机构由于部分医疗资源下沉导致其医疗服务水平在短期内存在波动，因此上层卫生服务机构的医疗服务质量存在一个回暖期。

第三，医保制度不够完善。当前医保制度中，基本医保的规定较为严格，对于一些新型的医疗服务和技术，如互联网医疗、远程医疗等，医保的保障范围并不完全覆盖，这就限制了整合型医疗卫生服务体系的发展。

第四，医患关系紧张。医患矛盾给医疗服务的有效开展带来了很大的影响。一些患者对于医疗服务的满意度较低，有的医生不愿意在医疗机构之间协同合作，导致医疗资源的浪费及不利于整合型医疗卫生服务体系建设。

2. 公立医院在整合型医疗卫生服务体系建设中发挥中流砥柱作用

2023年1月，国家卫健委发布《关于开展紧密型城市医疗集团建设试点工作的通知》，旨在巩固分级诊疗制度建设成效，加快完善分级诊疗体系，推进网格化布局建设紧密型城市医疗集团，不断为满足人民群众全生命周期卫生健康服务需要提供方案。此通知要求利用好城市医疗集团建设这一良好载体，构建和完善城市网格化医疗卫生服务新体系。而城市医疗集团是由牵头单位和若干成员单位构成，牵头单位则是由二级和三级以上公立医院担任。因此，公立医院在城市医疗集团的建设中要发挥引领带头作用。第一，发挥公立医院服务基层的作用。公立医院要在城市医疗集团中充分发挥优势，以临床科室负责人、医师团队为依托，积极参加基层医疗卫生服务队伍建设，共同提升基层医疗服务能力，提供基础公共卫生服务和基本医疗卫生服务。第二，对口支援基层医疗机构。公立医院要积极对口支援辖区内的基层医疗机构，提供技术支持、管理指导、人员培训等服务，共同推进基层医疗服务和保健服务水平的提升。第三，建立科室协作机制。公立医院要积极开展内部协同工作，建立科室协作机制，加强跨科室、跨领域协作，提升医疗服务质量和效率。第四，支持城市医疗集团建设。在城市医疗集团建设中，公立医院需积极响应国家政策，积极参与相关试点工作，充分发挥参与医联体建设、分级转诊等方面的作用。第五，实现医疗资源共享。公立医院在城市医疗集团中要加强与其他医疗机构的合作，实现医疗资源的共享，共同提高医疗服务效率和水平，推进城市医疗集团的可持续发展。

（二）公立医院高质量发展新要求

1. 公立医院高质量发展现状

在新医改浪潮的推进下，尤其是2020年以来，疫情防控、医保支付方式改革、内部管理等因素引导和牵制着公立医院的发展与规划，公立医院在统筹院感防控与日常运行下，在三级公立医院绩效考核推动的背景下，绝大部分公立医院经济规模增速放慢，面临着较大的生存压力和发展困境，主要表现在以下方面。

第一，医院门诊管理尤为困难。医院门诊是医院开展业务、教学和科研的重要基地，是人们获取健康服务的主要场所，因此具有多元属性的门诊其管理难度持续增加。一方面，随着我国进入老龄化阶段，慢性病患者急剧增加，对应的医疗服务需求也逐步增加，而公立医院门诊服务供给的增长却跟不上医疗服务需求的增加，造成了需求与供给的不对称。另一方面，公立医院门诊被海量的患者信息所淹没，需要处理大量的患者信息，如患者预约挂号信息、病历信息、转诊信息等。公立医院获取了海量的患者大数据信息，因此面临着信息的使用、储存和共享的问题。目前来看，公立医院的信息系统建设不完善、各单位之间的信息互联互通难以实现、信息传输存在延迟，导致医院难以及时获取患者信息和准确记录就诊情况。

第二，重大疫情防控和救治亟须提升。对于医院而言，治病救人是最大的公益性，医疗质量是医院生存的生命线，医疗质量的提升离不开各专科能力的提升。从新冠疫情救治的经验中可以发现，医疗人力资源最紧缺的就是重症医学专业人员。就全国范围而言，新冠疫情发生以前，绝大部分公立医院重症医学科、呼吸科、感染病科、院感管理科等科室人员配置不符合国家要求的比例，符合隔离救治条件的传染病科室床位数存在不足，需要建设"方舱医院"等进行隔离救治，甚至是通过紧急改建体育馆、酒店等才能满足需求。常态化疫情防控下，公立医院如何强化人才储备、基础设施和学科建设，为卫生健康事业长远发展打好基础，令人深思。

第三，难以摒弃旧的发展模式。一直以来，公立医院拥有医疗资源中最优质的部分：有着一流的人才、技术、设备等优势。无论形势如何变化，公益性仍然是公立医院必须坚持的第一要求。在这个前提下，公立医院应找准定位，以疑难重症和应急救援为主要任务、提升应急救援水平，提供高质量的医疗服务，促进高质量发展。公立医院不仅要做好防病治病、保障患者健康、提高患者满意度的主线任务，而且要思考如何应对内涵的变化，如何保障医院高质量运行。

公立医院旧的发展模式以规模扩张为主要特点，忽视内涵建设和安全质量，这样的发展方式与高质量发展背道而驰。2022 年中国卫生健康统计年鉴显示[①]，截至 2021 年全国医院总数达 36570 所，其中公立医院 11804 所，占比 32.28%；民营医院 24766 所，占比 67.72%。从床位数来看，500～799 张床位规模的医院有 2068 所，800 张及以上床位规模的医院 2164 所，超过 500 张床位规模的医院数增幅明显。随着一院多区管理模式的盛行，公立医院借助政策优势追求规模扩张的趋势持续上涨。虽然部分医院管理者都意识到单纯以规模扩张来发展的模式存在诸多弊病，但无论是主观上的"不愿意"，还是客观上的"不能够"都让摒弃旧的发展模式变得异常艰难。由于规模扩张带来的收益显而易见，同时所需的时间成本远远低于强化内涵建设。这样的管理惯性，让公立医院的管理者们很难摒弃旧的发展模式，给促进医院高质量发展

---

① 国家卫生健康委员会．中国卫生健康统计年鉴（2022）［M］．北京：中国协和医科大学出版社，2022．

带来阻碍。

第四，难以适应国家三级公立医院绩效考核。根据《国家三级公立医院绩效考核操作手册（2020 版）》，三级公立医院绩效考核指标体系以医疗质量、运营效率、持续发展、满意度四个维度作为一级指标，一级指标共下设 14 个二级指标、55 个三级指标[①]。三级指标又分为定量指标和定性指标，分别为 50 个和 5 个。《国家三级公立医院绩效考核操作手册（2020 版）》指出，指标导向分为监测比较、逐步提高、逐步降低、逐步完善。国家公立医院绩效考核的指标设计是以"数据说话"，定性指标只占极小一部分，不仅规定了"考什么"，还指明了"怎么考"。科学合理的指标设计背后更有相应有效的指标考核方法，通过数据监测比较，对数据的要求是分类、分项逐步提高或逐步降低或逐步完善。由此可见，公立医院要"怎么做"才能在考核中获得优秀的成绩，只有走高质量发展这条路。

众多公立医院难以适应国家公立医院绩效考核要求，主要是因为此项考核是一个综合性的质量控制体系，更加全面、细致，更加严格，涵盖医院管理、发展、安全、质量等各个方面，重点关注公益性作用、疾病构成、分级诊疗等医改任务。引导医务人员提高纯技术的收入，降低耗材占比，药占比，推动医院收入结构的优化，强调医院可持续发展，重点关注患者满意度、人才培养、教学和科研能力学科建设等指标。

2. 毫不动摇地推动公立医院高质量发展

公立医院作为我国医疗卫生服务体系的主力军，聚集着较为高端的医疗技术和医疗设备，在维护基本医疗卫生服务的公平性和增加服务可及性方面，在实施重大疫情救治中发挥了中流砥柱的作用。但是，客观分析了公立医院的发展现状后还发现其面临着以上关键问题，因而要毫不动摇地推动公立医院高质量发展。2021 年 6 月，国务院办公厅发布《国务院办公厅关于推动公立医院高质量发展的意见》（以下简称《意见》），对公立医院高质量发展提出了五点"新"要求：第一是构建发展新体系；第二是引领发展新趋势；第三是提升发展新效能；第四是激活发展新动力；第五是建立发展新文化。此外，公立医院仍然要坚持党的全面领导。《意见》还明确指出了对公立医院内部控制的相关要求。公立医院内部控制的业务管理和经济管理要在把握三大重点（重大风险、重大事件、重要流程）的前提下，开展风险评估和内部控制评价，强化内部授权审批控制、预算控制、资产控制、会计控制、政府采购控制、信息公开控制等，防范财务风险、业务风险、法律风险和廉政风险。强化成本消耗关键环节的流程管理，降低万元收入能耗支出。2022 年 7 月，国家卫健委发布公立医院高质量发展评价指标，对我国公立医院的发展提出了更加详尽的要求。该指标体系将从患者体验、医疗质量和安全、医疗服务效率和资源利用效率、医疗经济和管理等多个方面评估公立医院的发展状况，对于激励医疗机构改进管理、提高服务质量，增强医疗机构的竞争力和影响力具有重要的意义。同时，该指标的实施也将促进公立医院之间的横向和纵向比较，更好发挥公立医院在国家医疗卫生事业中的作用。

---

① 罗力. 我国公立医院高质量发展的制度环境 [J]. 中国医院管理，2022 (2)：1 - 3, 9.

二、中观层面

（一）互联网医院建设新要求

1. 互联网医院建设现状

互联网医院作为一种新型医疗模式，充分发挥了互联网的优势，让患者在足不出户的情况下即可进行高效问诊、配药等医疗服务。但现阶段互联网医院的发展仍存在诸多问题，因此互联网医院的稳步发展不仅需要国家政策保障和法制制度支持，还需要医疗机构主动适应趋势，创新线上诊疗服务内容。

第一，医务人员对于互联网医院缺乏积极性。在当前环境下，医务人员对于互联网看诊带有一定的冷漠态度，主要原因如下：首先，医生在线下的常规诊疗工作强度非常大，很难再分配时间承担互联网医院的诊疗工作；其次，根据《医疗机构医疗保障定点管理的暂行办法》，互联网医院服务价格需与线下诊疗服务价格一致，并且互联网医院对于医务人员看诊的激励机制不够完善，导致医务人员工作缺乏积极性。

第二，互联网医院使用缺乏普适性。老年人作为慢性病的高发群体，是医疗服务需求最大的群体，因此也会衍生出较高的互联网医院需求。当前，互联网医院的服务利用呈低龄特征，由于老年人电子健康素养较差、缺乏使用互联网技能、对新事物的接受度较低，因此患者年龄越高，对互联网医疗服务利用状况越差。互联网医院的目的是方便患者线上就诊、线上配药、药物配送到家，如何让年纪较大且需要长期服药的老年人享受到互联网医院的便利是互联网医院发展急需解决的问题。未来，互联网医院的发展需要充分考虑老年人的生理和心理需求，积极构建方便老年人操作的互联网医院平台。

第三，互联网医院药品局限性。目前互联网医院的发展仍处于初级阶段，为慢性病患者配药是其主要服务项目之一。对于外地患者而言，在医院看完病后，想通过互联网医院进行配药，但有些药物当地未进行集采，无法使用异地医保支付。此外，目前互联网医院药物仅限于本地范围内的配送，外地患者只能通过转寄的方式实现药物配送，这对于外地患者来说是非常不便利的。这一问题需要国家对药品进行全局性的规划，还有很长的路要走，如何统一？哪些需要统一？都是迫切需要解决的问题。此外，互联网医院的不断发展无疑会给药品零售业带来冲击，如何平衡好两者的关系值得进一步思考。

第四，互联网医院项目的局限性。根据《互联网诊疗管理办法（试行）》的要求，互联网诊疗以部分常见病、慢性病为主，难以对疑难杂症、手术类疾病进行诊疗。目前，互联网医院可实现的主要功能包括便民服务管理、门诊管理、药事管理、护理管理、随访管理，与实体医疗机构相比未实现的功能还包括检验检查项目、手术项目。此外，互联网医院可实现的功能也与实体医疗机构有较大的差距，如互联网医院未实现特需门诊项目，导致优质医疗资源难以真正下沉到线上平台。

第五，互联网医院诊疗数据过度保留。传统医疗模式的诊疗过程仅有医生和患者参与，无录音录像，因此医生在诊疗过程中较为放松。但互联网医院的诊疗数据对病人是全面开放的，病人可以对诊疗过程进行录音录像来反复查看自己的诊疗过程。在互联网医院诊疗过程中，这些医疗数据都存储于开放网络，这会极大降低医生在诊疗过程中的说话意愿，进而对医患关系产生一定的负作用。因此，互联网医院如何在方便患者的同时保护好医生在诊疗过程中的权益，是今后互联网医院发展道路上必须要考虑和关注的。

第六，海量医疗数据存在管理困难。医疗数据具有高价值性的特征，实体医疗机构的患者信息、医疗数据等依附于医院内网系统进行保存，数据的加工、分析、转移等均需与相关业务科室申请后才有权利进行，医疗数据相对安全。对于互联网医院而言，由于其医疗数据存于开放网络，且患者信息会在医院、第三方平台、网络服务供应商等不同主体之间流转，导致患者信息更易传播和泄露，加大了患者信息保护难度；加之医疗服务平台的访问较难控制，使医疗数据的所有者权益更加难以保障。

2. 进一步加强互联网诊疗监管，提升服务质量和保障患者权益

2022 年 3 月，国家卫健委发布《关于印发互联网诊疗监管细则（试行）的通知》（以下简称《通知》），强调公立医院要规范和加强互联网诊疗的监管，促进互联网诊疗的健康有序发展，提高公立医院的互联网诊疗服务质量和水平。《通知》对互联网诊疗的适用范围、诊疗过程中的安全管理、技术标准和质量要求、数据保护等方面做了严格规定，明确了公立医院在互联网诊疗中的监管责任和要求。公立医院可以在符合规定的前提下，开展在线问诊、远程诊断、远程会诊等服务，为患者提供更加便捷的医疗服务，同时也可以促进公立医院与患者的互动，提高医院的知名度和信誉度。然而，互联网诊疗也存在一些风险和挑战，如数据安全、隐私保护、医疗纠纷等。公立医院需严格按照规定实施互联网诊疗服务，确保患者的安全和隐私，加强对医务人员和互联网医疗企业的监管力度，防范风险，保障公立医院高质量发展。

（二）公立医院一院多区建设新要求

1. 公立医院一院多区建设现状

推行一院多区建设是加快优质医疗资源扩容和区域医疗资源均衡布局的战略选择。近 10 年来，我国具有一院多区形态的大型公立医院已初具规模，呈现出点多面广、快速增长的发展势头。从大型公立医院一院多区的规模与数量来看，现有的新院区规模普遍较大，大多床位数在 500 张以上，以三级综合性服务为主，也有少量三级专科性的院区。另外，大多数公立医院设有 2~3 个院区，并且这些院区的开设有跨区的、市的和跨省的。随着国家鼓励政策的相应出台，一院多区建设迎来了新的发展机遇，特别是省会城市和经济较发达地区，一院多区的发展较为迅猛。有调查资料显示：我国委属委管医院和复旦大学"2013 年度中国最佳医院综合排行榜"中排名前 50 位的医院共计 73 家（剔除部队医院和重叠医院），开设有分院的 36 家，占比 45%①。目前，全国大型公立医院具有一院多区形态的有紧密型、松散型和混合型 3 种模式。紧密型主要是以新建、迁建、改扩建和兼并等方式实现，此种方式为同一法人、统一财务管理、统一人员管理。松散型通常以共建、托管等方式发展而来，该类医院有多名法定代表

---

① 肖红军，万红慧，朱嘉龙，高翔，李伟. 大型公立医院一院多区协调发展的路径与思考［J］. 中国医院管理，2023（4）：89-92.

人，各院区具有独立法人地位。混合型则是紧密型与松散型二者结合起来的一院多区。本书主要基于紧密型一院多区的协调发展路径思考为主。

从总体上看，我国大型公立医院一院多区的管理与发展尚处于初级阶段与摸索之中。一些先行者经过多年的探索，积累了一些有益的经验，实现了良性的发展。但大多数一院多区建设存在着诸多问题有待解决，如：新院区缺乏整体规划、人力资源紧张，多院区管理难度增大、医疗同质化难以实现、经营风险增加等问题。特别是受医疗市场环境的影响，一些大型公立医院的新院区竞相在同区域扎堆，既造成了医疗资源的巨大浪费，又加剧了区域医疗市场的恶性竞争，此种现象尤其值得高度关注。

2. 以控制单体规模为前提推进分级诊疗制度建设

2022 年 2 月 24 日，国家卫生健康委印发的《关于规范公立医院分院区管理的通知》指出，党的十八大以来，医疗卫生服务体系不断完善，公立医院发展提质增效，医疗服务能力显著提升。引导部分实力强的公立医院在控制单体规模的基础上，适度建设发展多院区，实现发生重大疫情时院区功能转换，对于推动分级诊疗制度建设，优质医疗资源扩容和区域均衡布局，构建优质高效的医疗卫生服务体系具有重要现实意义。在国家卫生健康委印发《医疗机构设置规划指导原则（2021—2025 年）》之前，公立医院分院区一直没有统一的概念，与医疗集团、医疗联合体等多个法人单位的相似概念被广泛使用。这种广泛使用的分院区被学者概括为广义多院区医院，而将同一法人单位下的分院区概括为狭义多院区医院。一院多区作为推动区域均衡，实现公立医院高质量发展的形式之一，也同时适应了国家高质量发展战略的需要和人民群众高质量健康服务需求日益增长的需要。一院多区作为公立医院规模扩张的形式之一，制度环境被从公立医院大规模扩张的缘起和政府遏制公立医院扩张的动因两个角度予以阐释。

三、微 观 层 面

（一）公立医院预算绩效考核新要求

随着医疗体制改革工作的持续推进，公立医院运营管理体制、运行机制不断变化。提高医疗资源配置的有效性，使有限的医疗卫生资源发挥更大的效益，是推动公立医院高质量发展和可持续发展的重要举措，而相对全面的预算绩效管理是进一步提高医疗卫生资源配置效率的有效方式之一。

1. 公立医院预算绩效考核现状

当前公立医院绩效考核评价和内控管理割裂，在预算的编制、指标分解与下达、执行、分析、调整等环节或流程等方面缺乏有效的控制，不利于医疗卫生资源的有效配置以及资金使用效益的提高①。此现象的主要原因表现在以下四点。

第一，全面预算管理及预算绩效管理意识不足。在建立健全现代医院管理制度时，预算绩效管理是不可缺少的一环。并且，全面预算绩效管理是提升医院管理水平的重要措施，然而当

---

① 王亚兰. 基于内部控制的公立医院预算绩效管理探析［J］. 卫生经济研究，2020（10）：69 – 71.

前医院仍存在对预算管理认识不到位的现象。一方面，公立医院没有认识到全面预算管理的重要性，大部分医院全面预算执行结果未与业绩评价考核挂钩，导致预算编制和预算执行得不到很好的平衡；此外，预算项目调整具有较强的随意性，预算的刚性约束作用得不到很好的体现。另一方面，预算绩效管理的必要性也未能在公立医院内部控制中很好地体现，预算绩效管理理念不够深入，预算绩效评价体系还未形成。

第二，预算绩效管理范围不全面。从覆盖的内容范围来看，在公立医院绩效管理中没有包含全面的预算项目和内容。最为常见的是对项目预算支出的评价，而对预算业务收支的评价却少见，除此之外对绩效管理也略显粗糙。从覆盖的资金范围来看，在进行绩效管理时所覆盖的资金来源并不全面。目前以财政资金使用情况为主，侧重于财政重点支持项目及重点（大额）资金项目，且主要强调预算绩效目标申报，预算执行效果评价以上级抽查为主，公立医院自身对预算执行效果的关注不够。

第三，预算绩效评价指标缺乏科学性。预算绩效管理应该以绩效评价为核心，当前的公立医院缺乏一套科学、有效、灵敏的预算绩效评价指标体系，因此无法客观评价预算管理的效果。总结以往的评价指标，可以发现一系列问题：预算绩效评价指标在设计时忽略了与医院战略规划的内在关联，且评价指标难以量化，缺乏定性指标，忽视对效率、效益等结果的评价，指标不够细化、全面，缺乏系统性。

第四，预算绩效评价结果缺乏实践应用。从评价结果应用方面来看，公立医院没有利用预算绩效评价的结果形成有效的正激励和负激励效果，评价指标结果和业绩与报酬之间缺乏量化关系。受绩效管理制度、绩效评价指标设计、评价机制完善程度的影响，评价结果并没有真正地发挥实践作用，缺乏细致深入的分析、有效的问题反馈、科学的整改措施，评价结果得不到有效应用。

2. 建立全方位、全过程、全覆盖的全面预算绩效管理体系

公立医院不仅要落实全面预算管理，而且要在此基础上将绩效管理的理念与方法贯穿预算管理全过程，将预算管理融入预算业务的各个节点，建立绩效管理、预算管理、内控控制的有效融合、协调机制，建成全方位、全过程、全覆盖的预算绩效管理体系，着力提升公立医院预算管理水平，提高资金使用效益。根据国家政策，2015年实施的新预算法第一次将绩效评价纳入预算管理；在2017年党的十九大报告中又一次提到全面实施绩效管理；2018年9月，我国印发《关于全面实施预算绩效管理的意见》，对全面实施预算绩效管理进行统筹谋划和顶层设计，此举措将预算绩效管理的重要性又一次凸显，预算绩效管理体系的建立得到了充分的政策支持。此外，2022年4月国家卫健委发布了《国家三级公立医院绩效考核操作手册（2022年版）》，手册从医疗质量、运营效率、持续发展和满意度四个方面对三级公立医院的绩效进行考核。国家对公立医院内部控制预算管理的关注持续升温，对公立医院内部控制预算管理的要求逐步提高，督促公立医院摒弃旧的预算管理观念，实施真正的"全面"预算管理。从医院长远发展的角度来看，加强预算绩效管理是医院可持续发展的必然要求。医院预算管理以战略管理为目标，与绩效管理有机结合，有利于顺利推进全面预算工作。

（二）公立医院反腐倡廉作风建设新要求

公立医院在我国卫生健康事业的发展中起着中流砥柱的作用，公立医院的廉政建设关系着国计民生。同时由于医疗卫生服务行业存在着严重的信息不对称，公立医院也成了腐败的重灾区。所以，公立医院党风廉政建设的好坏直接关系到人民群众健康。当前公立医院党风廉政建设仍然有很大改善的空间，腐败问题仍然频发，需要不断加强监督，加大惩治力度。

1. 公立医院反腐倡廉作风建设现状

第一，公立医院反腐败体系存在漏洞。截至目前，公立医院的反腐败体系亟须完善，部分医院重大事项的决策、监督、反馈机制改革效果落不到实处。公立医院内部的各个节点仍然存在贪污腐败的隐患，因此公立医院在人员选拔、工程招标、医药耗材采购等重点领域和关键环节的具体制度仍需进一步细化，建立配套相关制度，达到以制度约束权力、防范廉洁风险的目的。

第二，依法治院能力亟待提高，决策易出现廉政风险和法律漏洞。公立医院在决策管理过程中难以摒弃人治思维，不能充分考虑法律的约束作用。公立医院中管理专业的人员较少，管理人员多从业务部门提拔，对于相关法律信息知之甚少。在医院重大决策管理中容易出现法律风险，且内部规章制度未能根据国家政策法规不断调整更新，以及缺乏将上位法与本单位实际情况相结合的能力，导致对人治的依赖逐步增强，岗位的廉政风险逐步加大。同时，增加医院对外交往的法律风险，造成不必要的法律纠纷和经济损失。

第三，服务水平有待提高，作风建设不完善。医疗服务的提供需要配备一定的人文关怀，但是在现实的服务提供过程中，由于医务工作者工作强度大和工作环境复杂，导致医务工作者出现服务态度差、在诊疗中对病人态度不佳的现象。此外，由于医院工作流程繁杂，患者不能快速得到所需的服务，使患者医疗体验不佳。甚至，部分医院行政管理人员还存在工作作风散漫、对待临床一线医务人员服务意识不强、工作效率低下的问题。

第四，党风廉政建设方法手段较为单一。过分依赖开会、学习、制定文件、检查资料等传统方式，缺乏创新精神，而且智能化、信息化手段运用不够，不仅影响了医院党风廉政建设的实际效果，而且容易走形式、走过场。在监督方面，医院的纪检机构由于是医院的内部机构，"三转"落实不够深入，在"熟人监督"的背景下，监督职能往往不能充分发挥。

2. 医务人员廉洁从业，杜绝不正之风

2022年6月，九部委联合印发了《关于印发2022年纠正医药购销领域和医疗服务中不正之风工作要点的通知》，进一步加强了对院内"商业贿赂""耗材回扣"等违规行为的监管。除此之外，针对医务人员，国家卫健委首次出台《全国医疗机构及其工作人员廉洁从业行动计划（2021—2024年)》，全面开展整治"红包"、回扣专项行动，所有的医疗机构及其医务人员，将在接下来的两年中迎来一场"地毯式"清查行动。这些政策的出台对公立医院做出了更为严格的要求，具体表现在：第一，加强对公立医院内部的医疗服务质量管理和监管，切实落实医疗服务质量责任制，建立和健全医疗服务质量管理标准和监管机制；第二，加强公立医院内部的药品采购管理，规范药品采购流程和程序，严格控制药品进货渠道，遏制"黄牛"、中间商等违规行为；第三，加强公立医院与药品生产、经销企业的管理，规范药品销售行为，严格控制医药费用和药品价格，防止虚高、重复等情况出现；第四，加强对公立医院医疗器械设备的管理，规范设备采购、使用和维护流程，确保医疗器械设备的质量和安全；第五，加强对公立医院医疗行为的监管，防止医疗过度和过度治疗的情况发生，避免医疗纠纷和医疗事故的发生。通过加强监管和管理，公立医院可以规范医药购销领域和医疗服务中的不正之风，保障患者权益，提高医疗服务质量，加强公立医院的市场竞争力和社会信誉度。

国家各部门针对公立医院发展要求而发布的一系列文件，毫无疑问的会对公立医院内部控制做出对应要求。首先，必须大力推动公立医院内部控制建设。公立医院内部控制的标准和规范准确实施对公立医院实现高质量发展起着举足轻重的作用。通过建立健全内部控制机制，公立医院能够更加规范、透明、高效地运营，有效防范和控制各类风险，提高整体运营水平。其次，要加强公立医院内部控制的监督和评估。国家在相关文件中明确要求对公立医院内部控制进行自我评估和外部审查，并通过监控、评估等手段来强化对公立医院内部控制机制有效性和实施效果的监督，促使公立医院进一步完善自身的内部控制机制。此外，各项规定的实施，对公立医院在完善内部控制体系中可能出现的问题进行规范和约束，加强内部监管和治理，推动公立医院内部控制建设取得更为良好的成绩。总之，国家发布的关于公立医院发展要求的文件，明确了公立医院内部控制的基本标准和框架。加强公立医院内部控制是实现医疗健康事业可持续发展、提高公立医院管理水平和服务质量的必要措施。公立医院应积极响应国家标准和要求，在内部控制建设中努力探索实践，提升内部控制能力。

第二节　公立医院内部控制新要求

一、公立医院内部控制环境

（一）公立医院内部控制环境现状

当前，大部分公立医院内部控制环境有待优化，甚至部分公立医院缺乏内部控制环境优化意识，过于关注医院具体的临床业务，忽略了内部控制环境基础的重要性，导致下面各部门和各科室工作人员工作效率低下、工作质量不高，处理事务效果不佳。较为凸显的问题是临床工作人员在提供医疗服务时，受到弱化的内部控制环境的影响，提供的医疗服务质量参差不齐，导致群众就医满意率低，最终阻碍公立医院高质量发展。具体来说，公立医院内部控制环境面临的问题主要有以下几个方面。

1. 公立医院经济形势紧迫，增加公立医院逐利的可能性

随着国家新医改政策不断深化，取消药品耗材加成，再加之政府财政拨款补助减少，公立医院逐步走向自负盈亏的道路。在此环境下，公立医院迫于生存，运营压力大增。为了应对和化解生存危机，公立医院追求利润成为最佳选择。如果公立医院不能迅速调整内部环境、治理结构和工作机制，就会使得公立医院的内生动力不能得到有效激发，医疗和护理人员的工作积

极性就难以有效提升。新医改之前公立医院的收入主要为财政补助、医疗业务收入、药品收入，新医改后对于原有的收入来源，必然只能从公立医院提供更高质量的医疗业务服务中补偿，这就对公立医院的内部控制环境提出了更高的要求。

2. 组织架构设置不合理，各部门职责权限不明确

每个公立医院都有其自身的独特之处及经营环境，这就要求公立医院需要正确地审视、判断自己，根据自身特点及内部控制要求，确定符合自身条件的内部组织机构，明确职责权限将权力与责任落实到各具体责任对象，减少推诿扯皮的现象。然而，一些医院的组织架构设置不能适应其自身特点，甚至存在一些削足适履的行为，为了保证本医院的组织架构与大众化医院组织架构的一致性，不惜丢掉自己独有的特点，导致部门间信息沟通、交流不畅。除此之外，有的公立医院的组织架构并不完整，未单独设置内部控制管理部门或未成立内部控制牵头部门，负责组织、沟通协调各部门间的内部控制工作。有的公立医院虽然组织成立了内部控制管理，但在设置的过程中，未考虑内部控制的基本原则，即"全面性、重要性、制衡性、适应性"，导致内部控制形同虚设，未真正发挥到监管的作用，一旦被外部检查出问题，就需付出惨重的代价。

3. 人力资源政策有待完善

公立医院作为提供医疗服务的机构，最重要的资源就是人力资源，人力资源是否丰富充足直接关系到医院的生存发展。公立医院只有汇集了各类型人才的能力、技能、经验等，才能在激烈的市场竞争中争得先机。公立医院制定的人力资源政策应当有利于可持续发展，充分考虑各类人员所能提供的服务，并予以安排合适的工作岗位，在制定人力资源政策过程中嵌入培训、晋升与考核等制度，明确岗位职责，关键岗位执行定期轮岗制度，至少每年都需对员工进行一次职业道德教育，对重点培养对象进行专业能力培训，也应在制定人力资源政策过程中提供吸引高素质人才的战略，保证医院经营目标的实现，逐步壮大医疗卫生团队的执业能力、管理能力。但在实践中，部分公立医院人力资源政策有待完善，薪金、福利支出等未充分遵循公平、合理原则，阻碍了医院的发展，更严重的可能导致医院的形象受损，还需承担额外的法律风险、经济风险。

造成上述内部控制环境诸多问题的存在，不是某个部门或某个个人所能解决的。最根本的原因是公立医院在顶层设计上未重视内部控制环境的优化，领导层对内部控制环境的优化缺乏认识。公立医院若想在新医改背景下，实现内部环境的优化及可持续发展，就必须开拓创新思维，多点结合突破，全院上下同心协力，才能实现目标。

（二）公立医院内部控制环境新要求

1. 完善经营策略，实现多点利润增长

公立医院若要在财政补助不多的情况下改善经济指标就必须开源节流，提高医疗收入、节约成本费用。公立医院医疗收入分为门诊收入、住院收入，均包括诊察收入、检查收入、化验收入、治疗收入、手术收入、卫生材料收入、药品收入、其他收入。新医改后政策导向公立医院优化收入结构，降低药品、耗材占比、提高医疗服务收入。公立医院可从以下几个方面进行考虑：第一，医院可从优化医疗服务项目结构，完善绩效考核方法，在绩效考核中体现医疗技术含量；第二，重视组织培养医疗人才，定期、不定期地组织专业人才进行业务提升教育，提高医疗服务水平，并促使提升的效果体现在经济指标上；第三，与知名医院进行合作，引进名医工作站，邀请名医到门诊坐诊及对高难度手术进行指导，提升医院声誉；第四，增强服务意识，优化门急诊、住院就医程序，尽量缩短患者就医等待时长，提高诊疗效率及患者满意度。

公立医院成本费用主要为业务活动费用、单位管理费用，两者均包括人员经费、离退休费、抚恤金、办公费、物业管理费用、专用材料费用等。公立医院支出内容较多，可控的范围也广，主要可从以下几个方面进行考虑：第一，加强成本核算管理，各项费用支出控制在合情合理范围内，有效地节约资源。另外，控制所提供的各项医疗服务成本，明确记录成本的发生原因、资金去向及相关人员，促使公立医院有效控制各项成本的发生轨迹及责任主体。第二，提高全体人员成本管理意识，从根本上改善成本管理理念，各业务科室根据自己实际情况，坚持厉行节约原则进行申购。采购审批人员严格把关，杜绝采购过度造成资源浪费。第三，执行预算管理制度，所有支出均有预算。对于超预算及未在预算范围内的支出，必须执行严格的审批程序。第四，加强精细化需求管理，推行医院管理与一线临床需求协调一致，将钱用在刀刃上，减少不必要的支出。

2. 完善组织架构设计

公立医院内部控制的总责任人为单位的负责人，内部控制的设计是否完善与医院负责人的业绩直接相关。完善的组织架构设计，关系着后续内部控制执行是否在一个正确的基础上。各公立医院都有其自身所处环境及特点，领导层应认真分析自身环境、条件，根据全面性、重要性、成本效益性原则，从实际出发，设计符合自身实际情况的组织结构，保证不相容职务相互分离、各岗位职责权限清晰、重要岗位定期轮岗。公立医院可以成立专门的内部控制管理小组，主要负责内部控制各项制度在医院内部各科室间的落实情况以及组织协调日常性事务，包括：制定内部控制手册细则并组织实施，明确各科室关于内部控制的责任义务，指导内部控制与日常经营活动及管理活动相融合，发挥最大的协同效应；向单位领导报告内部控制设计、实施等情况；对已发现的内部控制设计缺陷及时提出解决方案。对于部分规模相对较小的医院，如不能完全执行重要岗位定期轮岗制度，内部控制小组执行相应的替代监控程序，定期或不定期对该岗位的工作情况进行抽检并查看原始资料，保证该岗位稳定、高效运转。

3. 完善人力资源政策

公立医院作为提供专业医疗服务的机构，除了自身经营发展，更重要的是实现社会公益属性。只有丰富的人力资源才能为医院的发展注入源源不断的活力，才能为人民群众提供更优质的医疗服务。公立医院需要根据自身发展情况，不断完善人力资源政策，可从以下几方面着手：第一，重新梳理工勤岗位、管理岗位、专技岗位的结构状况及各岗位的职称、年龄、性别分布。对于部分岗位工作可以外包给有资质的第三方，将剩下的名额留给专技岗位和管理岗位；关注各岗位的年龄分布，对于重要岗位应不断地培养新人，以避免人才断层；制定岗位职责说明书，明确各岗位工作内容。适当情况下可以在职责说明书中细化工作流程、工作方式、工作态度，尽量标准化各岗位工作状态。第二，定期或不定期组织专业人员进行外部交流、培训学习。鼓励专业人员进行学科调研，带动科室人员积极钻研专业技术，提高专业技术，形成积极好学的工作氛围。对于形成一定学科调研成果的，可给予相应的精神、物质奖励。第三，加强各级各类人员职业道德教育。古人言："树木先树人"①，医院作为服务性的机构，人员素质高低直接关系着医院的服务质量。公立医院应将职业道德标准作为基本的底线，任何人员违反了职业道德，不管其专业技术多硬，都应根据规章制度受到相应的处罚。

二、建立相对独立的内部审计机构

医院内部审计和内部控制都是医院管理的内在需求，都是基于医院运行需要而产生的必要管理手段，内部审计有利于强化医院风险管理，其监督、控制、评价、服务职能有利于内部控制目标的达成，内部审计与内部控制两者的最终目标是一致的，都是为了防范风险，提升管理效率，确保组织目标的顺利实现。内部审计是公立医院内部控制体系的重要组成部分，其处于控制环境之下，可以渗透至医院各方面的经济管理活动中，内部审计参与内部控制体系的设计，可以提高内控体系设计成效。内部审计是一种对外部控制因素进行监控和评估的一种重要方法，它可以对外部控制因素进行监控，同时进行动态评估，并提出改进建议，从而促进其不断完善和改进，进而达到内部控制的目的。内部控制健全与否，以及实施与否，将直接影响到其所采用的审核程序与方法。因此，进一步加强与完善评价内部控制的有效性和设计合理性，是提高公立医院内部审计工作规范性及科学性的重要组成部分。对此，应定期对内部控制的有效性进行评价，以明确其工作重点，通过对医院的内部控制体系进行了解和测试，可以对医院的主要风险进行判断。

（一）内部审计现状

1. 内部审计机构设置缺乏独立性

按照相关规定要求，符合条件的公立医院应当及时设置独立的内部审计机构，配备专职审计人员。独立性作为内部审计工作的核心要点，从本质上来看是区别于其他经济活动的重要特点，也是内部审计得以充分发挥作用的一个重要因素。目前，很多医院依然存在未设置内部审计机构，或由财务人员兼职审计人员等现象，无法保证内部审计的独立性。同时，即使在设置了内部审计机构的情况下，很多医院的领导对于内部审计的认知水平依然不足，也没有对其给予足够的重视，部分人员在主观层面认为内部审计的设置没有意义，审计部门形同虚设，导致其不能有效地服务于医院内部控制体系。

2. 内部审计服务领域具有局限性

按照相关要求，很多医院内部虽然依据需求建立了内部审计制度，明确了内部审计职责，但是内容还不够完善与健全，审计服务范围具有局限性，存在着不能解决实际问题的情况，未能充分发挥审计职能。传统内部审计的工作重点为财务审计，所发挥的作用往往是事后的、被动的，其对医院的经营绩效关注不足，无法为医院管理者提供决策建议及改进措施，不能很好地规避风险。

---

① 谢浩范. 管子译注 [M]. 上海：上海古籍出版社，2020：152.

3. 信息化建设不足

目前，大多数公立医院信息系统涉及的业务流程模块不完善，信息系统缺乏整体规划，未对各业务模块实施必要的控制政策和程序，医院内部审计部门人员少，传统的手工模式较难实现全过程的动态监管，实时性不强，导致执行效率不高，不能满足医院内部控制的需要。已有的信息系统之间相互独立，缺乏系统集中和数据共享，其中合同管理、政府采购管理、资产管理、建设项目管理等模块功能的上线，以及各管理模块与预算管理模块相结合功能的上线实施较为滞后，依然采用非信息化管理方式，大量的控制措施依赖于手工控制实现，信息管理碎片化，弊端突显，不仅效率低下，还无法形成闭环管理，错误疏漏等问题也时有发生。在公立医院日益发展的情况下，信息化程度越低，人工参与越多，就越容易滋生舞弊等问题。

4. 未形成长效机制

审计报告并不是审计工作的终点，形成长效机制、对问题加以整改、规范日后经营活动才是内部审计的最终目标。目前，很多审计项目的开展仅仅是为了满足制度要求或者上级的检查，审计结束后，未充分利用审计结果形成闭环管理、内部审计结果没有得到充分重视，其结果往往导致内部审计提出的问题虽然深入根部，但整改工作只是浮于问题表面，审计问题被暂时遮盖，而没有得到有效解决。内部审计整改工作缺乏全面充分的制度保障、明确责任划分，以及清晰可操作的执行标准、持续的跟踪审计、有力的考核问责机制，导致内部审计的效用未能充分发挥。

（二）公立医院内部审计新要求

1. 科学设置内部审计机构，合理配置专职人员

公立医院必须科学设置内部审计机构，并保持其独立性，审计人员需要能直接地、无限制地接触医院的各类管理人员，客观地开展工作。内部审计是层次高、综合性强的经济监督活动，这就需要审计人员应有过硬的专业素质、高度的责任感和严谨的工作作风。只有在组织、人事等方面独立，才能客观、公正地对内部控制开展监督与评价工作，使内部审计在内部控制中有效发挥作用，并使之具有权威性。一支高素质的内部审计队伍应由具有审计、经济管理、会计、建设工程、信息系统、法律相关专业知识的人员组成，医院应当加强内部审计人员的后续教育制度，鼓励其多参与审计职业考试，内部审计人员要更新理论和实践知识，学习先进的审计方法、审计手段，提高专业胜任能力。

2. 拓宽内部审计的服务范围

一方面，应拓宽控制评价的范围，在收入业务的控制评价方面，突出对医保政策的执行检查，分析医保政策执行方面存在的风险点，促进医院深入实行医保相关制度。在财政性项目资金的控制评价方面，切实保障项目资金的正确使用，提高项目资金的使用效益，维护项目资金的安全完整。在资产业务控制评价方面，考查同省市公立医院大型医疗设备的配置情况，审查医院大型医疗设备的使用率等指标，推动区域资源共享机制的建设，促进和提高地区内医疗设备的使用效益。另一方面，应转变内部审计职能，向管理服务型转变，以使其能为医院内部的管理、决策及效益服务。内部审计应重点关注上级决策部署执行情况、有关三重一大决策执行情况、工程投资以及资产、预算、薪酬、物资采购管理等多方面情况，明确医院自身业务风

险，提高医院的自我评估和自我管理水平。为了更好地发挥内部审计的风险预防功能，需要医院各级各部门共同分担风险。

3. 加强关键节点的信息化系统建设

公立医院应建设统一的数据库平台，实现各业务管理信息的实时共享；应建立在全面预算管理之下，严格遵循无预算不执行的原则，以解决实际业务管理中的问题；应以资金管控为核心、预算管理为主线，把内部控制目标、风险、控制贯穿于各项业务活动中，以实现数据共享，并提供丰富的组合查询、翔实准确的报表数据，使医院管控的关口前移。通过信息系统数据分析、处置、评价等，更加准确地识别出特殊情况，从而及时纠偏。公立医院应通过一系列内控制度、流程、方法的设计，结合数据计算的自动化手段，在组织医院收入、医用耗材及药品采购、项目资金使用情况、日常经济合同管理、医院资产管理等方面，将信息系统融入内部控制的重要节点中，以保证在业务执行过程中能尽可能排除人为因素的干扰，同时提高业务流转执行效率，并使两者深度融合，提升内部审计的广度和深度与内部控制信息质量，赋能医疗机构降本增效，实现现代化、智能化、精细化管理，提升医院、医联体的运营管理水平。

4. 建立内部整改长效机制

审计整改是将审计结果转化为审计成效的关键环节，在审计工作中有着举足轻重的作用，也是审计监督实效得以充分发挥的重要保证。审计部门应以完善机制为抓手，在健全长效管理上下功夫，为强化审计结果运用提供坚实保障，坚持将审计整改落实作为工作提质增效的重要指标，同时结合医院实际，创新审计理念，将审计整改由简单的查错纠正逐步转化为完善内部控制，进而巩固审计成果。医院应当充分发挥内部审计对于内部控制的评价作用，充分利用内部审计结果，全面提高经济业务活动的科学化、精细化水平，规范管理制度和流程，不断完善符合医院实际工作的内部控制体系，结合内部审计结果，通过以审促建、以案促改推动制度建设，使内部控制深入到每个业务的关键环节，加强指导内控常态化管理工作，并将其落实到具体部门和岗位。另外，应当完善业务流程图和岗位权限指引，明确关键风险点和控制措施、责任审批人及办理时限。

三、加强控制医院财产物资

目前，发生在公立医院的舞弊案件时有发生，其中同医院财产物资有关的案件占了不少比重。这归属于内部控制的控制活动，财产的保护控制是《企业内部控制基本规范》中规定的内部控制目标之一。对公立医院财产物资的保护也同样可以借鉴实行。我们将公立医院流动资产规范为，在一年（含一年）内明确的变现或耗用的资产。公立医院的流动资产包括货币资金、应收款项、预付款项和存货等，资产管理办公室、财务部、招标采购中心、药房作为资产主要管理部门。公立医院的国有资产管理部门和国有资产领导小组进行管控，对医院资产进行统一管理、严管归口、分级制负责、明确对应责任人。

及时审查材料的验收入库，加强支出控制，核实所提供的信息的准确性，财务会计和性能计算，强化账户的管理，定期开展资产盘点账户等。以上皆是资产管理办公室的职责，其具体是针对医院资产的保值增值实行统一监管责任，制定医院物资监管的办法及制度；负责审计的资产处置和报废报告，以及批准。

制定公立医院的各项规章制度，特别是针对医院仓库管理，其中采购、验收、物资发放、物资领用、仓储等工作制度的严格执行是医院招采中心的职责。同时，对卫生材料、易耗品、其他物资的采购和验收、入库、出库、物资的保管也是其重要职责。保证每个季度进行资产盘点，保证账实核对相符。

《药品流通监督管理办法》《中华人民共和国药品管理法》等有关监督管理法案的严格遵守；保障患者的就医安全、确保药品的质量是药库管理的核心职责。同时，认真贯彻执行药品管理有关制度和特殊药品管理章程，药库管理的重心是对采购、验收储存及养护发放医院药品负责，以保证临床药品的安全和有效。保证每个季度的资产盘点，保证账实核对相符。同时，公立医院内部控制活动中财产保护控制还应加强。

（一）货币资金的管理

必须加强医院资产的统一核算和监督，因为公立医院的一切资产均属于国有资产，作为财务部门必须增强对货币资金的管控。应根据医院的规章，经过审批机关领导签字，才能使用货币资金，不支付的应进行处理，任何人及各个部门都应保存账外资产。严格执行现金日记账管理制度，银行存款严格核对是财务人员工作守则。财务人员对每笔现金收入必须进行的审核有：根据审核无误的原始凭证，进行编制记账凭证。应每日、每月严格结算，逐日、逐笔登记现金日记账，对每日现金进行盘点，每笔业务的发生都要逐日、逐笔登记现金日记账。对现金的库存量严格控制，依法依规追究因个人失职造成损失的责任人。遵循银行的结算制度，严格做好银行存款的管理。同时财务部门对应收及预付款项的管理必须加强，进行定期的分析和及时的清理，按照医院财务制度的规定对账龄过长（超过三年）确认无法收回的账务及时处理。同时，财务部门的应收和预付款项要加强管理，定期分析、及时清理，根据医院财务制度对账龄太长（三年以上）不可收回的，应确保及时处理。

（二）存货的管理

公立医院存储的低值易耗品、卫生材料和药品、其他物资等归为医院的存货，其多用于医疗救援、医疗服务等。其中，严格管控存货的采购环节、验收环节、保管环节、领用环节、报废环节至关重要。

常用物资必须严格按照规定采购，每个科室对物资的使用按月提交科学而周密的使用计划。对采招标过程实施分类汇总，经中心主任协同分管领导的审查并签字之后，采购人员根据招标采购合同进行采购，实施阳光采购。必须有经过医院分管领导和负责人审批签字并已经上报的计划外采购审批单，方可采购清单以外的（历史需要的）物资。验收的程序分为以下六步（见图2-1）。

①仓库保管员与采购人员共同验收。

②审计督察员对验收过程全程监督。

③检查招标合同参数是否完全符合。

④负责中心主任审核签字。

⑤办理入库手续（保管员）。

⑥财务人员审核入账。

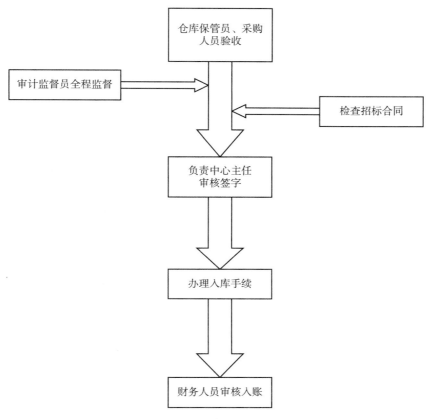

图2-1　验收程序

物资的验收过程必须严格执行医院物资验收管理规定，这是验收环节管理的重中之重。公立医院仓库岗位应建立和加强工作责任制，尤其是库存保管必须准确，及时对货物进行验收安装并存储，信息化管理系统的建立和完善是物资保管环节的重中之重。利用信息化管理手段将财产分类进行出入库，盘存核算。核算财产物资价值准确无误，使账务金额相符。保管环节的管理还需要做好仓库及物资存放环节中防盗、防损、防流失、防霉变和防潮的"五防"任务。

严格执行物资领发制度。对特色专业科室要进行细致深入的比较分析，从而控制成本，降低费用，减少浪费。在物资领用环节的管理中，秉承成本效益原则对物资进行发放，从而合理地控制支出。设定好的物流上线工作流程要严格遵循，特别是临床科室使用的植入性医用材料的监管。秉承"以旧换新，定量配置"的原则管理低值易耗品。各个科室办公用品的管控需落实到位，严格按照定额发放，需要特殊使用办公用品的需向采购部门上报，审批通过后，按流程购买。

内部控制最为关键的环节，管理部门平日应随机不定时抽查，每个季度存货管理部门应盘查流动资产，在年终重新开展资产总量的物资清查和报废工作时，必须制定严苛的时间表。清查时财务人员、保管员一起按盘存表逐一盘查，是否账实相符。清查中出现盘盈盘亏的物资应准确及时调账，对清查中出现非特殊原因盘亏造成的损失应与管理人员的奖金挂钩（按照盘亏金额的50%扣罚）。对于淘汰或腐坏等积压损坏的物资核实原因，按规定程序经审批核实处理，以保证账实相符。

第三节　公立医院内部控制政策沿革

随着医疗改革工作的持续推进、卫生政策的变革与疾病谱死因谱的改变，公立医院业务形态逐渐多元化，因此公立医院运营和发展过程中面临的风险逐渐增多，这就亟须提高公立医院内部控制水平。公立医院内部控制建设的发展带有浓厚的政策色彩，根据政策出台时间可以将公立医院内部控制划分为萌芽阶段、发展阶段和完善阶段[1]（见表2-1）。

表 2 - 1　　　　　　　　　　　　　公立医院内部控制政策沿革

阶段	时间	文件	发布单位	措施
起步阶段 （1998~2011年）	1998年	《医院财务制度》	财政部、原卫生部	明确规定公立医院要建立健全内部财务管理制度
	2006年6月	《医疗机构财务会计内部控制规定（试行）》	原卫生部	从行业自律、政策规范的角度对医院的会计控制工作提出了要求
	2011年	《新医院财务制度》	财政部、原卫生部	加强经济管理和成本核算，实行绩效考核，增强资金使用效益
发展阶段 （2012~2019年）	2012年11月	《行政事业单位内部控制规范（试行）》	财政部	规范将内部控制的基本原理和中国行政事业单位的实际相结合，通过梳理业务流程，瞄准内部管理中的薄弱环节，强化机制建设，将制衡机制嵌入到内部管理制度中
	2018年8月	《政府会计制度——行政事业单位会计科目和报表》	财政部	增加预算会计类科目，并合并一些项目操作；是高度重视和突出预算执行信息
完善阶段 （2020年至今）	2020年底	《公立医院内部控制管理办法》	国家卫生健康委、国家中医药管理局	提出业务层面的内部控制12项具体内容，为公立医院内部控制建设提供了最直接的政策依据
	2020年底始	—	—	国家层面发布的公立医院运营管理、高质量发展等系列政策文件中，也将内部控制作为医院管理与发展的重要内容

---

① 郑胜寒.公立医院内部控制政策演进与建设研究 [J].卫生经济研究，2022（5）：72-74.

一、起步阶段（1998～2011 年）

这一阶段，公立医院的内部控制应用基础薄弱，然而 1998 年财政部和卫生部颁布《医院财务制度》，其中明确规定公立医院要建立健全内部财务管理制度，这一政策举动是公立医院内部控制发展开端的标志性事件。在之后的几年，公立医院忙于"生存"，以粗放式发展为主，内部控制实践比较分散，缺乏系统性与规范性。为了遏制这一现象，2006 年原卫生部出台了《医疗机构财务会计内部控制规定（试行）》，以及行政事业单位内部控制相关规定。这是国家对医疗机构财务会计管理的一项重要规范性文件。它的发布对完善医疗机构财务会计管理制度、促进医疗机构财务会计规范运作、保护医疗机构财产安全有着重要的意义。此规定强调了医疗机构内部控制的重要性，规定了医疗机构财务会计管理的基本原则和制度，以及要求医疗机构建立健全财务会计内部控制制度。此规定对于规范医疗机构的财务会计管理、提高对资金的监管和保障医疗机构的财产安全具有积极的推动作用。2011 年，我国颁布了《新医院财务制度》，该制度的颁布，对于公立医院内部控制的发展发挥了重要的作用，对全国医院的各类各级财务管理体系进行了监督管理。新医院财务制度对医院的财务行为进行监管，使医院财务内部控制行为更加规范。整体提高医院的管理效果，让医院更加有效、畅通地发挥其综合治理职能，创造一个更加美好的医院环境。新医院会计制度系统比旧系统更具有综合性，更加全面和完善，有利于提高医院的综合实力，使公立医院内部控制的发展更加快速和健康。当时，在新医院财务制度背景下，医院部门深刻认识到自身推进财务内部控制的重要性，不断寻求内部控制制度的创新突破，并结合财务管理工作开展会计岗位制度的改革升级，从而提高医院内部管理工作效能，更好地发挥社会服务职能。但是在《新医院财务制度》实施后，由于制度体系的不成熟和经验缺失，公立医院现有的财务管理内部控制也暴露出多方面问题。

（一）财务管理内部控制制度体系极不健全，无法适应新医院财务制度实际需要

当前，大部分医院管理层在搭建内部控制制度时，更多考虑内部控制本身所具有的管理优势，但是缺少对内部控制管理和新内涵的认识，在实际的制度建设中，缺少长期工作和不断更新的理念认识，导致无法形成内部管理合力，从领导到部门再到基层人员，对于财务管理的内部控制重视度不高，同时也不够了解。这种情况下的内部控制制度很难发挥灵活作用，缺乏带领医院形成动态控制能力。虽然大部分医院内部建立了具有现代化管理特征的财务管理内部控制框架，但在实际运行中却表现出管理方式过于浅显，管理过程照章办事，缺乏灵活性和内部协调性，无法使内部控制发挥作用。

（二）无法进行高效率信息沟通、信息公开能力有所不足

信息沟通和部门协同是现代管理当中内部控制的核心价值，也是内部控制能够发挥高效率管理作用的前提。但是由于医院本身在制度建设方面缺乏经验，导致在信息沟通机制建设方面存在滞后性。新医院会计制度背景下不难看到，医院内部并没有依托内部控制要求搭建信息公开机制，不同部门、科室，彼此之间各自为政，在参与管理时很少进行信息沟通，最终导致信

息孤岛以及管理不对称现象。在这种环境下，医院内部开展内部控制管理，无法凭借高效率的内部沟通来发现问题、形成解决问题的能力，影响了内部控制发挥作用，医院的正常运转也难以得到有效的制度保证。

（三）未能形成行之有效的风险评估机制

现代化财务管理内部控制需要调动内部多部门、多主体共同参与、相互配合。其中，部门、基层人员需要具备良好的内部控制意识，积极主动参与到内部控制管理中。在新医院会计制度背景下，医院在财务运行方面同样面临一定的风险问题，需要借助行之有效的财务管控手段进行监控和处理。财务管理层面的风险监控，关键在于动态识别，医院部门、多主体广泛参与其中，群策群力，实现风险监控。但是由于内部控制制度的体系建设不足，医院从管理层到科室再到基层，对于内部控制了解不足，非财务部门缺少风险评估和风险监控的意识，不能够为财务工作提供协同帮助，导致无法建立起针对财务管理的风险配套机制。单位层面常见的组织机构风险、会计系统风险、关键岗位风险等问题，很难借助制度建设第一时间有效识别。与此同时，绝大多数员工对于内部控制的信息系统使用操作并不熟练，导致医院在新医院会计制度下的工作效率十分低下，组织机构风险等风险问题较为严峻，对医院的稳定长效发展可能会带来负面影响。

（四）缺少有效完善的内部监督机制

由于医院单位本身内部组织形式的特殊性，当前阶段所采取的监督方式更多来源于外部监督，依托内部环境推进内部监督的力度相对不足。从实际情况来看，当前医院在内部监督方面存在岗位职责不明确、工作制度不详细、监督方式自上而下导致监督效果流于形式等严重问题。例如，在新医院会计制度背景下，医院想要开展成本核算分摊，在参数设置上存在不合理问题，财务管理工作并没有履行有效的监督职权，未能针对其中的漏洞进行监督管理，导致在实际的财务运行当中，大量的问题缺少有效约束，各种审计工作的展开难以与新医院会计制度的真实需求相互配套、发挥作用。

二、发展阶段（2012～2019 年）

2012 年财政部发布《行政事业单位内部控制规范（试行）》，开启了行政事业单位内部控制建设新篇章。该规范将内部控制的基本原理和中国行政事业单位的实际相结合，通过梳理业务流程，瞄准内部管理中的薄弱环节，强化机制建设，将制衡机制嵌入到内部管理制度中。该规范规定了行政事业单位应当建立健全规范的内部控制制度，包括风险管理、内部审计、财务管理、预算管理、资产管理、人事管理、信息管理、采购管理等方面。这些内容与公立医院的业务紧密相关。公立医院作为行政事业单位的一员，也需要建立强有力的内部控制制度，保障其财务状况的透明和合法合规。同时，该规范要求行政事业单位应当建立风险管理机制，加强对财务和预算等方面的监管，预防和化解可能的风险。这对公立医院的财务风险管理也有着重要的意义。公立医院可以在这个规范的指导下，加强内部控制机制的建设，避免财务风险的发生和扩大。这个规范为公立医院的内部控制提供了重要的法律依据和指导，推动了公立医院内部控制的发展。随后，财政部又发布系列文件，在国家顶层设计层面初步搭建了囊括"规范—指导意见—基础性评价—内部控制报告"的行政事业单位内部控制制度体系。在新医改的催化下，公立医院内部控制实践在各地陆续涌现。作为行政事业单位，公立医院在内容和范围上都受到这个规范的指导，为之后的公立医院内部控制的完善夯实了基础。

随后为实现强有力的内部控制，提高财务信息报告的质量，我国于 2019 年出台并实施了新的政府会计制度。医院属于我国公共事业的重要组成部分，有一部分资金来自政府的财政拨款，因此，也应该按照国家的要求使用新的会计制度，实行财务会计和预算会计双体系核算，强化医院财务的内部控制，加强医院投资决策的可行性，提高医院财务资金的利用率，促进医院的可持续发展。与传统的会计制度不同，新政府会计制度在公立医院的应用能够为其带来以下几个方面的好处。

首先，重新规划了会计核算的内容，在新的会计制度中，实行的是财务会计、预算会计分开核算的模式，并且构建相互衔接的关系。财务会计和预算会计的适度分离体现了新会计制度的双基础、双功能，也就是说在会计核算中同时体现了财务会计和预算会计两方面的功能，通过资产、负债、净资产、收入、费用等进行财务核算工作，通过预算收入、预算支出和预算结余进行预算核算工作。

其次，在新政府会计制度中，各行政单位、事业单位等公共事业单位都是使用统一的会计制度，整合了会计制度的内容。行政单位和事业单位不再区别对待，而是归类到同一属性中，在设置会计核算内容时，对原来的内容进行了优化，保留了会计业务及事项，并且根据会计制度改革的需求，新增了事业单位公共性业务这一项。新政府会计制度使用的是权责发生制和收付实现制并轨的会计制度，采用的是"双分录、平行记账"的记账方式，这样能够强化医院的预算功能，为医院的决策提供数据依据，增加了决策的科学性，提高了财务的风险防范能力。

最后，新政府会计制度的实施，能够把财政补助与医院的财务会计剥离开，这样能够真实反映医院的成本投入和经济收益，提高医院财务的内部控制能力，增加资金的收益率，为医院的发展提供了强有力的保障。

我们虽然一直强调内部审计与内部控制需要分开来实行，但是实际上，很多人认为内部审计和内部控制是一回事，或者认为内部控制就是通过内部审计部门及制度来实现的。医院的资金流入是通过多个方面实现的，其中就有政府的财政补助，而很多财会人员往往会忽略财政补助，这就提高了医院投资的风险。即使国家的政策方针对医院的发展提供了诸多支持，医院依然没有建立起强有力的财务内部控制体系。医院会计核算的内容非常多，不仅包括资产、现金流量和运行状况，还包括预算。但是以目前的状况来看，医院内部控制的协调性能比较差，很难实现强有力的内部控制，各部门之间不能实现高效沟通与协调。目前，我国大部分医院的财务人员的综合业务水平较差，降低了医院财务管理的质量。预算会计是财务管理的重要内容，但是目前很多财会人员都没有意识到预算的重要作用，这就增加了医院投资的风险。医院资产的不稳定状况使得医院的收益也呈现出波动的状态，使得医院的收益得不到保障。但是在此阶段，公立医院内部控制又暴露出一些问题。

（一）内控意识薄弱，重视程度不高

在大部分医院的运营发展过程中，会更多地将关注重点放在医疗技术水平的提升上，同时对自身运营状况与最大化盈利的取得也比较重视，但是在医院内部管理制度的更新、制度是否与当前的发展需求相符、各职能部门的工作水准是否得到了充分发挥等方面的关注度却有所忽略。面对这样的情况，就极易出现医院所实施的内控工作和具体发展状况背道而驰的问题，从而引发一系列内部控制风险，致使医院财务等相关工作在政府会计制度背景下很难获得预期的工作成效。究其原因，主要在于我国很多医院针对内部控制欠缺足够的认识。现如今，医院内部的绝大多数部门均已实施了成熟的内部控制工作，但一些部门所制定的内部控制制度，对于统筹安排与闭环控制依然存有诸多不足，反而出现了内控工作阻碍工作效率提升的情况，加之部分医院并未将社会效益置于首位，也在很大程度上降低了医院内部控制的工作质量与效率。

（二）内部控制机制亟须进一步完善

目前，随着政府会计制度的全面推进与实施，我国很多医院并没有在内部建立起健全、有效的内部控制机制，而且相应的监督力度也并不充足，内部控制预警有待提升，同时相应的内控风险管控制度也不够完善，以上这些问题在很大程度上降低了医院内部控制的规范性、专业性、有效性，严重制约了其内控工作成效的高效提升，致使各类风险频发，造成了医院的实际运营现状与预期目标之间存在较大差异。除此之外，对于医院耗材、设备等资源的采购和管理也暴露出了不同程度的问题，例如，内控管理制度缺乏健全性、监控工作落实不到位等，以至于采购管理、资产管理、财务管理等有关部门的协同工作成效普遍偏低，使得医院的内控建设难度无形加大，同时针对内部控制的优化也受到了一定影响，这就难以保障医院在公益性与效益性方面的独特性质。

（三）预算控制没有落到实处

相较于以往的政府会计制度而言，如今所施行的政府会计制度在财务会计的基础上新增了预算会计的内容，正因如此，政府会计制度给各大医院的会计核算工作提出了更为严格的要求。但是，目前一些医院在落实会计预算的过程中仍旧采用传统的预算编制方法，例如，使用比较频繁的增量预算法，在上一年度的实际成本耗用量的导向下，依据当年所预测的可能会对医院的业务量以及业务成本费用造成影响的因素，从而编制当年的成本费用，同时要确保所编制的预算的科学性与合理性。虽然此种编制形式比较简便，而且易于运算，但很多情况下因为项目资金使用部门并未提前跟踪调查好资金的实际使用状况，所以缺失了项目资金使用情况这项细节内容，进而导致有关部门在预算执行环节和项目目标、资金运用方向之间的偏差逐渐加大，使得预算管理工作逐步超出了所能控制的范围。此外，由于医院预算管理是一项动态化、全面性的管理工作，具体预算管理进程中的每一环都发挥着至关重要的作用。然而，部分医院在预算管理的初期阶段落实得比较理想，例如，针对预算的编制、执行、分析等环节的工作，并且不少部门均如期完成了既定的预算目标，相应的预算执行也达到了严格标准，对此，医院对这些部门提出了肯定与表扬，同时也批评了并未将预算执行工作落实到位的个别部门，但这却与绩效评价相互脱离，放大了医院预算管理的形式化，很难得到有关部门的高度关注与重视，不利于预算管理激励效果的全面发挥。

（四）内部控制信息系统不能满足内部控制发展的需要

在 2019 年以前，我国各大医院主要利用权责发生制来实施财务内部控制，而几乎不会采用收付实现制，但实际上这两类会计核算方式各有利弊。例如，就权责发生制而言，具体是根据权利与责任的实际发生来判断医院收入和费用的归属情况；就收付实现制来说，是指支出款项应当计入借贷，或是当期收到，而且不用判定所支付或收到的款项是否为预付款，以及是否已经发生了资金变动。例如，某位就诊患者在住院治疗时，于 5 月底缴纳了剩余两个月的住院费用，因为具体的缴纳时间是在 5 月底，所以该笔款项就需要计入医院 5 月的预算收入体系中。从 5 月底到患者 7 月底出院的这段时间内，6 月医院仅能进行财务收入的核算，而不能核算预算收入。自 2019 年之后，政府会计制度开始施行，基于这一背景，医院实施会计核算就能够同时使用权责发生制与收付实现制，这不仅可以更好地明确实际的收入期间，而且可以对资金的总体变动情况做好详细记录，此两项会计核算方式相辅相成，进一步提升了医院会计信息的明确性与清晰性。但在这一政府会计制度背景下，医院的内部控制信息系统如若得不到及时地优化和更新，必然会导致信息数据缺乏完善性与准确性。因此，医院通过与政府会计制度的有机融合，做好对内控信息系统的实时优化是十分有必要的。

三、完善阶段（2020 年至今）

2020 年至今，经过 10 多年的改革，公立医院内部控制管理取得了显著进步，在医院经济业务快速发展的过程中，公立医院内部控制在规范运营管理、保护资产安全、防范廉政风险等方面发挥了重要作用。2020 年底，国家卫生健康委和国家中医药管理局联合发布《公立医院内部控制管理办法》，在业务层面提出了内部控制 12 项具体内容，为公立医院内部控制建设提供了最直接的政策依据。此管理办法与公立医院内部控制各具体工作紧密贴合，标志着公立医院内部控制已经达到了完善阶段。该办法明确了公立医院内部控制管理的基本原则、组织架构、监督和评价、风险管理等方面的内容，提出了具体的制度和管理要求。此阶段的政策文本旨在针对前两个阶段出现的公立医院内部控制问题进行精准解决，主要方面如下。

（一）提高内控意识

要想促使公立医院内部控制管理办法落地实施，医院管理层应从根本上提高对内部控制管理的重视程度，这样才能保证公立医院内部控制建设的有效性。在传统的公立医院管理运行中，由于管理层对内部控制缺乏全面的认识，在制度建设上也缺乏科学构建，以致医院实际管理水平有待提高，导致医院救治服务水平无法有效提升。而随着《公立医院内部控制管理办法》的出台，公立医院应在全面解读政策的基础上，不断提高自身的内控意识，尤其是医院管理层，应认识到内控制度对医院发展的重要意义，将内部控制建设作为医院日常运行管理的重要工作来开展，并提高内部控制制度在实际工作中应用的积极性和有效性，从而促使医院各项工作质量的提升。此外，医院管理者也要提高内部全体人员的内控意识，包括医护人员与行政后勤人员，加强他们的内部控制制度相关理论教育，让医护人员能够清楚地认识到内部控制存在的意义，让行政后勤人员懂得在日常工作中有效应用内部控制，促使内部控制制度与日常经营管理有效融合，从而切实发挥内部控制制度应有的作用，保证公立医院的可持续发展。

（二）完善内部控制制度

基于《公立医院内部控制管理办法》，公立医院也应结合自身实际情况，对现有的内部控制建设予以完善，具体从单位层面和业务层面的重点内容完善内部控制建设。单位层面，首先合理进行组织理念及架构的设计，基于公益性原则，将提高医疗服务水平作为内控制度建设的核心理念，实现从挂号、医疗诊断、入院到康复各个环节的有效把控。同时，结合职责分工与岗位职责不相容的原则，对内部组织架构进行优化，明确各个岗位的权责关系，保证权责在内控范围内有效执行。

业务层面，重点加强全面预算管理及医院全成本核算制度的建立与完善，充分发挥财务部门的内部控制职能，将医院各项成本费用控制在合理范围内，并维持医院成本费用支出与收入的平衡性，实现各项资源合理配置，确保各项工作顺利开展，更好地促进医院整体质量的提升。公立医院应加强完善全面预算管理体系建设，严格按照制度要求规范全面预算管理及全成本核算，尤其要加强医院各项经济业务活动全过程的有效控制，实现全面预算管理，避免出现预算与实际支出不符的问题，保证预算目标实现的同时，提升医院内部控制管理水平。

（三）加强内部风险控制

加强内部风险控制是公立医院内部控制管理的重点内容，要想促使内部控制管理办法落地实施，也需要公立医院不断加强内部风险控制。一方面，公立医院应积极推进现代信息化建设，尤其在大数据时代下，医院内部管理产生的数据越来越复杂，管理难度大幅上升，要求公立医院加强信息化建设，充分利用现代信息技术的优势，加强内部各部门、各科室的联系与沟通，实现信息共享和快捷传递。同时还需要公立医院在实际应用信息系统时，了解信息系统应用过程中存在的安全问题，应不断加强对信息系统进行优化，并通过明确人员岗位责任，促使信息管理系统在内部控制中落实，使信息能在医院各层级中得以应用，进而提升信息应用时的透明度。另一方面，建立完善的内部风险评估机制，针对医院内部管理中存在的数据不合理、信息泄露等问题，通过内部风险控制机制尽早进行风险的预测和分析，根据医院实际情况及业务状况，对实际存在的风险进行评估，如患者的医疗安全与医疗事故产生的比例等医疗风险，根据各自风险点的发生频率和特点建立一个完善的风险预警提醒，强化风险的管控，确保风险在可控的范围内，以便及时进行风险的处理与规避，进而保证公立医院医疗运行管理的安全性。

（四）完善监督机制

完善的监督机制是确保公立医院有效实施内部控制管理办法的重要途径，通过完善医院监督机制，可以很好地避免内部控制制度流于形式，同时能够及时发现内部控制制度实施过程中存在的不足并加以改善，促使医院内部控制建设更加完善，因此需要公立医院重视监督机制的建立与完善。同时在具体的实施过程中，加强内部监督和外部监督，对内部控制制度执行过程进行全面监督。在内部监督方面，建立独立的内审机构，配置专业的内部审计人员，充分发挥内部审计的积极作用，提升内部控制管理水平。而在外部监督方面，要有机结合上级主管部门的日常监督和社会公众的监督，以卫生部门为主的上级主管部门监督，实现对医院诊疗过程和服务内容的监督，社会公众监督则是要充分发挥社会公众力量对医院进行监督，监督形式为投诉、举报和提意见等。除此之外，公立医院也要促使内外部监督相互协调，切实发挥监督的作用，促使公立医院内部控制管理办法有效落地。

（五）提高内部管理人员综合素质

公立医院内部控制管理办法的落地实施，也与医院内部管理人员的综合素质密切相关，公立医院在开展内部管理工作时，不仅要在物力和财力方面加大投入，也需在人力资源方面加大投入。将人才队伍建设与培养作为出发点，通过知识讲座、专业技能实操等多种培训方式，实现专业知识与理论实践的融合，促使内部控制管理人员专业知识及职业素养得到有效提升。

之所以说此政策的颁布是公立医院内部控制发展至完善阶段的标志，有以下几个原因。首先，该办法明确了公立医院内部控制的基本原则，包括依法合规、科学规范、公开透明、独立自主、风险导向、持续改进等。这些原则为公立医院内部控制管理提供了重要指导，使其具有了法律依据和明确的目标。其次，该办法明确了公立医院内部控制的组织架构，包括内控机构的设置、职责和人员配备等方面。这些规定保障了内控机构独立、权威、高效地履行其职责，有效推进内部控制管理的完善和落实。再次，该办法明确了公立医院内部控制的监督和评价体系，包括内部审核和外部审计等方面。这些规定为公立医院的监督和核查提供了保障，有助于发现和纠正内部控制管理中的不足和问题。最后，该办法规定了公立医院内部控制管理的风险管理体系，包括风险识别、评估、防范和应急处置等方面。这些规定根据不同等级和领域的风险，合理配置资源，制定和实施相应的管理措施，降低医院管理风险，保障患者的安全和利益。总之，《公立医院内部控制管理办法》（以下简称《管理办法》）的颁布，使公立医院内部控制管理的规范化、制度化、资金管理透明化等措施及其执行已经实现了最高层面的规范化，使公立医院管理透明化、规范化、制度化，使医院成为真正意义上的为人民服务的公共医疗机构。在这一阶段，公立医院内部控制在《管理办法》的引导下将更多地体现时代特征，发展至更加完善的水平。除此之外，2020年底开始，国家层面发布的公立医院运营管理、高质量发展等系列政策文件中，也将内部控制作为医院管理与发展的重要内容，进一步引导公立医院内部控制发展更加完善。

第四节　公立医院实施内部控制的 PEST 分析

公立医院作为一个以公益性为目的事业单位，对其进行内部控制时面对着复杂且多变的环境，外部环境的转变、宏观政策的调整、相关技术的日新月异都会对公立医院的内部控制产生较大的影响。因此，有必要对公立医院内部控制的环境进行 PEST 分析，帮助医院管理者更好地了解政治、经济、社会和技术等环境因素对医院内部控制的影响，以便更好地管理和改进内部控制①。

一、政治（politics）环境分析

（一）政策环境趋于完善

我国公立医院内部控制的政策环境是相对稳定的。我国政府高度重视医疗行业的发展和管理，多年来已经出台了一系列的政策和法规来规范和指导公立医院内部控制。在这样的政治环境下，实施公立医院内部控制得到了政策倡导和各级政府的支持。政策倡导的力量将会促使公立医院领导层和医护人员更加重视内部控制，提高医院管理水平和医疗服务质量，从而为人民群众提供更加安全、高效的医疗服务。我国公立医院在实施内部控制的过程中，有着很好的政策和法律支持。第一，我国实施公立医院内部控制的法律环境是相对完善的，公立医院内部控制的实施必须遵守相关法律法规，我国法律环境中有一系列的法规、标准和政策，为公立医院内部控制提供了很大的制度性支持。第二，我国实施公立医院内部控制的政策环境渐趋完善，政治环境中的政策动向会对实施公立医院内部控制产生直接的影响，实施公立医院内部控制时必须注意政治环境的变化，遵循政府颁布的相关法律法规。近些年，国家各部委发布诸多政策文件都涉及公立医院内部控制，为公立医院营造了良好的政策环境。因此，在实施公立医院内部控制时，有着坚实的政治基础（见表 2-2）。

表 2-2　　　　　　　　　　公立医院实施内部控制的政策环境

序号	相关政治引导文件	发布单位	发布时间	内部控制视角下的关键词
1	《关于公立医院改革试点的指导意见》	卫生部、财政部等五部委	2010 年2 月 1 日	加强资产管理，建立健全内部控制，实施内外部审计制度
2	《行政事业单位内部控制规范（试行）》	财政部	2012 年11 月 29 日	加强内部控制和廉政风险防控机制建设
3	《中华人民共和国基本医疗卫生与健康促进法》	中华人民共和国中央人民政府	2019 年12 月 29 日	健全内部质量管理和控制制度；建立现代医院管理制度
4	《关于深化医疗保障制度改革的意见》	中共中央 国务院	2020 年3 月 5 日	加强精细化管理
5	《"十四五"国民健康规划的通知》	国务院办公厅	2020 年4 月 27 日	高质量发展；健全医院管理制度

---

① 阎娜，张洋，朱洁，李春英. 公立医院总会计师制度建设的 PEST 分析 [J]. 中国总会计师，2020（2）：26-28.

续表

序号	相关政治引导文件	发布单位	发布时间	内部控制视角下的关键词
6	《中共中央关于制定国民经济和社会发展第十四个五年规划和二〇三五年远景目标的建议》	中华人民共和国中央人民政府	2020年11月3日	深化医药卫生体制改革；加强公立医院建设
7	《关于加强公立医院运营管理的指导意见》	国家卫生健康委、国家中医药管理局	2020年12月21日	建立健全风险监控制度措施；加强内部审计监督管理、风险管理，建立健全风险研判、评估和防控机制
8	《公立医院内部控制管理办法》	国家卫生健康委、国家中医药管理局	2020年12月31日	规范公立医院内部经济及相关业务活动，建立健全科学高效的内部权力运行制约和监督体系
9	《中华人民共和国国民经济和社会发展第十四个五年规划和二〇三五年远景目标纲要》	中华人民共和国中央人民政府	2021年3月13日	加快建立现代医院管理制度
10	《关于印发公立医院高质量发展促进行动（2021—2025年）的通知》	医政医管局	2021年9月14日	提升医院内部管理规范化水平；健全医院管理制度
11	《会计改革与发展"十四五"规划纲要》	财政部	2021年11月24日	完善内控规范体系；强化行政事业单位建立并有效实施内控的责任

（二）存在计划经济与市场经济双重制约问题

公立医院由于受制于政府计划经济的资源配置和政策管制，以及面临财务和管理压力，对市场经济的适应能力有限，存在制约问题。而为了解决这些问题，可以逐步推进医疗体制改革，加强公立医院的自主决策权和市场竞争力，提高医疗服务的质量和效率。

1. 政府主导公立医院资源配置

公立医院通常由政府负责管理和运营，其资源配置和规划往往受到政府计划经济的影响。政府对医疗资源的分配往往面临限制和政策考虑，导致资源配置不够灵活和高效。这种计划经济的特点限制了医院在市场经济环境下的自主决策和运营。

2. 面临财务约束和盈利压力

公立医院通常面临财务约束和盈利压力，需要维持自身运营并提供公共医疗服务。由于政府补贴有限，公立医院的经营收入主要依赖于医疗服务的收费。然而，在市场经济环境下，公立医院的医疗服务价格往往受到政府的管制，无法灵活调整。这种情况下，公立医院难以有效应对市场变化，限制了其在市场经济中的竞争力。

3. 行政管理落后和效率低下

公立医院通常受政府行政管理体制的制约，决策和执行的效率相对较低。医疗服务的决策往往需要经过多个层级的批准和协调，导致决策时间较长、灵活性不足。此外，公立医院的用人和薪酬制度往往受到行政考核和政策限制，难以有效激励医务人员和提高工作效率。

二、经济（economy）环境分析

（一）宏观经济环境

第一，我国经济已由高速增长转向高质量发展阶段，减税降费、供给侧结构性改革，导致财政收入增长缓慢，而财政支出刚性需求不断上升，导致财政收支矛盾不断加剧。2018年《中华人民共和国预算法》中多处提及贯彻勤俭节约的原则；2019年1月财政部发布《财政部关于贯彻落实过"紧日子"要求进一步加强和规范中央部门预算管理的通知》（财预〔2019〕10号），要求俭办一切事业，从严、从紧编制部门预算，优化支出结构；2019年3月国家卫生健康委财务司发布《关于贯彻落实过"紧日子"要求的通知》（国卫财务预便函12019171号），要求厉行节约、勤俭办事，做好部门预算管理工作。财政补助金额有限，其占公立医院总收入比例逐年降低，取消药品和一次性卫生耗材加成后的财政补偿不到位，加大了公立医院经济运转的压力。

第二，"国考"和"经济管理年"活动均给公立医院的经济运营管理提出了明确要求，涵盖资产、债务、预算、成本、绩效管理等多方面。随着医保支付方式改革的全面推进，疫病诊断相关分组（DRG）和区域点数法总额预算和按病种分值付费（DIP）支付方式的逐步实施，将对医院的经济运营带来更加直接且显著的影响。医院要竞争区域医保总额下的更多资源，全面提升服务品质是关键，但首先必须要强化自身成本控制管理，避免医院亏损面进一步扩大。我国大部分公立医院内部医疗资源浪费严重，对成本管理的重要性认识不足。因此，公立医院不仅要拓展服务来"开源"，同时也要控制成本来"节流"。

（二）微观经济环境

第一，医疗卫生体制改革不断深化，公立医院已取消药品加成和一次性卫生耗材加成，药房由"利润中心"转化为"成本中心"，相关的费用支出增加，存在成本失控风险，公立医院收入结构发生变化，体现在医护人员技术劳务价值的诊查费、手术费、护理费、治疗费等；控制次均费用，改变医保支付方式等，这将直接影响到医院有效收入的增长。此外，在医保总额预付制下，医保支付方式会影响医院业务科室的医疗行为。业务科室可通过调整科室收支结余来调控科室收支，使业务科室容易出现腐败舞弊的风险。为降低医保运行压力，医保对医院医疗服务行为的合规性审核越来越严格；对于超出支付范围的不合理用药，医保基金会拒付，增加了医院的财务风险。由于部分医保采取后付制，医保收入核算管理水平下降等原因、医院医保收入回款准确性和完整性的风险将会加大，增加了医院现金流的运转风险。同时，公立医院每年需要大量投入空间与设备、满足科研与教育发展的配套资金、随市场价格变化的日常公用经费支出、按照"两个允许"政策要求不断提高医护人员待遇，这将对医院的成本管控提出较大挑战。

第二，医院收支仍旧不平衡，财务困境仍存在①。新冠疫情已经对国民经济和财政收入带

---

① 要鹏韬，高广颖，胡星宇，杨显. 基于 TOPSIS 法和因素分析法的我国公立医院经济运行分析 [J]. 中国卫生政策研究，2019（1）：68－73.

来了不可估量的损失，各个行业都受到影响，公立医院更是首当其冲。在新冠疫情封控期间，很多医院关闭部分甚至全部的门诊科室，减少收治住院患者，医院的门诊量、住院量在这期间遭遇断崖式的下跌，体现医务人员技术含量、劳动价值的手术费、治疗费尤其下降明显。在防控新形势下，医院一方面面临着前期疫情封控带来的严重资金缺口和巨大的运营压力，需要加大复工复产力度来填补，另一方面还要分出大量人力物力收治发热门诊的病人，复工复产力度受到一定限制，门诊量、手术量、门诊人次较之以往都有所下降，收入也在无形中缩减。但同时，用于疫情防控的日常物资、消杀、耗材、人员费用却在不断增加，医院水、电、油等硬件设备维护成本也居高不下，造成大多数医院收支的不平衡。

综合考虑公立医院所处的经济环境，落实内部控制相关要求是医院长远发展下去的必然要求，精准实施公立医院内部控制，合理组织收入、加强成本管控、完善信息化建设，培养经济管理人才队伍，推动医院健康持续发展，使公立医院由粗放型发展向精细化转变。

三、社会（society）环境分析

（一）与民营医院竞争加剧

推行"新医改"后，公立医院受到前所未有的巨大冲击，民营医院数量大幅攀升，公立医院的市场份额遭到严峻挑战。民营医院的财务制度、人力制度、法人治理结构都更加灵活，公立医院的改制、融资、资本运作受到现有政府法规框架的限制，无法有所突破，无章可依，改革面临重重困难。民营医院来势汹汹，发展迅速，这样的局面让公立医院处于十分窘迫的境地。

针对以上问题，可以通过公立医院内部控制的优化和完善来提升公立医院的竞争力。首先，通过优化财务内部控制，健全财务管理制度和财务智能化管理系统，合理使用公共资金，降低医疗费用，提高服务效率和公共服务质量，从而满足患者的医疗需求，同时提高公立医院的竞争力。其次，通过优化医疗内部控制，完善治安保卫、器械消毒、药品管理、病人隐私保护等制度，规范医疗服务流程和标准，保证医疗过程和结果的安全性和质量。另外，通过优化人员管理内部控制，对医护人员加强培训和教育，提高其专业素养和服务意识，减少医疗事故和不良事件的发生，提高医院的服务质量和声誉，进而提高公立医院的竞争力。最后，通过加强信息技术内部控制，建立和完善现代化的医院信息化管理系统，提高医院信息资源共享和利用效率，优化医疗服务流程，推进智能化医疗服务，提高医院服务水平和品牌形象，从而在竞争中获得优势。综上所述，通过优化公立医院内部控制，从财务、医疗、人员和技术等多个方面改善医院的管理和服务水平，可以有效地提高公立医院的竞争力，增强其在竞争中的优势，从而更好地满足患者的医疗需求。

（二）患者就医习惯和就医态度转变

在人们以往的潜意识中，公立医院有着较好的信誉与服务质量，是就医时的首选。但是在新医改不断推进的过程中，公立医院也暴露出越来越多的弊端，新医改还缩减了公立医院的财

政投入，使其资源配置不均衡的问题进一步凸显出来，不少患者都对公立医院产生意见，人们纷纷抱怨公立医院挂号时间长、付费时间长、诊疗等候时间长，但看病时间短等。再加上近年来，网络诊疗、App 诊疗发展迅速，在这些综合因素的影响下，人们对于一般的小病就会选择民营医院、社区卫生服务站，只有面临重大疾病时才会考虑公立医院。全面医保模式下，每个患者都可以凭借自己真实有效的医保卡信息，自由选择医保定点医院进行就诊，公立医院不再是唯一的最佳选择。

此外，人们对大医院的医疗需求超越了医院的承受能力，医患矛盾日益尖锐。社会上普遍存在对某些大医院或知名医院的盲目就医倾向。需要就医的患者总是集中在某几家医院，一方面，造成个别医院人满为患，服务质量下降；另一方面，其他医院的医疗资源长期闲置也会造成浪费。混乱的就医现状使区域卫生规划形同虚设。例如，在 100 所公立医院中，患者最倾向的只有 20 所，而这 20 所医院的人力、物力都是有限的，这就势必造成医疗资源紧张、服务质量下降等问题，严重的可能激起"医患"矛盾，引发不必要的纠纷。虽然目前政府投入大量财政资金用于社区卫生服务体系的建设，但由于其专业技术条件和人们根深蒂固的传统就医观念的限制，基层医疗机构仍然不能吸纳更多的患者。

随着患者就医习惯和态度的变化，公立医院需要通过实施内部控制进行相应的调整和加强，以满足患者转变的就医需求。首先，加强质量内部控制，提高服务质量标准，公立医院应深入了解患者关注的焦点，注重服务质量的提高，从而增强患者的归属感和认可度。其次，从人员管理、流程管理、信息化管理等方面加强内部控制，提高服务质量标准。重视医疗流程内部控制，完善医疗流程，公立医院应以患者为中心，从就诊预约、挂号、诊疗、出院等流程入手，优化和完善医疗流程。最后，公立医院应建立与患者的沟通渠道，收集患者反馈信息和意见，了解患者的需求和期望，及时进行内部控制调整与优化。通过建立沟通渠道，公立医院可以及时了解患者需求的变化，为患者提供更加便捷的一站式服务，从而提高医院的竞争力。综上所述，公立医院应加强内部控制，不仅需要专注于医疗质量和医疗服务的提升，还需要关注患者需求的变化，制定相应的内部控制策略，从流程、管理、信息化、技术等方面迎合患者转变的就医需求。

四、技术（technology）环境分析

在科学技术日新月异的时代，所有行业的内部控制模式均受到了科学技术持续发展、创新的影响，如在公立医院领域，在智慧就医、HRP 建设、信息化设备运用等影响下，使公立医院的内部控制工作效率明显提升、繁杂的医疗服务流程大幅简化等。并且一些医院也根据自身特点为自己量身定做信息化平台，这些也是实现公立医院内部控制的良好依托。例如，某床位超过一万张的大规模三甲医院为了强化多院区的标准化、精细化管理，落实医院发展战略，与信息技术企业携手开展"OES 医院精益运营管理信息系统"建设；再如，某中医院为解决自身信息化管理孤岛现象，推动医院信息化建设向前发展，创新性地将大数据技术与管理会计工具进行结合，建立了医院运营信息平台。所以，公立医院在技术环境不断变化的影响下，公立医院

内部控制有着良好的技术支持。

（一）人员管理的信息技术

为了使我国群众都能有病可医，各个地区都在医疗事业上投入了大量的精力，成立了完善的医疗机构和科室，这就使得医务工作人员的需求量激增，需要管理的人员信息越来越多，工作量也越来越大，通过引入电子信息技术能够对员工日常管理工作进行优化，提升管理的效率和质量。人员信息管理主要包括以下几个方面：第一，档案管理。每个医护人员都有其对应的详细档案信息，包括学习经历、基本信息、工作经历等。人工管理在查找档案时需要耗费大量的时间。医务人员档案属于非常重要的信息，如果管理中存在疏忽，很可能会造成严重的损失，通过电子信息技术对人员档案进行管理，可以生成电子档案，并对档案进行归类和编号，为后续档案调出、查看等带来极大便利。当需要查看档案时，只需在电子系统中将需要查询的关键词输入其中，便能找到对应的编号，然后查询到相应的档案信息。这种管理方式非常简单便捷，还能保障档案的完整性和安全性。第二，人员调动管理。在医院内部常常会发生人员调动。当出现人员调动时，如果采用人工管理的方式，可能会导致登记错误，出现人员调动信息和其岗位不相匹配的情况，如果没有得到及时处理，可能会给后续的工作带来麻烦。而通过电子信息技术能够通过电子化的方式对信息进行调整，并进行重新归档，保障调动信息管理的正确性和全面性。

公立医院中的人员档案管理的信息技术有助于提高公立医院内部控制的透明度和监督效力。通过精确高效的档案信息管理技术使得公立医院人员档案的完整性、准确性和安全性得到有力保证，进而使得医院对人员的绩效考核、培训、奖惩等进行有效管理更加便利，促进人员素质的提升和激励机制的建立。同时，信息技术也可以实现人员档案的共享和互联，便于医院与上级主管部门、同行业单位等进行数据交换和业务协作，提高医院内部控制的透明度和监督效力。如今公立医院中人员档案管理的信息技术可以包括以下几个方面：第一，采用电子化、数字化、网络化的方式，建立人员档案数据库，将人员基本信息、学历证书、职称证书、工作经历、业绩成果等纳入档案管理系统，实现档案信息的快速录入、存储、查询和更新。第二，利用云计算、大数据、区块链等技术，实现人员档案信息的安全备份、加密传输和防篡改，保障档案信息的真实性和可信度。第三，利用人工智能、数据挖掘、机器学习等技术，对人员档案信息进行智能分析和挖掘，为医院制定人才培养计划、激励政策、考核标准等提供科学依据和决策支持。第四，利用物联网、移动互联网、无线通信等技术，实现人员档案信息的跨平台、跨地域、跨时空的共享和互联，为医院与外部相关方进行协同合作和资源整合提供便利条件。

公立医院中人员调动管理的信息技术有助于维护公立医院内部控制的有效性。科学、精准的人员调动管理可以优化公立医院人员调动的流程和规范，实现人员调动的快速、便捷和公正，避免人为干预和不合理安排。通过信息技术，医院可以根据业务需求、人员能力、岗位空缺等因素，进行科学合理的人员配置和调整，提高医院运行效率和服务质量。同时，信息技术也可以加强对人员调动的监督和审计，防止违规违纪行为发生，维护医院内部控制的有效性。现有的公立医院中，人员调动管理的信息技术可以包括以下几个方面：第一，采用电子化、自动化、智能化的方式，建立人员调动申请系统，将人员调动申请表单、审批流程、结果反馈等纳入系统管理，实现调动申请的在线提交、审批和查询。第二，利用云计算、大数据、区块链等技术，实现人员调动数据的安全存储、加密传输和防篡改，保障调动数据的真实性和可信度。第三，利用人工智能、数据挖掘、机器学习等技术，对人员调动数据进行智能分析和挖掘，为医院制定合理的调动方案和标准提供科学依据和决策支持。第四，利用物联网、移动互联网、无线通信等技术，实现人员调动数据的跨平台、跨地域、跨时空的共享和互联，为医院与外部相关方进行协同合作和资源整合提供便利条件。

（二）药品管理中的信息技术

在医院信息管理工作中，药品信息是非常关键的一部分。电子信息技术的应用能够提升药品管理的效率，使医生更加方便地获取药品信息，知晓各种药品价格，使我国医疗药品价格更加公开、公正。首先，将各个药品的详细信息录入到计算机系统中，主要包括药品名称、生产批次、主要成分、适用症状、不良反应、生产商等。当医生在给患者开具药方时，能够通过系统获取到药品具体信息，选择对应的药品，给患者带来更好的治疗效果，同时也能提升医生的诊断效率。其次，医院药品数量大、种类多，仅依靠人工很难把每个药品的价格波动了解清楚，而通过电子信息技术能够对药品价格进行分析，结合国家规章制度确定合理的收费标准，向患者展示每种药品的药价，保障医院药品购买过程公开透明。在管理药品时，电子信息技术还能够借助数学工具将药品的数量、销量、生产日期和有效期等展现出来，结合药品采购成本、销量以及利润等来制订更加科学的采购方案，使医院的药品管理质量和效率大大提高，减少药品管理方面的成本投入，给医院带来更多的经济收益。

通过使用高效的药品管理信息技术，可以加强对药品的采购、验收入库、储存、领用等一系列日常管理的内部控制，既能优化医院的药品管理，建立完整的监督体系，促使各部门间相互监督，有效规避药品管理中的各种风险，有效降低医院的经营风险；又能及时掌握药品的流转并进行有效管控，保证药品信息及财务数据的完整性、准确性、及时性，提高药品会计的信息质量；还能提高日常工作效率，促进医院有序、高效地开展各项工作，提高医院药品管理水平。

（三）数字化医疗设备

随着医疗技术的不断发展，在疾病诊治过程中也逐渐引入了先进的医疗设备。将电子信息技术和医疗设备结合在一起，能够有效提升疾病的诊断和治疗效率，给患者更好的就医体验，提升医院整体的服务质量。在信息技术更新之前，患者做影像检查时，从做完检查到看诊，医生看到检查结果往往需要数小时的时间，然而对于某些疾病，诊治时间是最为关键的因素。在数字化医疗设备更新迭代后，通过电子信息技术可以实现影像检查机器和医生电脑互联互通，当患者完成检查后，医生会马上接收到电子图像，实现诊断信息传输的即时性，并及时对患者病情进行诊断，制订对应的治疗方案，使患者得到及时医治，提高诊治效果。同时，还能给患者节省大量时间，提高患者的满意度，电子信息技术还能够使医疗设备管理更加规范，通过电子化表格将仪器的运转情况、维护情况等信息进行详细记录，有利于延长设备的使用寿命，还能对设备进行全面规范的管理，对医疗设备故障进行防范，使医疗设备能够得到更好的利用，保障使用过程中的安全性，降低医疗事故发生概率，减轻公立医院内部控制的压力。

数字化医疗设备可以提高医疗服务的质量和效率，降低医疗风险和成本，增强医院的竞争力和可持续发展能力。具体来说，数字化医疗设备对于医院内部控制有以下几个方面的作用。

第一，提高诊疗水平和精确性，降低医疗风险。数字化医疗设备可以实现对患者的全面、细致、及时的检测和监测，提供更准确的诊断和治疗方案，减少误诊和漏诊的可能性，提高患者的治愈率和满意度。例如，数字化超声仪、数字化心电图仪、数字化血压计等可以快速、清晰地显示患者的各项生理指标，帮助医生判断患者的病情；数字化放射设备、数字化核医学设备、数字化内窥镜等可以高清、立体地显示患者的内部结构，帮助医生发现异常和病变；数字化手术设备、数字化康复设备、数字化智能药箱等可以精准、安全地执行治疗和康复计划，帮助患者恢复健康。

第二，优化就医流程和管理效率。数字化医疗设备可以与电子病历系统、智能化管理系统等信息化平台相结合，实现医疗数据的电子化、共享和分析，简化就医流程，提高工作效率，节省人力和物力资源。例如，通过扫描二维码或刷脸识别等方式，患者可以快速完成挂号、缴费、取药等环节；通过无线网络或云存储等方式，医生可以随时查看患者的历史记录、检查结果、用药情况等信息；通过数据挖掘或人工智能等方式，管理者可以及时监测医院的运行状态、资源配置、质量评价等指标。

第三，强化数据安全和隐私保护。数字化医疗设备可以采用加密、认证、授权等技术手段，保证患者的个人健康信息得到妥善保护，防止出现数据泄露、篡改、丢失等风险，符合法律法规和伦理道德要求。例如，通过密码或指纹等方式，患者可以控制自己电子病历的访问权限和使用范围；通过数字签名或区块链等方式，医生可以验证数据的来源和完整性，防止数据被篡改或伪造；通过防火墙或备份等方式，管理者可以防止数据被黑客攻击或意外损坏，保证数据的安全性和可恢复性。

第四，创新医疗服务和模式。数字化医疗设备可以支持远程医疗、互联网诊疗、移动医疗等新型服务和模式的发展，拓展医院的服务范围和对象，满足不同患者的个性化需求，提升医院的社会影响力。例如，通过视频会议或虚拟现实等方式，患者可以在家或远程地点接受专家的诊断和咨询；通过手机应用或智能穿戴等方式，患者可以随时随地监测自己的健康状况和用药情况；通过互联网平台或社交媒体等方式，患者可以与其他患者或医生进行交流和互动。

（四）医院病历的管理的信息技术

患者入院治疗时，医院都会形成对应的医疗档案，帮助医生更好地掌握患者的基本情况、生活环境等，从而更加准确地判断病因，选择更加有针对性的方案进行诊治。随着我国医疗水平的不断提升，在医院病例管理方面也应用了电子信息技术，患者的病历不再局限在某一所医院或某一个地区，而是将患者的病历上传到网络病历管理系统中。通过网络病历能够查询到患者过去的就医情况、用药情况、检查情况等。无论患者选择哪个地区、哪所医院进行治疗，医生都能够从网络中获取到患者的病例信息，从而结合病例做出更加准确有效的判断，还能借助这些信息了解患者的实际状况，制订更加具有针对性的治疗方案，提升治疗的效果和效率。由此可见，电子信息技术大大提升了病历管理的有效性。

（五）住院系统的管理的信息技术

在住院管理工作中应用电子信息技术，能够将患者的住院信息、病情进展、治疗情况等进行全面综合的管理，记录患者每一次的缴费信息及用药信息，使患者住院期间产生的各项费用一目了然，方便医院进行资金统筹。电子化住院信息管理系统还能够给医生提供便利，使医生更加方便快捷地掌握住院患者的实际情况，针对患者的病情确定出院时间，并对整体治疗进行合理规划。同时，利用住院管理信息管理系统，还能够对每位患者在住院期间的表现进行观察，为他们提供有针对性的建议，判断是否可以提前出院或是否需要延长出院时间，并开展进一步治疗等，能够使医院住院治疗效果得到有效提升。

第五节　公立医院内部控制研究定性定量方法

我们在进行公立医院内部控制研究时，主要注重探讨公立医院内部控制机制、运行状况，以及评价内部控制有效性，分析对医院发展的影响，以及确定下一步的目标和改进方向。这些过程就会涉及定性和定量研究方法。

一、定　性　方　法

（一）扎根理论（grounded theory）

1. 理论内涵

扎根理论是运用系统化的程序针对某一现象来归纳式地引导出扎根于实际资料的定性研究方法，作为一种定性研究方法，扎根理论的主要宗旨是从访谈资料的基础上得出理论。研究开始之前一般没有理论假设，直接从访谈资料入手，从访谈资料中归纳出概括编码，然后上升到分析、建议等，是一种从实际资料往上梳理的方法，扎根理论一定要有经验证据的支持，从一定的原始资料和经验事实中不断归纳分析，从而形成理论，并通过比较来修正和完善理论。本书以访谈资料为基础资料、以编码为核心，归纳为主、理论演绎为辅，通过归纳、概括、分析等步骤，发掘和归纳访谈资料，最终形成资料主题的进一步认识。

2. 扎根理论与公立医院内部控制研究

扎根理论可以应用于公立医院内部控制研究[①]，主要用途体现如下。

（1）探究内部控制的本质。

扎根理论认为人们所持有的态度、信念和价值观等多来源于个体和集体经历，是来自社会

---

① 　B. Farquhar，MB. Anne. Actor Networks in Health Care：Translating Values into Measures of Hospital Performance – All Databases ［EB/OL］. Openthesis，2008.

文化和历史环境等社会经验的影响。而公立医院内部控制的具体形态及背后的逻辑也是如此，与行业发展、政府管理和社会文化等各种因素息息相关。因此，应用扎根理论可以帮助理解内部控制的本质，把握内部控制的发展趋势和相关问题。

（2）揭示内部控制和员工行为之间的联系。

扎根理论认为个体和集体经验对于塑造人们的行为和决策有着重要的影响。在公立医院中，内部控制是指管理者通过对员工的行为和活动进行规范和监督，以达到效率、可靠性和合规性的目标。应用扎根理论可以帮助理解内部控制和员工行为之间的联系，洞察员工身处内部控制体系下的感受和反应，以及提高员工自我约束和道德风险意识的实际策略。

（3）提出内部控制的提升措施。

扎根理论提供了一种从根本上系统地分析人们行为和决策的方法，这可以在公立医院内部控制研究中得到应用。基于扎根理论的分析结果，研究者可以提出相应的内部控制提升措施，帮助医院改善员工行为和整体绩效，促进管理效能提升，做到更好的治理①。

3. 扎根理论实施步骤

（1）开放式编码。

开放式编码是经由密集地检测资料来对现象加以命名与类属化的过程，不仅要将收集的资料打散，赋予概念，而且要以新的方式重新组合并予以操作化。

在具体操作中，研究者先设置一个主题，同时将最初的代码或标签分配到资料中，从而将大量零散混杂的资料转变为不同的类别。他要仔细阅读所得资料，寻找评论的项目、关键的事件或主题，然后标上记号，并给它一个初步的概念或标签。在这一过程中，研究者可以不受任何约束创造新的概念主体，也可以在后来的分析中改变原来的编码。开放式编码的结果是一张根据丰富零散的资料抽象概括得到的概念名单。

（2）轴心式编码。

轴心式编码是扎根理论逐级编码过程的中间阶段，旨在发现、建立主要概念类属与次要概念类属之间的各种有机联系，从而将分散的资料以新的方式重新组织起来。在这一步，研究者更为注重的是在开放式编码这一步完成之后得到的概念名单，而不是原始资料，即研究者的头脑中带着初步的编码主题去看待资料，阅读资料。在这样做的过程中，研究者也会产生新的观点和思想，可能会添加新的编码，并在分析过程中不断将各种概念组织起来，同时识别作为轴心的关键概念。

（3）选择式编码。

选择式编码指的是在所有已发现的概念类属中选择一个核心类属概念，通过不断地分析把与之相关的次要类属概念集中起来，以系统地说明和验证主要类属概念与次要类概念之间的关系，并填充未来需要完善或发展的类属概念的过程。

在这一步中，研究者已经识别出了研究课题中最重要的、可以统领其他一些相关主题的核

---

① 贺哲，翁雨雄，夏家红，等. 基于扎根理论的临床路径实施要素和策略分析［J］. 中国医院管理，2020（6）：56-60.

心主题，并围绕这个核心来组织研究的总体分析，将所有的研究结果统一在这个核心主题的范围之内。

4. 扎根理论的优缺点

（1）优点。

扎根理论在质化研究中吸收了量化研究的优点，以严谨的、系统的研究程序，运用演绎归纳法来解决质化研究存在的缺乏推广性、复制性、准确性、严谨性与可验证性问题，在质化研究中实现研究的"科学性"。

（2）缺点。

第一，难以形成宏观的理论。理论有"大理论""小理论"，从适用层次上看有微观、中观和宏观理论之分。扎根理论研究方法通常在普适性上升到微观层次后就达到了理论饱和状态，不能继续吸收材料扩大理论的普适性，充其量只能到达"中观"理论层面，不会有较强的普适性。

第二，对理论的可信性难以控制。对于将访谈文本数据作为扎根理论的研究资料依据，仍存在着争议。一些学者认为，扎根理论研究的被访谈对象可能会受主观因素影响，提供失实的数据。同时，扎根理论的资料数据都进行主观、事后的分析，必然导致可信性的缺乏。因而在对理论的可信程度需要做很严密的演绎的情况下，不适用扎根理论研究方法。

第三，对研究者自身素质的依赖过强。在实地工作时，研究者每天须面对大量的新资料，很难立即着手整理，以建构下一阶段的理论。在研究情境的压力下，通常只允许研究者发展概念，很难真正达到一种理论的地步。由于过于依赖研究者概念上的技能，难以在资料的客观性和研究者的主观性涉入之间得到很好的平衡。

（二）行动者网络理论 （actor-network theory）

1. 理论内涵

行动者网络理论是指一种用于解释政策制定和执行的理论模型，它强调政策制定和执行是一个复杂的、分散的过程，必须考虑各种各样的参与者的角色和关系。根据这个理论，政府不是一个单一的决策者，而是由多个参与者组成的复杂网络，包括政府机构、利益集团、个人和其他机构。这些参与者在政策制定和执行过程中相互作用，对政策的形成和执行起着重要的作用[①]。行动者网络理论认为，政策制定和执行过程是一种既竞争、又协作的过程，参与者之间存在复杂的利益关系和权力并置。政策的形成和执行是个体之间相互协商的结果，而不是单一机构的结果。同时，行动者网络理论也强调了政策形成和执行过程中的不确定性和动态变化性，因为参与者的数量和关系都会随着时间和环境的变化而发生变化。总之，行动者网络理论提供了一个理解政策制定和执行的复杂性的框架，有助于更好地分析政策制定和执行的过程，以及各种参与者之间的关系。

---

① B. Farquhar，MB. Anne. Actor Networks in Health Care：Translating Values into Measures of Hospital Performance – All Databases ［EB/OL］. Openthesis，2018.

2. 行动者网络理论与公立医院内部控制

（1）强调内部控制的复杂性。

行动者网络理论提出，政策制定和执行过程是一个复杂的、分散的过程，必须考虑各种各样的参与者的角色和关系。同样，在公立医院的内部控制过程中，也存在着参与者之间的相互作用和竞争，例如，医生、护士、行政人员、患者等，他们都会对内部控制产生影响。因此，理解这些参与者之间的关系以及利益关系，有助于识别内部控制的复杂性。

（2）揭示内部控制的不确定性和动态性。

行动者网络理论也强调了政策形成和执行过程中的不确定性和动态变化性，因为参与者的数量和关系都会随着时间和环境的变化而发生变化。同样，公立医院的内部控制也不是静态的，它面临着各种变化，例如，人员流动、政策法规变化、技术创新等。通过应用行动者网络理论，可以更好地理解公立医院内部控制的不确定性和动态性，从而提高内部控制的效力。

因此，将行动者网络理论应用于公立医院内部控制研究，有助于更好地理解内部控制的复杂性、不确定性和动态性，从而提出更有效的内部控制方案。

（三）权变理论

1. 理论内涵

权变理论认为，每个组织的内在要素和外在环境条件都各不相同，因而在管理活动中不存在适用于任何情景的原则和方法，即在管理实践中要根据组织所处的环境和内部条件的发展变化随机应变，没有什么一成不变的、普适的管理方法。成功管理的关键在于对组织内外状况的充分了解和有效的应变策略。权变理论以系统观点为理论依据，从系统观点来考虑问题，权变理论的出现意味着管理理论向实用主义方向发展前进了一步。该学派是从系统观点来考察问题的，它的理论核心就是通过组织的各子系统内部和各子系统之间的相互联系，以及组织和它所处的环境之间的联系，来确定各种变数的关系类型和结构类型。它强调在管理中要根据组织所处的内外部条件随机应变，针对不同的具体条件寻求不同的最合适的管理模式、方案或方法。其代表人物有卢桑斯、菲德勒、豪斯等①。

权变理论指出，组织是一个开放系统，应当进行"有机"管理，以便满足和平衡内部需要并适应环境状况；在不确定和动荡环境中运营的组织需要有更高程度的内部差异性，同时组织需要适当整合，将这些差异部门维系起来。

权变理论的核心是使组织适应环境，即当环境复杂、市场进一步细分时，企业需要专业的团队深入触及新的业务领域，以掌握市场动态、发现需求、开发提供新的合适的服务。此时，嗅觉不灵敏、运营欠灵活的综合业务部门难以承担新的发展需求，于是企业对组织进行差异化重组，扩充子系统，分散职能，相关专业的部门或子公司适时建立，以适应新的环境。

世界上没有一成不变的管理模式。管理与其说是一门理论，更不如说是一门实操性非常强的技术；与其说它是一门科学，更不如说它是一门艺术，权变管理能体现出艺术的成分。一名

---

① Schoonhoven C B. Problems with Contingency Theory: Testing Assumptions Hidden within the Language of Contingency "Theory" [J/OL]. Administrative Science Quarterly, 1981, 26 (3): 349.

高明的领导者应是一个善变的人，即根据环境的不同而及时变换自己的领导方式。权变理论告诉管理者应不断地调整自己，使自己不失时机地适应外界的变化，或把自己放到一个适应自己的环境中。

作为一种行为理论，权变理论认为根本没有所谓的最好的办法去组织企业、领导团队或者制定决策。组织形式或（领导风格、决策方式）在某种情况下效果卓著，然而，换一种情况可能就不那么成功。换句话说，这种组织形式或（领导风格、决策方式）依赖于组织内部的或外部的约束（因素）。

权变理论的中心思想如下。

（1）企业组织是社会大系统中的一个开放型的子系统，受环境的影响。因此，必须根据企业组织在社会大系统中的处境和作用，采取相应的组织管理措施，从而保持对环境的最佳适应。

（2）组织的活动是在不断变动的条件下以反馈形式趋向组织目标的过程。因此，必须根据组织的近远期目标以及当时的条件，采取依势而行的管理方式。

（3）管理的功效体现在管理活动和组织的各要素相互作用的过程中。因此，必须根据组织的各要素的关系类型及各要素与管理活动之间相互作用时的一定函数关系来确定不同的管理方式。

2. 权变理论与公立医院内部控制

（1）揭示内部控制决策制定过程中面临的不确定性。

权变理论认为决策制定过程中常常面临不确定性，公立医院内部控制同样也面临着这样的问题。在内部控制决策制定中，可能面临着目标不明确、信息缺乏、内外部因素干扰等不确定因素，这些不确定因素会对内部控制的实施产生影响。

（2）倡导在限定条件下选择符合目标的最优解决办法。

权变理论认为，决策者应该在限定条件下选择最优解决办法，以达成最优化目标。在公立医院内部控制中，内部控制者需要在规定范围内选择最优的控制方案，以达到控制风险、保证整体绩效的目标。

（3）提出在实践中应对内部控制环境的策略。

权变理论主张权宜之计，并认为这是在特定情况下作出的最佳决策。在公立医院内部控制中，内部控制者也需要在实践中制定内部控制策略，以应对内部控制环境的变化、制度的变化、技术的变化等因素。这样可以避免对内部控制产生不必要的影响，同时也可以达到最佳的控制结果。

综上所述，权变理论可以应用于公立医院内部控制研究，通过权衡各种内部控制因素，寻找符合公立医院内部控制目标的最佳控制方案，并逐步完善内部控制制度和管理控制措施，从而提高公立医院内部控制效力。

（四）利益相关者理论

1. 理论内涵

利益相关者理论是一种关于企业目标和责任的理论，它认为企业不仅应该为股东创造价值，还应该平衡各个利益相关者的利益要求，包括员工、客户、供应商、社会、环境等。利益相关者是指影响或被影响企业行为和目标的个体或群体。根据不同的标准，利益相关者可以分为内部利益相关者和外部利益相关者，契约型利益相关者和公众型利益相关者，确定型利益相关者、预期型利益相关者和潜在型利益相关者等。利益相关者理论的核心观点是企业应当综合平衡各个利益相关者的利益要求，而不仅仅专注于股东财富的积累。利益相关者理论的核心思想是一部分由股东掌握的企业决策权力和利益，应该移交到利益相关者的手中。根据不同的目的和侧重点，利益相关者理论可以分为描述性、工具性和规范性三种类型。描述性视角说明了组织中有利益相关者；工具性视角认为考虑了利益相关者利益的企业更容易获得成功；规范性视角关注于为何企业应该对其利益相关者给予关注。利益相关者理论对管理实践具有重要意义，它启发管理者有必要识别最重要、相关性最高的利益相关者，并与他们建立联系、进行沟通，确保自己清晰地认识并了解他们对组织的期望和需求。同时，管理者也需要投入时间和资源来识别哪些利益相关者在权力、合法性和紧迫性方面对其所在组织有最大的影响力，并制定相应的策略来满足他们的需求。

2. 利益相关者理论与公立医院内部控制

利益相关者理论认为，企业不仅应该为股东创造价值，还应该平衡各个利益相关者的利益要求，包括员工、客户、供应商、社会、环境等。公立医院内部控制是指为实现合法合规、风险可控、高质高效和可持续发展的运营目标，医院内部建立的一种相互制约、相互监督的业务组织形式和职责分工制度。

从利益相关者理论的角度来看，公立医院内部控制的建设和实施应考虑到各个利益相关者的期望和需求，以及他们对公立医院内部控制的影响力和关注度。具体来说，公立医院内部控制应该做到以下几点。

第一，充分识别和分析公立医院的利益相关者，包括内部利益相关者（如医院领导、医生、护士等）和外部利益相关者（如患者、政府、社会保险机构、药品供应商等），了解他们对公立医院的期望和需求，以及他们对公立医院内部控制的态度和行为。

第二，平衡各个利益相关者的利益要求，增加各方对公立医院内部控制建设和实施的支持和参与。例如，通过沟通、合作、协商等方式，与患者建立信任关系，提高患者满意度；通过教育、激励等方式，提高医生和护士的职业道德和责任感；通过规范、监督等方式，与政府和社会保险机构协调好医疗服务价格和质量标准等。

第三，建立有效的内部控制机制和制度，规范内部经济活动及相关业务活动，强化内部权力运行制约和监督，有效防范和管控各类风险。例如，通过分离决策、执行、监督等职能，避免权力过度集中或滥用；通过建立议事决策机制、岗位责任制、内部监督机制等，保证经济活动及相关业务活动合法合规、资产安全和使用有效、财务信息真实完整等。

（五）访谈法

访谈法是通过有目的的谈话来收集资料的过程。它是由调查者事先设计的调查表或者问卷对调查对象逐一进行询问来收集资料的过程，因此，这种访谈又称为问卷访谈或结构式访谈。根据访谈时的具体场所或介质不同，又可以分为面对面访谈法和电话访谈法。

1. 面对面访谈

面对面访谈是由调查者到调查现场找到被调查者，按照问卷条目逐项询问被调查者，根据其回答填写调查问卷，完成调查。其基本特征是有详细的调查表和进行面对面的访问。

（1）优点。

比较灵活，调查员可以进行必要的说明，解释问卷中引起误解或不理解的内容，并可在访谈中随时纠正和完善被访谈者对问题的回答。访谈法对调查对象文化要求不高，文化程度低和不愿用文字回答问题者，均可以用这种方法来收集资料。一般访谈法的问卷回收率较高，因为调查员可以督促被调查者的回答，并且不需要被调查者自己填写问卷，问卷填答之后可以立即收回，对于不合作者还可以进行说服。在访谈过程中，调查员可以根据被调查者的姿势、语气、表情、反应等非文字信息来判断其回答的真实性。面对面的访谈形式比较容易控制访谈的环境，有效防止第三者对访谈的影响。由于有调查员对调查的问题进行必要的说明和解释，因此可以在问卷中列入较为复杂的问题。

（2）缺点。

需要大量甚至是复杂的组织工作，如果访谈的样本较大，问卷中包含的问题较多时访谈就非常耗费时间和人力、物力。在访谈中比较容易受访谈员先入为主的影响，如果访谈员的素质不高或没有进行足够的培训，就可能出现访谈偏误。面对面的访谈一般没有匿名保证，有时被调查者可能因此拒答或不真实地回答。由于涉及交通，且需要相当的人力、物力，其调查范围在地理上就不能分布太分散。

2. 电话访谈

随着电话普及，电话访谈被应用得越来越多，尤其是在一些商业调查中被普遍使用。该法的优点大多与面对面访谈一样，并且比面对面访谈节约人力和经费。但其问卷完成率可能会较低，因为被调查者如果不愿接受调查，可以挂断电话而不给解释的机会。调查时间过长，被调查者也可能自主挂断电话结束调查，使问卷成为废卷。因此，电话访谈一般适用于调查目的单一、问题简单、短时间内即可完成的调查。例如，为评估社区卫生服务工作，需要了解服务对象的满意度、健康知识知晓率等，只需调查几个简单问题，就可以采用电话访谈。

3. 访谈法与公立医院内部控制研究

访谈法对于公立医院内部控制研究的意义在于，可以采集更加详细和深入的数据，通过与不同职能部门和人员进行深入交流和沟通，获取更加全面和精准的信息，进一步了解内部控制的现状和问题，发现控制缺失和需要改进的方向，促进内部控制的完善与优化。

通过访谈的方式，研究人员可以针对不同的主题和领域与医院的职能部门、管理人员或其他工作人员进行交流和沟通，了解他们对于内部控制工作的认知、反馈和看法。通过访谈，可以探究与内部控制相关的细节和问题，更好地了解内部控制执行中存在的瓶颈、缺陷、隐患和风险点，及时采取措施进行整改和改善。访谈也可以借助互动和交流的方式，达成共识，促进内部控制的有效性和可持续性。最终，这些信息有助于医院制定合适的内部控制策略和方案，提高医院的财务安全和管理效率，保障医院妥善运行。

二、定 量 方 法

（一）问卷调查法

问卷调查法是调查研究中被采用的最频繁的一种基本方法，它是研究者用统一的、严格设计的问卷，通过书面语言与被调查者进行交流，收集研究对象关于教育问题或教育现象的信息和资料的方法。了解问卷调查法的特点、种类，掌握问卷编制的技术和实施问卷调查的基本要求是相当重要的。问卷调查法的基本工具是统一严格设计的问卷，调查过程是调查者向被调查者发放问卷，由被调查者书面回答来完成的。因而，问卷调查法具有与其他调查法明显不同的特点。

1. 问卷调查法与公立医院内部控制研究

对于公立医院内部控制的研究，问卷调查法是一种常用的收集数据的方式。可以通过制定合理的问卷来收集内部控制的相关者对各个环节的看法和反馈，是获取医院内部控制反馈信息的有效途径。通过问卷调查可以了解其现有的内部控制体系运行情况，发现控制缺失和问题，及时采取措施加以改进和完善内部控制体系，提高医院风险管理和治理水平，加强对医院的监督和管理，保障医院的财务安全和稳定运行。同时，在问卷调查过程中，研究者可以引导内部控制相关者思考内部控制的重要性，增强风险意识和内部控制意识，促进全员参与内部控制工作，增强内部控制的有效性和可持续性。最终，这些反馈信息有助于医院制定更加有效的内部控制策略，避免财务风险和管理风险，提高监管效能和安全性。

2. 问卷调查法的优缺点

（1）优点。

第一，标准化程度高。这主要体现在以下几个方面：①调查工具的标准化。调查者对所有的调查对象提供形式和内容完全一致的问卷，无论被调查对象在地区、水平、性别、文化背景等方面有多大的差异，他们收到的问卷的形式和内容是完全相同的。调查问卷的一致性为统计分析奠定了良好的基础。②调查过程的标准化。由于问卷调查是调查者与被调查者通过书面语言进行交流，被调查者只能根据问卷来回答问题，因而实际的调查过程能够避免调查者主观意识对被调查者的暗示影响。③调查结果的标准化。调查的直接结果是所获得的资料，由于问卷对绝大部分问题的答案做了分等级或分层次的限定，被调查者只能根据个人的实际问题对答案做出选择，因而，问卷调查所获得的直接结果一般是相当确定的，便于进行数量化的统计和分析。

第二，匿名性强。问卷调查法一般不要求被调查者署名，这能够消除被调查者在回答对其利益或发展具有威胁性、敏感性问题时的疑虑，从而客观真实地回答问题。

第三，效率高。在问卷调查的实施过程中，调查者能够同时对大量的调查对象进行调查，在短时间内能够收集到大量的信息和资料。问卷调查法省时、省力，以及所需经费都较少，但却能获得大量的资料，因而，从资料收集、获得教育事实的角度讲，问卷调查法可谓是一种效率较高的研究方法。

（2）缺点。

问卷调查法也存在一些缺点或局限性，其缺点或局限性也是由于问卷调查法的调查工具、调查过程等方面固有的属性决定的。

第一，问卷调查法的结果完全取决于被调查者的合作态度和实事求是的科学精神。如果被调查者对一些调查的意义和目的认识不清，采取敷衍的态度随意作答，不能真实地反映实际情况，那么问卷调查的结果就可能是不客观的，甚至是虚假的。

第二，由于局限于书面文字，问卷调查法对文化程度不高的对象难以进行调查。对文盲根本不能通过问卷来调查，文化程度不高的对象，也难以准确的理解问卷中问题的实质。对这些特殊的对象只能采取访谈调查的方式。

第三，调查过程不深入，难以发挥调查者的主动性。问卷调查过程局限于问卷本身，调查者往往不理解被调查者对某些问题更深刻的理解和认识，特别是对一些很重要的动机、思想、观念、价值等问题，调查难以获得比问卷中事先设计的答案更生动的资料和信息。实际的调查过程中，调查者也难以发挥主动性。

尽管问卷调查法有一些局限性，但它仍不失为一种基本的调查研究方法，对进行教育调查研究具有重要的作用。

（二）层次分析法

层次分析法（analytic hierarchy process，AHP）是美国运筹学家萨蒂（T. L. Saaty）于 20 世纪 70 年代初期提出的一种简便、实用的多准则决策方法。1982 年该方法引入到我国，以结合定性与定量因素来解决各种决策问题的特点及其灵活方便的优点，迅速地在系统分析、交通规划、经济管理、科研评价、物流管理等各个领域得到广泛的应用。运用层次分析法可使决策人员的思维过程系统化、客观化和模型化，尤其适用于多准则、多目标的复杂决策问题。

层次分析法的基本原理为先分解、后综合。通过整理主观判断，结合定性分析与定量分析，进行定量决策。首先，将所要分析的问题层次化，根据问题的特点和要达到的总目标，将问题分解，建立指标体系。其次，按照指标间的相互关系，形成一个多层分析结构模型，最终归结为最底层（方案、措施、因素等）相对于最高层（总目标）的相对重要程度权重或相对优劣次序。

层次分析法通常按以下 4 个步骤进行：

步骤 1：分析系统中各指标间的关系，建立指标层次结构；

步骤 2：对同层次各指标关于上层某准则的重要性进行两两比较，构造判断矩阵；

步骤 3：由判断矩阵计算被比较指标对于该准则的相对权重，并进行一致性检验；

步骤 4：计算各层次对于系统的总权重，得到各方案对于总目标的总排序。

1. 层次分析法与公立医院内部控制研究

层次分析法由于其具有多准则决策分析的属性，可以帮助研究者系统地考虑不同因素之间的关系和影响，并确定各因素的权重。在公立医院内部控制研究中，层次分析法可以为研究者提供方法支撑。第一，利用层次分析法可以确定内部控制因素的优先级。通过层次分析法，研究者可以了解内部控制各研究指标的权重值，依据指标权重的大小可以确定不同内部控制因素的重要性和优先级，进而研究者可以抓住主要因素，把握全局，以便制定更有效的内部控制措施和策略。第二，利用层次分析法可以评估内部控制的效果。通过层次分析法，研究者可以建立合理的模型来评估内部控制的效果，并指导管理层制定更好的内部控制管理方案。第三，指导内部控制的改进。层次分析法可以帮助研究者了解不同内部控制因素之间的相关性和影响，以及它们对内部控制效果的贡献程度，从而为内部控制的改进提供指导和建议。

2. 层次分析法的优点

（1）简单，易于理解。用 AHP 决策输入信息主要是决策者的选择与判断，决策过程充分反映决策者对问题的认识。AHP 步骤简单，决策过程清晰明了，容易掌握。

（2）实用性和灵活性。AHP 既能进行定性分析，也能进行定量分析。充分利用人的经验和判断，采用相对标度对指标进行统一测度，能把定性与定量因素有机结合。

（3）系统性。层次分析法把研究对象作为一个系统，按照分解、比较判断、综合的思维方式进行决策。该方法不隔断各个因素对结果的影响，每一层的权重设置最后都会直接或间接影响结果，在每个层次中的每个因素对结果的影响都是量化的。

3. 层次分析法的缺点

（1）依赖于专家的权威度，主观性强。根据 AHP 的原理，评价决策中不可避免会受到评价者的知识结构、个人偏好和评判水平等主观评价因素的限制。例如，AHP 采用线性加权法，从理论上讲只适用于效用函数是线性可加的评价模型。

（2）不能解决不确定性问题。在决策过程中，由于专家对信息的掌握不全或个人偏好等原因，专家在做两两判断时，无法给出一个确定的数字判断或得到一些具有空缺元素的不完全判断矩阵，导致判断的不确定性和不完全判断矩阵的一致性问题。判断矩阵的一致性问题是 AHP 的核心问题。在解决实际问题时，由于许多问题本身的模糊性、复杂性和专家对问题认识的局限性，专家对指标的评价可能采用模糊语言，而且评估信息中还具有不完全性，这种情况 AHP 较难解决。

（3）通常不单独使用。AHP 通常以两种模式使用，一是建立目标层、准则层、指标层的评价指标体系，根据判断矩阵求出各层指标权重，进而计算各底层指标相对于目标的总排序权重，然后确定各指标隶属度，计算各评价对象的总得分进行评比。二是建立目标层、准则层、方案层的决策指标体系，根据判断矩阵求出各层指标权重，进而计算各方案的总排序权重，再根据此权重进行方案优选或排序。第一种模式中，确定指标权重度时需使用别的方法辅助，通常采用模糊综合评价法将定性和定量指标以及不同量纲的指标转化为可累加、可比较的形式，再对某一个或多个对象进行评价。第二种模式中，若仅有定性指标，则可单独使用 AHP 进行决策；若定性指标和定量指标均有，则在计算各方案基于某定量指标的权重时，需采用别的方法根据各方案的取值构造判断矩阵，进而求出权重。

（三）文献计量分析

文献计量分析是一种通过对文献进行定量分析和评价来研究某个领域的发展趋势、重点研究方向以及研究热点的方法。文献是人类知识的客观记录，是科学技术存在和表现的主要形式，也是获取科学信息的最基本的来源和情报工作的物质基础。文献计量学是采取数学、统计学方法，对各类文献的诸计量特征进行计量分析，进而揭示文献情报规律、文献情报科学管理及学科发展趋势的一门新兴科学。它作为一种量化的图书情报工作管理方法和手段，已被公认为是图书情报领域中最活跃的分支学科，体现了当代学科定量化的趋势，文献计量学作为一种研究方法，具有深刻的描述性、高度的概括性、准确的评价性、良好的预测性和许多可以作为量度的特征值，应用非常广泛，其研究范围还在不断拓宽，引文分析方法、文献集中与离散定律、文献统计分析与应用、文献增长与老化规律等。

1. 文献计量分析与公立医院内部控制研究

在公立医院内部控制研究中，文献计量分析具有重要意义。第一，通过文献计量分析可以帮助研究者了解公立医院内部控制研究的发展趋势。通过对过去几十年来的研究文献进行文献计量分析，研究者可以了解公立医院内部控制研究的发展历程、研究热点和重点研究方向的变化情况。第二，使用文献计量分析可以指导研究者确定研究方向和研究内容。通过文献计量分析可以发现，一些公立医院内部控制领域存在的未解决的问题和研究空白，有利于研究者确定研究方向和研究内容，促进研究的深入和健康发展。第三，评估研究质量和研究成果的影响。通过文献计量分析可以评估研究论文的质量和影响力，帮助研究者了解研究成果的贡献和影响范围。总之，文献计量分析为公立医院内部控制研究提供了一种客观、科学和系统的研究方法，有利于研究者了解公立医院内部控制研究领域的发展趋势、研究热点和未解决问题，有助于研究者指导研究方向和研究内容，促进研究的深入和健康发展。

2. 文献计量分析的功能

（1）获取情报信息功能。

文献计量不仅停留在篇、册、本为单位的计量单元上，而且开始深入文献的内部知识单元和与文献相关的信息进行计量研究，如题名、主题词、关键词、词频、知识项、引文信息、著者、出版者、日期、语言、格式等都成为计量对象。其目的是挖掘出"新"的情报信息，在文献如此泛滥的今天，若将其发掘出来实属不易，文献计量分析为研究者提供了一种简便可行的情报信息摄取途径。

（2）决策功能。

文献计量分析的结果客观地展示了主体事物的发展情况及规律，具有较高的可信度，为管理者的决策提供科学实际的依据。

（3）评价功能。

随着知识经济和信息时代的来临，越来越多的机构和学者在为寻求科研领域投入和产出的评价理论和方法而努力，文献计量学的引文分析法和文献统计分析法的广泛应用，使得这一问题得以解决。通过对分析结果进行纵向及横向的比较，从而对自身的科技产出合力、科研水平进行整体评价，并寻找出影响科研论文数量和质量的主客观因素，与此同时，利用计量指标对一个科学或专业发展以及各国家、地区、单位甚至个人的科研成果进行评价的需求也迅速增长。

（4）预测功能。

文献计量分析的结果可以全面、完整、准确地反映主体事物的真实性，不仅具有说服力的论点和论据，也揭示了客观事物的发展规律，对科学研究素材的选择具有较高的准确度，主要作用是对客观事物的超前认识，即预测。

体系建设篇

第三章
公立医院内部控制系统建设

为全面推进公立医院内部控制建设，进一步规范公立医院经济活动及相关业务活动，有效防范和管控内部运营的风险，建立健全科学有效的内部制约机制，促进公立医院服务效能和内部治理水平不断提高，根据《行政事业单位内部控制规范》《关于全面推进行政事业单位内部控制建设的指导意见》[①] 等要求，进行公立医院内部控制系统建设。该项内部控制系统建设具有普适性，可以适用于全国各级卫生健康行政部门、中医药主管部门举办的各级、各类公立医院、其他部门举办的公立医院参照执行。

公立医院内部控制体系建设要始终坚持理论指导实践、实践促进理论，具体问题具体分析。坚持遵循内部控制理论框架，根据监管机构政策规范，以风险为导向，结合医院自身实际，搭建完整的内部控制体系建设框架，在医院内部围绕明确的内部控制目标，建立和完善内部控制管理组织架构保障机制，建立和完善相关工作的基础流程和标准。

本章将分别阐述公立医院内部控制系统建设的必要性、组织架构、职责划分、具体内容及建设步骤等，并着重介绍关于公立医院内部控制的体系建设，即如何将关于公立医院内部控制的理论融入实践。

第一节　公立医院内部控制系统建设的必要性

由于公立医院内部控制系统必将是一个规模庞大、结构复杂的综合性管控系统，它需要花费大量的人力、物力、财力，同时需要各种硬件和软件环境的支持，以及多个部门人员的通力合作。因此，为了达到公立医院内部控制的良好效果，建立一个行之有效的控制系统尤为迫切，必须利用有效的方法策略，根据实际情况，构建出多部门联动协作的内部控制系统。

一、多部门参与使系统建设具有合理性

公立医院内部控制系统建设是一项综合系统工程[②]，公立医院内部控制涉及多个部门，它强调全面性，必然要求覆盖医院活动全范围，贯穿医院活动全过程，因此需要医院内部各职能

---

① 中华人民共和国财政部. 关于全面推进行政事业单位内部控制建设的指导意见 [R]. 商业会计，2016（3）：2，129.

② 张瀚文. 公立医院内部控制优化研究 [D]. 成都：西南财经大学，2020.

部门共同参与并承担相应的职责。

要保证公立医院内控制度构建的合理性和有效性，就要构建以医院领导为主要负责人的内部控制管理小组，成立内部控制委员会。内部控制委员会是内部控制系统的核心组织，内部控制委员会的主要职责是制定内部控制策略和目标、审查内部控制有效性、协调和监督各个单位在内部控制方面的工作等。在其他的主力部门中，财务部作为内控制度规范工作的指导部门，主要工作是制定内部控制工作的管理方案、推动内部控制管理工作的实施，并针对内部控制中遇到的问题进行全面的分析，制定完善的内控制度工作报告，还要对医院其他工作内容实施有效管理。行政部门是医院内部控制工作的主力军，主要职责是制定并执行相关的政策和程序，建立和完善内部控制系统，保障医院内部管理和医疗服务的合规性和质量。医务部门是公立医院内部控制体系建设的重要组成部分，主要职责是建立和完善医疗服务规程和管理程序，确保医疗过程的合规性和质量，保障医疗工作的正常开展。

除此之外，信息技术部门、纪检部门、人力资源部门、后勤部门及药学部门等作为医院的重要组成部分，都要参与内部控制体系的构建，保证内控的质量和效率。每个部门都各司其职、权责分明，共同助力于内部控制系统的建设。

二、组织结构复杂要求系统建设的必然性

在落实内部控制建设各项具体工作的过程中，公立医院应当成立项目领导小组、项目工作小组、项目配合部门三个层面的工作组织。这三个层面的工作，涉及多个部门、多个环节、多个层面，涵盖范围庞大，组织构架复杂。其中，项目领导小组应由院长担任组长，主管院长担任副组长，其他领导人员和部门负责人担任小组成员；项目工作小组由医院内控牵头部门人员、外部专家和中介机构人员联合组成；项目配合部门主要是医院各业务科室和职能部门。

除此之外，公立医院内部控制系统建设涉及权力的决策、执行和监督三个方面。首先，决策机构是医院的权力中心，其设计是否合理直接决定内部控制的运行效果。目前，公立医院决策机构包括医院职工代表大会、党政领导班子联席会议、院领导班子会议、医院战略委员会、预算管理委员会、设备论证委员会、采购管理委员会、资产管理委员会、人才引进工作委员会、内部控制实施领导小组等。其次，执行机构是决策的具体承办部门，其设计是否合理直接影响内部控制的执行情况。目前，公立医院执行机构包括行政管理职能部门（如医院办公室、医务部、护理部、计划财务处、医学工程处等）、党务管理部门（如党委办公室、团委办公室、宣传部等）、临床医技科室（如骨科门诊、眼科病房、检验科等）、医疗辅助科室（如收费处、消毒供应室等）、后勤服务科室（如洗衣房、电工班等）。最后，监督机构是约束决策机构和执行机构的关键，行之有效的监督是医院内部控制得以有效实施的重要保障。目前，公立医院监督机构包括纪律检查委员会、审计部、纪检办公室、监察办公室、医患关系办等。

三、多部门协同保障系统建设的完整性

公立医院的内部控制涉及的范围广泛，其中的每一个环节都需要受到有效的管理和控制。如果仅仅由单一部门解决内部控制问题，无法全面掌握整个内部控制情况，也无法确保内部控制的全面性和有效性。但是，多个部门都参与进来，如果没有统一的协调标准，往往容易造成繁冗的人员构成体系、导致权责划分不够明确，容易出现推诿、扯皮等现象，既无法真正解决实际问题，还会造成资金、人才资源的浪费，不利于医院高质量、可持续发展。

为了实现多个部门联动协作，公立医院需要建立完善的内部控制体系，需要制订统一的内部控制流程和标准，并确保各个部门的内部控制实践符合该流程和标准。① 此外，公立医院需建立内部控制监督和评估机制，定期对内部控制情况进行自我监测和评估，及时发现和弥补控制缺陷。

综上所述，医院很有必要建立起一套完整的内部控制系统，加强各部门之间的交流协作，将复杂的组织结构"层层剖析"，才能做到任务完成的"面面俱到"，最终保障内部控制的有效性，达到医院内部控制良好的实施效果。

第二节　公立医院内部控制系统组织架构

公立医院内部控制系统的组织架构包括设计组织架构和运行组织架构两个方面。公立医院内部控制系统组织架构的设计指的是医院明确决策层、执行层、监督层的职责权限、任职条件和工作程序等，确保决策、执行和监督相互分离，形成权力制衡。公立医院内部控制系统组织架构的运行指的是医院应当按照法律法规要求、内部管理权限和工作程序，核定、审批组织架构设计、部门设置和人员编制，并采取有效措施监督、检查组织架构的运行情况。无论是设计还是运行，关于这两方面的决策都将对医院内部控制的实施产生重大影响。

公立医院内部控制系统的组织架构建设应当坚持以人民健康为中心，把社会效益放在首位，注重健康公平，满足人民群众多样化、差异化和个性化的健康需求，保证医疗质量安全，进一步强化引领带动作用。设计和建立合理的组织架构应当严格遵循决策、执行和监督三权分离的原则，合理划分职责权限、设置组织机构，保证其科学高效、分工制衡，同时要立足于医院自身实际，满足内外部环境变化的需要。

组织架构的内部控制应当结合医院实际经济运行情况和内部管理情况，严格按照决策、执行、监督互相分离的原则，且三者缺一不可，保证医院内部的部门管理、职责分工、业务流程

---

① 张青，杨春艳，王彬. 公立医院内部控制体系构建探讨［J］. 中国医院管理，2020，42（5）：78-81.

等方面有效制衡和监督，同时根据环境变化及时调整组织架构的设置和权责分配，尤其要避免关键岗位缺失和职能交叉的现象。医院组织架构应及时根据医院信息沟通的要求，做到信息的上传、下达和传递，为内部各部门、各关键岗位人员提供履行职权所需要的信息。避免出现岗位安排不合理、不相容岗位未分离的情况，避免出现权责不一致、权责没有得到很好履行的情况。现阶段的医院管理体系实行党委领导下的院长负责制，因此，就组织架构设置的具体要求而言，公立医院应当根据事业发展的目标并结合临床业务工作的特性和上下隶属关系，在横向上设置业务科室及职能部门，在纵向上划分管理层次，确定各部门间的分工协作关系。除了在事业编制的基础上进行构建以外，还可以根据医院决策、执行和监督工作的需要设置内部管理机构或者专设岗位①。

一般来说，公立医院内部横向机构设置，主要包括临床服务类科室、医技服务类科室、医疗辅助类科室、行政管理类部门及后勤服务类部门。其中，临床服务类科室指直接为患者提供临床诊疗服务的机构，包括临床门诊类科室和临床住院类科室，如骨科门诊、消化内科病房等；医技服务类科室指直接为患者提供医技检查治疗服务的机构，如影像科、检验科、病理科等；医疗辅助类科室指为患者或临床医技科室提供辅助类服务的机构，如门诊收费处、住院结账处、药房、消毒供应室等；行政管理类部门指履行医院管理职责的机构，如办公室、财务处、医务处、护理部等；后勤服务类部门指为医院其他部门提供后勤保障服务的机构，如维修队、电工班、水工组等。公立医院内部纵向机构设置主要包括决策机构、执行机构和监督机构。其中，决策机构包括医院职工代表大会、党政领导班子联席会议、院领导班子会议、预算管理委员会、采购管理委员会、资产管理委员会、内部控制实施领导小组等。其中，预算管理委员会通常由医院院领导、财务、审计、纪检监察及相关职能部门的负责人构成，负责对医院预算管理制度颁布、方案制订、编制执行、检查考核等方面的重要事项做出决策；采购管理委员会通常由医院院领导、财务、审计、纪检监察及相关职能部门的负责人构成，负责医院医疗设备、药品、耗材等物资采购事项的决策；资产管理委员会通常由医院院领导、财务、审计、纪检监察及相关职能部门的负责人构成，负责医院各项资产的清查、调配、考核、处置等重大事项的决策；内部控制实施领导小组通常由医院院领导、财务、审计、纪检监察及相关职能部门的负责人构成，下设实施办公室和评价监督办公室，负责医院内部控制规范实施方案制订、内部控制风险评估机制建立、内部控制岗位设置等内部控制重大事项的决策。执行机构包括医院各级职能部门及业务科室，一般由医院财务部门作为内部控制的牵头部门，负责建立健全医院内部控制制度，指导内部控制实施工作。监督机构包括医院审计、纪检监察等部门，负责医院内部控制制度的评价与监督工作。在进行设计后，还要及时评估和调整组织架构。

以下是某公立医院内部控制系统组织架构图参考示例（见图3-1）。

① 张庆龙，王洁. 公立医院内部控制管理操作实务指南［M］. 北京：中国财政经济出版社，2021.

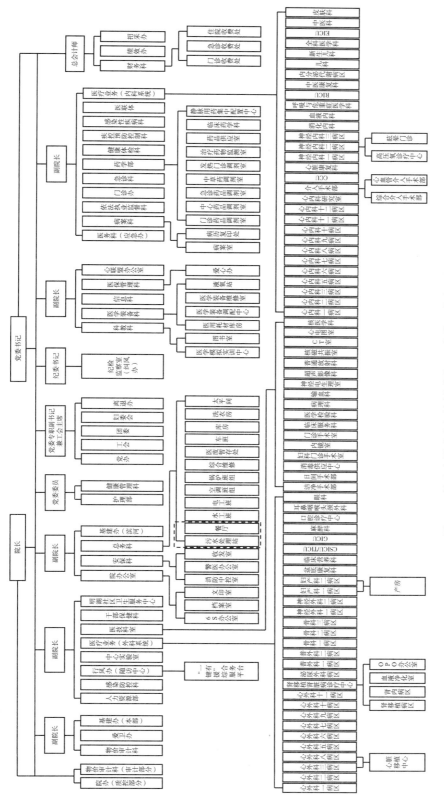

图3-1 某公立医院内部控制系统组织架构图参考示例

第三节 公立医院内部控制系统的职责划分

在职责划分方面，公立医院应按照权利、义务和责任相统一的原则，明确规定分管院领导和各有关部门、岗位、人员应负的责任和奖惩制度。明确权力和责任的分配方法，增强组织的控制意识，明确划分各岗位、环节的权力和责任，确保职责权限在严格控制下履行。

一、医院党委的管理职责

医院党委是医院内部控制建设中的领导人物，行使全方面的管理职责，是内部控制建设的首要责任人，对内部控制的建立健全和有效实施负责，医院领导班子其他成员要抓好各自分管领域的内部控制建设工作。

二、内部控制领导小组职责

医院根据实际需要设立内部控制领导小组，主要负责人任组长，带领领导小组具体负责内控建设。领导小组主要职责包括：建立健全内部控制建设组织体系，审议内部控制组织机构设置及其职责；审议内部控制规章制度、建设方案、工作计划、工作报告等；组织内部控制文化培育，推动内部控制建设常态化。具体表现如下。

（一）制定内部控制政策和制度

根据国家、行业和医院实际情况，制定内部控制政策和制度，为内部控制建设提供指导和支持。

（二）确定内部控制目标和计划

确定内部控制建设的目标和计划，确定内部控制工作的重点和方向，推动内部控制的深入开展。

（三）指导内部控制工作推进

指导并督促各部门、各职能部门建立内部控制机制，监督内部控制流程的实施和执行。

（四）确保内部控制工作稳妥有序

确保内部控制工作的稳妥有序实施，及时解决工作过程中出现的问题，保障医院内部控制体系在协调、统筹、良性互动的状态下推进。

（五）确保内部控制信息公开透明

向内外部各方透明披露医院的内部控制信息，让患者更好地了解医院内部管理流程，增强患者信心和对医院的信任感。

三、内部控制建设职能部门职责

内部控制建设职能部门组织实施内控建设工作，包括研究建立内部控制制度体系，编订内部控制手册；组织编制年度内部控制工作计划并实施；推动内部控制信息化建设；组织编写内部控制报告等。具体表现如下。

（一）研究建立内部控制制度体系，编订内部控制手册

负责对医院的内部管理及控制机制进行评估和分析，制定内部控制政策、规章制度及工作程序，编制内部控制手册，确保医院的内部控制制度健全、完备、科学、合理。

（二）组织编制年度内部控制工作计划并实施

负责组织医院年度内部控制工作计划的编制，包括内部控制目标设定、内部控制项目、内部控制活动、任务分工、质量标准和检查程序，监督并推动其实施，查阅执行情况，协调解决问题。

（三）推动内部控制信息化建设

负责及时引进和推广最新的内部控制信息化技术和产品，协调相关部门完成内部控制信息化建设的规划、设计、实施和运维工作。建立完善的 IT 内部控制管理机制及相关规章制度。

（四）组织编写内部控制报告

负责组织内部控制评价和审核，建立合格的内部控制评价机制，按照规定发布内部控制报告，向领导层、内外部审计机构等提供内部控制方面的信息和数据支持，提供内部控制改进建议。

四、内部审计部门职责

内部审计部门负责内部控制评价，负责本单位风险评估和内部控制评价工作，制定相关制度；组织开展风险评估；制订内部控制评价方案并实施，编写评价报告等。具体表现为：评估医院内部控制制度，确保医院的财务管理、采购、库存、收费等业务流程的合规性、可靠性和有效性，并提出改进建议；对医院财务报表和预算执行情况进行审核，保证财务报表的真实性和准确性；评估医院的医疗合规性，包括医疗行为是否符合法规和规范、医疗记录是否完整、医生实践是否符合医院标准等方面。通过审核，发现和纠正可能存在的违规行为，并提出改进建议；对医院的采购、库存、生产运作等方面进行产品质量监管，确保医疗物品、药品等的质量和安全性能符合备案标准；评估医院的信息化环节，包括信息存储、数据管理、系统运行、网络安全等方面，防范医院信息系统遭遇黑客等安全问题；作为第三方审核机构，辅助医院对外评审、备案和审计等事项。

五、廉政风险防控职责

医院内部纪检监察部门负责本单位廉政风险防控工作，建立廉政风险防控机制，开展内部

权力运行监控；建立重点人员、重要岗位和关键环节廉政风险信息收集和评估等制度。具体表现如下。

（一）建立廉政风险防控机制

针对医院存在的廉政风险问题，建立档案，绘制风险地图，并制定预防措施和应急处置预案。

（二）开展内部权力运行监控

加强对医院内部权力运行的监督管理，查处各类违反廉洁纪律的行为。组织审查领导干部、工作人员、医疗人员等，发现问题要严格追究，保障医院廉风正气。

（三）建立重点人员、重要岗位和关键环节廉政风险信息收集和评估

针对内部廉政风险问题，建立重点岗位和重点人员名单，并落实巡查检查、抽查核查等制度，确保信息核实及时归集、纳入管理，确保权力在制度的监管下运行。

（四）参与内部控制建设工作

协助医院制定内部控制规章制度，对医院机构运作健康状况开展监督和检查，加强对内部控制工作的指导与协调。

六、行政、医务管理职责

医院医务管理部门负责本单位医疗业务相关的内部控制工作，加强临床科室在药品、医用耗材、医疗设备的引进和使用过程中的管理，规范医疗服务行为，防范相关内涵经济活动的医疗业务（即实施该医疗业务可以获取收入或消耗人财物等资源）风险，及时纠正存在的问题等。

具体表现为：加强临床科室在药品、医用耗材、医疗设备引进和使用过程中的管理。医务管理部门应当加强对医疗资源的合理配置和使用管理，规范临床科室和医务人员的利益红利制度，确保药品、医用耗材和医疗设备的合理使用和管理；规范医疗服务行为。医务管理部门应当制定内部控制制度，规范医疗服务行为，确保医疗服务质量和效益得到提高，避免医疗纠纷的发生；防范医疗业务（即实施该医疗业务可以获取收入或消耗人财物等资源）风险。医务管理部门需加强对医疗经济的管理和监控，并制定内部控制制度和流程，防范医疗经济风险的发生；及时纠正存在的问题。医务管理部门应根据内部控制检查和监督结果，及时发现和解决医疗业务内部控制方面的问题，完善内部控制制度，提高工作效率。

七、业务科室职责

医院内部各部门（含科室）是本部门内部控制建设和实施的责任主体，部门负责人对本部门内部控制建设和实施的有效性负责。应对相关业务和事项进行梳理，确定主要风险、关键环节和关键控制点，制定相应的控制措施，持续弥补内部控制缺陷。

（一）确定主要风险、关键环节和关键控制点

针对本部门存在的风险问题，通过风险评估、风险分类等手段深入分析，明确部门风险的类型、范围、重要性等，确定关键环节和关键控制点，制定相应的内部控制措施。

（二）制定相应的控制措施，推进内部控制建设实施

可以参考 COSO 框架①，根据风险评估和内部控制要求，起草并完善本部门的制度、规章、工作程序。例如，访问控制、信息保护、培训和宣传等方面的制度，确保制度落实到位。同时，要监督制度的执行情况，调整和完善控制措施，提高内部控制的有效性。

（三）持续改进内部控制缺陷

根据内部控制评价结果，及时发现和排查存在的内部控制缺陷，研究解决方案，持续改进内部控制缺陷，确保内部控制的有效性和可持续性。

第四节　公立医院内部控制系统的内容

一、单位层面的内控建设

单位层面内部控制是业务层面内部控制的基础，直接决定了业务层面内部控制的有效实施和运行。从内部控制实践来看，凡是内部控制建立和实施效果较好的公立医院，都离不开医院一把手领导的重视、组织结构的合理配置、完备的制度、规范的流程、完善的决策机制等。由此看出，建立和完善公立医院内部控制，不仅要考虑业务层面的控制问题，更要关注单位层面的内部控制，加强单位层面内部控制建设。单位层面内部控制建设管理主要内容是明确单位的决策机制、内部管理机构设置及职责分工，建立医院决策层面和业务执行层面的权力制衡机制，完善内部管理制度，加强关键岗位管理和信息化建设等。主要包括组织架构内部控制建设、工作机制控制建设、关键岗位及关键岗位人员控制建设、会计系统控制建设及信息系统控制建设六方面内容。

（一）组织架构内部控制建设

《行政事业医院内部控制规范》第三章第十三条规定：单位应当单独设置内部控制职能部门或者确定内部控制牵头部门，负责组织协调内部控制工作。同时，应当充分发挥财会、内部审计、纪检监察、政府采购、基建、资产管理等部门或岗位在内部控制中的作用②。

公立医院的组织架构是公立医院明确医院内部各层级机构设置、职责权限配置、人员系统编制、工作程序及其相关要求的组织机构方面的系统安排。它是单位层面内部控制设计的重中

---

① 王兴鹏．公立医院内部控制建设指南及实践［M］．上海：上海交通大学出版社，2016．
② 中华人民共和国财政部（2014）：《行政事业医院内部控制规范》。

之重，也是内部控制的顶层设计因素。一个科学、分工制衡的组织架构，可以使医院自上而下地对风险进行识别和分析，进而采取控制措施予以应对，促进信息在医院内部各层级间得到及时、准确、顺畅的传递，进一步提升日常监督和专项监督的力度和效能。此外，完善的组织架构体系，也可以建立不同的风险防范体系，能有效防范和化解各种舞弊风险。

公立医院在设计组织架构必须考虑内部控制的要求，合理确定治理层及内部各部门之间的权力和责任，并建立恰当的报告关系。既要能够保证医院高效运营，又要能适应内部控制环境的需要，进行相应的调整和变革。具体而言，至少应当遵循以下原则：一要依据法律法规；二要有助于实现发展战略；三要符合管理控制要求；四要能够适应内外环境变化。

在具体实施层面，应当合理设置公立医院组织机构，科学配置内设机构的职责权限，设立内部控制职能部门或者牵头部门，内部控制职能部门或牵头部门应当围绕本单位事业发展规划、年度工作计划等制订内部控制工作计划。充分发挥医务、教学、科研、预防、资产（药品、设备、耗材等）、医保、财务、人事、内部审计、纪检监察、采购、基建、后勤、信息等部门在内部控制中的作用。

各个医院应当及时评估组织架构，结合医院实际情况并在听取一定管理人员、员工意见的基础上，按照规定权限和程序对组织架构予以调整。对部分医院存在附属医院（如分院、托管医院、研究所、杂志社、三产医院等）的，要一并纳入医院的组织架构设置，充分考虑和评估可能存在的内控风险。建立科学的内部监督及管理制度，通过合法有效的形式履行监管职责。

（二）工作机制控制建设

《行政事业医院内部控制规范》第三章第十四条规定：单位经济活动的决策、执行和监督应当相互分离。医院应当建立健全集体研究、专家论证和技术咨询相结合的议事决策机制。重大经济事项的内部决策，应当由医院领导班子集体研究决定。重大经济事项的认定标准应当根据有关规定和本医院实际情况确定，一经确定，不得随意变更。

为有效实施医院内部控制，医院应当设置符合自身实际情况的工作机制，实现权力制衡。从医院层面来看，医院应当设置以下五个方面的工作机制，即三权分离工作机制、风险评估工作机制、议事决策工作机制、议事决策问责工作机制及相关部门沟通协调工作机制。

其中，三权分离机制要求公立医院按照分事行权、分岗设权、分级授权的原则，在职责分工、业务流程、关键岗位等方面规范授权和审批程序，确保不相容岗位相互分离、相互制约、相互监督，规范内部权力运行，建立责任追究制度。风险评估工作机制要求公立医院从目标设定、风险识别、风险分析及风险应对方面明确风险评估的控制目标，设计关键的控制措施，确保医院风险评估工作的有效开展，对重大风险进行持续监测，及时发布预警信息，制定应急预案，并根据情况变化及时调整控制措施，在必要的时候可以借助第三方力量。议事决策工作机制要求公立医院建立健全集体研究、专家论证和技术咨询相结合的议事决策机制。科学划分议事决策权责、事项范围和审批权限，保证议事过程的科学决策。议事决策的问责工作机制要求公立医院在决策前实现信息公开，将决策结果置于社会的监督之下，保证决策结果的公平与公正。在决策后也要实行对效率和效果的跟踪，建立相关的问责追责机制，使决策效果与相关人员的升迁和经济惩罚相挂钩，促进决策的严格落实与执行。相关部门的协调沟通工作机制要求公立医院强化医院负责人在内部控制体系建设中的"第一责任人"意识，调动各部门积极配合从而主动开展本部门的内部控制建设工作，对发现的问题积极整改并主动上报，各部门之间做到信息流畅、沟通顺利。

（三）关键岗位控制建设

《行政事业医院内部控制规范》第三章第十五条规定：单位应当建立健全内部控制关键岗位责任制，明确岗位职责及分工，确保不相容岗位相互分离、相互制约和相互监督。

关键岗位与其他岗位相比具有以下几个特征：责任重，工作内容复杂，可支配的资源多，任职资格的要求高、数量少，对医院管理目标实现的贡献率高。关键岗位通过职责直接与实现医院管理目标的一系列活动相联系，并可以与工作成果直接挂钩。这些关键岗位是保障经济活动业务有效实施的关键，没有这些关键岗位，就无法保证医院经济活动的正常开展。

公立医院关键岗位既是医院经济活动有效开展的重要保障，也是医院经济活动中最容易发生舞弊和腐败的关键职位，医院应当加强关键岗位控制，防止出现职务舞弊和腐败现象，提高医院运行效率和效果。公立医院应当首先识别并确定内部控制关键岗位，一般而言，公立医院经济活动中的关键岗位主要包括预算业务管理、收支业务管理、设备采购管理、物资采购管理、资产管理、建设项目管理、合同管理、信息管理以及内部监督等岗位。

在识别关键岗位之后，医院应当根据本医院的性质、业务规模、财务管理模式等特点，明确内部控制关键岗位的职责权限、人员分配，坚持"职责与权限统一、才能与岗位统一"的原则设置内部控制关键岗位，通过"考核与奖惩统一、轮岗制度"等措施对关键岗位予以管理。

（四）关键岗位人员控制建设

《行政事业医院内部控制规范》第三章第十六条规定：内部控制关键岗位工作人员应当具备与其工作岗位相适应的资格和能力。单位应当加强内部控制关键岗位工作人员业务培训和职业道德教育，不断提升其业务水平和综合素质。医院应进一步加强医院内部各部门关键岗位人员的管理，促使关键岗位人员提高整体素质，为医院有效的内部控制的建设实施提供保障。

关键岗位人员是指在医院中承担关键岗位工作的员工，涵盖了内部控制关键岗位的关键人员。医院关键岗位人员的管理分别包括人员引进、人员培训、人员奖励以及人员惩罚和退出四个方面。《医院内控规范》第十六条规定：内部控制关键岗位工作人员应当具备与其工作岗位相适应的资格和能力。医院应当加强内部控制关键岗位工作人员业务培训和职业道德教育，不断提升其业务水平和综合素质。为此，公立医院应当从以下几个方面来加强关键岗位人员的内部控制。

首先，是要把握好关键人员入口关，医院任用的关键岗位工作人员必须经过严格的考核，确保其能够胜任医院的日常工作。其次，要加强关键人员培训，不仅要加强专业业务培训，还要强化职业道德教育，提高关键人员的职业道德素质，针对医疗行业的特殊性，为加强关键人员的综合管理能力还应当加强医院临床业务及流程培训。最后，对于关键人员的奖励和惩罚控制措施也要设置到位，结合医院的实际情况建立良好的人才激励约束机制，对涉及惩罚约束条款的员工按规定进行约束，争取做到以事业、待遇、情感留人与有效的奖惩机制相结合。

（五）会计系统控制建设

《行政事业医院内部控制规范》第三章第十七条规定：单位应当根据《中华人民共和国会计法》的规定建立会计机构，配备具有相应资格和能力的会计人员。医院应当根据实际发生的经济业务事项，按照国家统一的会计制度及时进行财务处理、编制财务会计报告、确保财务信息完整。医院做好会计系统控制，能保障会计信息以及财产本身的安全性和完整性，能够帮助医院做好管理工作，更好地达成管理目标。

会计系统控制主要是对会计主体所发生的各项能用货币计量的经济业务的记录、归集、分类、编报等进行控制。主要包括依法设置会计机构，配备会计从业人员、建立会计工作的岗位责任制、按照规定取得和填制原始凭证、设计良好的凭证格式、对凭证进行连续编号、制定合理的凭证传递程序、明确凭证的装订和保管手续、合理设置账户，登记会计账簿，进行复式记账、按照《中华人民共和国会计法》和国家统一的会计准则，会计制度的要求编制和报送及保管财务报告等内容。

会计系统控制在公立医院内部控制中居于核心地位，有两个原因：一是从内部控制建设工作机制来看，多数公立医院会指定财务部门来牵头组织内部控制建设并负责日常管理。二是由于我们将内部控制的客体范围界定为经济活动，因此会计系统在内部控制建设中必然起到核心作用。如果医院领导不太支持全医院范围内的内部控制建设，按照循序渐进的原则，可以先在会计系统实施。

在具体的操作过程中，公立医院会计系统控制建设应做到以下几点：（1）依法合理设置会计工作岗位，配备具备资格条件的会计工作人员；（2）落实岗位责任制，确保不相容岗位相互分离，明确职责权限，形成相互制衡机制；（3）加强会计管理制度建设，提高会计信息质量，确保医院的会计工作有章可循、有据可依；（4）建立健全会计档案保管制度，对会计档案的收集、整理、鉴定、编目、查阅、交接、销毁和有效利用等形成一整套的规章制度；（5）建立部门沟通协调机制，与其他业务部门之间加强信息沟通，定期开展必要的信息核对，实现重要经济信息的共享；（6）推行财务综合运营管理信息系统建设，加强会计系统管控；（7）推行医院总会计师制度的改进和完善，建立健全总会计师的薪酬、制度和绩效考核办法。

（六）信息系统控制建设

《行政事业单位内部控制规范》第三章第十八条规定：单位应当充分运用现代技术加强内部控制。对信息系统建设实行归口管理，将经济活动及其内部控制嵌入医院信息系统，减少或消除人为操作因素，保护信息安全。

医院管理信息系统是处理医院的各类数据信息，以及为医院科学管理层决策提供依据的应用系统，是医院现代化管理的一个重要基础。公立医院应当充分利用信息化技术加强内部控制建设，将内部控制流程和关键点融入医院信息系统，应包含但不限于预算、收支、库存、采购、资产、建设项目、合同、科研管理等模块；加强信息平台化、集成化建设，实现业务全覆盖、信息互联互通；每年应对内部控制信息化建设情况进行评价，推动信息化建设，减少或消除人为因素，提高工作效率。

由于医院业务比较复杂，医院信息系统也相对繁多，主要包括临床业务系统，包括门急诊、住院管理系统（HIS 系统），临床影像管理系统（PACS 系统），临床检验管理系统（LIS 系统），手术麻醉管理系统，输血管理系统，体检业务管理系统等。就诊辅助系统，包括预约诊疗系统、排队叫号系统、就诊导航系统、人工智能辅助诊断系统等。运营管理系统，包括病案管理系统、医疗统计系统、财务管理系统、人力资源管理系统、物流管理系统、固定资产管理系统、无形资产管理系统、合同管理系统、办公自动化系统（OA 系统）等。

信息系统的使用可以有效提高医院经济活动的效率，防范经济活动中存在的人为操作风险，但同时信息系统本身已经成为医院经济活动风险的重要组成部分。当前，随着医院信息系统的广泛使用，防范信息系统风险和规范信息系统管理是医院内部控制的一个重要内容。综合起来，信息系统控制具体可包括：信息系统开发控制、信息系统运营控制、信息系统安全控制、信息系统同步及稽核控制、信息系统应用控制。

1. 信息系统开发控制建设

根据软件开发生命周期，信息系统开发包括系统规划、可行性研究、需求分析、软件获取、设计和编码、测试和安装等阶段。公立医院诊疗业务及管理工作的复杂程度较高，其信息系统具有多样性和复杂性，包括临床业务管理系统、就诊辅助系统及运营管理系统等，因此，公立医院的信息系统开发要具有全局性和前瞻性，在基于医院统一管理的前提下进行统一布局和逐步实施，如统一人员信息、科室信息、资产信息等医院基础信息字典，并搭建各类信息系统一体化管理的平台系统，打通各类信息系统之间的连接点，促进信息系统整合。

2. 信息系统运营控制建设

信息系统运营是指信息系统硬件和软件的日常工作，各组织的系统处理环境依计算机规模和负载量而有所不同，因此，信息系统运营的内容也不尽相同。一般而言，信息系统运营具有计算机操作、技术支持/帮助台、数据输入/输出控制、程序变更控制、质量保证、问题管理程序、监控资源有效运用的程序、实体和逻辑安全的管理、应急管理和业务持续计划等基本功能。信息系统维护是管理应用系统变更的过程，其目的是保证软件产品源代码和可执行代码的完整性。变更管理是对在最短时间内完成基础架构的任一部分或服务的任一方面的变更进行规划和监督的过程。这种变更有可能是来自外部的变更要求，如客户要求修改工作范围、功能需求、性能需求等；也有可能来源于服务过程内部的变更要求。无论是自行组织开发的软件，还是购买的商品化软件，在使用的过程中都可能对其进行变更，组织必须建立一套可行的方法来评估变更的风险、产生的风险、资源的需求以及变更标准，在变更和变更产生的影响之间进行权衡。一般而言，变更管理的过程主要包括确定变更计划、实施变更计划和评估变更等三个过程。

3. 信息系统安全控制建设

信息系统安全管理是一个复杂的系统工程，它的实现不仅需要技术方面的支持，还需要法律、制度和人力因素的配合。公立医院可以通过构建完善的信息系统安全体系、采取多样化的方式强化与信息系统安全紧密相关的教育培训，并加大对内部控制信息系统安全管理的力度，来进一步增强信息安全控制。信息系统安全相关人员的安全教育和加强内部控制系统的安全管理，进一步提高信息安全控制。

4. 信息系统同步及稽核控制建设

公立医院信息系统因其业务及管理特点而具有多样性和复杂性，临床业务系统和行政管理系统间应保持数据接口、相互传递、同步相关数据，并建立定期自动稽核机制，确保数据同源、同步更新、彼此验证、相互复核。医院应当建立信息数据质量管理制度，信息归口管理部门制定统一的数据共享与交互标准，各经济活动信息系统按统一标准建设以实现数据共享与交互，信息系统应能够完整反映预算管理、收支管理、政府采购管理、资产管理、建设项目管理、合同管理、成本管理、科研项目等业务制度规定的活动控制流程。

5. 信息系统应用控制建设

（1）输入控制。输入控制是指与数据输入相关的控制，其目的主要是保证数据的完整性、准确性、授权性和有效性。根据影响数据的主要原因，我们进一步将输入控制分为数据采集控制和数据输入控制。

数据采集控制需要采取下列控制手段和措施：建立明确的凭证编制程序；规定需要使用的凭证、编制凭证的时间、凭证的编制检查和授权输入的负责人员；制定工作手册，详细说明凭证编制时间、各种编码的使用、凭证传送的手续和时间、凭证审核的内容和负责人、凭证的保管制度与职责分工等；合理设置使用控制总数，对成批处理的经济业务凭证，以某种特征为基础（如凭证张数、金额）计算总数并核对每批的总数。

数据采集的下一项工作，是将数据输入计算机信息系统。这一过程中的控制，一是防止输入时的遗漏或重复，二是检查数据中是否仍然存在错误。采用的控制手段有些可由人工完成，有些可由计算机程序实施。在数据输入中应事先设计规定数据格式，实现格式化操作，并且在数据输入后要对数据进行核对，可由操作员和复核员分别进行。

（2）处理控制。处理控制是通过计算机程序的控制方法对数据处理过程进行控制，保证应用中的数据处理准确，并且没有数据丢失、增加和修改。处理控制的具体措施主要包括审核处理输出、数据有效性检验、处理有效性检测、错误纠正控制、保留审计线索、断点技术等方面。其中，审核处理输出能够发现一些处理和输入数据的错误，数据有效性检验是为了发现用错文件、记录和业务数据的情形，其措施主要包括文件标签检验、记录标识检测、业务代码检测、业务顺序检测等，处理有效性检测是为了检测硬件和系统软件的错误。

（3）输出控制。系统不但要定期或不定期地把各种信息输出到存储介质上，而且还要打印输出各种报告、报表或其他有关资料。输出控制的目的就是要保证输出资料的准确、可靠，并能按要求及时送到指定的人手中，而未经批准的人不能接触系统的输出资料。常用的输出控制措施有控制总数核对、勾稽关系检验、对输出资料的核对检查与合理性检验以及输出文件的保管与分发等。

二、业务层面的内控建设

公立医院业务层面的内控建设包括预算业务、收支业务、采购业务、资产业务、基本建设业务、合同业务、医疗业务、科研业务、教学业务、互联网医疗业务、医联体业务、信息化建设业务、一院多区建设等13项具体内容。

（一）预算业务内部控制

医院预算是医院按照国家有关规定，根据事业发展计划和目标编制的年度收支计划，医院按照公历年度编制财务收支预算，由收入预算和支出预算组成，按照预算法和医院财务制度规定，医院所有收支应全部纳入预算管理，体现预算的完整性。收入预算和支出预算是一个有机的预算整体。准确、科学、合理测定收支，不得人为高估或压减，不得编制无依据、无标准、无项目的预算，原则上不得编制赤字预算。

医院采取全面预算管理是保障医院正常运营、合理规划经营策略的重要措施，预算管理是医院保证单位内部控制有效实施的一个有力手段，是一个事前控制、事中控制、事后控制的工具，预算管理的内容是医院内部控制的对象，医院内部控制是预算管理有力实施的基础；全面预算管理是医院在一定的时期内各项业务活动、财务表现等方面的总体预测，是医院内部控制的一种方法，是集控制、激励、评价于一体的综合管理机制，通过合理分配医院的人、财、物等资源，协助医院实现既定的发展目标，并与相应的绩效管理相结合，监控医院发展目标的实施进度，控制费用、预测内外部政策影响与需求，合理调整，有效促进医院发展目标，实现医院全面内部控制。

预算业务内部控制是通过建立健全预算业务内部管理制度、合理设置预算业务管理机构或者岗位、建立部门之间沟通协调机制和预算执行分析机制、加强内部审核审批等控制方法，对预算编制、预算审批、预算执行、决算和绩效评价等环节实施的有效控制。在此需要注意的是预算控制不是预算业务控制，预算控制是控制方法，预算业务控制是对预算业务的控制。

公立医院进行预算业务内部控制，要做到以下几点：首先，要建立健全预算管理制度，涵盖预算编制、审批、执行、调整、决算和绩效评价等内容。其次，要明确预算管理委员会、预算牵头部门、预算归口管理部门和预算执行部门的职责，分级设立预算业务审批权限，履行审批程序，重大事项需要集体决策。再次，要合理设置预算业务关键岗位，配备关键岗位人员，明确岗位的职责权限，确保经济业务活动的预算编制与预算审批，预算审批与预算执行，预算执行与预算考核，决算编制与审核，决算审核与审批，财务报告的编制、审核与审批等不相容岗位相互分离。除此之外，还需要建立预算编制、审批、执行、调整、决算的分析考核工作流程及业务规范；加强预算论证、编制、审批、下达、执行等关键环节的管控。最后，要强化对医疗、教学、科研、预防、基本建设等活动的预算约束，使预算管理贯穿医院业务活动全过程。强化预算绩效管理，建立"预算编制有目标、预算执行有监控、预算完成有评价、评价结果有反馈、反馈结果有应用"全过程预算绩效管理机制。

（二）收支业务内部控制

医院的收支管理与货币资金管理密切相关，建立健全医院收支业务内部控制相关制度，加强医院收支业务的有效控制和监督，可以有效防范收入中乱收费情况发生，可以有效预防支出失控，使各项收支业务得以完整、准确地反映。

收支业务内部控制包含了对医院收入业务和支出业务的两方面内容，收入业务控制是指为了保证收入业务活动的有效进行，保证收入的合法、合理、安全和完整，确保公立医院收入控制目标的实现，采取一系列具有控制职能的方法、措施和程序①。支出业务的控制是指对所有支出的整个活动过程的控制，贯穿于整个医院经济业务活动等控制的全过程之中。加强对公立医院收支业务的有效控制和监督，可以有效预防跑冒滴漏、支出失控，使各项收支得以完整的反映，公立医院进行收支业务内部控制，要对收入业务和支出业务分别进行控制。

1. 收入业务管理的控制措施

建立健全收入管理制度。医院应根据《医院财务制度》《政府会计制度》《事业单位财务规则》（财政部令第 108 号）等国家有关规章制度，结合本医院实际情况，建立健全收入管理制度，制度应包含门诊收入相关制度、住院收入相关制度、财政补助收入相关制度、科教项目收入相关制度、其他收入相关制度、应收医疗款相关制度、退费制度等，以及收入业务的归口管理相关制度、收入业务的管理岗位及其职责权限、各类收入业务的工作流程、审批权限和责任划分、票据印章的保管责任与领用程序、与收入业务相关的对账和检查责任等。合理设置收入业务岗位，明确相关岗位的职责权限，对重要岗位定期轮换，健全收入岗位责任制度，确保收款、会计核算等不相容岗位相互分离。

建立收入管理业务流程。医院应建立收入管理业务流程，加强对门诊收入流程的控制，严格遵守货币资金管理制度，对门诊资金、门诊预收款及时稽核，做到日清日结，当日收款全部上缴。

收入业务实施归口管理。医院各项收入由财务科归口管理并进行会计核算，贯彻落实"收支两条线"管理，严格按照《政府会计制度》规定确认并核算收入，确保各项收入应收尽收、及时入账，严禁设立账外账。建立健全票据和印章的管理制度，定期组织收入分析，定期、不定期分析收入变化情况。

收入必须符合国家有关法律法规和政策规定。医院取得的各项收入必须符合国家物价政策，向患者收取医疗预收款要出具公立医院统一票据，并及时结账，加强医疗预收款的审核、对账和监管，确保收入核算准确、完整。

加强收费票据的管理。医院应建立健全票据管理和印章管理相关制度，设置票据专管员，票据的申领、启用、核销、销毁均应按照规定办理，同时做好票据的保管和及时登记工作；各类收费票据仅限出纳和收费人员领用、使用。如有代收业务，经审批后可授权。医院应加强收入票据的归口管理控制、收入票据的购买及使用管理控制、加强对印章的管理。

加强收入的分析，严格设账。医院应定期组织对收入进行分析，分析收入变化情况。通过分析收入的结构变化，与上年同期收入相比的增减变动及预算执行情况，并进行因素分析，找出变动原因，提出应对措施及建议，充分发挥收入归口部门工作效能，并按照《政府会计制度》《医院财务制度》《事业单位财务规则》等规定设置预收医疗款、住院病人医药费明细账，明细账按单位或个人设置，定期与总账对账。

建立健全收入审查核对制度。医院收入归口部门应及时审查核对各项收入与票据存根，严

---

① 刘桐君. 哈市某公立医院业务层面内部控制优化研究 [D]. 哈尔滨：哈尔滨商业大学，2022.

格遵守权责发生制原则，加强结账时间控制，及时准确核算收入，确保收入真实、完整，重点加强结账时对 POS 机刷卡环节控制、第三方支付（包括支付宝、微信等）控制。

建立退费管理制度并规范费用审核信息录入。医院应严格遵循退费管理机制，各项退费必须提供有效凭证，严格核对原始凭证和原始记录，严格审批权限，完备审批手续。对发生减免事项的必须交由被授权部门负责人审核，报医院领导批准后方可办理。加强住院收费处与医疗相关科室、财务科以及其他相关科室的沟通协调机制，及时发现费用审核中存在的问题并总结原因，各方协力解决，在此过程中应及时记录出现的错误和疑问，并定期汇总后将结果反馈到各个科室，制定科学合理的解决策略，有效规范信息录入时的费用审核。

提高相关工作人员的综合素质与责任意识。医院应当加强医疗各部门对内部控制建设的相关培训，提高医院全体员工整体素质，更有利于实现收入控制。首先，对护士站护士需做好业务培训工作，每个病区护士长和主班治疗护士需及时学习和了解全新的规章制度、收费标准以及费用录入要求，并在此基础细化各个计价项目费用流程，严格督促刚入职和低年资护士动手录入操作，最大限度保证患者住院期间各项费用无错误录入。其次，对住院收费处工作人员同样需要定期开展住院收费标准和项目培训，对出院费用审核中发现的问题进行定期总结，反馈给相关科室及时纠正，加强对审核过程中相关专业的医护收费标准的系统理论学习，做到细致准确，将录入差错率降到最低。

2. 支出业务管理控制措施

建立健全支出管理制度。医院应建立健全各项支出管理制度，确定医院经济活动的各项支出标准，各项支出应符合国家有关财经法规制度，严格按照医院财务会计核算确认、核算支出，明确支出报销流程，按照规定办理支出事项。

合理设置支出岗位。医院应按照支出业务的类型和不相容岗位相互分离的原则，合理设置支出业务相关岗位及职责权限，确保支出岗位的相互制约和监督，确保支出申请与审批、付款审批与付款执行、支出审核与付款结算、支出经办与核算等不容岗位相互分离、制约和监督，确保所有的支出均纳入预算管理。

加强支出的合规、合法性控制。医院应确保各项支出符合国家有关财经法规制度及廉政相关规定，不得随意扩大开支范围和提高开支标准；医院应严格按照《医院财务制度》《政府会计制度》等规定确认、核算支出，按照规定分别按照权责发生制和收付实现制确认成本费用支出和涉及财政项目的支出。医院应划清医疗业务支出与专项支出、医疗支出与经营性支出、当期费用与未来各期费用等界限，提高会计核算的质量，确保支出核算的及时性、真实性和完整性，为支出分析奠定基础。

健全支出审批流程控制。医院应加强支出审批控制，建立健全支出的申请、审批、审核、支付等管理制度，明确支出审批人员的权限、责任和相关控制措施，确保支出的合理性、合法性，在支出审批环节明确支出审批权限、审批程序及其职责，审批人必须在授权范围内审批，不得越权审批，严禁无审批支出。对医院重大经济事项的支出，应组织专家进行可行性论证并实行集体决策和审批，必要时应召开职工代表大会审议通过。

加强支付控制。医院应加强支付控制，明确报销业务流程，按照规定办理资金支付手续，对使用公务卡结算的，应按照公务卡使用和管理相关规定、流程办理业务。重点加强控制主要包括借款支出控制、报销管理、资金支付三个环节。

加强对支出业务归档和支出业务的分析控制。医院应加强支出的核算和归档控制，财务科应及时、准确地对各项支出进行核算，凭支出相关的合同等材料作为账务处理的凭据；支出业务相关的电子档案和文档材料等，应按会计档案管理规定，及时移交档案管理部门保管。建立定期分析机制，定期分析支出情况，对借款、报销、资金支付等重点环节进行分析控制，通过对支出业务定期分析、考核控制，以及对项目资金的分析控制，编制支出分析报告，为医院管理层提供决策有用的信息。

加强项目资金管理控制。医院应按照要求定期向财政部门、主管部门报送项目资金使用情况，按规定定期对项目资金进行结余结存清理；项目完成后应报送项目资金支出决算和使用效果的书面报告，接受财政部门、主管部门的检查验收。

（三）采购业务内部控制

采购是指以合同方式有偿取得货物、工程和服务的行为，包括购买、租赁、委托、雇佣等，采购是医院开展日常工作的重要业务。医院的采购，是指医院使用财政性资金、专项资金、科研项目经费及单位自筹资金等采购货物、服务及工程项目的行为。医院采购形式分为：集中采购、分散采购、自行采购。医院采购的内容有：各类基建工程、医学装备、大型设备维保、医用材料、批量物资采购、宣传广告制作、计算机办公软硬件、后勤服务以及其他涉及经济活动的项目等。

采购业务的内部控制是指根据国家的采购法律、法规、规章、制度的规定，结合采购业务管理的特点和要求而制定的，旨在规范采购管理活动，体现采购的"公开、公平、公正、诚信"原则的制度和办法。加强采购业务的内部控制有助于降低医院财务风险、降低医疗运行成本和运行风险、维护医院的正常运行，提高政府公信力。

公立医院进行采购业务内部控制，可以分为以下几个部分。

1. 采购预算、计划与审批控制措施

采购项目事前要进行可行性论证，按照预算审批管理规定执行，重大采购项目严格按照"三重一大"事项的相关管理规定执行，即严格执行采购"预算"控制及"重大经济事项"控制。

2. 采购的控制措施

加强对招标采购过程的监管，明确各参与部门和人员在采购业务中的责任，建立各部门间沟通协调机制，从而控制采购成本、节约资金，防止舞弊行为的发生，提高采购质量和效益。加强对供应商的考核，服务期内定期对供应商进行考核，根据考核结果采取有关措施，最终确定考核结果良好的供应商作为战略合作伙伴。

3. 采购验收的控制措施

严格办理采购验收手续，规范出具采购验收报告，妥善处理验收中发现的异常情况，及时解决相关问题。如出现问题应在验收时当面提出，要求供货商进行处理。严格审核申请表、采购合同、验收报告、发票等的真实性。

4. 采购档案管理的控制措施

采购项目档案由招采办及其他自行组织采购的科室整理存档，验收档案由主管职能科室整理存档，并应妥善保管采购、验收过程的每项文件资料，不得伪造、变造、隐匿或者销毁。未能按期整理的，应由责任人作出书面说明，档案管理人员应定期催办。整理的档案应包括该计划的全部文件材料和记录，包括图纸、效果图、磁带、光盘、磁盘等各类文件材料（包含电子版）。招标采购现场监控系统录制的音像资料，可作为辅助档案资料保存。招标采购档案按照年度编号顺序进行编组卷，卷内档案材料可参照政府采购工作流程排列。制定招标档案管理办法规范招标采购档案管理。

5. 采购监管机制的控制措施

做好内部监管，通过事前、事中、事后的内部控制招标来规范医院的采购行为，纪检监察室、审计科作为医院招标采购的监督管理部门，强化内部监督管理机制，增加监管力度，从而提高医院的管理、控制和治理水平。

6. 药品采购的控制措施

医院要在药品的进、销、存等各环节，建立内部控制制度。正确制订采购计划，合理确定采购批量，根据临床需要和用量合理安排采购计划。采购的药品入库，建立严格的验收入库存储手续，仓库保管员严格按照采购计划验收。加强药品价格管理，严格执行国家物价政策；实施定期对账制度，建立健全定期对账制度，药品会计定期与保管实物账和财务科的总金额账核对，保证实物与药物明细账及财务总账一致；重视药品财务报表分析，通过指标分析，及时发现异常变动情况，寻找变动原因，保障资产安全。

7. 高值耗材采购流程控制措施

利用信息化手段加强高值耗材临床应用管理；成立高值耗材专家委员会，并建立相关专业门类的临床学术专家库，对临床需要使用的高值耗材进行论证评估，通过后方可进行采购流程；严格高值耗材的申请，规范高值医用耗材的采购程序，建立健全高值医用耗材的验收和储存制度，控制和监督管理制度。

8. 医疗设备年度采购计划的审核流程控制措施

医疗设备年度采购计划，必须按照医院预算程序，由医学装备科收集年度医疗设备采购计划，整理后初步编制出医院医学装备采购年度计划表。组织相关专家召开医学装备管理委员会会议，对年度计划中规定金额以上的医疗设备进行论证分析，将计划提交审议，对规定限额以上的医学装备采购计划报至当地卫生健康管理委员会审批。

9. 采购信息管理的控制措施

医院应按规定公开医院采购信息，及时发布医院采购信息公告，规范采购信息的保密管理，涉及商业秘密的采购信息不公开；签订保密协议；妥善保管医院采购文件，规范医院采购业务记录的管理。

（四）资产业务内部控制

医院资产是指由医院过去的经济业务或者事项所形成的，由其控制的、预期能够产生服务潜力或者带来经济利益流入的经济资源。同时是医院占有、使用和控制的，依法确认为国家所有、能以货币计量的各种经济资源的总称，包括医院用财政资金形成的资产、科教资金形成的资产、国家调拨给医院的资产、医院按照国家规定组织收入形成的资产，以及接受捐赠和其他经法律确认为国家所有的资产。

根据公立医院资产业务的实际情况和《行政事业单位内部控制规范（试行）》，我们将公立医院资产业务内部控制分为资产管理体系控制、流动资产控制、固定资产控制、无形资产控制、对外投资控制。公立医院进行资产业务内部控制，要分别从以下几个方面设置控制措施。

1. 资产管理体系管理的控制措施

建立健全资产管理体系相关制度，主要包括建立健全相关资产内部管理制度；合理设置岗位，加强不相容岗位分离；建立健全相关资产信息管理系统；建立健全相关资产配置管理制度；建立健全相关资产使用管理制度；建立健全相关资产处置管理制度；建立健全相关资产清查核实制度；建立健全相关资产管理监督管理制度。

2. 货币资金管理的控制措施

建立健全货币资金相关管理制度体系，健全货币资金管理岗位责任制，加强货币资金的日常管理工作，明确岗位职责和权限，使不相容岗位相互分离、制约和监督，定期轮换，杜绝财务人员长期处于同一工作岗位的现象，确保财务科工作健康有序地进行；建立货币资金授权审批制度，审核人在授权范围内对货币资金审核，不得越权审核；建立现金盘点清查制度，出纳、门诊、住院收费人员每天核对库存现金，做到日清月结，确保账实相符；加强银行账户管理，定期检查、清理银行账户的开立及使用情况，定期编制银行存款余额调节表，及时调整未达账项，保证银行存款的安全和及时结算；建立票据管理制度及稽核制度，对银行票据、门诊及住院收费票据和其他票据进行管理，设置票据管理、票据稽核备查登记簿，对票据领、用、存、核销、稽核结果差异等情况进行记录，对现金、银行存款、票据、印章等的保管、使用、上交等全流程控制，把内部控制风险降到最低。

3. 应收及预付款项管理的控制措施

关键控制点是应收及预付款的制度控制、风险控制、会计核算控制、定期清理控制、内部报告控制。医院重视应收在院病人医药费、应收医疗款、其他应收款等款项，加强应收医疗款的控制与管理，并建立健全相关控制制度，定期核对往来账，做好对账记录，如有不符，应查明原因，及时处理。财务科指定专人负责应收及预付款的核算与管理，分户设明细账，加强往来账龄的分析，对应收款及预付款管理中可能出现的风险进行全面防范和控制，发现明显不能收回款项的迹象，做出预警报告，及时催告。对应收款及预付款定期进行清理，将清理结果进行整理，提出合理化建议和有效措施，及时向医院领导请示、汇报。

4. 存货管理的控制措施

医院应规范药品及库存物资管理流程，加强药品及库存物资业务管理不相容岗位分离、监督和制约机制，制定科学规范的药品及库存物资管理制度，保证所有药品和库存物资必须经过验收入库才能领用，不经验收入库，一律不准办理资金结算，确保药品、卫生材料及其他库存物资业务流程有效控制。定期或不定期对药品、卫生材料及其他库存物资进行盘点，对于高值耗材、贵重药品、麻醉药品等特殊药品，库管应每天盘点，并对盘盈、盘亏情况及时查明原因，分清责任，按规定程序进行处置报批，最后报财务科进行账务处理。

5. 固定资产管理的控制措施

设置固定资产管理部门，对固定资产实行归口管理；建立健全固定资产管理制度和岗位责任制，明确相关部门和岗位的职责、权限，不相容岗位相互分离，严格按照各自的权限办理固定资产业务；重视固定资产信息化管理工作，提高对信息化管理的认识，根据医院业务做好信息化管理的前期需求调研，设计符合自身的信息化业务流程，让信息化更好地服务于医院内部管理，而不仅只是统计数据的工作；固定资产购置由使用科室提出申请，主管职能科室出具情况说明，由相关管理委员会论证，论证形式从可行性、必要性、科学性、实用性四个方面出发，预防盲目购建和决策失误所造成的损失，确保资产购置与医院医疗服务相适应；规范固定资产管理相关流程，加强取得、验收、使用、保养、保管、变动、处置等环节的控制，购入固定资产验收过程中若发现固定资产与采购合同中内容有出入、不符时，应及时告知财务部门，财务部门即拒付货款；建立健全固定资产"三账一卡"制度，建立健全固定资产清查盘点制度，明确清查范围，固定资产清查盘点时，明确清查范围，做到账账相符、账卡相符、账实相符，防止资产流失。

6. 无形资产管理的控制措施

完善无形资产管理规章制度，合理设置岗位，明确职责权限，不相容岗位相互分离；制定无形资产业务流程，如实记载各个环节开展情况，及时传递相关信息，确保无形资产业务全过程得到有效控制。

7. 对外投资管理的控制措施

建立健全对外投资业务的管理制度和岗位责任制，结合业务需要合理设置对外投资业务相关岗位，明确岗位的职责、权限，不相容岗位相互分离，尤其确保对外投资项目可行性研究与评估、决策与执行、处置的审批与执行等不相容职务相互分离。明确行政事业单位对外投资相关规定，在相关规定的投资范围内进行投资，避免投资设立非独立法人资格的医疗卫生机构，确保对外投资的合规合法性。

除此之外，医院所办企业应当根据《企业内部控制基本规范》《企业内部控制应用指引》《企业内部控制评价指引》等企业内部控制规范性文件的要求，全面开展内部控制规范建设。

（五）基本建设业务内部控制

建设项目是指医院根据医疗事业发展或医疗业务需要而开展的新建、改扩建项目，以及修缮修理项目。建设项目管理控制是医院为了防范建设项目各个环节的差错与舞弊，提高工程质量，提高建设资金使用效率，结合建设项目的重点和管理要求而制定的内部控制制度和程序，包括建设项目决策、概预算、招标、采购、施工管理、质量管理、工程结算、竣工结算等。

医院的建设项目包含医院当年的各类建筑物、构筑物及其附属设施的大修、改建、扩建、土建和安装、道路建设、园林绿化等各类工程项目。基本建设业务内部控制是指医院为了防范建设项目各个环节的差错和舞弊，提高工程质量，提高建设资金的使用效益而制定的内部控制制度与程序。公立医院进行基本建设业务内部控制，要分别从以下几个方面制定措施。

1. 项目设计与预算环节的控制措施

项目设计环节，关键控制措施是：在选择设计方案时要把技术经济指标作为硬性要求，安全系数是否适度、主要材料消耗是否过度等，从而控制单方造价和工程投资总额。应当在选择设计单位时引入适当的竞争机制，按照国家和医院规定采用招标等方式确定具有资质和经验的设计单位，应当向设计单位提供详尽的基础资料，交流医院自身需求、医技发展趋势和医疗设备更新的要求，避免因信息不对称或不完整造成设计失误、投资失控等现象。应当加强对项目初步设计、施工图设计等环节的管理，对设计方案进行严格把控，并根据国家要求上报相关部门审批、备案。应当严格对设计变更进行管理，尽量避免设计变更。

项目概预算环节，关键控制措施是：应加强医院的项目预算环节控制，按照国家规定，投资估算控制设计预算，设计预算不应突破投资估算的10%。施工图预算应在设计预算控制下完成，任何部门和个人不得自行任意批准，追加项目建设内容和预算，不得擅自改变集体决策。预算编制要全面完整，主要内容有前期费用、勘察设计、招标、工程施工等预算，不能任意扩大范围和提高建设标准。应加强工程量预算的控制，必须按照图纸和规定方法计算，不得任意扩大。预算要真实、完整、准确套用建设项目定额标准。财政投资立项的基本建设项目须经过财政部门审核，其他基本建设项目须经过具有资质的审计机构进行审计，或经过医院内部审计部门审计。

2. 项目招标的控制措施

医院应对投标人和供应商的廉政资质审查，医院纪委监察部门对建设项目招标投标过程进行充分监督，并提出监督意见，确保招标程序的公平性、合规性、保密性，控制工程造价、提高工程效率、防范和遏制商业贿赂。各种招标公告、招标文件应委托专业的招标代理机构进行编制，项目管理部门负责参与、配合、审查、监督其开展工作，相关公告、招标文件须经项目领导小组审查，领导小组组长签字批准，方可进行。重视招标前施工图的会审工作，减少施工过程中的变更。

3. 项目施工与结算管理的控制措施

加强立项批文、建设项目规划许可证、施工许可证的审批手续管理，加强项目施工与结算控制过程中建设项目法人负责制、工程建设监理制和工程合同管理制的控制，要求法人按规定承担相应阶段性的工作责任，并对工程质量承担终身责任，同时承担施工现场管理责任、督促现场文明施工责任、执行安全生产等有关规定。项目实施和结算应按规定程序执行，检查先勘察、后设计、再施工的运作程序，防止边立项、边设计、边施工现象。施工和结算均应遵守招投标制度，不得弄虚作假，坚持公开、公平、公正的原则，监督工程中标单位不得有转包、违法分包和挂靠承包行为。按照医院相关规定严肃工程质量，严格控制工程变更，按照规定的权限和程序进行审批。加强项目合同管理，签订合同必须采用书面形式，严格按照规定程序订立，对建设项目合同的内容认真审核、按照程序审定、签字，加盖医院合同章后方可生效。未经建设领导小组组长审核的合同，均属无效合同，财务科不予办理相关手续。项目管理部门无权擅自以基建项目对外提供经济担保。建设合同的履行是双方按合同的标的履行，双方各自承担实际履行责任，不得任意以违约金或损害赔偿金等代替合同规定的标的履行。加强对工程进度款支付的管理，工程款的结算由审计部门、财务部门双重审核，工程款不得用现金结算，不得将款项转入私人账户，及时核对是否对预付款实行了扣回处理，确保工程资金使用与进度协调一致。

4. 项目验收与竣工决算的控制措施

医院应明确竣工验收及决算条件、标准、程序和相关管理职责，明确项目竣工时，必须办理竣工决算和竣工决算审计，同时在编制建设项目竣工决算前，应做好各施工单位的往来账核对和清算工作，确保建设项目竣工决算的真实、完整和及时。经审计的建设项目，应及时办理固定资产验收和移交，未经审计的建设项目，不得办理固定资产验收和移交。建设单位要按照实际工程量编制建设项目竣工决算单，决算单必须经监理单位或医院技术人员审核，按规定送审计部门进行审计，决算经审计确认的工程造价作为该项目结算依据，并办理相关审批手续；建设项目完成后对所有技术资料和文书档案进行整理并装订成册，加强建设项目合同管理。

（六）合同业务内部控制

本书中所讲的合同主要是指与医院经济活动相关的经济合同，其实质上只是一种涉及债权、物权关系的财产合同。医院的合同业务内部控制主要涉及合同订立与审查、合同履行与跟踪、合同管理与纠纷处理等业务流程。医院只有加强合同管理，合同各方做到了遵守条约、履行合同、恪守信誉，才有利于医院自身管理水平的提高，增创医院经济效益，进而实现医院的战略发展目标。合同管理范围主要涉及合同组织管理及运行机制、合同订立与审查、合同履行与跟踪、合同归档及评估等业务流程。从内部归口管理上主要涉及医务科、医学装备科、药学部。公立医院进行合同业务内部控制，要从以下几个方面入手。

1. 组织管理及运行机制的控制措施

建立合同归口管理机制，明确医院合同归口管理部门，完善合同管理相关职责制度，定期检查和评价合同管理中的薄弱环节，采取相应措施，促进合同有效履行。参与重大合同的起草、谈判、审查、签订和合同纠纷等，对合同实施统一管理，对医院的合同事务实行审核把关、统一管理。

2. 合同订立的控制措施

应加强对合同订立的管理，明确合同订立的范围和条件。按照"统一管理、分级负责、专业审查、计划签订、合同结算"原则，完善合同审查流程，提高合同审核人员的专业素质，认真履行其职责。合同审核人员审核时发现问题，应对发现的问题提出可参考的修订意见，合同起草人员要认真分析研究，慎重对待审核意见，必要时对合同条款、内容进行修改完善，并再次提交审核。

3. 合同履行的控制措施

应当遵循诚实信用原则严格履行合同，对合同履行实施有效监控，强化对合同履行情况及效果的检查、分析和验收，确保合同全面有效履行。若由于对方或医院自身原因导致可能无法按时履约时，应当及时采取应对措施，将合同损失降到最低。对合同履行中签订补充，或变更、解除合同等，应当按照国家有关规定进行审查，对于合同没有约定或者约定不明确的内容，双方应协商一致后对原有合同进行补充。在履行合同过程中发生纠纷的，应当根据国家相关法律法规，在规定时效内与对方当事人协商解决，并按规定权限和程序及时上报。在合同中应明确规定违约责任，要求对方为履行合同提供相应的担保措施。对合同履行过程进行监督，如发现对方有违约的可能或已发生违约行为，应及时采取相应措施将损失降到最低程度。

4. 合同归档评估的控制措施

合同归口管理部门应当加强对合同登记的管理，定期对合同进行统计、分类和归档，详细登记合同的订立、履行和变更等情况，实行对合同的全过程管理。合同签订后，承办的业务部门应及时将合同原件及其电子版、合同执行过程中的往来函件、纠纷或争议的处理情况记录等相关文件资料送医院办公室备案，一年后交档案管理员归档保管。医学装备采购合同档案保管期限应至医学装备报废为止。医院应对合同档案实行专柜保管，合同相关档案的保存应遵循防火、防潮等要求，确保合同及其相关文件资料的安全完整。加强合同信息安全保密工作，未经批准，任何人不得以任何形式泄露合同订立和履行过程中涉及的工作秘密或商业秘密。设定三级保密级别，文件右上角标明保密级别。

（七）医疗业务内部控制

医疗业务是医院按照政府主管部门批准范围开展的检查、诊断、治疗、康复和提供预防保健、接生、计划生育等方面的服务，执行由国家或行业协会制定的诊疗技术规范与操作规程。医疗业务内部控制是指医疗机构为了保障医疗业务的安全、规范、高效开展而采取的一系列管理措施和制度，其主要目的是防止和减少医疗风险和医疗纠纷，确保医疗质量和安全，维护医疗机构的声誉和形象。公立医院进行医疗业务内部控制，要做到以下几点。

医院根据医疗活动和其他相关业务活动的发展变化，不断完善内部相关管理制度，对各项诊疗项目收费适时进行检查比对，以使之符合最新的价格政策或医保政策。医院应在内部、外部环境不断发展变化的情况下，定期或不定期进行行风检查，以避免商务贿赂行为，避免舞弊风险。由于医疗业务发展较快，业务活动所涉范围广，同时，外部环境变化对医疗业务活动中所涉及的医用药品、医用耗材、医疗设备引进和使用过程中的行为规范以及临床科室、医务人员的行为规范要求更严格。加强对临床科室诊疗活动的监督检查力度，建立健全药品双十制度，控制不合理检查、不合理用药的行为。建立健全与医保部门、物价部门沟通协调机制，定期对于医疗服务收费情况进行联检联查、抽查病历、对存在的问题及时组织整改。同时在各临床科室设置兼职物价员岗位，设置岗位职责，制定工作内容，不定期对兼职物价员进行培训，做好病区的物价管理工作，严格按照物价政策执行。建立与医疗业务相关的委员会制度，明确委员会的组织构成和运行机制，加强对药品、医用耗材、医疗设备引进的专业评估和审查，各临床科室应当建立本部门药品、医用耗材、医疗设备引进的内部申请和决策机制。

（八）科研业务内部控制

科研项目管理是对科研项目申请立项、组织实施、结题验收、成果转化与应用等环节的全程管理。科研项目管理的目的是使科研项目实行制度化和科学化管理，保证科研计划圆满完成，出成果、出人才、出效益，提高竞争力。

医院的科研项目管理是在院长领导下，由科研项目管理部门负责安排、协调全院的科研规划计划及建立健全有关规章制度，负责国家级、省级、市级科研课题的申报、管理与结题工作，负责科研管理制度的制定、完善、监督和贯彻执行；负责科研成果管理，组织科研成果登记，推荐申报各级科技成果奖；同时促进科技成果的转化，组织对科研成果的推广和奖励；负责科研档案的收集、整理、归档、保管和向院档案室移交；与医务科等职能科室配合做好重点学科、重点科室的建设、评估和管理工作。

科研业务内部控制是对科研项目申请立项、组织实施、结题验收、成果转化与应用等环节的全程控制，其目的是保证科研计划的圆满完成，出成果、出人才、出效益、提高竞争力。公立医院进行科研业务内部控制，要从以下几个环节入手。

1. 科研项目立项的控制措施

加强科研项目申报门槛限制，对于尚未结题的科研项目负责人，不允许其再申报其他科研项目；加强项目评审，对研究目标、研究计划、项目预算等内容的科学性、可行性进行严格审核，确保项目立项依据充分；加强项目申报、项目评审、立项批复等环节的管理；加强立项环节财务审核，财务人员及时审核各科研项目经费预算合理性，发现问题及时沟通并修改完善，加强对科研团队及人员的财务培训，促使科研经费预算申报、使用更加合理。

2. 科研项目实施的控制措施

医院可以通过每年预留专项资金的方式，应对因行情上涨引起的成本不足等问题；鼓励科研项目研究团队固定化，对于有长期合作关系或良好科研业绩的团队，在经费上予以重点扶持，确保科研项目团队的协作性，项目负责人因故不能主持研究时，其他骨干成员可暂时代替，确保科研项目团队固化管理。科研项目重要事项变更时，项目负责人应按照相关要求提出书面报告，经科教科同意，上报项目主管部门批准后方可调整。实行课题负责人科研诚信及生物医学伦理负责制，对项目结果的真实性、科学性负责。

3. 科研项目结题验收的控制措施

加强科研项目结题验收机制，提高评审标准，优化评审流程，对不能按时结题或者无相关科研成果产出的立项项目，视为无效科研课题；优化科研验收专家团队，专家小组由熟悉专业技术、经济、管理、财务等方面的专家组成，鼓励复合型专家参与专家组验收，调高评审质量，控制科研项目结题验收管理。

4. 科研项目成果转化的控制措施

加强科研成果转化与应用，经过成果评估、知识产权保护、选择合适转化方式等，最终帮助科研团队及人员完成科研成果的转化落地，并强化推广应用；建立健全科研成果登记管理机制，加强档案管理。

（九）教学业务内部控制

教学业务主要包括安排、组织全院的教学、继续医学教育、学科建设、住院医师规范化培训、图书室管理工作；组织制定全院在职人员的继续教育制度；组织、实施、安排在职人员继续教育、外出进修、业余学习、专业培训等工作；安排下级医院进修人员，考核鉴定；举办医院相关学术活动、医学院（校）学生临床理论课、实习、见习教学的安排和检查、鉴定；全院住院医师规范化培训工作；协调医院对外的医疗、教学、科研的国际合作交流工作。

教学业务内部控制是为了实现教学业务归口管理，制定教学相关管理制度；明确教学业务相关部门和科室在教学业务中的职责权限，优化教学业务管理的工作流程、工作规范，建立部门间沟通配合机制，按批复预算使用教学资金，专款专用等，以使教学业务能够真正全面支持医院医、教、研协调可持续发展。

公立医院进行教学业务内部控制，应当建立教学业务工作的决策机制、工作机制、审核机制和监督机制。明确教学业务管理部门、财务部门、审计部门、采购部门、资产部门等内部相关部门在教学管理中的职责权限。合理设置教学业务管理岗位，明确岗位职责权限，确保教学业务预算编制与审核、教学资金使用与付款审批等不相容岗位相互分离。优化教学业务管理的工作流程、工作规范，建立部门间沟通配合机制；按批复预算使用教学资金，专款专用，加强教学经费使用管理。

（十）互联网医疗业务内部控制

医院的互联网医疗业务范围，主要是负责全院互联网诊疗服务工作的组织、协调、管理和监督检查，建立健全互联网诊疗服务与收费的相关管理制度，严格诊疗行为和费用监管。建立互联网医疗业务的工作流程、业务规范、沟通配合机制，对互联网医疗业务管理的关键环节实行重点管控。

2021年1月1日执行的《公立医院内部控制管理办法》专门论述了互联网诊疗的内部控制相关要求：包括实现互联网诊疗业务归口管理；是否取得互联网诊疗业务准入资格；开展的互联网诊疗项目是否经过有关部门核准；是否建立信息安全管理制度；电子病历及处方等是否符合相关规定等。公立医院进行互联网医疗业务内部控制，要做到优化互联网线上处方审核机制，定期对各种线上功能的使用意见进行收集，定期对互联网医院线上服务功能进行优化；对线上诊疗业务进行医疗专业岗位细化分工，明确各专业岗位的职责权限，根据医院实际发展情况分配线上医疗资源，确保线上诊疗业务有序开展；强化互联网诊疗业务的发展方向和趋势，在有序、安全开展线上诊疗的前提下，加大互联网诊疗的业务覆盖面，提高医院运营效率。

（十一）医联体业务内部控制

医院医联体业务，是指以政府主导统筹规划为原则，按照网格化，根据不同医疗机构的功能、定位、级别，然后组建成一个联合体。在联合体内，能够提升基层医疗服务能力，同时也能够使得患者在医联体内的机构当中选择疾病急性期的治疗、慢性期的康复以及回家后的慢性病管理，形成以人为本、以病人为中心的全链条的连续化医疗服务。医联体有四种形式：一是城市的医疗集团，二是县域内的医共体，三是跨区域的专科联盟，四是远程医疗的协作网[①]。

医院医联体业务范围主要是负责为医联体内医疗机构间提供执行双向转诊，转诊包括预约专家就诊、转诊检查、转诊住院等医疗服务，为医联体内各级医院开展大型检查、检验项目、影像、病理诊断、消毒供应等提供支持，有计划地开展专题培训，对医联体成员单位技术人员、管理人员免费进修培训、提供学术活动及交流平台等医疗服务。2021年1月1日执行的

---

① 杨凤杰，周卫兵，王建敏，袁权，郑菁．我国医疗联合体建设现状及发展策略研究［J］．中国社会医学杂志，2022（5）：519—521.

《公立医院内部控制管理办法》，专门论述了医联体管理相关的内部控制：包括是否实现医联体业务归口管理；是否明确内部责任分工；是否建立内部协调协作机制等。

公立医院进行医联体业务内部控制，要做到建立健全医联体相关管理制度，对医联体业务流程进行规范，积极运用互联网技术，以加快实现医联体医疗资源上下贯通、信息互通共享、业务高效协同的目标；强化医院医联体远程医疗管理，尤其针对已开展的远程医疗服务，制订相应的工作计划，建立和完善心电远程诊断制度，并与成员单位签订远程医疗合作协议，明确双方权利义务、医疗损害风险和责任分担等事项，保障医患双方合法权益；建立健全医联体牵头单位和成员单位之间权利和责任、义务相关制度规范，明确各自的权责，确保医院医联体业务出现医疗责任时的问责机制，避免医疗方面的法律风险；明确医联体业务管理归口部门，明确医联体相关岗位职责权限，确保医联体业务关键岗位人员沟通和协调控制。

（十二）信息化建设业务内部控制

信息化建设业务内部控制是将内部控制嵌入信息系统，实现内部控制程序化和常态化，改变各单位信息分割的局面，实现预算管理、收支管理、政府采购管理、资产管理、建设项目管理、合同管理等业务集成在同一平台上，减少或消除人为操纵因素，确保财务信息、业务信息和其他管理信息及时、可靠、完整的过程，包括内部控制工作自身信息化和业务控制信息化两个层面的含义。

内部控制工作自身信息化，是为了满足内部控制相关部门的需要，如内部控制风险评估、控制诊断、内部控制评价、内部控制报告等，使这些工作能够通过信息技术得以实现，从而提高内部控制相关部门和内部控制相关人员的工作效率，降低内部控制工作自身的风险。业务控制信息化，是把内部控制相关制度要求嵌入业务信息系统和管理信息系统，实现对业务操作的自动监控，同时把内部控制理念、控制措施和业务流程一起规划设计，建立新型的自带内部控制的业务管控信息系统。

医院信息化建设业务控制，主要是负责全院信息化工作的组织、协调、管理和监督检查，制定信息化工作的管理、负责制定相关的办法和有关工作制度；组织协调全院信息网络建设、信息系统的管理和应用工作，确保重要信息系统安全、可靠，增强信息安全保障能力，组织开展医护人员信息化培训工作；通过信息化建设工作，使内部控制制度程序化、流程化、常态化，实现数据实时共享、信息实时共享，推动医院内部控制整体工作高效进行。

公立医院进行信息化建设业务内部控制，要做到加快医院信息系统数据共享的进程，强化信息化数据共享的控制，根据科室对信息系统软件的使用需求等情况，制定新的信息系统软件或对现有信息系统软件进行升级，由系统负责人提出配置规划和计划，报有关领导审批后实施；明确信息化归口管理部门关键岗位人员职责权限，确保不相容岗位相互分离、相互制约、相互监督机制；将医院内部控制制度嵌入信息化系统进行管理，实现数据共享、信息共享，确保医院内部控制建设有效推进。将内部控制关键管控点嵌入信息系统，设立不相容岗位账户并体现其职责权限，明确操作权限；相关部门及人员应当严格执行岗位操作规范，遵守相关业务流程及数据标准；应当建立药品、可收费医用耗材的信息流、物流、单据流对应关系；设计校对程序，定期或不定期进行校对。加强内部控制信息系统的安全管理，建立用户管理制度、系统数据定期备份制度、信息系统安全保密和泄密责任追究制度等措施，确保重要信息系统安全、可靠，增强信息安全保障能力。

（十三）一院多区建设内部控制

"一院多区"建设是指一个医院在不同地区建设多个分院或附属医疗机构，以服务更广泛的人群。目前来看，大多数一院多区建设存在着诸多问题亟待解决，如：新院区缺乏整体规划、人力资源紧张，多院区管理难度增大、医疗同质化难以实现、经营风险增加等问题①。

对于一院多区建设的过程进行内部控制，目的是确保分院和附属医疗机构的安全、规范、高效运营，提高医院服务水平和满足社会需求。公立医院进行一院多区建设内部控制，要做到以下几点：

建立完善的"一院多区"领导体系和组织架构，明确各级领导职责和权限，为控制措施的实施提供有效的运作框架。对各院区用人单位制定专项人员管理制度，规范招聘、录用、考核、奖励等人事工作，确保人员流动、用人、引进、退休等各项工作顺畅运行，同时加强对医务人员的职业行为培训，维护医疗机构的正常运营；通过信息化建设，实现分院和附属医疗机构的统一信息管理和数据共享。实行财务共享，制定预算、建立核算，以及控制程序和检查制度，做到预算支出与实际支出一致。确保每个分院、附属医疗机构都能独立核算、独立预算、独立核控、独立检查，并降低财务管理风险；对各院区建立和实施详细的风险管理流程和措施，对医疗过程中可能出现的风险做到全面预测和评估，制定应对措施，以预防发生风险和意外情况；在疾病的防治、诊断、治疗等技术应用等方面，各院区要建立指导制度，加强各部门之间的沟通和协调，确保科学的技术在医疗实施纳入控制，有效预防和避免在医疗过程中发生意外情况。

第五节　公立医院内部控制系统建设步骤

为了适应社会主义市场经济和医疗卫生事业发展的需要，规范经济业务内部控制管理和监督，有效防范和管控医院运营风险，不断提高服务效能和内部治理水平，进一步落实现代化医院管理体系，公立医院应在医院内部控制建设领导小组的领导下，由财务科牵头、各科室配合，依据《行政事业单位内部控制规范（试行）》《公立医院内部控制管理办法》（国卫财务发〔2020〕31号）等国家有关法律、法规及国家关于深化医药卫生体制改革的相关规定，在结合医院实际情况的基础上，主要从医院单位层面和具体业务流程层面来开展本医院内部控制系统建设工作。

一般来说，内部控制系统建设主要包括宣传启动内部控制系统建设、构建组织保障体系、明确主要单位权责、风险评估、完善内部控制系统、编制内部控制报告和实践手册这六个步

---

① 李三和，吕有标，史艳香. 公立医院一院多区的内涵、境遇及创新路径 [J]. 中国医院管理，2023（9）：5 - 9.

骤。其中，风险评估和完善系统这两个关键步骤更应当从单位层面和具体业务层面分别制定标准要求，开展具体工作。

当然，在各大医院具体的实践过程中，可以依据内部控制适应性原则的要求，根据外部环境、内部业务的发展、各职能部门设置以及管理要求，不断完善内部控制系统建设。

一、宣传启动内部控制系统建设

公立医院应召开内部控制建设启动大会，通过专题培训对广大领导干部进行正确的宣传和引导，使培训工作做到"全覆盖"和"无盲区"。启动大会可以保证工作动员的受众范围，必要时还可以利用信息化手段召开电话会议、视频会议，便于无法参加现场会议的单位和个人参与会议。在会上，项目领导小组可集中宣传贯彻项目实施的背景、意义、主要工作阶段、归口部门的权责及其他人员的义务等，增强各级人员对开展内部控制建设的认同感。公立医院可以采用会议传达、板报、知识竞赛、讲座、办公自动化系统及网络媒体等形式宣传内控知识，提供全员依照内部控制制度管理职能履行、后勤保障、社会服务的思想意识。

具体来说，对单位层面人员的宣传培训，应要求医院各部门的一把手必须参加，侧重于使他们了解国家全面推行建设内部控制的必要性和紧迫性，掌握内部控制的基本理念，明白为什么要开展内部控制建设，并使医院主要负责人明白自身承担内部控制建立与实施的重大责任，尤其要从思想上重视内部控制的建设。对于业务层面人员的培训，可侧重于技术培训，同时加强继续教育的培训学习。包括内部控制知识、内部控制能力的培训，对新准则、新制度及规范的培训等，使业务层面的成员对内部控制有清晰的认识和预期，并具备推行内控的意识和主动性，从而形成自上而下的整体氛围。

二、构建组织保障体系，落实资源配置

内部控制的工作组织是内部控制建设与实施的重要组织保障，有效的工作组织有利于内部控制建设的最终完成，在构建内部控制的组织保障体系时，应做到以下几点。

（一）成立内部控制项目工作小组，明确责任分工

内部控制建设是"一把手"工程。《行政事业单位内部控制规范（试行）》第一章第六条规定："单位负责人对本单位内部控制的建立健全和有效实施负责。"财政部印发的《关于开展行政事业单位内部控制基础性评价工作的通知》中也明确把单位主要负责人承担内部控制建立与实施责任列入单位层面的重要考核指标。因此，为落实内部控制建设各项具体工作，公立医院内部控制建设应成立项目领导小组、项目工作小组、项目配合部门三个层面的工作组织。其中，项目领导小组应由院长担任组长，主管院长担任副组长，其他领导人员和部门负责人担任小组成员。项目工作小组由医院内控牵头部门人员、外部专家和中介机构人员联合组成。

（二）建立联席工作机制

院长应主持召开专题会议，讨论内部控制的建立与实施，主持制订内部控制工作方案，健全内部控制联席工作机制，包括协调联络机制、会议协调机制及核实反馈机制。

协调联络机制是指医院各部门负责人指定部门分管领导和部门联络员各一名，部门分管领导负责协调本部门各科室配合内部控制建设工作，如对本部门业务活动进行风险评估和流程梳理、认真落实内部控制制度、对于本部门存在的问题积极进行改进和完善等；部门联络员根据内部控制建设需要，配合工作小组做好部门访谈，及时反馈本部门经济活动事项、核实确认等，参加与各部门联络员的协调会议，定期向部门分管领导汇报本部门工作安排等。

会议协调机制是指为及时反映内控工作进展情况，定期召开医院领导小组内部控制建设工作例会，总结前期工作开展遇到的问题和安排下期工作内容；内控工作小组按期组织项目协调小组成员会议，公布工作成效及发现的问题。

核实反馈机制是指各部门积极配合内部控制建设工作，及时对项目工作小组梳理完成的标准化业务流程、识别的风险点、关键控制措施提出反馈意见，并向项目小组提供部门经济活动事项的具体信息。

此外，公立医院在内部控制建设过程中还应定期编制项目工作简报，制订项目建设期间工作计划，合理配备并安排项目人员，做好项目预算和规划，保证内部控制建设工作正常开展，提高内部控制建设质量。

（三）全面落实内部控制建设的资源配置

公立医院内部控制系统建设作为一项系统工程，必须在建设准备阶段做好充分的规划，落实项目的资源配置，主要包括以下几点。

1. 项目人员配置

除按照内部控制项目工作组织要求指派人员以外，医院还应当保证指派的人员有足够的时间和精力参与内部控制建设和维护。有些医院内部控制建设人才匮乏，需要考虑在内控建设初期引入"外脑"，借助外部专家的力量完成内部控制建设，同时制定人才培养规划，为以后内部控制的建设和完善储备人才。

2. 项目硬件配置

硬件配置通常是指项目小组的办公场所和必要的办公设施。

3. 项目建设经费

公立医院进行内部控制建设应提前规划项目经费预算，确保预算应该在有效成本控制的基础上适度保持弹性，确保项目建设目标的实现。

三、分析主要职能部门角色

公立医院内部控制覆盖医院的各个业务领域，涉及医院的各个业务科室和职能部门。每个部门和职能部门都有不同的权力和责任，需要承担相应的内部控制责任。

《行政事业单位内部控制规范（试行）》第三章第十三条第一款规定，单位应当单独设置内部控制职能部门或者确定内部控制牵头部门，负责组织协调内部控制工作。一般而言，可指定财务部门为本院的内部控制牵头部门来负责内部控制的建设和日常管理，并在部门职责中明确财务部门的内部控制建设职责。《行政事业单位内部控制规范（试行）》第三章第十三条第二款规定，单位"应当充分发挥财会、内部审计、纪检监察、政府采购、基建、资产管理等部门或岗位在内部控制中的作用"。

其中，财会部门是单位内部控制的牵头部门，负责内部控制的组织、建设和实施；内部审计部门负责参与内部控制建设，并对建设完成后的内部控制进行评价、监督、检查；纪检监察部门负责对党员干部在内部控制业务流程环节中的岗位职责进行明确；采购部门负责政府采购方面的内部控制建设工作及优化完善；基建部门负责建设项目的内部控制建设与优化；资产管理部门负责资产管理的内部控制建设与优化。

四、诊断内部控制现状，出具基础性评价报告

公立医院在开展内部控制建设之前，或在内部建设的初期阶段，应先对本院内部控制基础情况进行"摸底"评价，可以通过内部控制基础性评价，了解医院内部控制现状，找到重要的风险以及问题，然后有重点、有针对性地开展内部控制建设。

（一）医院经济活动现状调研

公立医院的经济活动主要包括预算业务、收支业务、政府采购业务、资产管理、建设项目、合同管理、成本管理等经济活动范围。一般可使用检查、询问、调查问卷、分析程序、观察等方法，从总体上和具体细节上根据评价指标的要求，罗列出来可能需要的文件、报告、会议纪要等证明材料，为内部控制基础性诊断做好准备工作。

1. 检查

检查是指通过获取医院的组织结构图、部门职责说明、培训通知、培训材料、风险评估报告、业务管理制度文件、业务流程图以及业务操作过程中的相关表单等文件，特别是通过检查医院网页上发布的一些政务公开文件、政策发布等信息，初步了解医院的组织设置、工作职责以及主要经济活动的运行情况，形成对医院经济活动现状的基本认识。

2. 询问

询问是指对涉及医院经济活动的相关部门负责人及关键员工直接询问，了解诸如预算、采购、收支等业务过程及可能存在的问题。询问一般按准备问题、询问和记录回答结果等程序进行。在问题准备阶段，相关人员应编写询问提纲，明确受访人员名单和预备提问的问题；询问中，应重点了解业务的实际开展状况、业务过程的每个关键环节以及相应的主要控制措施，意图发现业务流程中存在的问题；询问结束后，应将回答结果整理形成访谈纪要，并对访谈纪要进行分析，整理形成发现问题列表，与被询问者分享，确保问题结果记录的真实可靠。对医院的部门责任人直接询问，有助于更准确地了解医院经济活动现状，印证文件检查过程中所发现的问题，与各部门负责人沟通分析业务流程可能存在的问题。

需要注意的是，在询问过程中，应选择恰当的询问对象，尽量选择直接接触业务流程的有经验的职工，可以按职级确定人员比例，避免选择刚刚参加工作的人员，以保证询问的质量。

3. 调查问卷

调查问卷是一种间接的书面询问方式，其最大的优点是能突破时空的限制，在广阔的范围内对众多的调查对象同时进行调查，适用于对现时问题、较大样本、较短时期、相对简单的调查，被调查对象应有一定文字理解能力和表达能力。

公立医院可以根据本院经济活动设计调查问卷，邀请相关责任部门人员匿名进行打分填写，然后对问卷结果进行统计分析，以获得对医院经济业务活动的深入了解。调查问卷的设计应按照《行政事业单位内部控制规范（试行）》的规定，分别从单位层面和业务层面设计具体的调查问题。同时，在问卷调查中应注意以下四点：一是问卷设计应针对计划了解的业务活动，涵盖医院所涉及的全部经济活动；二是问卷调查应重点关注业务活动是否建立相应的管理制度、不相容职务是否有效分离、有无规范业务流程图、各业务关键环节是否得到有效执行等方面；三是对问卷发放对象应做适当筛选，确保被调查人员了解医院的经济活动，能准确作答，同时为确保调查结果的可信度，调查问卷回收后可以考虑让部门负责人审核确认结果；四是问题作答结果设计应简单，便于回答，一般用"是/否"作答或者能用简单语言进行描述。

4. 数据分析

通过获取医院的财务报表、业务指标（计划指标和实际完成指标）、资产台账及各类收支报表等数据，对各项数据进行分析，包括对不同年份的数据、指标进行对比分析；对医院收支结构的分析；对医院资产流动情况的分析等。通过以上分析，找到医院资金、资产、业务管理可能存在的问题，提出有针对性的建议。

5. 业务流程分析

业务流程分析是通过梳理医院的业务流程，分析现有的业务流程图，对业务流程运行的过程、关键节点以及部门分工等进行分析，识别业务流程中存在的问题和控制薄弱环节，为业务流程的合理化改造提供建议。

（二）诊断内部控制现状

公立医院内部控制基础性评价是对公立医院内部控制现状进行诊断的有效方法，目的在于找出内部控制建设的缺陷，从而推动内部控制体系的合理化和规范化。公立医院应在院领导班子的直接领导下，按照"行政事业单位内部控制基础性评价指标评分表"及其填表说明，组织开展内部控制基础性评价工作，诊断内部控制现状。

（三）出具内部控制基础性评价报告

根据以上对公立医院内部控制情况的调研和指标打分结果，出具内部控制基础性评价报告。报告范例如表 3-1 所示。

表 3 - 1   ××医院内部控制基础性评价报告

××医院内部控制基础性评价报告

为贯彻落实《财政部关于全面推进行政事业单位内部控制建设的指导意见》有关精神，按照《财政部关于开展行政事业单位内部控制基础性评价工作的通知》要求，依据《单位内控规范》有关规定，我们对本院的内部控制基础情况进行了评价。

一、内部控制基础性评价结果

根据"行政事业单位内部控制基础性评价指标评分表"中列明的评价指标和评价要点，本院单位层面内部控制基础性评价得分为××分，业务层面内部控制基础性评价得分为××分，共计××分。

类别	评级指标	评价得分
单位层面 （60分）	1. 内部控制建设启动情况（××分）	
	2. 院长承担内部控制建立与责任实施情况（××分）	
	3. 对权力运行的制约情况（××分）	
	4. 内部控制制度完备情况（××分）	
	5. 不相容岗位与职责分离控制情况（××分）	
	6. 内部控制管理信息系统功能覆盖情况（××分）	
业务层面 （40分）	7. 预算业务管理控制情况（××分）	
	8. 收支业务管理控制情况（××分）	
	9. 政府采购业务管理情况（××分）	
	10. 资产管理控制情况（××分）	
	11. 建设项目管理控制情况（××分）	
	12. 合同管理控制情况（××分）	
	13. 医疗业务管理控制情况（××分）	
	14. 科研项目管理控制情况（××分）	
	15. "互联网+医疗服务"管理控制情况（××分）	
	16. 医联体业务管理控制情况（××分）	
	17. 一院多区管理控制情况（××分）	
评价总分（100分）		

在本院内部控制基础性评价过程中，存在扣分情况的指标汇总如下：（逐项列示存在扣分情况的评价指标、评价要点、扣分分值及扣分原因）

二、特别说明项

（一）特别说明情况

本院内部控制出现问题，导致医院在经济活动中（发生重大经济损失/引起社会重大反响/出现经济犯罪），特将相关情况说明如下：（具体描述发生的相关事件、影响及处理结果）（如本院未发生相关事件，填写"未发生相关情况"）

（二）补充评价指标及其评价结果

本院根据自身评价需求，自愿将（填写补充评价指标名称）等补充评价指标纳入本次内部控制基础性评价范围。现将补充评价指标及评价结果说明如下：

（具体描述各个补充评价指标的所属类别、名称、评价要点及评价结果等内容）

三、内部控制基础性评价下一步工作

基于以上评价结果，本院将描述与存在扣分情况的评价指标及评价要点相关的管理领域等管理领域作为20××年内部控制建立与实施的重点工作和改进方向，并采取以下措施进一步提高内部控制水平和效果：（逐项描述拟采取的进一步建立健全内部控制体系的工作内容、具体措施、工作责任人、牵头部门、预计完成时间等）

医院主要负责人：（签名）
（盖章）
××医院
××××年××月××日

通过开展内部控制基础性评价工作，一方面，引起领导的高度重视，通过量化打分，发现工作的缺陷，明确建设的重点和关键环节，给未来医院内部控制建设指明方向。另一方面，该评价结果会在年底作为决算报告的重要组成部分向财政部报告，这对于医院领导层来说会形成一种无形的压力，促使其提高对内部控制建设工作的重视。

五、开展风险评估

虽然内部控制基础性评价贯穿于医院的各个层级，对单位层面和业务层面的各类经济业务活动实施全面覆盖，以综合反映医院的内部控制基础水平。但是，全面并不是没有重点，它应当在全面基础性评价的基础上重点关注重要业务事项和高风险领域，特别是内部权力集中的重点领域和关键岗位，着力防范可能产生的重大风险。这项工作主要通过医院开展风险评估来完成。

风险评估，是指医院全面、系统和客观地识别、分析本单位经济活动及相关业务活动存在的风险，确定相应的风险承受度及风险应对策略的过程。医院应当根据本院设定的内部控制目标和建设规划，有针对性地选择风险评估对象。风险评估对象可以是整个单位或某个部门（科室），也可以是某项业务、某个项目或具体事项。

公立医院单位层面和业务层面各自有着需要关注的风险评估要点。

单位层面的风险评估应当具体关注以下内容。

（1）组织架构。

医院组织架构设计是否科学；权责分配是否合理；是否存在机构重叠；职能交叉或者缺失；部门管理、职责分工、业务流程等方面是否缺乏有效制衡和监督；组织机构是否有效支持医院发展战略的实施并根据环境变化做出及时调整；组织架构的设计与运行是否适应信息沟通的要求。

（2）工作机制。

医院经济活动的决策、执行和监督是否做到有效分离；办理经济活动的业务和事项前是否经过适当的授权审批；是否存在"一言堂、一支笔"等现象；议事决策事项范围划分是否明确；"三重一大"业务的界定是否清晰；决策审批权限设置是否恰当；议事决策过程是否得到客观记录；是否建立经济活动决策问责机制等。

（3）关键岗位。

是否明确划分关键岗位；不相容岗位是否分离；是否存在混岗现象；对关键岗位是否有效考核；是否建立轮岗制度；关键岗位的奖惩机制是否合理等。

（4）关键岗位人员。

人员选聘是否恰当；关键岗位人员是否具备良好的道德素质；关键岗位人员的入职教育、后续教育、培训方式、培训内容是否到位；关键岗位人员绩效考核制度是否合理；关键岗位人员的奖励能否及时兑现；奖励过程中是否公平、合法、合规；是否为关键岗位人员制定相应的惩罚约束标准和要求；关键岗位人员退出机制是否健全等。

（5）会计系统。

会计人员的整体业务素质；内部会计管理制度是否明晰；是否建立会计稽核制度和岗位责任制度；会计工作是否规范；会计工作信息化程度如何；会计部门是否注重和其他业务部门的沟通；是否设置总会计师岗位；会计档案保管制度是否健全等。

（6）信息系统。

信息系统开发规划是否合理；是否将信息化与医院实际业务需求结合；信息系统在开发过程中，需求调研是否充分，文档描述是否准确；后续信息系统的验收工作是否到位；是否建立规范的信息系统日常运行管理规范；是否执行例行检查；医院信息系统数据是否定期备份；医院硬件设备管理是否到位；业务部门是否具备信息安全意识，对系统和信息安全有无监管手段；是否建立对系统程序的缺陷或漏洞的安全防护措施等。

业务层面的风险评估应具体关注以下内容。

（1）预算业务。

预算编制责任主体职责是否清晰；预算目标设定是否合理；预算编制程序是否规范；预算编制过程中各部门间沟通协调是否充分，预算编制与资产配置是否相结合、与具体工作是否相对应；预算内容涵盖项目是否完整；预算数据是否经过科学论证；预算编制方法是否科学；预算编制上报是否及时；专项预算编制是否经过了充分的可行性论证；专项预算绩效目标和指标设置是否合理。

（2）收支业务。

收支相关制度是否健全；收支业务相关岗位设置是否合理，包括收入是否实现归口管理，是否按照规定及时提供有关凭据；收费是否符合物价部门的收费许可；收费票据、印章管理是否规范，是否按照规定保管和使用印章和票据等；退费过程中涉及的各个岗位的职责和权限是否明确；收支业务是否得到统一的管理和监控；是否存在私设"小金库"等违规问题；系统内控是否存在安全隐患；是否按规定程序办理退费手续；支出时是否按照规定审核各类凭据的真实性、合法性，是否存在使用虚假票据套取资金的情形；支出是否符合国家有关财经法规制度，是否存在虚报支出款项；支出是否在预算控制指标范围内；支出范围及开支标准是否符合相关规定；支出事项是否经过适当的事前申请、审核和审批；报销单据审核是否严格；借款支出办理是否规范；大额借款支出是否经过充分论证或者经过集体决策；债务管控是否严格等。

（3）采购业务。

是否按照《中华人民共和国政府采购法》以及相关法律法规建立健全包括采购预算与计划管理、采购活动管理、验收与合同管理、质疑投诉答复管理和内部监督检查等方面的内部管理制度；是否指定专人负责收集、整理、归档并及时更新与采购业务有关的政策制度文件；是否建立采购业务管理岗位责任制；是否按照预算和计划组织政府采购业务；采购岗位职责分工是否明确并符合牵制和效率的原则；采购计划编制是否合理；采购合同履行过程中，监控是否到位；是否按照规定组织政府采购活动和执行验收程序；是否按照采购项目验收标准进行验收；采购验收的监管是否到位；采购资金支付申请是否合规并经过必要的审核；会计记录未能全面真实反映单位采购过程的资金流和实物流；采购信息公布是否规范，并进行分类统计；医院采购文件是否得到妥善保管，是否按照规定保存政府采购业务相关档案等。

（4）资产管理。

资产管理制度是否健全；是否实现资产归口管理并明确使用责任；岗位设置是否合理；配置的资产功能和公立医院职能是否匹配，有无资源浪费或闲置的现象；资产信息系统管理是否规范；是否存在非法占有、使用、出租、出借资产的行为；资产处置时是否经过恰当评估，处置方式是否公开透明；资产处置是否得到监督管理，处置国有资产是否经过审批和备案；资产隶属关系是否清晰；资产收益是否按照相关规定进行管理，及时上缴，是否存在隐瞒、截留、坐支和挪用；是否定期对资产进行清查盘点，对账实不符的情况及时处理；资产管理的全过程是否得到有效监督等。

（5）建设项目。

项目是否经过充分、有效的可行性论证；立项决策程序是否规范；预算编制是否切合实际；预算控制制度是否完善并得到落实；是否建立有效的招投标控制机制；招投标制度是否健全；招投标过程是否存在串通、暗箱操作或商业贿赂等舞弊行为；是否按照投资概算；是否严格履行审核审批程序；是否存在截留、挤占、挪用、套取建设项目资金的情形；是否存在在未办妥项目报建报批和证照申领的情况下违法施工的现象；工程监理单位是否具备独立性；监理人员是否认真履职；施工单位有无随意拖沓工期、随意赶工、施工现场控制不到位、缺乏质量检查和检验的现象；建设、施工、监理等单位的安全管理责任划分是否明确；是否按工程进度和合同约定付款；监理人员对于签证变更把关是否严格；竣工验收是否规范；竣工决算报告编制是否准确；是否按照规定保存建设项目相关档案并及时办理移交手续；建设项目档案是否得到统一、有序管理；工程转固定资产是否及时；建设项目的账务处理工作是否到位；对监理机构和外部跟踪审计机构的工作质量能否进行监督和制约等。

（6）合同管理。

合同业务部门和岗位的设置是否合理，职责分工是否明确，不相容岗位是否相互分离、相互制约、相互监督；是否实现合同归口管理；是否明确应签订合同的经济活动范围和条件；是否对合同进行分类管理，明确不同级别合同的授权审批和审批权限；是否设置相关部门或岗位对合同管理工作进行日常监督和专项监督；合同策划的目标与医院战略目标或者业务目标是否一致；是否明确合同订立的范围和条件；合同订立是否在医院的预算范围内；合同订立前是否进行合同尽职检查等。

（7）成本管理。

成本预测责任主体职责是否清晰；成本费用预测目标设定是否合理；成本预测程序是否规范，整体信息沟通是否顺畅；成本预测内容涵盖项目是否完整；成本预测数据是否得到科学论证；成本预测方法是否科学；业务事项的影响因素考虑是否完善；成本决策审核审批是否合理；成本决策过程考虑是否全面；成本决策采用的方法是否恰当；成本计划审核审批程序是否合理；成本计划编制过程是否简单沿用以前年度数据而流于形式；成本计划内容涵盖项目是否完整；成本控制体系是否完善健全；成本控制指标设立是否恰当；成本控制指标下达与分解细化是否明确；成本控制方法是否恰当；成本核算单元设置是否规范；成本数据的采集是否合理、规范；成本项目的归集、分配是否合理，成本核算方法是否合理；成本报告完成后，是否得到深入的分析；成本分析是否深入与临床科室进行有效沟通；业务科室或职能部门是否重视科室层面的成本分析；成本费用考核制度是否健全、标准是否统一，成本费用考核方法是否恰当等。

风险评估工作完成后，应根据风险评估结果编制风险评估报告，并及时提交医院领导班子，以提醒医院领导关注重要风险，及时采取针对性的应对策略和控制措施。

六、健全和完善内部控制系统

风险评估工作完成后，即可进入实质性的内部控制体系建设阶段。公立医院内部控制体系建设具体可分为单位层面和具体业务流程层面。

首先，公立医院在单位层面开展内部控制建设时，应该致力于形成一个科学高效、分工制衡的组织机构，建立健全科学民主的工作机制，对关键岗位和关键岗位人员进行科学有效的管理，关键岗位设置合理，关键岗位人员德才兼备，并且能够提供真实、完整的财务信息，借助于信息系统实现内部控制体系的信息化和常态化。

其次，要对业务流程层面的内部控制进行制度的梳理和流程的优化，以此来带动业务层面内部控制建设工作。当然，该项工作不同于过去因为某个问题的出现而制定的规章制度，而是对制度和流程进行梳理，让制度变为流程，真正的有效运行，而这正是内部控制建设的意义所在。具体的业务层面，内部控制建设工作就是按照《行政事业单位内部控制规范（试行）》的要求，梳理现有的制度体系、流程体系与控制措施，结合风险评估后的结果与应对策略建立相应制度与流程的过程。其对于制度的核心对标工作应重点关注如下几个方面：各经济活动内部管理制度是否满足国家法律法规及相关政策规定，制度文件之间是否存在内容重复、相互冲突的现象；各经济活动内部管理制度内容是否完整，经济业务各环节是否均有相应规定，是否满足《行政事业单位内部控制规范（试行）》的要求；各经济活动内部管理制度是否有相关配套制度，制度文件内容是否明确了具体执行要求并具有可操作性；各经济活动内部管理制度是否定期修订更新，授权审批及发布程序是否符合规定。

七、编制内部控制报告和实践手册

（一）内部控制报告编制

公立医院内部控制自我评价机构应当根据内部控制自我评价结果，结合内部控制评价工作底蕴和内部控制缺陷汇总表等资料，按照规定的程序和要求，及时编制内部控制自我评价报告。内部控制自我评价报告是内部控制自我评价工作的结论性成果。医院应当根据《行政事业单位内部控制基本规范》《公立医院内部控制管理办法》及单位实际情况，对内部控制自我评价实施的过程及结果进行总结和汇报。

医院是内部控制报告的责任主体。单位主要负责人对本单位内部控制报告的真实性和完整性负责，医院内部控制报告编制应当遵循全面性原则、重要性原则、客观性原则和规范性原则。医院应当根据本单位年度内部控制工作的实际情况及取得的成效，以能够反映内部控制工作基本事实的相关材料为支撑，按照财政部门发布的统一报告格式编制内部控制报告。反映内部控制工作基本事实的相关材料一般包括：会议纪要、内部控制制度、业务流程图、风险评估报告、内部控制培训材料等。具体来说，内部控制自我评价报告一般至少包括下列内容。

1. 明确内部控制评价的目标和主体

单位内部控制评价的目标是合理保证单位经济活动合法合规、资产安全和使用有效、财务信息真实完整，有效防范舞弊和预防腐败，提高公立医院的公益性。内部控制评价的主体是公立医院。

2. 真实性声明

声明单位领导对报告内容的真实性、准确性、完整性承担个别及连带责任。保证报告内容不存在任何虚假记载、误导性陈述或重大遗漏。

3. 评价工作总体情况

包括单位内部控制评价工作的组织形式、领导体制、工作总体方案和进度安排、组织协调和汇报途径等。

4. 评价依据

说明单位开展内部控制评价工作所依据的法律法规和规章制度。如《行政事业单位内部控制基本规范》《公立医院内部控制管理办法》和单位相关内部管理制度。

5. 评价范围

描述内部控制评价所涵盖的被评价单位以及纳入评价范围的业务事项，即全面检查评价，还是就某特定业务内部控制的检查和评价。内部控制评价的范围应当涵盖本级及所属单位的各种业务和事项，在全面评价的基础上突出重要性原则，重点关注单位运行管理的重要业务事项和高风险领域，确保不存在重大遗漏。

6. 评价的程序方法

描述内部控制评价工作遵循的基本流程以及评价过程中采用的主要方法。

7. 前期检查中发现的内部控制缺陷及其整改情况

如果单位以前内部控制评价中发现了内部控制存在缺陷，要把缺陷的具体情况、认定标准和现在的整改情况予以说明。

8. 本次检查中发现的内部控制缺陷及其认定

描述适用本单位的内部控制缺陷具体认定标准和认定程序，并声明与以前年度保持一致，若不一致，则说明原因；根据内部控制缺陷认定标准，确定评价本次检查存在的重大缺陷、重要缺陷和一般缺陷。

9. 内部控制缺陷的整改情况及拟采取的整改措施

针对评价期存在的内部控制缺陷，阐明拟采取的整改措施及预期效果。对于评价期间发现、期末已完成整改的重大缺陷，说明单位有足够的测试样本显示，与该重大缺陷相关的内部控制目前保持了设计与运行有效。

10. 评价结论及改进意见和建议

对不存在重大缺陷的情形，出具评价期末内部控制有效结论；对存在重大缺陷的情形，不能做出内部控制有效的结论，并需描述该重大缺陷的成因、表现形式及其对实现相关控制目标的影响程度。自内部控制评价报告基准日至内部控制评价报告发出日之间发生影响内部控制有效性的因素，内部控制评价部门必须对其性质和影响程度予以核实，并根据核查结果对评价结论进行相应调整。

内部控制自我评价报告完成后，可以征求内部纪检监察部门的意见，最后提交党委会审批，由党委会对拟采取的整改计划和措施作出决定，内部控制职能部门或者牵头部门根据审批结果组织整改，完善内部控制，落实相关责任。

内部控制评价报告必须按规定报送各级财政、审计、基建检查等外部监管部门，接受监督检查。其中，各级财政部门及其派出机构应当根据内部控制自我评价报告，了解医院内部控制建立和实施的基本情况。以此作为医院实施内部控制监督检查的依据和参考。同时，还可以据此掌握医院内控规范建设过程中遇到的问题和经验，并制定有针对性的对策和措施，以更好地指导和监督医院内部控制建设。

各级审计机关及其派出机构在开展单位内部控制审计时，应当参考医院内部控制自我评价的结果，有针对性地制订审计工作方案，揭示内部控制存在的缺陷，提出审计处理意见和建议，并督促医院进行整改。

内部控制自我评价报告应当作为公立医院完善内部控制的依据和考核评价相关工作人员的依据。对于执行内部控制成效显著的相关部门及工作人员提出表扬、表彰，对违反内部控制的部门和人员提出处理意见；对于认定的内部控制缺陷，内部控制职能部门或牵头部门应当根据单位负责人的要求提出整改建议，要求责任部门或岗位及时整改，并跟踪其整改落实情况；已经造成损失或负面影响的，医院应当追究相关工作人员的责任。

（二）内部控制实践手册编制

内部控制实践手册是公立医院构建内部控制体系并保障其有效运行的指导性文件，是实施内部控制建设的最终成果，其质量直接影响到内部控制的落地，体现出内部控制的效果，医院对内部控制进行记录并编制《内部控制实践手册》，作为建立、执行、评价和监督内部控制的依据。

一部高质量的内部控制手册应具备两个条件：一是手册框架要符合《行政事业单位内部控制规范（试行）》的要求，内部控制要素要完整，框架设计要体现科学性及系统性；二是手册内容要符合公立医院的实际情况，体现管理的先进性和适用性。只有这样，内部控制手册才有生命力，才能发挥它应有的功能，否则只能是个"摆设"，达不到内部控制建设的目的。一部内部控制手册的编制可以分为总则、内部控制体系和内部控制的评价与运行维护三个部分。

在内部控制手册编制工作完成后，关键是落实手册要求，因为有些内容有待通过实践验证，有些内容随经济形势变化及管理要求的提升需要修订完善，这就涉及内部控制编制完成后的优化工作。通常往往会通过穿行测试和执行测试来完成内部控制编制完成后的优化工作，其目的在于识别本医院经济活动控制缺陷，包括设计缺陷和执行缺陷，并从问题描述、问题分析、问题影响三个方面进行分析，同时与责任部门进行充分的沟通，确保缺陷编写符合实际、突出重点。针对内控诊断识别出的缺陷，医院应依据内部控制适应性原则的要求，根据外部环境、内部业务的发展、各职能部门设置以及管理要求的改变，对手册的内容适时进行修订和更新，适时修订单位层面和业务层面操作流程，提高手册的可操作性与指导性。

八、落地内部控制信息化

内部控制的落地离不开信息系统的支撑。将内部控制嵌入信息系统之中，可以实现内部控制的程序化和常态化，可以改变各项经济活动分块管理、信息分割、信息"孤岛"的局面，可以使领导的管理方式由传统的日常管理向例外管理转变，集中精力处理重大问题，进一步提高管理效率。

（一）内部控制信息化的必要性

内部控制信息化是将内控理念、控制流程、控制方法等要素通过信息化的手段固化到信息系统中，从而实现内部控制体系的系统化与常态化。

1. 内部控制信息化固化了业务流程，减少了人为因素的影响

信息化固化了经济活动业务流程，信息系统自动记录和跟踪业务流程的运行状态，并将不相容岗位相互分离和内部授权审批控制嵌入信息系统，使业务流程和管理制度实现自动流转和主动提示，"自动"实现了内部控制对各项经济业务的约束，任何违背内部控制管理规定的行为都能够得到制止，减少了人为因素对管理制度执行的影响。

2. 内部控制信息化提高了经济活动信息的准确性

公立医院的经济活动通过信息系统流转，提高了系统信息的准确性，降低了日常工作出错的概率，而且可以使管理人员有更多的精力应对重要的或者突发性事项，提高风险管理的针对性和内部控制的有效性。

3. 内部控制信息化提高了经济活动信息的及时性和相关性

信息系统能够及时生成日常管理所需的相关信息，各级管理人员在各自权限范围内，通过可视化界面，得到有关预算执行的各类指标，并动态掌握管理职责范围内的预算安排、可用财力、指标执行等方面的信息，以便作出科学合理的经济活动决策。

4. 内部控制信息化提高了信息沟通效率和效果

内部控制信息化为公立医院创造了信息交互共享的平台，实现内控信息的程序化、标准化，提高了信息沟通的效率，并减少信息传递过程中人为因素的影响，提高了信息沟通的效果。

（二）完善信息系统管理，加强医院信息化建设

1. 通过归口管理，完善医院信息系统

公立医院至少应从信息系统开发、运行维护和安全管理三个方面来完善信息系统管理，同时加强信息系统建设的统筹规划，将信息系统建设作为一把手工程来抓，设置信息系统管理岗

位，明确信息系统管理责任，对信息系统实行归口管理，统筹管理信息系统开发、运行和维护等工作。

公立医院应重视信息系统在内部控制中的作用，根据内部控制相关要求，结合组织架构、业务流程、技术能力等因素，制定信息系统建设总体规划，健全医院信息系统管理程序，有序组织信息系统开发、运行维护，防范经济活动中的人为风险，提高医院内部管理水平。

2. 信息化建设路径选择

公立医院要实现内部控制的信息化，可以通过信息系统的自建和外包两种建设方式。信息系统自建指的是医院利用自身的人力、财力、物力，建设适合自身特点的信息系统。信息系统外包指的是在医院内部信息资源（信息技术基础设施、信息技术人员等）有限的情况之下，以契约的方式将全部或者部分信息系统业务外包给信息技术供应商，从而完成信息化建设的一种措施。

在这两种建设方式中，信息系统自建对医院自身的技术实力要求较高，后者较低。一般而言，如果市场有较为成熟且能够满足医院特殊需求的系统或者软件，医院应首选外包；如果市场没有符合医院特殊需求的系统或者软件，则可以选择自行开发和外包；如果自身技术力量薄弱或者出于成本效益考虑，不愿意维持庞大的开发队伍，可以采取外包，它能够最大限度地利用信息技术供应商的资金、规模优势、创新能力及特殊技能，有助于降低医院信息系统的建设费用，提高信息系统的应用水平和质量。需要注意的是，如果涉及某些需要保密的业务，医院要依据相关法律法规，确保系统的保密性、安全性。

此外，外部信息技术供应商可以是专业机构或专业人员，例如，行政事业单位内部控制专业咨询机构、行政事业单位内部控制应用软件开发商、高校专门研究行政事业单位内部控制的教授及研究人员等。

第四章
公立医院内部控制单位层面建设

公立医院内部控制单位层面建设对于医院的健康运营和可持续发展具有重要意义。在单位层面加强内部控制不仅可以规范医院管理和操作，还能够提高医疗服务质量、保障医院利益和患者权益，是确保医院各个单位和部门在运行和管理过程中合规性、有效性和风险管理的重要手段。

第一节　单位层级内部控制框架建设

一、单位层级内部控制框架概述

（一）单位层级框架类型与演化

20世纪初，公立医院以政府组织的医疗机构为主，规模较小、服务范围有限，仅能提供基本的医疗救治服务。由于医疗资源的局限性以及社会经济的落后，大多数是地方性的医疗机构，医院实行"一长制"就足以维持医院的运营。

从20世纪60年代到80年代，公立医院进入了快速发展的阶段。这一时期，社会对医疗服务的需求不断增长，公立医院迅速发展。为了满足日益增长的医疗需求，政府加大资金投入，兴建了一批大型综合性医院，增加了医院的床位数和科室数量，公立医院规模得到了进一步扩大。同时，政府还提升了医疗设备水平，引进了先进的医疗技术和设备，提高了医院的诊断和治疗水平。1978年12月，卫生部明确规定医院实行党委领导下的院长分工负责制，重大问题经党委讨论做出决定后，由院长负责执行。

进入21世纪，随着新医改的不断推进，我国医疗卫生财政投入大幅增加，医疗资源迅速扩张，医疗服务供给能力显著提升，公立医院在规模上快速增长。从床位数、执业医师人口数和万元以上设备的资源拥有量看，各级公立医院快速扩张。医院规模的增长极大提升了我国医疗服务供给能力，但在规模扩张的过程中也存在着重复建设、结构不合理等问题。2000年3月，人事部、卫生部联合印发《关于深化卫生事业单位人事制度改革的实施意见》，强调卫生事业单位实行并完善院（站、所）长负责制。2018年5月14日，国家卫健委、国家中医药局联合印发《关于开展制定医院章程试点工作的指导意见》，强调医院应当通过章程，科学设计内部管理结构和组织框架，明确公立医院应当充分发挥党委的领导作用。

公立医院的组织架构是公立医院明确医院内部各层级机构设置、职责权限配置、人员系统编制、工作程序及其相关要求的组织机构方面的系统安排。它是单位层面内部控制设计的重中之重，也是内部控制的顶层设计因素。医院建立一个科学的、有分工和制衡的组织结构，有利于从上到下的发现和分析风险，然后采取控制措施进行应对，促进信息在医院各层级之间及时、准确、畅通地传递，进一步加强日常监督和专项监督的力度和效果。此外，完善的组织架构体系，也可以建立不同的风险防范体系，从而有效防范和化解各种舞弊风险（见表 4 - 1）。

表 4 - 1　　　　　　　　　　内部控制相关文件汇总

时间	文件	内容
1978 年 12 月	《综合医院组织编制条例》	明确规定医院要实行院长分工负责制，由党委领导，重要问题由党委讨论决定后，院长负责落实
1982 年	《全国医院工作条例》	要求医院实行党委领导下的院长负责制，并对党委书记与院长职权作出了明确的划分
1997 年 1 月	《中共中央、国务院关于卫生改革与发展的决定》	提出卫生机构实行并完善院（站、所）长负责制，进一步扩大卫生机构的经营管理自主权
2000 年 3 月	《关于深化卫生事业单位人事制度改革的实施意见》	卫生事业单位实行并完善院（站、所）长负责制。要建立和完善任期目标责任制，明确院（站、所）长的责、权、利
2009 年 3 月	《关于深化医药卫生体制改革的意见》	建立更加科学有效的现代医院管理制度
2018 年 5 月	《关于开展制定医院章程试点工作的指导意见》	医院应当通过章程科学设计内部管理结构和组织框架，明确党组织在医院内部管理结构中的地位和作用，充分发挥党委的领导作用
2018 年 6 月	《关于加强公立医院党的建设工作的意见》	要求公立医院要充分发挥党委的领导作用，实行党委领导下的院长负责制。党委等院级党组织发挥把方向、管大局、作决策、促改革、保落实的领导作用
2021 年 1 月	《公立医院内部控制管理办法》	提出公立医院内部控制风险评估应重点关注的内容，即单位层面风险评估应重点关注"五个机制"建设情况

（二）主要类型

1. 党委领导下的院长负责制

公立医院党委领导下的院长负责制是一种现代医院管理制度，旨在加强党的全面领导，提高医院的治理水平和服务质量，更好地满足人民群众的健康需求[①]。

公立医院党委领导下的院长负责制的主要内容包括党委等院级党组织发挥把方向、管大局、作决策、促改革、保落实的领导作用，实行集体领导和个人分工负责相结合的制度，支持院长依法依规独立负责地行使职权，建立健全医院运营管理决策支持系统，推动医院运营管理的科学化、规范化、精细化。

公立医院党委领导下的院长负责制的主要优势在于能够有效解决医院的重大问题，规范医

---

① 余雄武，唐山宸，王标晶. 贯彻落实党委领导下的院长负责制探索［J］. 中国卫生人才，2022（12）.

院的决策行为，减少医院的决策失误，提高医院的决策水平和领导能力，增强医院的凝聚力和战斗力，促进医院的改革创新和高质量发展。

公立医院党委领导下的院长负责制的主要措施是加强医院党委领导班子、党务部门、党务干部队伍、党的组织建设，以及党建工作制度、机制、能力建设，以政治建设为统领，强化党委议事决策的原则性、规范性、约束性和严肃性，贯彻落实民主集中制，加强党委与院长的沟通协调，形成党委领导、院长负责、相互配合、相互制约的良好局面[①]。

2. 法人治理结构

医院治理的"法人治理"一词，指的是为了达到公立医院出资者的目的，平衡所有者、经营者和利益相关者的一些制度安排。公立医院法人治理结构是指一组制度安排，规范和联结政府、医院和社会等利益相关者的权利、责任和利益，保证公立医院的公益性和效率。

我国公立医院法人治理结构的改革始于 20 世纪 90 年代中期，主要目的是解决公立医院的效率低下、费用上涨、服务质量下降等问题，以及适应市场经济和社会转型的需要。

我国公立医院法人治理结构的改革主要经历了两个阶段：第一阶段是自主化改革，即通过扩大医院的人事、财务和经营管理的自主权，激发医院的积极性和创造性，提高医院的经济效率和市场竞争力；第二阶段是法人化改革，即通过实行法人治理结构，将医院的所有权和经营权分离，建立健全医院的法人治理机构，规范医院的决策行为，提高医院的治理水平和服务质量[②]。

我国公立医院法人治理结构的改革还面临着一些困难和挑战，如政府的放权难度、医院的公益性保障、医院的内部治理机制、医院的外部监督机制等，需要进一步完善相关的法律法规、制度安排和文化价值，以实现公立医院的高效、公平和可持续发展。

（三）主要内容

内部组织架构的主要内容包括医院机构设置和权责配置，即医院决策机构、执行机构、监督机构的设置以及这三者之间的权责分配。

首先，决策机构是医院的权力中心，其设计是否合理直接决定内部控制的运行效果。一般来讲，目前公立医院决策机构包括医院职工代表大会、党政领导班子联席会议、院领导班子会议、医院战略委员会、预算管理委员会、设备论证委员会、采购管理委员会、资产管理委员会、人才引进工作委员会、内部控制实施领导小组等。

其次，执行机构是决策的具体承办部门，公立医院执行机构设计是否合理直接影响内部控制的执行情况。一般来讲，目前公立医院执行机构包括行政管理职能部门（如医院办公室、医务部、护理部、计划财务处、医学工程处等）、党务管理部门（如党委办公室、团委办公室、宣传部等）、临床医技科室（如骨科门诊、眼科病房、检验科等）、医疗辅助科室（如收费处、

---

① 裴露琼，段志祥，聂久胜，张永先. 公立医院完善党委领导下的院长负责制运行机制探析 [J]. 现代医院，2023（10）.

② 张学军，崔锦，王颖，付天琳，郭铠晟. 基于法人治理结构的公立医院审计体系构建研究 [J]. 中国总会计师，2023（6）.

消毒供应室等）、后勤服务科室（如洗衣房、电工班等）。

最后，监督机构是约束决策机构和执行机构的关键，是医院内部控制得以有效实施的重要保障。一般来讲，目前公立医院监督机构包括纪律检查委员会、审计部、纪检办公室、监察办公室、医患关系办等。

在医院内部，三种机构设置缺一不可，三者之间的权责分配要合理，并且保证监督机构的相对独立性。

（四）设计原则

医院在构建组织结构时，要考虑内部控制的要求，合理分配治理层和内部各部门的权力和责任，并建立适当的报告关系。既要保证医院高效运行，又能满足内部控制环境的需要，进行必要的调整和改革。具体来说，至少要遵守以下原则：一要遵循法律法规；二要有利于达成发展战略；三要符合管理控制要求；四要能适应内外环境变化。

（1）就医院机构设置控制而言，公立医院的内部机构设置要充分体现决策执行、监督三权分离的原则，实现组织架构的科学分工和有效制衡，公立医院应当单独设置内部控制的牵头部门或者具体职能机构，负责组织协调医院内部控制建设。

（2）就医院权责配置控制而言，公立医院应该合理配置各机构的具体职责，明确其管理权限。特别是要明确财务、审计、纪检监察、设备及物资采购、基建资产管理等机构的内部控制职责权限，建立起财务、设备及物资采购、基建、资产管理、合同管理等部门的沟通协调机制，充分发挥各部门的作用。

二、组织架构内部控制的设计目标

（一）坚持以人民健康为中心，把社会效益放在首位

组织架构内部控制的设计应致力于满足人民群众多样化、差异化和个性化的健康需求。这意味着在制定控制策略和流程时，要考虑到不同人群的健康差异和特殊需求。例如，对于老年人、儿童、残疾人等弱势群体，需要提供更加贴近他们实际情况的服务和支持，以确保他们能够获得适合的医疗和健康资源。

要保证医疗质量和安全。设计和建立有效的内部控制机制，包括合理的流程、明确的责任分工和严格的监管措施，以确保医疗机构和相关人员严格遵守医疗行业的规范和标准。这包括医疗设备的维护和管理、医疗操作的规范和安全、医疗记录的准确性和可追溯性等方面。只有确保医疗质量和安全，才能真正保障人民的健康权益。

组织架构内部控制要进一步强化引领作用。这意味着卫生行政部门要积极引领健康服务行业的发展和变革。设计和建立创新的内部控制机制，可以推动医疗科技的应用和发展，提升医疗服务的效率和质量。同时，也应关注健康产业的可持续发展，促进医疗资源的合理配置和优化利用，以满足人民群众日益增长的健康需求。

组织架构内部控制的设计和建立必须始终围绕以人民健康为中心，并将社会效益放在首

位。注重健康公平，满足人民群众多样化、差异化、个性化的健康需求，保证医疗质量和安全，并进一步强化引领带动作用，将是未来发展的重要方向。只有如此，才能为人民提供更好的健康服务，促进社会健康的可持续发展。

（二）设计和建立科学高效、分工制衡的公立医院组织架构

合理的组织架构需要明确各个部门和职能单位的职责和权限。在公立医院中，可以设立行政管理部门、医疗服务部门、财务管理部门等不同的职能部门，分别负责不同的工作任务。通过明确划分职责权限，可以减少决策的误判和责任的模糊，提高工作效率和管理的精细程度。

科学高效的分工制衡是优化组织架构的重要原则。根据各个部门的职能和工作需求，合理安排人员的工作职责和分工。通过合理的分工制衡，可以提高工作效率，避免工作重叠和职责混淆的情况发生。例如，医疗服务部门可以根据不同的专业领域设立医疗团队，各司其职，提供专业的医疗服务，而行政管理部门可以负责人力资源管理、后勤保障等方面的工作，实现各部门之间的良好协作和互补。

组织架构的构建还需要注重科学性和效率性。通过对工作流程和业务流程的优化，可以减少冗余环节，提高工作效率。组织架构内部的协作机制也需要得到重视，例如，建立跨部门的沟通渠道和协作机制，以实现信息的畅通和资源的共享。同时，随着信息技术的逐步普及和应用，可以考虑借助信息系统和数字化工具来支持组织架构的运作，提高工作效率和信息的及时性。

设计和建立合理的组织架构在优化内部控制环境方面起到至关重要的作用。对于公立医院来说，严格按照三权分离的原则进行组织机构的设置和职责权限的划分，构建一个科学高效、分工制衡的组织架构，将有助于提高工作效率、优化资源配置，推动公立医院的健康发展。

（三）应严格按照相关规定设置部门岗位，确保不相容岗位相互分离

按照"定编定岗"原则，公立医院可以根据其规模、服务内容和人员需求，明确划分各个部门和岗位。通过设定合理的岗位数量，可以确保人员配置的合理性和工作任务的分配合理性。岗位的设置要根据具体职能和工作需求，并参考相关法规和政策的规定，确保岗位与工作内容相匹配。

严格落实岗位权责一致的原则。这意味着岗位设置要与工作职责相对应，每个岗位应明确具体的职责、权限和工作要求。这样可以确保每个人员在工作中明确职责，减少职责重叠和责任模糊的情况发生。同时，对于岗位的权责要求也应明确，通过设定明确的绩效考核和评价体系，将岗位的权责与个人的绩效挂钩，激励岗位人员积极履职，提高工作效率和质量。

为了确保不相容岗位相互分离，需要将相互矛盾、冲突或利益冲突的岗位分开设置。这样可以避免在同一岗位上的人员同时承担相互对立的职责或权限，有利于减少潜在的腐败和犯罪行为。例如，在医疗机构中，可以将财务管理和收费岗位与临床医疗岗位分离，确保财务操作和流程的独立性和透明度。

通过严格按照"定编定岗"相关规定设置部门岗位，确保岗位权责一致，并确保不相容岗位相互分离，可以有效提升组织架构的科学性和有效性。这将有助于优化工作流程、明确人

员职责，提高工作效率和质量。最终，这将有助于公立医院的健康发展和提供优质的医疗服务。

（四）确定内部控制牵头部门，充分发挥各职能部门的作用

确定内部控制牵头部门是内部控制建设的重要一环。该部门应具备专业的内部控制知识和经验，并负责制定内部控制的政策、制度和流程。该部门还应负责内部控制的监督和评估工作，确保内部控制的有效性和持续改进。同时，该部门还应与其他职能部门进行密切合作，协调各部门之间的内部控制工作，确保内部控制的一致性和协同性。

各职能部门在内部控制建设中发挥着重要的作用。不同的职能部门在医院的运营和管理中承担着不同的责任和职能，因此，他们应参与到内部控制建设的全过程中。例如，行政管理部门可以负责制定和推广内部控制的政策和制度，人力资源部门可以负责内部控制的培训和人员配备，财务管理部门可以负责内部控制的财务监督和审计，医疗服务部门可以负责内部控制的医疗质量和安全监督等。各职能部门应密切合作，共同推进内部控制建设，确保内部控制的全面覆盖和有效运行。

组织协调医院内部控制建设是确保内部控制工作顺利进行的关键。医院内部控制建设涉及多个职能部门和多个工作环节，因此，需要有一个统一的组织机构来协调和管理内部控制工作。这个组织机构可以由内部控制牵头部门负责组织和协调，确保各职能部门之间的信息共享和协作配合。同时，该组织机构还应定期召开内部控制工作会议，进行工作总结和经验分享，推动内部控制建设的不断完善和提升。通过确定内部控制牵头部门，充分发挥各职能部门在内部控制建设中的作用，并组织协调医院内部控制建设工作，可以确保内部控制工作的有效性和持续改进。这将有助于提高医院的管理水平和服务质量，为患者提供更加安全和可靠的医疗服务。

（五）内部控制体系建设

医院组织架构的内部控制体系，包括医院内部控制组织架构设置和权责配置，即设计和运行两个方面。医院管理体系实行党委领导下的院长负责制，医院的内部控制组织架构设置分三个层面，分别是决策、执行、监督（见图4－1）。

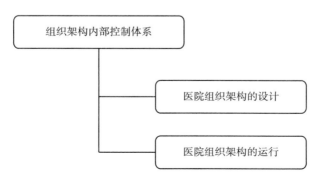

图4－1　医院组织架构内部控制体系

医院组织结构的设计是确定决策层、执行层、监督层的职责权力、任职要求和工作流程等工作的重点,科学合理地构建组织结构,保证决策、执行和监督互相独立,从而实现权力制衡。

医院组织结构的运行是指医院要按照法律法规规定、内部管理权限和工作流程等,审核、批准组织结构设计、部门设置和人员编制,并采取有效措施监督、检查组织结构的运行。

三、单位层级内部控制建设原则

就医院机构设置控制而言,公立医院的内部机构设置要充分体现决策、执行、监督三权分离的原则,实现组织架构的科学分工和有效制衡,公立医院应当单独设置内部控制的牵头部门或者具体职能机构,负责组织协调医院内部控制建设。

就医院权责配置控制而言,公立医院应该合理配置各机构的具体职责,明确其管理权限。特别是要建立健全财务、设备及物资采购、基建、资产管理、合同管理等部门之间的沟通与协调机制,使各个部门各司其职。

四、单位层级内部控制建设内容

(一) 机构建设

公立医院应当根据事业发展目标,结合临床业务工作的特性及上下隶属关系,在横向上设置业务科室及职能部门,在纵向上划分管理层次,确定各部门间的分工协作关系,从而构建一套完整合理的组织架构。机构设置除了在事业编制的基础上进行构建外,还可以根据医院决策、执行和监督工作的需要设置内部管理机构或专设岗位。

1. 公立医院内部横向机构设置

一般来说,公立医院内部横向机构设置应包括:临床服务类科室、医技服务类科室、医疗辅助类科室、行政管理类部门及后勤服务类部门,其中临床服务类科室指直接为患者提供临床诊疗服务的机构,包括临床门诊类科室和临床住院类科室,如骨科门诊、消化内科病房等;医技服务类科室指直接为患者提供医技检查治疗服务的机构,如影像科、检验科、病理科等;医疗辅助类科室指为患者或临床医技科室提供辅助类服务的机构,如门诊收费处、住院结账处、药房、消毒供应室等;行政管理类部门指履行医院管理职责的机构,如办公室、财务处、医务处、护理部等;后勤服务类部门指为医院其他部门提供后勤保障服务的机构,如维修队、电工班、水工组等。

2. 公立医院内部纵向机构设置

公立医院内部纵向机构设置应包括:决策机构、执行机构和监督机构。其中,决策机构包括医院职工代表大会、党政领导班子联席会议、院领导班子会议、预算管理委员会、采购管理委员会、资产管理委员会、内部控制实施领导小组等。其中,预算管理委员会通常由医院院领导、财务、审计、纪检监察及相关职能部门的负责人构成,负责对医院预算管理制度颁布、方案制订、编制执行、检查考核等方面重要事项作决策；负责医院医疗设备、药品、耗材等物资采购事项的决策；资产管理委员会负责医院各项资产的清查、调配、考核、处置等重大事项的决策；内部控制实施领导小组下设实施办公室和评价监督办公室，负责医院内部控制规范实施方案制订、内部控制风险评估机制建立、内部控制岗位设置等内部控制重大事项的决策。执行机构包括医院各级职能部门及业务科室，一般由医院财务部门作为内部控制的牵头部门，负责建立健全医院内部控制制度，指导内部控制实施工作。监督机构包括医院审计、纪检监察等部门，负责医院内部控制制度的评价与监督工作。

（二）职责分配

公立医院内设机构的职责分工分为组织层级和业务层级。其中，组织层级职责分工是按照不相容职务相互分离的制衡原则，确定医院领导和分管领导对内设部门和下属医院的管理职权划分。业务层级则是根据医院内设部门和二级医院职能进行划分，或者按照医院业务分类和支出事项的不同特点自主设计职责分工和归口部门。例如，日常办公用品采购归办公室，而固定资产采购可归属医学工程处或者物流中心等部门。公立医院应建立内部控制责任制度，按照权力、义务和责任相统一的原则，明确规定分管院领导和各有关部门、岗位、人员应负的责任和奖惩制度。

公立医院应注意明确权力和责任的分配方法，增强组织的控制意识，明确划分各岗位、环节的权力和责任，确保职责权限在严格控制下履行。在权力和责任的分配上应考虑医院的员工是否充足、员工能否推动不相容职务的分离政策等，权力和责任的分配应有书面说明，医院将权力和责任分配给有关部门和人员的方式如果存在缺陷，则可能影响内部控制的效果。

（三）制度建设

完善公立医院内部控制制度，使医院活动能够在制度的框架内进行。内部控制制度应贯穿医院经济活动的决策、执行和监督全过程，实现对经济活动的全面控制。内部控制建设又是一个动态的过程，应当结合国家有关规定和医院的实际情况而开展，并随着内部经济活动的调整和各项管理要求的提高而不断予以完善。医院内部控制制度是否得到有效执行，还需要接受监督评价，要充分发挥内部审计、纪检监察部门的作用，定期对医院进行各项经济活动的审计、监督，对内部控制的有效性做出评价，及时发现问题并提出改进建议。当遇到内部控制制度得不到执行的情况时，要查清原委、仔细分析，还要向医院主管部门汇报，从而促进医院内控制度的有效执行。还可以通过建立内部控制考核评价制度的方式，将医院的决策机制和各业务部门风险管理执行情况与绩效薪酬挂钩，以促进内控制度的有效执行。

五、组织架构的关键控制点

第一，医院组织架构应当体现决策、执行和监督互相分离原则，完善组织架构模型，有效制衡和监督医院内部的部门管理、职责分工、业务流程。

第二，组织机构按照要求进行设置。依据医院现有的管理情况进行设置医院内部组织架构；同时，医院对组织架构的设置、各职能部门的职责权限、组织的运行流程等进行明确的书面说明和规定，按要求及时调整关键职能。医院内部组织机构应当有效支持医院发展战略，并根据环境变化及时做出调整。

第三，合理设计组织机构，保证其稳健地运行，预防沟通效率低下。医院内部组织架构的设计与运行要能够适应信息沟通的要求，使信息的上传、下达和传递顺畅，及时为员工提供履行职权所需的信息。

第四，公立医院人员调动比较复杂，因此要合理进行岗位安排，及时进行动态调整。

第五，认真贯彻执行内部控制制度。

六、制度文本案例

××医院内部控制体系建设实施

类别	全院制度—内部控制制度		编号	S－×××
名称	内部控制体系建设实施方案		生效日期	20××－××－××
制定单位	财务部	责任人 ×××	修订日期	20××－××－××
定期更新	每一年	总页码 2	版本	××版

一、目的

保证医院经济活动合法合规，提高医院运营的质量和效率，持续提升医院治理水平和风险防控能力。

二、范围

适用于预算业务、收支业务、政府采购业务、资产管理、建设项目、合同管理等工作。

三、权责

责任科室：财务部。

四、参考文献

1.《行政事业单位内部控制规范（试行）》

2.《河南省财政厅关于进一步推进行政事业单位内部控制建设实施基础性评价工作的通知》

3.《关于进一步推进省直卫生计生（中医）单位开展内部控制建设实施基础性评价工作的通知》

4.《三级综合医院评审标准与评审细则（2011）》

五、政策

1. 原则

1.1 全面性原则

内部控制应当贯穿于医院经济活动决策、执行和监督的全过程，覆盖经济活动所涉及的各种业务和事项，实现对经济活动的全面、全过程控制，医院应全员参与内部控制建设。

1.2 重要性原则

内部控制建设在涵括全面业务的基础上，重点关注重要经济活动和经济活动的重大风险，尤其涉及内部权力集中的重点领域和关键岗位，确保不出现重大缺陷。

1.3 制衡性原则

通过采取制衡机制、流程再造等措施，在部门管理、职责分工、业务流程等方面形成相互制约和相互监督的机制。

1.4 适应性原则

内部控制建设随着外部环境的变化、医院经济活动的调整和管理要求的提高，需要不断进行修订和完善。

2. 实施步骤

2.1 内控方案确定

2.1.1 确定内部控制建设方案。

2.1.2 通过公开招标。

2.1.3 选定××（中国）企业咨询有限公司，作为医院内部控制体系建设实施与管理咨询单位。

2.2 流程梳理及风险评估

2.2.1 ××（中国）企业咨询有限公司在医院各职能部门广泛开展内部控制建设摸底工作。

2.2.2 深入梳理相关制度和业务流程。

2.2.3 分析风险隐患。

2.2.4 找准业务风险和廉政风险，查找内控缺陷。

2.2.5 制定风险应对策略。

2.3 缺陷整改落实

2.3.1 针对存在问题，在风险识别和风险分析的基础上，医院层面和各部门要提出解决方案。

2.3.2 按照要求进行制度完善和流程优化，尤其要充分利用信息化手段，实现业务管理与财务管理的有机结合，将内控嵌入信息系统中。

2.3.3 各部门负责人要对内控缺陷整改进度进行跟踪。

2.3.4 对内部控制规范进行确认，形成《内控缺陷整改报告》。

2.4 内控再评价

2.4.1 对相关部门内控缺陷整改结果进行内部控制测试。

2.4.2 对缺陷整改过程进行跟踪管理。

2.4.3 对整改后的控制点运行进行有效性测试。

2.4.4 判断整改效果，形成内部控制手册。

2.5 内控成果验收

2.5.1 通过内部控制体系建设，最终形成医院《业务流程框架》《内部控制手册》《风险管理规范》《内控岗位授权规范》《内部控制制度管理规范》《内部控制评价手册》《内部控制评价报告》等内部控制成果。

2.5.2 由内部控制领导小组对单位层面和业务层面的相关建设资料和建设成果进行验收。

3. 工作要求

3.1 内部控制建设工作是医院今年 101 项重点工作任务之一，它贯穿于单位经济活动决策、执行和监督的全过程，是一项需要全员参与的系统工作。各部门要按照内部控制建设方案，强化责任落实，强化工作实效，认真组织实施，积极参与并全力配合安永（中国）企业咨询有限公司开展工作，通过内部控制建设，不断提升医院科学化和规范化管理水平。

六、表单及附件

无

七、审核

部门		核准主管	核准日期
主办	财务部	主任：×××	20××年××月××日
		主管领导：×××	

第二节　工作机制建设

一、工作机制内部控制概述

公立医院作为非营利性事业单位，承担着保障人民群众基本医疗卫生服务和公共卫生服务的重要职责，其经济活动及相关业务活动涉及多个领域，复杂多样，资金规模大，风险因素多，如果缺乏有效的内部控制，可能导致医院的公益性受损，医院的经济安全和业务质量受影响，医院的改革发展受阻。公立医院应当进行工作机制的内部控制，目的是在坚持公益性原则的前提下，为了实现合法合规、风险可控、高质高效和可持续发展的运营目标，通过制定制度、实施措施和执行程序，对经济活动及相关业务活动的运营风险进行有效防范和管控，建立健全科学有效的内部制约机制。

（一）公立医院工作机制主要内容

1. 组织结构

组织结构是指一个系统或组织中不同部门、职能之间的关系和排列方式。组织结构的设计应该合理，能够明确各个部门的职责，保证信息流畅和高效协作。

2. 流程规范

流程规范是指一系列有序的工作步骤，用于完成一个具体任务或项目。流程规范的设计应该清晰明了，包含每个步骤的具体内容、配合方式、时间节点等，以确保工作的高效性和准确性。

3. 绩效考核

绩效考核是指对员工或团队的工作表现进行评估，以确定其工作成果和绩效。绩效考核的设计应该公平、客观，能够激励员工的积极性和创造性。

4. 沟通协作

沟通协作是指不同部门、职能之间的信息共享和沟通方式。沟通协作的设计应该包括各种渠道和方式，如会议、邮件、电话等，以促进信息流通和高效协作。

5. 风险管理

风险管理是指对各种风险的预测、评估和应对措施。风险管理的设计应该考虑到各种内部和外部因素，如市场风险、人为失误等，以确保工作的安全性和可靠性。这些方面共同构成了一个系统或组织的工作机制，对于实现高效、稳定的工作流程表现至关重要。

（二）内部控制的五个工作机制

（1）三权分离工作机制：指医院的决策权、执行权、监督权相互分离，决策、执行、监督的过程和岗位均相互分离。

（2）风险评估工作机制：指医院领导应该定期对医院经济活动进行风险评估，明确业务活动的风险点，采取必要措施控制风险，防患于未然。

（3）议事决策工作机制：指医院应该制定议事决策的工作流程，针对不同级别的决策事项明确审批权限，规定具体的决策原则。

（4）议事决策问责工作机制：指医院应该适当公布议事决策结果，对议事决策过程进行详细记录，按照"谁决策、谁负责"的原则，实行责任追究机制。

（5）相关部门沟通协调工作机制：指医院内设部门及下属医院间的衔接和联系部门间应加强沟通协作，保证内部控制在分权的基础上充分高效的协作（见图4-2）。

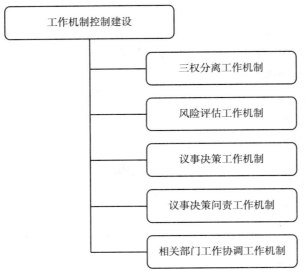

图 4 – 2　医院工作机制控制建设

二、工作机制控制目标

第一，要将医院经济活动中的决策、执行与监督分开，并对其进行制约，保证在法律的框架下有效行使。

第二，医院要建立一个定期的经济活动风险评价体系，全面、系统、客观地评价经济活动中的各种风险，并将其形成一份书面报告，上报给医院的领导小组，以此来提高医院的内控水平。

第三，要完善集体研究、专家论证和技术咨询三种形式的协商制度，以增强协商民主的科学决策。实现副职分管、正职监督、集体领导、民主决策的权力运行体制，保证所有重要的经济决策都经过集体决策。

第四，要做好议事决定的笔录，保证笔录的客观、真实，并建立完善的议事和决策责任体系，把决策的责任落实到每个人身上，把决策的成效同有关人员的晋升、降级、经济奖励等联系起来，确保决策能够被严格地贯彻执行。

第五，在各个部门、各个岗位之间，都要有一个良好的沟通、协调机制，把各个部门、各个岗位的职责都弄清楚，让所有人都参与进来，让他们从观念上认识到，并在实际行动中与内控职能部门进行有效的合作。

第六，对"三重一大"事项实行集体研究、专家论证、技术咨询等制度，即：重大经济问题、重大项目安排问题、重大人事任免问题、重大资金使用问题，都要经过党委会集体研究、院长办公会，特别重大事项要经过职工代表大会研究决定。对于重大经济事项、重大工程安排、重大人事任免、重大资金使用等，都要按照国家有关规定，并结合本单位的实际情况做决定，决定后不能随意更改。

三、工作机制的关键控制点

第一，医院的经济活动进行决策、执行和监督，应当做到有效分离，对于经济活动中的各项业务和事项，要严格审批，防止决策和监督职能的缺失。

第二，开展风险评价时，应该事先确定好经济活动的目标和工作方案，再通过管理控制来确保这个目标的达成；建立风险辨识机制，对危险因子进行精确辨识；探讨科学的风险分析方法，准确把握其成因及后果；在经济活动中，要建立一套行之有效的风险预防机制，并对发现的风险及时反应。

第三，明确决策机构职责权限，保证议事决策科学性，避免医院出现"一言堂""一支笔"等现象，重大经济活动事项应当进行集体决策；划分议事决策事项范围，根据医院实际情况明确划分"三重一大"业务；合理设置医院决策审批权限，保证经济活动决策的效果。

第四，客观记录医院议事决策过程，如实记录决策过程中每个人的意见，影响医院决策问责，确保决策过程权威性；医院要及时进行决策信息公开，积极接受社会监督；在决策后对医院决策进行追踪问责，监督决策的落实和执行。

第五，建立经济活动决策问责机制，确保医院进行经济活动决策与医院经济活动的有效开展。

第六，医院各部门、各岗位信息应当保持沟通顺畅，使业务流程顺利衔接，提高内部控制执行过程的效率，促进内部控制制度的有效运行。

四、工作机制控制的实施

严格实行决策、执行、监督三权分离机制；建立风险评估机制，设定经济活动的内部控制目标，识别内部控制风险，分析风险以进行有效的风险应对，形成良好的经济活动风险防范机制；建立有效的议事决策机制以及议事决策问责机制、内部各部门和各岗位之间的沟通协调机制。

（一）三权分离机制

公立医院除了根据国家有关法律法规和医院规章制度，并结合内外部环境对医院组织架构进行设置外，还应该形成部门间的制衡机制，处理好组织架构中决策权、执行权和监督权的分配，形成三权分离、相互制衡的机制[①]。

要实现三权分离，就必须在各部门的管理体制、职能分工和业务流程上建立起相互制约和监督的制度。在横向关系上，要完成某一环节的工作，必须有两个相互独立的部门或人员进行协调运作，互相监督，互相制约，互相印证；从纵向关系来看，一件工作要通过两个或多个相互补充的职位和环节才能实现，从而使下级受到上级的监督，上级受到下级的制约。

与此同时，独立行使内控监管职能的机构，可以有效防止滥用职权。这样，就可以按照分

---

① 许翔，张静宇.三权分离模式在医院采购管理中的应用 [J].中国卫生产业，2019，16 (6)：2.

事行权、分岗设权、分级授权的原则，建立一个权责一致、有效制衡的组织结构体系，让决策、执行和监督相互配合，互相制约。

举例说明，医院年度的预算由预算管理委员会作为决策机构行使审批权；由预算管理办公室作为执行机构将年度预算逐级下达，临床业务科室及预算执行部门作为执行机构执行批复的预算，预算归口管理部门，财务、审计及纪检作为监督部门履行监督管理权。整个预算管理的决策、执行及监督权分别隶属于不同的部门，确保医院预算决策科学、执行准确及监督到位。

（二）风险评估机制

风险评估是识别及分析影响医院控制目标实现因素的过程，是风险管理的基础。根据我国《行政事业单位内部控制规范》要求，医院每年至少应组织开展一次风险评估工作。评估期间应与医院经营目标的设定期间相一致，通常为一个自然年度。

在进行风险评价时，不仅要找出可能妨碍控制目标达成的风险，而且要找出可能对其产生正面影响的机会。一般而言，公立医院在进行风险评价时，可能会遇到以下几个方面：没有清晰的经济活动目标和工作方案，不能通过管理控制措施来确保目标的达成，没有建立起一套风险辨识体系，不能对风险因素进行精确的辨识，也没有建立起一套科学的风险分析方法，也不能对所识别出的风险进行有效的处理。

为防范这些风险，公立医院必须从目标设定、风险辨识、风险分析和风险处理四个层面，确定风险评价的控制目标，并对其进行重点控制，以保证医院风险评价工作的顺利进行。要加强对主要危险因素的监控，及时发出预警信息，制订相应的应急计划，并根据形势的变化对防治措施进行相应的调整。如有需要，可请第三方机构全面梳理、评估医疗机构的风险。对公立医院进行风险评估时要充分考虑行业特点，综合考虑医疗质量、医疗安全、服务流程优化、患者人文关怀等风险点。

（三）议事决策机制

公立医院领导班子由行政、党委和纪委的主要领导组成，其议事决策的方式方法、决策权的集中度以及是否具有可操作性是影响医院内部控制效果的关键环节，如果医院主要领导的个人权威很高，领导班子的小范围决策容易造成个人说了算、"一支笔"现象。医院应当建立健全集体研究、专家论证和技术咨询相结合的议事决策机制。为提高决策的科学性，减少风险，必须经过医院领导小组的讨论。在医疗机构中，对医疗机构的主要经济行为进行评估，评估结果应符合国家相关法律法规，并结合本院的实际情况，决定后不得随意更改（见表4-2）。

表4-2　　　　　　　　　　　　科学的医院议事决策机制

序号	基本步骤	主要内容
1	决策原则	（1）坚持民主集中制原则，实行集体领导和个人分工负责相结合的制度。 （2）坚持实事求是原则，深入实际、调查研究，广泛听取意见，掌握第一手资料，防止和避免决策错误。 （3）坚持少数服从多数的原则。 （4）坚持分工负责的原则，加强班子内部的团结协调，班子成员在形成决定后要充分发挥积极性和创造性，努力完成组织交办的分管工作任务

续表

序号	基本步骤	主要内容
2	决策范围	"三重一大"事项：重大决策、重大事项、重要人事任免及大额资金支付业务
3	决策程序	提出预案—确定议题—会议通过（决策事项提前通知所有参与决策人）—决策人数符合相关规定—充分讨论—逐项表决—作出决策—形成会议纪要
4	参加人员	一般由医院领导班子成员组成，包括正副院长、院党委正副书记、纪委书记、院长助理、关键部门人员等
5	表决程序	表决方式主要采用口头、举手、无记名或记名投票等方式。坚持少数服从多数原则。会议研究多个事项时，应逐项作出决定。会议对决策事项存在严重分歧的应当延缓作出决定

1. 议事决策的权责划分

科学的议事决策机制需要避免"一支笔"现象，限制党政一把手的个人权力，健全"副职分管、正职监管、集体领导、民主决策"的权力运行机制。在议事决策过程中，应当让医院领导班子成员都能够充分行使职权，通过组织医院职工代表大会、党政联席会议、党委委员会、院领导办公会专项讨论会等形式的决策会议，决定医院重大经济活动事项。同时，要正确处理好集体决策和个人负责的关系，集体决策不意味着要集体负责，因为集体担责的结果往往会是无人担责①。

一般来说，公立医院院领导的职能分工要体现决策的权责划分。院领导副职分管医院相关业务及管理工作，如医疗业务、科研业务、教学业务、信息业务、人事业务、财务业务、采购业务、基建业务等；院领导正职（含书记）负责统筹管理。通过以上的权责划分，体现议事决策机制的合理性。同时，当涉及各项业务及管理事项的重大决策时，需要通过医院的相应委员会等进行集体决策。

2. 议事决策的事项范围和审批权限

议事决策主要是针对公立医院的"三重一大"业务。这类业务应由医院领导班子集体研究决定，但由于各医院实际情况不同，是否属于"三重一大"业务，医院要根据有关规定和实际情况确定，明确医院议事决策的事项范围，一经确定，不得随意变更。同时，应当按照经济活动类别对经济活动决策事项进行分类，针对不同类别决策事项，明确具体的决策机构和决策方式。

此外，公立医院应当根据经济活动决策事项的类别和标准，建立和完善授权审批制度，原则是建立分级授权审批制度，对于物资采购、工程结算、薪酬支付资金划转等经济事项应明确责任、划分权限，实行分档审批。对于重大经济活动决策事项建立审批机制和会签制度。授权审批是对审批权限和级别进行限制，包括分级审批、分额度审批和逐项审批三种方式。分级审

---

① 杨春白雪，冯晓红，林霄，陈文强. 公立医院议事决策机制实践与探讨 [J]. 医院管理论坛，2021，38（12）：4.

批是下级医院发生的经济事项需要按照授权级别的不同，依级次向上报批的控制方式。通常医院根据责权匹配原则设立授权审批权限，权限较低的部门领导具有较低的授权额度，权限较高的部门具有较高的授权额度，依据医院具体情况和权限层级设置阶梯形授权审批权限。授权审批的终极权限在于集体决策，目的是防止重大事项出现"一支笔"或"一言堂"的决策风险，防范错误决策导致的潜在重大损失。

以医院的设备采购为例。年度预算内的设备采购事项，经分管采购业务的院领导决策审批；超过预算或预算外的设备采购事项，须先报院预算管理委员会调整或追加预算后，按各医院的审批权限确定是否再提交院长办公会等决策机构进行审批；涉及医院战略或单位金额重大的设备采购，还要执行医院的"三重一大"决策审批流程。

3. 议事过程的科学决策

为防止"拍脑袋"的决策缺陷，议事决策过程要建立在调研、论证、咨询、调整、协调、决定的基础上，严格遵守医院议事决策的工作程序，遵循议事决策原则，确保医院议事决策过程符合国家政策法规。

此外，在领导决策过程中，要坚持专家论证、技术咨询、听取群众意见，健全集体研究、专家论证和技术咨询三种形式的议事制度。当公立医院在做重要决定时，遇到专业问题一定要听取专家的意见，如果有需要，可以组织技术咨询，开展专家论证，对涉及人民利益的问题要认真倾听。

4. 议事决策的问责机制

为体现决策过程的严肃性和科学性，要详尽记录整个议事过程的参与人员与相关意见。为保证记录的客观性和真实性，如实反映每位成员的决策过程和意见，在认真做好记录的基础之上，要向每位成员核实记录并签字，并及时归档。医院应该在决策前实现信息公开，不涉及保密事项的决策要做到决策结果的公开性，将决策结果置于社会监督之下，保证决策结果的公正和公平。

为保证决策效果，在决策后也要实行对效率和效果的跟踪，要建立相关的问责追责机制，让决策效果与相关人员的升迁降免和经济奖惩相挂钩，促进决策得以严格落实与执行。

5. 相关部门的沟通协调机制

内部控制的建立与实施，要求公立医院应当建立各部门或岗位之间的沟通协调机制。为此，应强化医院负责人在内部控制体系建设中的"第一责任人"意识，只有高层领导充分认识到内部控制的重要性，才能有效调动全员参与建立完善的内部控制体系，各部门积极配合内部控制职能部门对医院业务活动进行的风险评估和流程梳理，主动开展本部门的内部控制建设工作，开展风险评估、接受检查监督、提供必要材料、认真落实医院的内部控制制度、对发现的问题积极进行整改并主动上报，各部门间做到信息流畅、沟通顺利。部门接口人积极履行职责，及时向上级汇报本部门建设情况并及时传达医院内部控制建设信息到本部门，促进内部控制建设工作开展的效率和效果。

五、相关制度与案例

××医院党委会议议事规则

一、目的

深入推进全面从严治党，严格落实党委意识形态工作责任制，认真贯彻党的民主集中制原则，推进医院党委工作科学化、民主化、制度化。

二、使用范围

坚持党委领导下的院长负责制，医院党委对医院工作实行全面领导，发挥把方向、管大局、作决策、促改革、保落实的领导作用。

三、内容

1. 总则

1.1 根据《中国共产党章程》和中共中央办公厅《关于加强公立医院党的建设工作的意见》、国务院办公厅《关于建立现代医院管理制度的指导意见》、国家卫生健康委党组《关于加强公立医院党的建设工作的意见实施办法》等法规文件，制定本规则。

1.2 坚持和加强党对医院工作的全面领导，全面落实新时代党的卫生与健康工作方针，贯彻落实深化医药卫生体制改革政策措施，坚持公立医院公益性，确保医院改革发展正确方向。

1.3 坚持党委领导下的院长负责制。医院党委对医院工作实行全面领导，发挥把方向、管大局、作决策、促改革、保落实的领导作用。支持院长依法依规独立负责地行使职权。

1.4 坚持民主集中制，实行集体领导和个人分工负责相结合的制度，凡属重大问题都要按照集体领导、民主集中、个别酝酿、会议决定的原则，由党委集体讨论作出决定。

2. 议事决策范围

医院党委会会议讨论决定以下事项：

2.1 医院党的建设重要事项。

2.1.1 学习贯彻习近平新时代中国特色社会主义思想，落实党的路线方针政策和上级党组织决策部署的重要措施；

2.1.2 执行同级党员大会（党员代表大会）决议决定的重大举措；

2.1.3 医院党建工作规划和年度工作计划、总结等重要事项；

2.1.4 基层党组织和党员队伍建设的重要事项；

2.1.5 思想政治、意识形态、统一战线等工作的重要事项；

2.1.6 党的纪律检查工作、党风廉政建设和反腐败工作的重要事项；

2.1.7 加强对医院工会、共青团、妇联等群团组织，专业委员会等学术组织和管理、咨询组织，以及职工代表大会等工作领导的重要事项。

2.2 事关医院改革发展稳定及医疗、教学、科研、管理工作的重要事项。

2.2.1 医院章程、总体发展规划、综合改革发展方案和医院重要改革措施、重要工作计划、重要规章制度的制定修订；

2.2.2 医院内部组织机构、人员岗位的设置和调整；

2.2.3 医院年度财务预算方案、决算情况的审定，大额度支出和预算追加，以及其他大额度资金运作事项；

2.2.4 各级各类重点建设项目 3 万元及以上，大型医疗设备、大宗医院耗材、器械物资采购和购买服务，基本建设和大额度基建修缮等重大项目设立和安排方案；

2.2.5 医院重要资产处置、重要资源配置、无形资产授权使用；

2.2.6 医疗、教学、科研平台和团队建设，有关项目、经费管理和成果转化、奖励中的重要事项；

2.2.7 医院国内国（境）外交流与合作重要项目；

2.2.8 专业委员会等学术组织和管理、咨询组织的章程制定、修订，负责人推荐，以及学术评价、审议、评定工作中的重要事项；

2.2.9 院级及院级以上评优评先和重要表彰奖励事项；

2.2.10 医院安全稳定重要事项和重大突发事件的处理。

2.3 干部选拔任用和干部队伍建设的重要事项。

2.3.1 干部队伍建设规划，干部教育、培训、选拔、考核和监督工作中的重要事项；

2.3.2 医院内部组织机构负责人和医院管理的其他干部的选拔任用；

2.3.3 推荐优秀年轻干部和推选上级党的代表大会代表、人大代表、政协委员等人选。

2.4 人才工作的重要事项。

2.4.1 医院人才工作规划，人才培养、引进计划和人才激励保障等相关政策措施；

2.4.2 人才政治引领、政治吸纳和政治把关的重要措施。

2.5 医德医风和医院文化建设的重要事项。

2.6 职工人事招录、职称评聘、职务职级晋升、年度考核、薪酬分配、福利待遇、奖惩和其他事关职工切身利益的重要事项。

2.7 需要党委会会议讨论决定的其他事项。

3. 议事决策原则和程序

3.1 党委会会议一般每周召开一次以上，遇有重要情况经党委书记同意可以随时召开。会议由党委书记召集并主持。党委书记不能参加会议的，可以委托党委副书记召集并主持。

3.2 党委会会议的出席成员为党委委员。会议必须有半数以上党委委员到会方可召开。讨论和决定干部任免等重要事项时，必须有 2/3 以上党委委员到会。党委委员因故不能参加会议的，应当在会前向党委书记请假。

不是党委委员的行政领导班子成员可以列席党委会会议，议题相关科室负责人可以列席会议，涉及职工切身利益的重大议题可以邀请职工代表列席。列席人员有发言权，没有表决权。

3.3 党委会会议议题由党委书记提出，也可由党委委员或医院领导班子其他成员提出建议、经党委书记综合考虑后确定。对重要议题，党委书记应当在会前听取院长意见，意见不一致的应暂缓上会。集体决定重大事项前，党委书记、院长和有关领导班子成员要个别酝酿、充分沟通。

3.4 党委会会议要坚持科学决策、民主决策、依法决策。对拟研究讨论的重要事项，议题相关科室人员应当深入开展调查研究，充分听取各方面意见，视情况进行合法合规性审查和风险评估。对专业性技术性较强的重要事项，应当经过专家评估及技术、政策、法律咨询，涉及医疗、教学、科研业务的重要事项，应当充分听取专业委员会等学术组织和管理、咨询组织的意见；对涉及职工切身利益的重要事项，应当通过基层党组织、职工代表大会或其他方式，广泛听取职工意见建议。

3.5 党委会会议议题实行一事一报制度，议题相关材料应当提前提交党委办公室，党委办公室应当提前将会议议题及相关材料送达有关参会人员。

3.6 党委会会议议题由党委委员或分管院领导汇报，相关科室也可以参加汇报。党委会议按既定议程逐项进行，无特殊情况或未经党委书记同意，一般不临时改动议题。

3.7 党委会会议议事和决策实行民主集中制，在充分讨论的基础上，按照少数服从多数的原则形成决议或决定。如对重要议题发生较大意见分歧，一般应当暂缓作出决定。党委书记应当最后表态。

3.8 党委会会议讨论决定重要事项时应当进行表决，表决可以根据讨论和决定事项的不同，采取口头、举手、无记名投票或者记名投票等方式进行，赞成票超过应到会党委委员半数为通过。未到会党委委员的意见可以用书面形式表达，但不得计入票数。会议讨论或决定多个事项，应当逐项表决。决定多名干部任免时，应当逐人表决。

3.9 紧急情况下不能及时召开党委会会议决策的，党委书记、副书记或其他党委委员可以临机处置，事后应当及时向党委报告并按程序予以确认。

3.10 党委会会议决议分为以下几种：批准或通过；原则批准或原则通过；按要求作相应修改后实施或发布；暂不形成决议，责成相关负责人或相关科室另行提出意见再行研究；不予批准或不予通过。

3.11 党委会会议议题涉及与会人员本人或其亲属的，以及与本人有直接利益关系或其他需要回避的情形的，本人必须回避。

3.12 党委会会议作出的决议或决定，适合公开的应当根据有关规定及时公开，对需保密的会议内容和尚未正式公布的会议决定，与会人员应当遵守保密规定。

4. 议定事项执行与监督

4.1 党委会会议决定的事项，由相关党委委员或相关科室负责组织实施，执行情况应当及时向党委汇报。明确由相关科室负责的，由医院党委办公室负责传达和督促检查。医院党委应当建立有效的督查评估和反馈机制，确保决策落实。

4.2 党委会会议决定的事项，医院相关科室和个人应当及时执行；对执行不力的，应当按照有关规定问责追究；决策执行过程中需作重大调整的，应当提交党委会会议决定；需要复议的，按照第八条规定重新提交议题。

5. 附则

5.1 医院党委办公室负责党委会会议的会务工作，主要包括：收集议题，印发会议材料，通知参会人员，做好会议记录，编发会议纪要，分送医院领导和有关科室，归档会议材料等。

5.2 本规则由医院党委负责解释，具体工作由医院党委办公室承担。

5.3 本规则自20××年×月×日起施行。

第三节　关键岗位管理建设

一、关键岗位轮岗制度概述

《行政事业医院内部控制规范》规定：单位应当建立健全内部控制关键岗位责任制，明确岗位职责及分工，确保不相容岗位相互分离、相互制约和相互监督。关键岗位包括运营管理、预算管理、收支管理、采购管理、医保结算管理、资产管理、基建项目管理、合同管理、绩效奖金核算管理、人力资源与薪酬管理、医教研防业务管理以及内部监督管理等。

（一）"关键岗位"轮岗制度的内涵

"关键岗位"轮换制是一种控制手段，它是在内部控制体系中，对重要区域、关键区域的工作人员及主要负责人，实行有目的、有系统地轮换[1]。通过建立"关键岗位"交流机制，有计划、有针对性地对高风险的岗位，尤其是高管进行轮换，避免在一个危险的岗位上长时间形成一条固定的利益链，这是强化公立医院内部权力的监督和约束的一种行之有效的办法。轮岗交流还为医院员工与干部搭建了一个多岗位的交流平台，对提升员工的综合业务素质，激发干部的创新活力具有无可替代的意义。这就日益成为医院培养、锻炼干部，加强队伍建设的一种重要途径。

（二）"关键岗位"轮岗制度的发展

《行政事业单位内部控制规范》于2012年由财政部发布，为我国公共部门内控体系奠定了基础框架，其中要求行政事业单位实施关键岗位人员轮岗，并规定轮岗周期。2015年的《关于全面推进行政事业单位内部控制建设的指导意见》进一步强调了关键岗位干部交流和定期轮

---

[1]　张春梅，时玲，刘春娣. 浅析管理岗位轮转在医院人力资源管理中的重要性 [J]. 中国卫生产业，2019，16 (30)：3.

岗的必要性。2020 年国家卫健委出台的《公立医院内部控制管理办法》将关键岗位定期轮岗作为医院权力运行的重要内控措施，并细化了关键岗位的范围，为公立医院规范内控提供了有益的指导。

为了加强内部控制，医院应当进行关键岗位工作人员的定期轮换，规定轮换的时间。如果轮换不可行的医院，应当通过专项审计等方式进行有效监督。关键岗位是指在医院的经济活动中具有重要作用，与医院目标的达成紧密相关，负责重要的工作职责处于关键环节的一系列重要岗位的总称。通常来说，公立医院的关键岗位主要涉及预算业务管理、收支业务管理、设备采购管理、物资采购管理、资产管理、建设项目管理、合同管理、信息管理及内部监督等岗位。

公立医院关键岗位既是医院经济活动有效开展的重要保障，也是医院经济活动中最容易发生舞弊和腐败的关键职位，医院应当加强关键岗位控制，防范出现职务舞弊和腐败现象，提高医院运行效率和效果。

关键岗位与其他岗位相比具有以下几个特征：责任重，工作内容复杂，可支配的资源多，任职资格的要求高、数量少，对医院管理目标实现的贡献率高。关键岗位通过职责直接与实现医院管理目标的一系列活动相联系，并可以与工作成果直接挂钩。这些关键岗位是保障经济活动业务有效实施的关键，没有这些关键岗位，就无法保证医院经济活动的正常开展。

（三）主要内容

公立医院应当根据本医院的性质、业务规模、财务管理模式等特点，明确内部控制关键岗位的职责权限、人员分配，按照规定的工作标准进行考核及奖惩，建立医院关键岗位责任制。医院关键岗位管理建设主要包含以下内容。

1. 确定内部控制关键岗位的意义

建立关键岗位识别指标体系，可以对医院内的关键岗位进行科学、精准的辨识，帮助医院确定内部的核心人才，有利于在薪酬、绩效等方面进行差别化管理，从而有效防止关键岗位上的人才流失，将医院的核心人才保留下来。公立医院应当结合当前的先进理论，结合本单位的实际情况，对关键工作进行科学的界定，使之能够有效地指导实际工作，从而推动医院的长期健康发展。

2. 识别内部控制关键岗位的原则

首先，要遵循战略目标导向原则，要以医院长远发展的战略目标为导向，确定岗位对医院将来发展的重要程度和贡献程度。其次，要遵循全面性原则，选择的评估因素需要既能够全面反映医院内部所有待评估岗位的共性，又能体现不同岗位之间的个性。再次，要遵循科学性原则，以先进科学理论为指导，对评估因素进行准确分析和定义，结合医院实际情况，理论联系实际。最后，要遵循可操作性原则，指标体系和最后计分方法尽量简化，提高指标体系的可行性。

3. 关键岗位设置

一般而言，公立医院经济活动中的关键岗位主要包括设备采购管理、预算业务管理、收支业务管理、资产管理、物资采购管理、合同管理、建设项目管理、内部监督及信息管理等岗位。

具体来说，公立医院可以根据岗位权力的集中性、岗位工作涉外性、岗位责任的重要性、任职条件独特性等四个方面来衡量各个岗位的关键程度。其中，岗位权力的集中性是指岗位本身的职责权力相对集中，不受内、外部干扰；岗位责任的重要性是指该岗位所承担的工作责任对组织生存和发展具有的影响程度；岗位工作的涉外性是指岗位工作具有较大概率与医院外部单位（如供应商）产生联系；任职条件独特性，是指岗位工作所需要的关键技能、实践经验和综合文化素质等方面要求很高。具体的关键岗位列举如下。

（1）预算业务管理关键岗位：预算编制岗位、预算归口管理岗位、预算执行岗位、预算分析岗位、预算评价与考核岗位等。

（2）收支业务管理关键岗位：门诊及住院收入结算岗位、门诊及住院收入审核岗位、收入记账审核岗、报表岗位、支出审核岗位、出纳岗位、稽核岗位等。

（3）设备及物资采购管理关键岗位：采购计划编制岗位、采购计划审核岗位、招标采购岗位、实物验收岗位、库存保管岗位等。

（4）资产管理关键岗位：资产账务管理岗位、资产维修及保养岗位、资产处置岗位、资产盘点岗位、资产分析岗位等。

（5）建设项目管理关键岗位：工程项目可行性研究岗位、工程项目招投标管理岗位、工程项目核算岗位、工程项目审核岗位等。

（6）合同管理关键岗位：合同拟定岗位、合同内容审核、合同履行与监督岗位、合同归档岗位等。

（7）信息管理关键岗位：信息需求可行性研究岗位、信息开发及实施岗位、信息维护岗位、信息安全控制岗位等。

（8）内部监督关键岗位：监督组织内部工作程序、政策和规定的执行情况，确保组织的运作符合法律、伦理和道德要求，并预防潜在的失误、违规行为或腐败问题等。

（四）建设原则

1. 职责与权限统一

公立医院应依据权责对等的原则，结合自身的实际状况和自身的经济活动特征，对公司内部控制的重点岗位进行科学设定，并通过编制组织结构图、岗（职）位责任书和权限指引等内部管理制度或文件，让有关人员能够对业务流程、岗位职责以及权责划分进行理解和掌握，并对相关工作人员进行有效引导。

2. 才能与岗位统一

公立医院应当综合考虑经济活动的规模、结构和管理模式等因素，确保人员具有与其工作岗位相适应的资质和能力。一方面，应当按照岗位任职条件把好人员入口关，为内部控制关键岗位配备能力与资质合格的人员；另一方面，应切实加强工作人员业务培训和职业道德教育，不断提升工作人员的知识技能和综合素质。

（五）医院的主要不相容职务

（1）授权审批：授权进行某项经济业务和执行该项业务的职务要分离，如有权决定或审批医用耗材采购的人员不能同时兼任医用耗材采购岗位。

（2）业务执行：执行某些经济业务和审核这些经济业务的职务要分离，如门诊或住院结算岗人员不能兼任门诊或住院收入审核员。

（3）会计记录：执行某项经济业务和记录该项业务的职务要分离，如出纳不能同时兼任会计。

（4）财产保管：保管某些财产物资和对其进行记录的职务要分离，如医用设备的库存管理岗位要与医用设备的账务管理岗位相分离，不能兼任。

（5）监督检查：保管某些财产物资和核对实存数与账面数的职务要分离。

二、关键岗位内部控制目标

关键岗位的控制措施，应当结合医院实际情况、业务规模、财务管理模式等特点，明确内部控制关键岗位的职责权限和人员分配，确保不相容岗位相互分离，严格实行关键岗位轮岗制度；对关键岗位根据实际情况实行激励措施，以提高医院经济活动的有效性和业务活动的有效开展。

（一）确定关键岗位

建立关键岗位责任制是为了确保关键岗位的职责明确，并且能够正确地划分责任。这有助于提高工作效率和协作性，确保医院的各项工作能够有序开展，提高整体运营的水平和质量。明确关键岗位的职责权限可以为员工提供清晰的工作指引，减少错误和混淆，从而提高工作效率和质量。此外，关键岗位责任制也有助于激发员工的工作动力，使其更好地履行职责、发挥潜力。

1. 依据业务需求

根据医院的核心业务和战略目标，确定哪些岗位对于医院的顺利运营和发展至关重要。例如，医生、护士长、行政主管等可能是关键岗位。

2. 工作内容和职能

通过分析各个岗位的工作内容和职能，判断其对医院运营的重要性。例如，医生负责诊断和治疗患者，护士长负责协调护士团队，行政主管负责管理医院的日常运营等。

3. 工作风险和责任

确定那些承担着重大责任或关键决策权的岗位。这些岗位责任重大，需要拥有相应的专业知识和技能，并对医院的运营产生重大影响。

4. 组织结构的需求

根据医院的组织结构和层级关系，确定哪些岗位在决策层面或支持性职能方面具有关键作用。例如，执行主任、财务主管、病案统计员等可能是关键岗位。

（二）明确关键岗位职责

医院应制定相关制度和文件，明确关键岗位的职责和任务。通过明确的职责，关键岗位人员可以清楚地了解自己的工作范围和职责，准确把握工作重点，从而提高工作效率和责任意识。

1. 配备适应岗位的工作人员

关键岗位的工作人员应根据岗位职责进行合理的配备。这意味着医院应根据岗位的特点和要求，招募具备适应能力和专业技能的人员。确保岗位与人员的相互适应性，可以提高工作质量和效率，提升整个医院的综合实力。

2. 不相容岗位分离

为确保内部监督和制约机制的有效运作，关键岗位应进行不相容岗位分离。这意味着相互制约、相互监督的关键岗位之间应避免同一人兼任多个重要岗位。通过分离关键岗位，可以防止单一人员过度集中权力和资源，增加内部控制和监督的效果，提高医院的管理透明度和责任意识。

3. 科学设置关键岗位和关键人员

通过科学设置关键岗位、明确岗位职责，配备适应岗位的工作人员，并进行不相容岗位分离，医院可以建立健全组织架构和人员配置，增强内部管理的科学性和有效性。这将有助于提高工作的协调性和流程性，保障医院运作的顺畅性和工作的高效性，进而提升医院公共服务的效果和效率。

4. 绩效考核与岗位责任制相结合

将绩效考核与岗位责任制相结合，可以形成一种高效的关键岗位考核机制，其中考核结果与奖惩挂钩。这样的机制可以确保奖惩措施得以落实，使关键岗位责任制充分发挥鼓励先进、激励后进、提高工作效率的作用。

5. 清晰的目标与指标

通过将绩效考核与岗位责任结合，可以明确关键岗位的具体目标和绩效指标。这样，不仅关键岗位人员清楚自己的责任和工作重点，还能为后续的考核和奖惩提供明确的依据。同时，这也有助于提高关键岗位人员对工作成果的追求和关注，从而提高工作效率和质量。

6. 奖惩与绩效挂钩

关键岗位考核结果与奖惩挂钩，意味着考核的结果将直接影响到个人的奖励或惩罚。通过这样的机制，医院能够激发关键岗位人员积极性和主动性，鼓励他们在工作中发挥更大的努力和创造力。同时，对未能达到预期绩效的人员进行适当的惩罚，也可以激励他们改进工作方式、提高工作效率。

7. 公正与透明

关键岗位考核机制应该具备公正和透明的特点。确保考核过程公开透明，让所有关键岗位人员都能对评价标准和流程有清晰的认知。这样可以保证评价结果的公正性，并增强考核机制的可信度。公正和透明的考核机制也能够建立公平的竞争环境，激发关键岗位人员的竞争意识和工作动力。

8. 持续改进与反馈

关键岗位考核机制不仅是对过去工作绩效的评价，更应该是一种持续改进和学习的机制。

通过定期的绩效反馈和个人发展规划，关键岗位人员可以了解自己的优势和不足，并寻找改进和发展的机会。这样的持续改进和发展也有助于提高整体工作效率和效果。

通过将绩效考核与岗位责任制相结合，并形成结果与奖惩挂钩的关键岗位考核机制，医院可以更好地鼓励和激励关键岗位人员，在提高工作效率和质量的同时，推动整体业绩的提升。这也为员工提供了明确的目标和方向，有助于构建一个有活力和高效的工作团队。

（三）建立健全关键岗位轮岗制度

1. 发现问题与隐患

通过建立关键岗位轮岗制度，医院可以让员工在不同的岗位间轮换工作，实现了员工间的相互交流与相互学习。这样的制度可以帮助医院及时发现内部管理中存在的问题和隐患。不同的岗位角度和经验的融合，有助于发现潜在的管理漏洞，并及时采取相应的措施加以解决。

2. 克服人员"疲劳效应"

长期从事同一岗位工作可能会导致人员产生"疲劳效应"，从而影响工作积极性和创造力。通过轮岗制度，关键岗位人员有机会在不同的工作环境中进行工作，减少了长时间进行同一重复任务的单调感，有助于提高工作的新鲜感和激情。同时，轮岗制度也能够培养员工的全局观和适应能力，增强员工的工作动力，发掘自我潜力。

3. 促进团队合作与沟通

关键岗位轮岗制度可以促进团队的合作和沟通。当员工轮岗时，他们将与不同的同事合作，共同完成任务。这种经验交流和协作有助于建立更强大的团队合作关系，提高团队的协同效能。同时，通过轮岗，员工能够更好地了解和适应不同部门的工作方式和需求，促进跨部门沟通和协调，进一步提升医院的整体效率和效果。

4. 建立健全关键岗位轮岗制度

通过建立健全关键岗位轮岗制度，医院可以发现内部管理中存在的问题和隐患，克服人员的"疲劳效应"，保持关键岗位人员的工作干劲，提高工作效率和公共服务的质量，进而为患者提供更好的医疗体验和服务。

5. 沟通与协调

关键岗位在医院内部各个部门之间担负着沟通和协调的责任。通过有效的沟通和协调，关键岗位可以促使不同部门之间的协作和合作，进而提高医院的工作效率和服务质量。

6. 数据分析与决策支持

在医院经济活动中，关键岗位负责收集和分析各种数据，并提供决策支持。通过深入的数据分析，关键岗位可以揭示医院内部的潜在问题和瓶颈，并提供解决方案和优化建议，从而帮助医院提高公共服务的效率和效果。

7. 资源管理与优化

关键岗位在医院资源管理中具有重要的角色。他们负责确保医院资源的充分利用和合理分配，包括人力资源、物资和设备等。通过科学的资源管理和优化，关键岗位可以有效提升医院的运作效率和公共服务的效果。

8. 创新与改进

关键岗位在医院经济活动中，需要不断创新和改进。他们应该密切关注行业的最新趋势和发展，探索新的管理模式和技术应用，以提高医院的竞争力和服务水平，从而提升公共服务的效率和效果。

三、关键岗位的关键控制点

第一，医院应当明确划分关键岗位，在明确了本医院的关键岗位之后，应当划分清晰关键岗位职责权限，要严格分离不相容岗位，避免出现混岗现象，保证岗位之间能够互相制约和监督。同时，要加强对关键岗位的职责认识，严格把关关键岗位人员配置相应资质与综合素质。

第二，对关键岗位进行有效考核，明确医院各个部门各自的工作任务，定期进行绩效考核，提高绩效考核人员的专业性，统一考核标准，保证考核的客观公正，对关键岗位合理奖惩，有效发挥监督、激励和约束作用。

第三，关键岗位应当建立轮岗制度，以便于及时发现医院内部管理中存在的隐患，保证其工作效果和效率。

四、关键岗位控制建设

（一）把好关键人员入口

预算管理业务、收支管理业务、设备及物资采购业务、资产管理业务、建设项目管理业务、合同管理业务及内部审计等岗位都需要专业人才，公立医院在选拔任用内部控制关键人员时，应以职业道德素养和专业能力为重要依据，保证选派的人员具有与其工作岗位相匹配的资格和能力，包括专业知识、技能、专业背景和从业资格等，有效把关关键人员的入口。

一般来说，关键人员的选拔任用包括社会公开招录、其他医院调配、内部民主推荐等方式，大多采用专业化考试和综合面试的选用程序，医院要结合关键岗位的业务特点合理选取选用方式，将人员选用程序和标准规范化，客观评价面试人员，保证关键人员的选拔任用遵循"公开、平等、竞争、择优"原则，确保选择出符合任职条件的关键人员。此外，为了方便医院内部选拔，公立医院应当建立医院人员信息卡或者人员信息档案，统计分析医院人员的基本状况、教育背景、专业技术能力、工作经验等信息，为医院在内部选拔任用人才提供充足的信息。例如，医院财务会计工作人员，必须取得相关专业证书；担任医院财务部门负责人，必须取得会计师以上专业职称资格等。医院任用的关键岗位工作人员必须经过严格的考核，确保其能够胜任医院的日常工作。具体包括以下三方面。

首先，医院应当根据关键岗位人员总体规划，结合医疗运行的实际需要，制订年度关键岗位人员需求计划。也就是说，关键岗位人员要符合发展战略需要，符合医疗运行对关键岗位人员的需求，尽可能做到"不缺人手，不养闲人"。

其次，医院应当按照关键岗位人员能力框架要求，明确关键岗位的职责权限、任职条件和工作要求，包括知识、技能、专业背景和从业资格等，通过公开招聘、竞争上岗等多种方式选聘优秀人才。医院要选合适的人，要按公开、严格的程序去选人，防止暗箱操作。

最后，医院确定选聘人员后，应当依法签订劳动合同，建立劳动用工关系；已选聘人员要进行试用和岗前培训，试用期满考核合格后，方可正式上岗。

（二）加强关键人员培训

1. 加强专业业务培训

与公立医院经济活动相关的法律法规，包括有关预算管理、财务管理、会计管理、设备及物资采购、基建管理、合同管理等方面，具有规定多、更新快、要求高的特点。因此，公立医院要保证医院内部控制关键人员能够对国家相关的法律、法规、政策，及时、全面、准确的掌握，从而提高医院经营的效率与效益。公立医院要按照医院的培训需要，制订有针对性的培训方案，让他们能够对国家相关的法律、法规、政策进行全面的了解和贯彻，促进相关工作人员专业技能和能力的提高，同时，还可以采取职务交流、参观考察、人员帮带等各种形式，加强对重点员工的教育指导，持续提高重点员工的技能。

2. 强化职业道德教育

公立医院在注重培训专业技术的同时，也应注重职业道德的培养。医院要通过各种方法，如：建立内控重要岗位的职业道德规范，确定哪些行为是可以接受的，哪些行为是不可以接受的，如果发生了不正当的行为，或者是有利益冲突的情况下，应该采取哪些措施。在此基础上，一方面，要加强医务人员的职业道德修养，提高医务人员对职业道德的认识；另一方面，要对重点员工的职业道德规范执行情况进行定期抽查，及时惩处违规行为，净化社会风气，提升重要员工的职业道德素养。

3. 加强医院临床业务及流程培训

针对医疗行业的特殊性，为加强管理员的综合管理能力，应经常性地对关键岗位人员进行医院临床业务及流程培训，培训内容包括医院的组织架构、医院的科室设置、医院的代表性技术及关键技术患者就诊流程、临床及医技科室基本业务流程、临床科室的专用耗材及专用设备医保的结算及管理流程等，以便关键岗位人员更好地服务于临床、提高工作效率。

4. 加强关键人员的奖励控制

结合医院实际情况，制定关键岗位人员的奖励体系。可以根据不同的岗位设计不同的奖励方式，可针对不同人员，分别通过综合运用职务晋升、物质奖励、精神奖励、带薪休假等方式，对关键岗位人员进行多种激励，从而有效提升人员的积极性。完善奖励考核机制，根据医院实际情况，及时完善或调整医院的奖励考核机制，涉及奖励兑现的，要及时兑现。同时，要完善对人才的激励和约束机制，努力把事业留人、待遇留人、感情留人和奖励留人有机结合起来。

5. 加强关键人员的惩罚控制

依照医院实际情况和相关法律法规，建立医院关键岗位人员的惩罚约束实施细则。对涉及惩罚约束条款的员工按规定进行约束；同时，也可对其他关键岗位人员提出警示，从而促进关键岗位人员工作的开展。

医院应根据发展战略，在遵循国家有关法律法规的基础上，建立健全良好的关键岗位人员退出机制，完善辞退员工、解除员工劳动合同机制，采取渐进措施执行退出计划。在具体执行过程中，要充分体现人性化和柔性化（见表4-3）。

表4-3 　　　　　　　　　　　　　　　岗位职责说明书样式

部门名称：

一、基本资料

岗位名称	会计档案管理岗	所在部门	财务处
直接上级	财务处处长	岗位定员	1
直接下级	无	所辖人数	

二、职责描述

1. 主要职责与工作任务

	职责表述：	
职责一	工作任务	按照《会计法》及《会计档案管理办法》的规定和要求，参与制定会计档案立卷、归档、保管借阅和销毁等管理制度，报经批准后，负责监督执行
		定期整理装订会计凭证、会计账簿、会计报表及其他相关资料
		对已装订的会计凭证、账簿、报表及有关资料进行立卷和归档登记会计档案台账
	职责表述：	
职责二	工作任务	负责会计档案的日常管理，按要求办理会计档案的借阅、归还登记工作
		保管会计档案，协助安全保卫人员做好档案的防水、防火、防盗保密工作
		定期对超过档案管理期限的会计凭证和有关辅助资料进行清理并按财务制度规定登记后予以销毁

2. 工作协作关系

内部协调关系

外部协调关系

三、任职资格

教育水平	大学本科及以上学历
专业	财务会计相关专业
职称	1~3年财务工作经验
其他	

四、岗位考核标准

续表

五、其他事项		
不相容岗位	不得兼任出纳岗位	
工作环境	一般办公环境	
工作时间特征	偶尔加班	
部门审核人：		

关键岗位职责说明书编制完成后，应按照规定程序在医院内部颁布执行。同时，每年按照医院实际情况进行更新和调整。

（三）识别内部控制关键岗位的原则

首先，以风险为导向，重点关注在医院经济活动中起重要作用，与医院目标的实现密切相关，承担起重要工作责任处于关键环节的一系列重要岗位。以业务为依据，重点关注涉及医院的资金、资产、合同、信息等重要资源的管理岗位，以及与医院的医疗、科研、教学、互联网诊疗、医联体等业务活动密切相关的岗位。以制度为保障，重点关注在医院内部控制制度中明确规定的关键岗位，以及在医院内部控制流程中具有重要控制点的岗位。以实际为依据，重点关注在医院内部控制风险评估中发现的存在较高风险的岗位，以及在医院内部控制评价中发现的存在较大问题的岗位[1]。

（四）关键岗位设置

公立医院可以根据岗位权力的集中性、岗位工作涉外性、岗位责任的重要性、任职条件独特性等四个方面来衡量各个岗位的关键程度。其中，岗位权力的集中性是指岗位本身的职责权力相对集中，不受内、外部干扰；岗位工作的涉外性是指岗位工作具有较大概率与医院外部单位（如供应商）产生联系；岗位责任的重要性是指该岗位所承担的工作责任对组织生存和发展具有的影响程度；任职条件独特性，是指岗位工作所需要的关键技能、实践经验和综合文化素质等方面要求很高。具体的关键岗位列举如下。

（1）预算业务管理关键岗位：预算编制岗位、预算归口管理岗位、预算执行岗位、预算分析岗位、预算评价与考核岗位等。

（2）收支业务管理关键岗位：门诊及住院收入结算岗位、门诊及住院收入审核岗位、收入记账审核岗、报表岗位、支出审核岗位、出纳岗位、稽核岗位等。

（3）设备及物资采购管理关键岗位：采购计划编制岗位、采购计划审核岗位招标采购岗位、实物验收岗位、库存保管岗位等。

（4）资产管理关键岗位：资产账务管理岗位、资产维修及保养岗位、资产处置岗位、资产盘点岗位、资产分析岗位等。

（5）建设项目管理关键岗位：工程项目可行性研究岗位、工程项目招投标管理岗位、工程

---

① 孙华，杨莉. 公立医院"关键岗位"轮岗制度分析与完善［J］. 医院管理论坛，2022（7）：39.

项目核算岗位、工程项目审核岗位等。

（6）合同管理关键岗位：合同拟定岗位、合同内容审核、合同履行与监督岗位合同归档岗位等。

（7）信息管理关键岗位：信息需求可行性研究岗位、信息开发及实施岗位、信息维护岗位、信息安全控制岗位等。

（8）内部监督关键岗位。

五、制度文本范例

××医院重点部门和关键岗位定期轮岗制度范例

一、目的

为进一步建立和完善激励约束机制，加强重点部门和关键岗位管理，提高综合能力，做好风险防范，根据有关精神和要求，结合医院实际情况，特制定本制度。

二、使用范围

定期轮岗岗位人员

1. 药务和设备岗位的采购及库管人员；

2. 招采办采购人员；

3. 总务科库管人员；

4. 财务人员；

5. 其他需要轮岗的关键岗位人员由院办公会研究决定。

三、内容

1. 轮岗期限

1.1 重点部门及关键岗位每满两年或根据医院实际情况适时轮岗交流。

1.2 财务人员轮岗按财务管理相关规定和要求执行。

2. 轮岗程序及要求

2.1 院纪委根据全院重点岗位人员从事本岗位时间、岗位设置情况，在综合研判的基础上，实时发布轮岗通知。

2.2 依据轮岗通知、轮岗期限等要求，由所属科室决定具体轮岗人员。

2.3 轮岗科室完成轮岗后，将轮岗情况报人力资源部备案。

2.4 轮岗人员须服从组织安排，按要求尽快做好交接工作。

2.5 重点岗位科室每年度向院纪委书面汇报岗位人员履责及廉洁情况。

2.6 重点岗位人员每年向主管科室和院纪委书面报告履职情况。

2.7 重点岗位人员每年向科室和院纪委签署廉洁从业责任书。

2.8 院纪委负责督促和监督轮岗落实情况。

第四节　风险评估系统管理建设

一、内部控制风险评估

公立医院内部控制风险评估是指医院内部审计部门或确定的牵头部门对医院内部控制的设计和运行的有效性进行定期或不定期的分析和评价，以发现和识别医院经济活动及相关业务活动中存在的潜在或实际风险，为医院内部控制建设和改进提供依据和建议。

随着我国医药卫生体制改革的逐步深化，公立医院作为医改的核心，其面临的风险范围进一步扩大化，除了诊疗、技术、财务等方面的风险外，在原有各项内部管理制度模式下，随着科研水平的提高，以及医疗业务、各项资产管理、互联网、医联体、信息化等业务领域的发展，各公司医院的服务风险、社会风险、法律风险等也都随之加大。公立医院内部控制要想发挥防范风险的作用，对经济活动存在的风险进行全面、客观、系统的评估，应当成立风险评估工作小组，建立经济活动风险定期评估机制，有条件的医院可以聘请具有相当资质的第三方机构协助实施。

风险评估系统的建设主要包括风险评估小组的建设与风险评估机制的建设，为了进一步贯彻落实《医疗质量管理办法》的相关要求，医院应当成立风险评估小组，并对医院质量安全相关的法律法规和标准规范进行宣贯，有效规避医疗风险和隐患。通过定期开展风险评估工作，规范医疗行为，有效防范和控制医疗风险，降低医疗纠纷与差错发生率。通过定期开展风险评估工作，不断提高医疗服务水平、医务人员服务意识和医疗质量安全管理水平，使医院在发展中更好地维护人民群众健康权益。

医院应当建立以院长为组长的风险评估小组，分管院长具体负责，由质管办牵头，各科室主任与护士长参加的三级风险评估体系。根据医院实际情况，结合各科室专业特点，分别成立医疗、护理、感染、临床药学、药学、信息、设备与后勤等8个风险评估小组，由各科室护士长负责具体组织实施，医院每年至少开展一次全面的风险评估工作。

公立医院在成立风险评估小组后，可通过制定并下发《风险评估实施细则》《风险评估项目表》《医院质量管理小组及质控员职责》等相关文件，明确各部门职责与分工。成立由各科室主任组成的"医疗安全管理委员会"，建立以科室主任为组长、护士长为成员的医疗安全管理委员会，定期召开会议，研究讨论医院医疗安全管理工作，分析本科室存在的风险隐患及原因，并制定改进措施，实现以医疗安全为中心的全面风险管理。医院将"医疗质量与医疗安全风险管理"工作纳入医院各部门、各科室年度绩效考核内容，将医疗质量与医疗安全风险管理纳入医务人员的岗位绩效考核内容[1]。

---

[1]　梁晶．基于风险管理的公立医院内部控制的优化策略 [J]．质量与市场，2022（17）：3.

二、风险评估控制实施目标

针对医院内部控制，建立全面风险管理体系，确保医疗质量和医疗安全。建立风险评估系统，对医院的所有运营环节进行实时监控与评估，对可能导致不良后果的风险进行预先识别、监测与预警。利用信息技术手段，结合医院实际情况，对医院运行中的关键环节进行实时监控，实时预警。建立医疗质量安全管理体系，从制度流程、人员素质、监督检查、技术手段等方面持续改进医疗质量安全管理体系。建立风险评估系统，从全流程、全方位、多维度对医疗质量安全风险进行识别与监测评估，在关键环节上实现对医院运营情况的实时监控和预警。

三、风险评估机制的关键控制点

第一，医院是否成立风险评估小组，风险评估小组的权责分配是否合理，能否有效的支撑医院发展战略的实施，及时准确地反映医院内部与外部的风险，并提供准确的风险评估。

第二，开展风险评估时没有明确的经济活动目标以及工作计划，无法通过管理控制措施保证目标的实现；未建立风险识别机制，无法准确识别风险因素；未形成合理的风险分析方法，风险分析不到位，无法真正掌握风险发生的原因和影响；未建立有效的经济活动风险防范机制，不能及时对识别的风险采取适当应对措施。

第三，要评估风险评估的各个程序和流程的衔接是否流畅，以及能否保证内部控制制度的有效运行，可以考虑以下方面：流程设计和衔接性、数据收集和分析、风险识别和评估方法、内部控制制度的设计和执行、审查和测试、持续改进和监督等。通过对风险评估程序和流程衔接的评估，以及对内部控制制度的有效运行的审查，可以帮助组织识别问题、改进流程，并确保内部控制的有效性和合规性。这将有助于组织更好地管理风险并提升整体运营效率。

四、风险评估系统控制的实施

（一）风险评估组织

1. 组织架构

医院组织架构设计是否科学；权责分配是否合理；是否存在机构重叠、职能交叉或缺失、推诿扯皮；部门管理、职责分工、业务流程等方面是否缺乏有效制衡和监督；组织机构能否有效支持医院发展战略的实施并根据环境变化及时做出调整；组织架构的设计与运行能否适应信息沟通的要求等。

2. 工作机制

医院经济活动的决策、执行和监督是否做到有效分离；办理经济活动的业务和事项前是否经过适当的授权审批；议事决策事项范围划分是否明确；"三重一大"业务的界定是否清晰；决策审批权限设置是否恰当；议事决策过程是否得到客观记录；是否建立经济活动决策问责机制等。

3. 关键岗位

是否明确划分关键岗位；不相容岗位是否分离；是否存在混岗现象；对关键岗位是否有效考核；是否建立轮岗制度；关键岗位的奖惩机制是否合理等。

4. 关键岗位人员

人员选聘是否恰当；关键岗位人员是否具备良好的道德素质；关键岗位人员的入职教育、后续教育、培训方式、培训内容是否到位；关键岗位人员绩效考核制度是否合理；关键岗位人员的奖励能否及时兑现；奖励过程中是否公平、合法、合规；是否为关键岗位人员制定相应的惩罚约束标准和要求；关键岗位人员退出机制是否健全等。

5. 会计系统

会计人员的整体业务素质；内部会计管理制度是否明晰；是否建立会计稽核制度和岗位责任制度；会计工作是否规范；会计工作信息化程度如何；会计部门是否注重和其他业务部门的沟通；是否设置总会计师岗位；会计档案保管制度是否健全等。

6. 信息系统

信息系统开发规划是否合理；是否将信息化与医院实际业务需求结合；信息系统在开发过程中，需求调研是否充分，文档描述是否准确；后续信息系统的验收工作是否到位；是否建立规范的信息系统日常运行管理规范；是否执行例行检查；医院信息系统数据是否定期备份；医院硬件设备管理是否到位，业务部门是否具备信息安全意识，对系统和信息安全有无监管手段；是否建立对系统程序的缺陷或漏洞的安全防护措施等。

（二）风险评估机制

1. 目标设定

目标设定是风险评估程序的起点，旨在明确医院各项经济活动的控制重点和原则，也是业务风险识别和控制措施设计的主要依据。在目标设定阶段，医院应收集在单位层面和具体业务流程层面的各类初始信息，包括预算业务、收支业务、政府采购业务、资产管理、建设项目、合同管理、成本管理等主要业务，涉及计划编制、业务执行过程及总结评估等方面的资料信息。在初始信息收集的基础上，医院应根据业务实际需要设定经济活动相关目标，明确医院各项业务的控制目标。

2. 风险识别

在风险识别阶段，医院应根据前期内部控制基础性评价与现状调研所获得的业务信息建立风险分类框架，通过风险识别矩阵，识别每一经济活动对应的风险事件，对风险事件的类别、成因、影响以及责任部门等进行描述，形成医院风险事件库。在此基础上，根据医院当前经济活动现状编制风险评估问卷，对医院面临的各类风险进行问卷调查，确定医院重大风险排序。

3. 风险分析

在风险分析阶段，医院应根据风险评估问卷调查结果，对各经济活动风险事件发生的可能性和影响程度进行分析，确定医院经济活动风险管理的优先顺序。医院可综合采用蒙特卡罗分析、压力测试、概率分析、情景分析以及关键风险指标分析等方法，对风险发生的原因、风险发生后可能导致的损失、风险的管理难度以及与其他风险之间的关系进行分析,确定医院经济活动风险等级排序,为医院风险应对奠定基础。

一般来说,公立医院风险分析包括两大核心内容:一是风险事项发生的可能性(频率、概率);二是风险事项产生的影响。公立医院在具体开展风险分析时应从医院经济活动具体情况出发,运用适当的风险分析技术,定量或定性评估相关事项,为风险应对提供依据。

4. 风险应对

在风险应对阶段,医院应根据自身条件和外部环境,围绕经济活动目标、风险偏好和风险可接受程度、风险发生的原因和风险重要性水平,制定风险应对策略和风险解决方案。风险应对的目的在于将剩余风险控制在风险承受度以内。医院可以综合运用风险规避、风险降低、风险转移和风险承受等策略应对经济活动风险。

(1)风险规避是通过改变相关业务活动的计划来消除特定风险事件威胁的风险应对措施。

(2)风险降低是通过采取措施来减轻风险事件的不利后果,或将风险事件发生的可能性降低到一个可以接受的范围内。

(3)风险转移是指通过合同的约定、供应商担保、购买保险或业务外包等方式将风险的后果转移给第三方。

(4)风险承受是指规避风险、降低风险和转移风险的执行成本超过风险事件损失的情况下,不采取任何措施而准备应对风险事件的策略。具体来看,针对风险矩阵图中的不同风险,可采取不同的策略。

(三)风险评估方法和程序

1. 风险评估方法

在内部控制风险评估中,应当采取定性与定量相结合的方法。其中,定性方法主要用于确定风险因素的优先级,为分析风险点提供初步的方向;而使用定量方法时,应当将风险概率量化,分析各种风险发生的可能性或者影响程度,量化的度量标准取决于风险评估前期工作中累积的风险偏好。

在定性方法中,主要采取调查问卷及个别访谈的方式来进行。通过问卷调查,收集并了解了不同部门、不同级别的人员对风险的态度和认知程度。通过个别访谈法了解医院现有的制度情况、业务流程情况,以及关键岗位情况等,访谈以面对面沟通的方式,以确认风险评估前期工作中已识别出的风险点,并进一步了解还可能存在的其他风险。此外,还可针对某些风险问题咨询相关领域的多个专家,如市级财政部门、省级财政部门等,由专家根据行业经验并结合政策法规,给出风险识别建议及评估建议。风险评估项目组通过多次研讨、多轮反馈,得出一致的风险评估结论。在风险评估过程中,也会通过医院的业务情况、管理模式等与同类公立医院或行业的相关实践工作进行比较并寻找差距,项目组讨论,通过对比找出内部控制短板,以实现最大范围发现风险点,以采取相应控制措施,应对风险[1]。

在定量方法中,主要利用调查问卷的结果,对可能发生的风险分布的领域使用概率进行量

---

① 吴雪晖,任馨. 基于战略导向的公立医院风险管理体系建设 [J]. 卫生经济研究,2022,39 (1):3.

化以明确高风险领域，以评估其对相应内部控制风险点的影响，风险发生的概率由低至高可以分为五个等级：极低、低、中等、高、极高。同时，对于风险影响程度也确定五个等级，分别为极低、低、中等、高、极高五个级别。对风险事件所造成的影响主要从财务方面的损失金额、日常管理方面、法律法规的遵循三个方面考虑，考虑财务损失时采用定量的方法，以造成的损失金额大小为参照指标，确定风险影响程度的级别，风险发生造成的可能性和风险影响程度如表4－4和表4－5所示。

表4－4　　　　　　　　　　　　　　风险发生的可能性评估标准

| 评估方法 | 评估标准 | 极低 | 低 | 中等 | 高 | 极高 |
		1	2	3	4	5
定性方法	针对日常运营中可能发生的潜在风险	一般情况不会发生	极少情况才发生	某些情况下发生	较多情况下发生	经常发生
半定量	适用于大型灾难或事故	今后10年发生的可能性少于1次	今后5～10年内可能发生1次	今后2～5年内可能发生1次	今后1年内可能发生1次	今后1年内至少发生1次
定量方法	适用于可以通过历史数据统计出一定时期内风险发生概率	发生概率≤10%以下	10%＜发生概率≤30%	30%＜发生概率≤70%	70%＜发生概率≤90%	发生概率大于90%

表4－5　　　　　　　　　　　　　　风险影响程度评估标准

| 评估方法 | 评估标准 | 极低 | 低 | 中等 | 高 | 极高 |
		1	2	3	4	5
定量方法	财务方面的损失金额	轻微的财务损失，小于1万元	较低的财务损失，1万～5万元	中等的财务损失，5万～10万元	重大的财务损失，10万～100万元	极大的财务损失，大于100万元
定性方法	日常管理方面	对医院日常管理或医院的控制目标有轻微影响，情况立刻得到控制	对医院日常管理或医院的控制目标有轻度影响，情况经过内部协调后得到控制	对医院日常管理或医院的控制目标有中度影响，情况需要外部支持才能得到控制	对医院日常管理或医院的控制目标有严重影响，情况失控，但对医院无致命影响	对医院日常管理或医院的控制目标有重大影响，情况失控，给医院带来致命影响
	法律法规的遵循方面	可能存在轻微违反法律法规的问题	违反法律法规，伴随少量的罚款或诉讼的损失	违反法律法规，导致监管部门、司法机构的调查或诉讼；伴随一定的罚款或诉讼的损失	严重违反法律法规，导致监管部门、司法机构的调查或重大诉讼；伴随较大的罚款或诉讼的损失	严重违反法律法规，导致监管部门、司法机构的调查或重大诉讼、行政、经济处罚或非常严重的集体诉讼的损失

在风险评估方法中，可以使用风险清单法、实地检查法、小组讨论等方法以识别风险，用

行业对比、情景分析法进行分析风险；通过分析风险发生的可能性和风险发生后的影响程度，分析对控制目标的影响，可以把这两个方面作为两个维度形成风险坐标图，进行直观比较，用于直观确定风险管理的优先顺序和策略（见图4-3）。

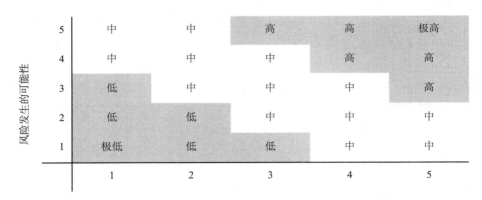

图4-3　风险发生后对控制目标的影响

2. 风险评估程序

公立医院内部控制风险评估的程序主要包括风险评估工作准备、风险评估工作实施和风险评估报告结果三个阶段。

（1）风险评估工作准备阶段。

在风险评估准备阶段，首先要成立风险评估小组，明确风险评估的目标和任务。在内部控制启动会上，各科室负责人和分管领导参加部署动员会，对风险评估工作进行动员和安排，对风险评估小组提出风险评估工作的时间和任务要求。

（2）风险评估工作实施阶段。

在风险评估工作实施阶段，评估小组对公立医院进行风险调研和问卷、个别访谈、收集资料、讨论沟通，分析风险发生的可能性和影响程度，并根据获取的信息建立风险分类框架，对比高风险发生领域可能存在的风险，通过经济活动风险识别矩阵，逐项比对分析。

风险评估工作小组根据医院各职能部门相关内部管理制度、职责与分工情况，通过收集资料、梳理制度和流程、现场沟通、审阅医院现有的内部控制制度，确定重点风险领域。工作组与各业务流程相关的部门负责人或内控联络员进行访谈、穿行测试，检查各个业务流程制度执行的有效性，最终全面梳理出医院内部控制风险评估情况，识别并整理出单位内部控制中存在的风险，与内部控制牵头部门及其他相关科室进行沟通、确认，提出控制措施建议。

（3）风险评估报告结果阶段。

在得出风险评估报告结论阶段，通过前期实施的风险评估工作，根据与内部控制建设牵头部门以及相关部门、科室沟通内部控制情况，检查审核收集到的各类资料并进行分析、讨论，针对识别出的风险，结合医院的实际情况，同时围绕内部控制目标，提出相应的风险应对措施，组织编写内部控制风险评估报告。

第五节　信息系统管理建设

一、信息系统的内部控制

内部控制建设的成果需要通过信息化才能落地实施。内部控制信息化是公立医院信息化不可分割的一部分，需要建立在现有信息化成果的基础上。信息系统的内部控制建设是指在公立医院内部控制建设过程中利用信息化技术手段，将岗位职责、业务标准、制度流程、控制措施以及数据需求嵌入医院信息系统，通过信息化的方式进行固化，确保各项业务活动可控制、可追溯，有效减少人为违规操纵。

医院管理信息系统是利用计算机技术、网络通信技术、软件技术和科学化管理相结合的方式，为医院现代化管理提供重要支撑。如今，随着科技的发展，医院信息系统已经成为一家现代化医院的基本业务需求，医院信息系统是处理医院各类数据信息和为医院科学管理层决策提供依据的应用系统，是现代化医院管理的重要基础。

公立医院充分利用信息化技术加强内部控制建设，将内部控制流程和关键点融入医院信息系统，应包含但不限于预算、采购、库存、收支、资产、建设合同、项目、科研管理等模块；加强信息集成化、平台化建设，实现业务全覆盖、信息互联互通；对内部控制信息化建设情况进行定期评估，推动信息化建设，提高工作效率[①]。

信息系统包括信息处理系统和信息传输系统。信息处理系统是指对数据进行处理，使之获得新的结构与形态或产生新的数据；信息传输系统是指不改变信息本身的内容，把信息从一处传到另一处。从广义上来说，信息系统可以说是医院的产、供、销、计划、预测、管理、库存、控制的综合系统，也可以是经营管理、管理决策、战略规划、信息服务等的综合系统。从狭义上来说，信息系统是一个以人为主导，利用计算机硬件、计算机软件和数据资源迅速、精确地收集、加工、储存和提供信息，以方便各项活动的管理、调节和控制的系统。

医院信息系统应当主要包含以下几个方面。

（1）临床业务系统，包括门急诊、住院管理系统（HIS 系统），临床影像管理系统（PACS 系统），临床检验管理系统（LIS 系统），手术麻醉管理系统、输血管理系统，体检业务管理系统等。

（2）就诊辅助系统，包括预约诊疗系统、排队叫号系统、就诊导航系统、人工智能辅助诊断系统等。

（3）运营管理系统，包括病案管理系统、医疗统计系统、财务管理系统、人力资源管理系统、办公自动化系统（OA 系统）等。

---

① 刘斌，段雨晴，翟辉辉．医院合同信息化管理模式分析与探讨［J］．医院管理论坛，2023，40（5）：56－58．

信息系统的使用能够提升医院经济活动的效率，防范经济活动中存在的人为风险，但同时信息系统本身已经成为医院经济活动风险的重要组成部分。当前，随着医院信息系统的广泛使用，防范信息系统风险和规范信息系统管理是医院内部控制的一个重要内容。综合起来，信息系统控制具体可包括：信息系统开发控制、信息系统运维控制、信息系统安全控制、信息系统运用控制（见图4-4）。

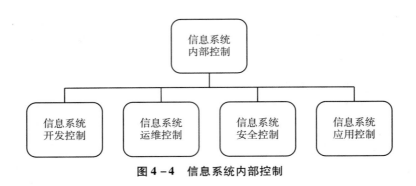

图 4 - 4   信息系统内部控制

从广义上讲，信息系统是指物流、业务流、资金流、信息流等为同一类型的业务进行控制与管理而构成的一种信息流网络。它既是一个集生产、供应、销售、库存、计划、管理、预测和控制为一体的综合体系，又是一个集成的体系，包括经营管理、管理决策、战略规划、信息服务等。

从狭义上讲，信息系统是指在人类的引导下，通过计算机硬件、计算机软件和数据资源，对信息进行及时、准确地采集、处理、存储和提供，从而对组织内的各种活动进行管理、调控和控制。在这些设备中，计算机信息系统的硬件是一种有形的实体设备，它是对计算机信息系统中的各个设备的统称。软件是用户和硬件之间的接口界面，通常指电脑上的程式与相关文件，可分为系统软件和应用软件两大类。

随着信息技术在医院管理方面的广泛应用，公立医院内部控制的信息化、数字化将成为一种趋势。2020 年国卫财务《关于开展"公立医疗机构经济管理年"活动的通知》强调，要推动医院信息化建设，推动医院内部运行管理平台和医疗、教学、科研等各业务系统联网，实现数据共享。公立医院应按照国家政务信息化工程建设规划，结合医院自身信息化需求，建设医院信息化管理平台。国务院在《深化医药卫生体制改革 2020 年下半年重点工作任务》中指出，我国公立医院应加快发展"互联网＋医疗健康"，完善国家全民健康信息平台，推进医药卫生领域的新一代信息技术应用，重塑医药卫生管理和服务模式。为此，公立医院应注意在信息系统的建设上实行集中管理，做好顶层设计，把经济活动和内部控制过程都嵌入到医院的信息化系统中，最大限度地降低或者排除人为操控的影响，保障信息的安全性。根据内部控制信息化的需要，公立医院要强化内部控制信息化，就是用信息化的方式将内控理念、控制流程、控制方法等元素固定在信息系统中，让医院的内控制度更加系统化和规范化[①] （见表 4 – 6）。

表 4 – 6 　　　　　　　　　　　　**卫生健康行业信息化有关文件目录**

序号	时间	文件名
1	2016 年	《医院信息平台应用功能指引》
2	2016 年	《中医药信息化发展"十三五"规划》
3	2016 年	《关于促进和规范健康医疗大数据应用发展的指导意见》
4	2017 年	《"十三五"全民健康信息化发展规划》
5	2017 年	《"十三五"全民健康网络与信息安全规划》
6	2017 年	《医院信息化建设应用技术指引》（2017 年版）
7	2018 年	《国家健康医疗大数据标准、安全和服务管理办法（试行）》
8	2018 年	《国家卫生健康委委内数据资源管理服务办法（试行）》
9	2018 年	《全国医院信息化建设标准与规范（试行）》
10	2018 年	《关于促进"互联网＋医疗健康"发展的意见》
11	2019 年	《全国基层医疗卫生机构信息化建设标准与规范（试行）》
12	2019 年	《全国医院上报数据统计分析指标集（试行）》
13	2019 年	《全国医院数据上报管理方案（试行）》
14	2020 年	《关于加强卫生健康统计工作的指导意见》

二、信息系统控制目标

信息系统是公立医院信息化建设的重要内容。信息化建设的目的是推动医院内部控制的高效运行，改善医院的现代化管理，降低人为因素。在此基础上，进一步提高信息系统的安全性、可靠性和合理性，保证信息的隐私性、完整性和可用性，为构建高效的信息交流机制提供支撑保证。信息化管理的目标可以分为以下四个方面。

（一）信息系统开发控制目标

一是建立科学的信息系统总体规划，可以有效整合信息系统的各种功能，满足未来对信息系统的需求。二是按规定时间完成信息系统的开发和验收工作。三是制订并执行科学的信息系统实施方案，保证数据的准确、安全。

（二）信息系统运维控制目标

信息系统的运行与维护以确保系统的正常运行为目的，其主要工作有：系统的日常操作，系统的日常巡检与维修，系统的运行状态监测，异常事件的报告与处理，以及软硬件的运行、控制和维护等。

[①] 张彬彬，王跃芬，杨灵．基于内部控制的公立医院财务信息系统建设与探讨［J］．医院管理论坛，2023（4）．

（三）信息系统安全控制目标

信息系统的安全管理以保证其安全为目的。信息系统的安全，就是要保护信息系统中的一切硬件、软件和数据，使其不会因为意外或恶意的因素而被破坏、修改和泄露，从而使信息系统可以持续地工作。

（四）信息系统应用控制目标

一是指在使用信息系统处理业务的过程中，确保输入、处理、输出信息的准确性和完整性。二是明确信息系统的使用权限，确保信息系统使用符合法律法规，防范超越权限使用信息。

三、信息系统控制的关键控制点

第一，信息系统开发的过程中，合理进行战略规划，医院实际业务需求与信息化相结合，提高信息系统的应用价值，提高医院运营管理效率。

第二，重视后续信息系统的验收反馈工作，科学验收，保障新开发的系统后续能平稳运行。

第三，在日常运营中，应当规范信息系统日常运行管理，清除计算机软硬件的内在隐患。

第四，医院硬件设备种类多、分布范围广、安全管理难度大，定期对设备生命周期进行检测与评估。

第五，引入技术解决方案，部署适当的技术解决方案来加强信息安全管理，如防火墙、入侵检测系统、安全监控工具等，加强对业务系统的保护和安全防范。

四、信息系统控制的实施

（一）信息系统的开发控制建设

根据软件开发生命周期，信息系统开发包括系统规划、可行性研究、需求分析、软件获取、设计和编码、测试和安装等阶段。公立医院诊疗业务及管理工作的复杂程度较高，其信息系统具有多样性和复杂性，包括临床业务管理系统、就诊辅助系统及运营管理系统等。因此，公立医院的信息系统开发要具有全局性和前瞻性，在基于医院统一管理的前提下进行统一布局和逐步实施，如统一人员信息、科室信息、资产信息等医院基础信息字典，并搭建各类信息系统一体化管理平台系统，打通各类信息系统之间的连接点，促进信息系统整合。

在系统设计阶段，要根据医院的年度工作计划，制定出合理的体系规划规范，实现医院经济活动和信息化建设的有机统一。在此基础上，要充分调动和利用信息系统的归口管理单位和业务单位的积极性，加强不同部门间的交流，增强战略规划的科学性、前瞻性和适应性。

在可行性研究阶段，医院应分析系统开发工作必须具备的资源和条件是否能够满足系统目标，避免盲目投资，减少不必要的损失。在需求分析阶段，信息系统归口管理部门应组织医院内部各有关部门提出开发需求，编写业务需求说明书，确保需求文档表述清晰、准确。

在软件获取阶段，医院要根据自身实际情况选择合适的信息系统开发方式，包括自行开发、外购调试、业务外包。自行开发是指医院以自身力量完成整个开发过程；外购调试是指医院购买成熟的商品化软件，通过参数配置和二次开发满足医院需求，如可修改型成品软件（MOTS）、开源软件等；业务外包是指医院委托其他机构开发信息系统，由专业医院或科研机构负责研发、安装、实施，医院直接使用，例如定制软件、政府成品软件（GOTS）、软件组合等。在这三种方式中，自行开发对医院自身的技术实力要求较高，外购调试其次，业务外包对医院自身的技术实力要求最低。一般而言，如果市场有较为成熟且能够满足医院特殊需求的系统或者软件，医院应该首选外购调试；如果市场没有符合医院特殊需求的系统或者软件，医院可以选择自行开发和业务外包；如果自身技术力量薄弱或者出于成本效益考虑，不愿意维持庞大的开发队伍，可以采取业务外包。需要注意的是，如果涉及某些有保密性质的业务，医院要依据相关法律法规，确保系统的保密性、安全性。

（二）信息系统的运维控制建设

信息系统操作是指信息系统的软件和硬件的日常工作，根据电脑的规模和负荷的不同，各个系统处理环境也会发生变化，所以信息系统的操作内容也会发生变化。一般来说，信息系统运营操作包括以下几个方面：电脑操作、技术协助、数据输入/输出控制、程序更改控制、质量控制、问题管理程序、有效使用监控资源的程序、实体安全和逻辑安全的管理、紧急管理和商业持续性规划等。

信息系统维护就是对软件开发中的各种变化进行管理，以确保软件产品的源码及可执行的代码的完整性。更改管理是一种计划，并在尽可能少的时间里，对任何一项基础结构或任何一项服务进行更改的计划和监控。这些变化可以是由外界引起的，如对工作范围、功能要求、性能要求等的修改；也可以从服务流程中产生变化需求。无论是组织自行开发的软件，还是购买的商品化软件，在使用的过程中都可能对其进行变更，组织必须建立一套可行的方法来评估变更的风险、产生的风险、资源的需求以及变更标准，在变更和变更产生的影响之间进行权衡。一般而言，变更管理的过程主要包括确定变更计划、实施变更计划和评估变更三个过程。

决定更改规划阶段，组织或顾客将更改要求记录下来，并将它们编号，由更改管理者对它们进行初步评估，作为确认任何不明确的、不合法的、不现实的或没有必要的改变要求的方法。在此基础上，根据更改的必要性和影响，作出是否接受更改的决定，当更改需求被接受后，接着要按照服务台、事故管理和问题管理等对更改进行初步的分类，并将更改的影响以及现有的资源等因素纳入考量，最后决定更改的种类。在确定了项目的类型、项目的优先级之后，下一步就是按照项目的进度表制定项目，并将项目的重大项目报给有关部门进行审批。

（三）信息系统的安全控制建设

信息系统安全管理是一项复杂的系统工程，其实施除了需要技术支撑外，还需要法律、制度、人员等多种要素的协同。公立医院应从信息系统安全制度、信息安全教育和信息系统安全计划三个层面来强化信息化医院的安全管理。

首先，要建立一个由技术体系、组织体系和管理体系组成的信息体系的安全体系。在此基础上，提出了一种新的、可扩展的、具有可扩展性的、面向对象的、基于网络的、面向用户的、面向服务的、面向应用的、具有广泛应用前景的、具有较强应用前景的技术支持体系。组织机构制度由机构、岗位和人员组成，是信息化建设的组织保证体系；信息化建设的"灵魂"就是管理制度，它包括法制管理、制度管理和培训管理。

其次，医院要以多种方式，对涉及资讯系统安全性的员工进行安全教育。其形式有法治教育、短期培训、基础教育、网络教育四种。培训对象是：企业的领导者和管理者，电脑工程师，电脑制造商，普通用户，电脑安全部门的员工，法律工作者，以及相关人员。教育内容包括法律教育、安全基础知识教育和职业道德教育。其中，法规教育是信息系统安全教育的核心，与信息系统相关的工作人员都要接受信息系统安全法规教育并熟知有关章节的要点，确保医院信息安全管理合法合规。安全基础知识是计算机工作人员应该掌握的基本知识，确保信息系统正常运行，具体包括安全技术教育、安全网络教育、运行安全教育、实体安全教育等。职业道德教育是对法律教育的有力补充，对于一些计算机违法违规行为，法律不是唯一的解决方法，医院应该进一步加强职业道德教育，培养认真、负责的职业作风。

最后，要强化医院内部控制信息系统的安全管理，制定用户管理制度、系统数据定期备份制度、信息系统安全保密和泄露责任追究制度，以保证关键信息系统的安全性和可靠性，提高对信息安全的保护。医院要从人员安全管理，物理环境保护，输入输出控制，制定突发事件应急预案，应用软件的维护控制，数据的完整性和有效性控制，文档管理等多个角度对医院信息系统的安全性进行规划①。

（四）信息系统同步及稽核控制建设

公立医院信息系统因其业务及管理特点而具有多样性和复杂性，临床业务系统和行政管理系统间应保持数据接口，相互传递、同步相关数据，并建立定期自动稽核机制，确保数据同源、同步更新、彼此验证、相互复核。医院应当建立信息数据质量管理制度，信息归口管理部门制定统一的数据共享与交互标准，各经济活动信息系统按统一标准建设，以实现数据共享与交互，信息系统应能够完整反映预算管理、收支管理、政府采购管理、资产管理、建设项目管理、合同管理成本管理、科研项目管理等业务制度规定的活动控制流程。

五、制度文本范例

××医院信息系统操作权限管理制度范例

一、目的

加强医院信息系统操作权限管理，避免操作权限失控，保证医院信息系统的安全稳定运行，特制定本管理制度。

---

① 杨爱武. 医院信息系统数据安全防范及策略研究 [J]. 数字通信世界, 2023 (9).

二、使用范围

信息科和所有信息系统使用部门。

三、内容

1. 严格操作权限管理，根据用户的身份和工作职责对用户的访问权限进行严格控制，只配置与工作有关的操作权限。

2. 用户的操作权限管理由相关职能部门负责。

2.1 财务科负责门诊挂号收费系统、住院收费管理系统的操作权限审批。

2.2 医务科负责门诊医生工作站、住院医生工作站、医技系统的操作权限审批。

2.3 护理部负责全院护士工作站操作权限的审批。

2.4 医保科负责医保审核、报表处理操作权限的审批。

2.5 药学部负责药房管理系统、药库管理系统操作权限的审批。

3. 操作权限审批流程

如有人员新增、权限变更、人员离岗时，须由用户本人在钉钉上填写《信息系统用户新增/变更/注销审批表》，注明用户科室、工号、姓名、新增/变更/注销操作权限，由科室负责人审批后，交信息科由系统管理员设置。药学部、财务科等岗位需纪检监察室审批签字。

4. 用户账号及密码管理

4.1 用户个人的账号和密码必须妥善保管，不可告知他人或转借他人使用。

4.2 为避免账号被盗用，密码长度不得小于六位，并每三个月更换一次。

4.3 如用户忘记密码，需要按照新用户申请流程处理。

××医院信息系统变更、发布管理制度范例

一、目的

保障信息系统的安全稳定运行。

二、使用范围

信息科和所有信息系统使用部门。

三、内容

1. 信息系统更改，是指因新增加的信息系统功能，系统逻辑变化，系统错误修正，系统补丁安装和版本更新，系统配置和服务参数修改，所有这些行为都是在已经投产的系统中发生的局部变化。

2. 变更范围：新增信息系统功能、系统错误修正、系统逻辑改变、系统配置修改及业务参数、系统补丁安装及版本更新、数据结构、基础数据修改等。

3. 相关使用部门在有信息系统变更需求时，需在系统上填写《信息系统软件需求申请表》或《基础数据新增/变更申请表》，严格按照申请表内容详细填写，由业务主管部门和信息科科长审批签字后提交信息科。

4. 信息科收到变更申请后，需求调研员确定并反馈需求，软件组组长分配变更处理技术人员，在测试服务器进行变更修改及测试。

5. 信息科设置软件组组长，由信息系统管理专员担任，负责整个变更流程的实施。软件组组长要按照变更流程认真做好每个环节，并随时与需求调研员、变更技术人员沟通变更过程中出现的问题。

6. 软件修改后，软件组组长组织评审会，确定变更有效且无其他影响，技术员进行正式库同步变更，需求调研员制作发布操作说明，需求调研员跟踪发布后的内容运行情况，档案员记录并归档变更内容源码、数据结构等。

第六节　会计系统管理建设

一、会计系统的内部控制

（一）会计系统内部控制的必要性

近年来，随着深化医药卫生体制改革，建立现代医院管理制度、考核三级公立医院绩效、取消药品耗材加成构建新的运行补偿机制等，都对公立医院规范化、精细化管理提出了更高要求。通过在会计系统内进行内部控制，可以有效利用信息技术，提高会计业务的自动化、智能化水平，优化会计业务的流程和效率，减少会计业务的成本和错误，提高医院的运营水平和服务质量，增强医院的竞争力和发展潜力。

会计系统在公立医院内部控制中居于核心地位，从内部控制建设工作机制来看，多数公立医院会指定财务部门来牵头组织内部控制建设并负责日常管理。由于内部控制的客体范围属于经济活动，"以预算为主线、以资金为核心"，因此会计系统在内部控制建设中必然起到核心作用[1]。

《行政事业医院内部控制规范》要求单位应依照《中华人民共和国会计法》设立会计组织，并配备合格、胜任的会计人员，并依据国家统一的会计制度，对发生的各项经济活动，及时进行账务处理，编制财务会计报表，保证财务信息的真实完整。

（二）会计系统内部控制的主要内容

会计系统控制是指对会计主体所发生的一切用货币计量的经济业务的记录、分类、归集、编报等进行控制管理。主要内容包括以下几点：

（1）依法设置会计机构，配备会计从业人员；

---

① 宋静. 新《政府会计制度》下财务会计内部控制体系的构建［J］. 中国市场，2023（9）.

（2）建立会计工作的岗位责任制，对会计人员进行科学合理的分工，使之相互监督和制约；

（3）按照规定取得和填制原始凭证；

（4）设计良好的凭证格式；

（5）对凭证进行连续编号；

（6）制定合理的凭证传递程序；

（7）明确凭证的装订和保管手续；

（8）合理设置账户，登记会计账簿，进行复式记账；

（9）按照《中华人民共和国会计法》和国家统一的会计准则、制度的要求编制、报送、保存、管理财务报告。

长期以来，医院会计管理力量较为薄弱，部分医院领导对会计工作不重视，造成医院在内部会计系统控制方面存在一些问题，例如：会计机构不受重视，财务人员水平参差不齐；会计基础薄弱、内部会计控制制度不健全等问题。有必要对医院的内部会计控制进行适当的强化，促进医院的各个部门和员工履行职责、明确目标，制止在经济生活中出现的违法现象，预防医院的经营决策错误和经济腐败，预防国有资产的损失，增强会计资料的真实可靠度，帮助医院医疗业务活动正常开展①。

二、会计系统内部控制目标

会计系统内部控制的总目标是提高会计信息质量，保护财产安全完整，保证法律法规及规章制度的贯彻执行等。具体来说，会计系统内部控制的目标包括如下几点。

第一，按照相关法律法规设置会计机构，为会计管理工作有序运转提供组织保障，同时配备符合岗位要求的工作人员，建设一支思想素质高、业务水平过硬的财务会计工作队伍，确保公立医院会计系统高效运转。

第二，公立医院应按照不相容岗位分离的原则，合理设计会计及相关工作岗位并实行关键岗位定期轮岗制度，建立层次分明、职责明确的会计人员岗位责任制体系，形成相互分离、相互制约的工作机制。

第三，规范会计行为，对公立医院的所有经济业务都要及时、准确、系统、完整地予以反映并进行监督，从而保证财务信息的质量。

第四，根据公立医院实际，形成一整套医院会计档案规章制度，使其能够综合反映医院经济活动的会计核算，促进医院管理合理化、现代化。

第五，建立财会部门与其他部门的沟通协调机制，在这个过程中，每个有关的业务部门都能够形成一个有效的内部控制体系，让会计能够更好地反映、监督医院的经济活动以及财务收支，从而使医院的内部控制更加有效。

---

① 徐立德. 医院管理会计与内部控制的融合发展［J］. 会计之友，2018（14）.

三、会计系统控制的关键控制点

（一）提高会计部门地位

目前，我国公立医院普遍存在着会计部门及会计人员地位低下，会计工作得不到应有的关注等问题。2017 年 5 月 25 日，国家卫生计生委、财政部、国家中医药管理局联合发布《关于加快推进三级公立医院建立总会计师制度的意见》，明确了"分类分级，突出重点，分步实施"的原则，提出要在 2017 年底之前，县级以上城市公立医院全部配备总会计师，并在 2017 年底前，在全国范围内实行总会计师制度，并鼓励有条件的公立医院设置总会计师岗位。然而，目前大部分的三级医院都经营得很好，并没有遇到任何的生存危机。医院的领导层并没有认识到总会计师这一角色的必要性。同时，很多医院的领导都是医学方面的专家，他们并没能对总会计师在医院管理中的地位有一个很好的了解，造成一些公立医院的总会计师形同虚设。很多建立起来的医院，总会计师都不能进入单位领导小组，即使进来了，也是排名靠后的。在委托制模式下，总会计师作为医院的管理者，同时也是一个外部的监督者，其工作的开展极易遭遇障碍，很难与派驻单位员工紧密合作，不能对医院的运营情况进行更深层次的了解，也就是一个空壳子，无法达到委派的真正目标。

但事实上，随着医疗改革的不断深化，医院面临资金筹集多渠道化、医院管理精细化、经济业务复杂化、内部会计控制要求越来越严密的局面，需要总会计师为医院的资本运作、战略决策、运营风险管理、业绩的衡量与控制等重大经营行为提供财务技术支持，否则医院将面临重大经营风险。

（二）完善会计部门人员配置

公立医院的会计部门普遍人手不足，很多医院都是一名会计、一名出纳，有些医院还聘请了缺少会计从业资质的人员担任会计、出纳，或者聘请外地医院、临时工担任会计、出纳。造成这一现象的原因，通常是由于对会计工作的不重视，财务部门的地位低下，这种人事安排，有两种结果：一是财务部门本身难以建立起内部控制，出现了"一个萝卜一个坑"的情况，一些不相容的岗位不能分开，更不能实行轮岗。二是由于财务人员平时工作比较忙，不可能有多余的精力来进行内部控制的构建和日常管理，从而导致了医院内部控制"无人可用，无人负责"的局面。

（三）提高会计人员的整体业务素质

与企业相比，公立医院的会计人员在学历、职称、专业等方面都有很大的劣势。在乡镇一级的医院里，很多人都只有初中和高中学历，而全日制的本科生却很少。具有初级、中级、高级专业技术人才的比例较低；"科班出身"的会计人才非常稀少，相当一部分是"半路出家"，没有接受过专门的教育和训练；年龄偏大，学习和掌握新知识和新技术的能力不强；另外，在医疗机构中，财会人员的职业发展空间不大，缺乏针对性的培养，知识更新缓慢，复合型人才匮乏。这些问题会导致财务部门难以胜任推动内部控制建设的使命。

（四）提升会计信息质量

公立医院会计信息不能如实反映医院的经济活动，问题的根源体现在：企业内部会计核算体系不够清晰，在编制会计凭证时没有按照要求取得有效的原始凭证，对会计账簿的记录随意性较大；会计报表不合法，不真实等；账务交接不规范；会计工作信息化水平不高。

（五）会计部门和其他业务部门积极进行沟通协调

一方面，业务部门认为内部控制是财会部门的职责，与自身无关；另一方面，会计部门缺乏与其他业务部门的沟通，长期的业务、财务分离，造成对业务流程缺乏深刻的认知，重财务、轻业务的现象比比皆是。

四、会计系统控制的实施

（一）设置会计机构，配备专业会计人员

国家法律法规对会计工作机构和会计人员的设置与配备作了相应的规定。《中华人民共和国会计法》要求，各级医疗卫生事业单位应按实际情况建立会计组织，或在相关事业单位配备财务管理人员。在医疗机构中任职的会计机构负责人（会计主管），应具有专业技术职称或有三年以上的从业经验。三级医院应设会计总监，其他医院可以结合实际参考。为此，公立医院应当严格按照法律规定建立健全会计机构，为会计管理工作有序运转提供组织和人员保障。公立医院应根据医院财务工作需要，配备具有会计从业资格、业务水平过关以及道德素质高的人员。同时，在日常业务中应加强会计人员专业技能培训，强化会计人员的岗位意识，确保医院会计人员具备相应的岗位胜任能力，真正建设一支思想素质高、业务水平过硬的财务工作队伍。

（二）落实岗位责任制，确保不相容岗位相互分离

公立医院应按照不相容岗位分离的原则，合理设计会计及相关工作岗位，明确职责权限，形成相互制衡机制。出纳人员不能同时担任稽核、会计档案保管以及收入、费用、支出、债权债务账目的登记工作。因此，公立医院应该对会计工作进行合理的安排，给每一个岗位都制定岗位责任书，明确了各个岗位的权利和职责，并有相关的会计人员签名确认，以责定权，责权分明，严格考核，有奖惩，真正实现了事事有人管，人人有专责，办事有要求，工作有检查，建立层次分明，职责明确的会计岗位责任制。

此外，医院应当实行会计部门关键岗位定期轮岗制度，有些医院确实无法采取不相容岗位分离和轮岗等制度的，可采取专项审计、强制休假等方式作为替代控制措施，有效防范财务部门人员流动不畅可能引起的舞弊案件。

（三）加强会计管理制度建设，提高会计信息质量

医院会计机制要严格按照《医院会计制度》《会计法》《医院财务制度》等政策法规，结合医院实际业务情况，制定医院内部的会计管理制度，建立医院的会计工作规范，确保医院会

计工作有章可循、有据可依。

具体工作包括，各医院要结合自身的具体情况，明确会计账务处理工作程序，包括会计科目、会计凭证（含原始凭证）、会计账簿、结账与对账的要求进行具体详细的规定，提高会计信息质量；建立会计稽核制度，包括对各类会计凭证、会计账簿、财务报告和日常核算业务的稽核工作进行详细规定；建立会计人员岗位责任制度，加强会计工作的程序化、规范化，更好地发挥会计工作在医院财务管理中的职能作用，同时分工明确，落实责任，提高工作效率和工作质量。另外，要制定岗位工作手册、流程图、作业指导书等，使会计工作标准化、规范化；建立其他各类会计工作规范：往来款管理、财务报告、财务信息系统管理、内部票据管理、财务印鉴管理、货币资金管理等制度，进一步使会计工作有章可循、有据可依。

除此之外，对医院其他各类管理制度亦要结合自身情况详细制定并执行，让会计工作有法可依。同时，要认真学习各类规章制度，要规定定期报送会计信息，不断提高会计信息质量。

（四）建立健全会计档案保管制度

会计档案是医院财务工作的全面体现，是推动医院管理现代化、科学化的重要途径。医院财务部门应根据自身的实际情况，制定一套完整的管理制度，包括收集、整理、鉴定、编目、查阅、交接、销毁及有效使用等。同时，要制定一套严谨的会计核算体系，并制定一套严格的定期盘点、复核和盘点制度。凭单是经营活动的凭证，是开展经营活动和记录工作的基础，因此，医院应当制定并运用合适的凭证和记录，保证各项资产能够被正确地管理，各项交易都能够完整、完整、准确地进行记录。对已经实行电子会计档案保管的医院，要加强对医院电子档案的保管和存储，确保电子会计档案的安全①。

（五）建立部门沟通协调机制

公立医院的每一项经济活动都和会计工作有着紧密的联系，因此，会计部门应该加强与其他业务部门的信息交流，定期进行必要的信息核查，使重要的经济活动信息能够共享。例如，财务部和资产管理部经常核对账目，保证各项资产账实一致；财务部与各个业务部门进行经常性的预算检查，以改进预算的实施效果。要想让各个有关的业务部门能够在内部控制上形成一股强大的力量，就必须要加强与其他有关的业务部门之间的交流与协作，让会计能够更好地反映、监督医院的经济活动以及财务收支情况，从而进一步提升医院的内部控制效率。

（六）推行财务综合运营管理信息系统建设

"工欲善其事，必先利其器"，在互联网、大数据时代，要实现金融工作的变革与深入，就离不开互联网大数据的支撑。有条件的医院可以实施预算、成本、物资、资产、工资、合同等一体化的综合运营管理信息系统，并与医院的临床业务系统进行有效的对接，通过系统界面对相关的业务数据进行自动获取，同时还能对会计凭证进行自动生成。因此，在构建一个医院业务与财务一体化的运作管理平台的基础上，能够有效地对财务、物资、资产进行有效的管理，使资金流、业务流、数据流同步，信息共享，从而有效缓解医院财务系统"信息孤岛"困境，

---

① 雷晓莉．会计档案对公立医院审计结论的影响分析 [J]．中国管理信息化，2019（17）．

在实现财务与业务深度融合的同时，进一步加强会计系统管控。

（七）推行医院总会计师制度的改进和完善

近年来，我国公立医院的业务规模越来越大，经济运行的复杂性也越来越高，收入和支出的规模也越来越大，对经济的管理工作也越来越重。公立医院总会计师制度的建立，有利于进一步强化其管理、决策和监督，促进其从财务管理转向战略规划财务分析、绩效评价等，从而保证其实现经营管理目标。2019 年 1 月 16 日，国务院办公厅在《关于加强三级公立医院绩效考核工作的意见》中强调，从运行效率和经济效益的角度出发，对三级医院建立定性评价体系，要有总会计师的任命文件、领导班子的职责划分和一套能体现总会计师职责的规章制度。要健全医院的管理体制，要对其任免条件、职责和权限作进一步的规定，要丰富选拔办法，理顺人事关系，解决人员编制不足的问题，建立健全医院的管理体制。

五、制度文本范例

××医院总会计师制度范例

一、目的

总会计师是在院长领导下，主管经济核算和财务会计工作的负责人。为进一步完善医院的财务管理，促进医院的规范化和科学化，提高医院的综合管理水平，特制定本办法。

二、使用范围

全院各科室

三、内容

1. 总会计师职责

医院设置总会计师，总会计师协助院长管理医院财务和经济运营工作，对院长负责并承担相应的领导和管理责任，依据国家法律法规组织领导医院的经济管理和会计核算工作，参与医院重大财务、经济事项的决策并对执行情况进行监督。主要职责是：

1.1 负责组织本医院贯彻执行国家有关法律法规，遵守财经纪律，加强财务管理和监督，保护国家财产。

1.2 建立健全制度，组织制定本医院财务管理制度、会计核算制度、内部控制制度及经济管理制度等。

1.3 协助院长抓好医院的财务与会计管理，参与制定生产经营方针和策略、发展规划，参与讨论审批年度综合计划。

1.4 组织领导本单位的财务管理、成本管理、预算管理、会计核算和会计监督等方面工作。

1.5 参与制订医院年度计划和预算方案，参与医院重大业务、重大合作的决策，掌握和了解医院内外动态，及时向医院党政领导班子反映并提出建议。

1.6 对医院的财务管理、会计工作和会计资料的真实性、完整性负直接领导责任。

1.7 参与制定经济责任制和相应的考核办法，负责组织建立和健全医院的经济核算办法。

1.8 对医院的运营管理、业务发展、基本建设以及资本运营等重大事项发挥监督和决策支撑作用。

1.9 审查和签署全院财务成本计划、会计报表。对日常财务支出项目进行审签，重大支出计划报院长批准。

1.10 对财会人员的聘用、晋升、奖惩、使用提供建议，为提高财务工作效率，坚持会计人员择优上岗，定期考核和培训。

1.11 拟定医院年度经营目标、中长期发展规划以及发展战略；制定医院资金使用和调度计划、费用开支计划、物资采购计划、资产处置等计划方案以及资产管理工作；参与医院重大经济合同的会审。

1.12 按照职责对院长办公会研究通过的重大决策执行情况进行监督；对医院的财务运作和资金收支情况进行监督、检查，有权向院长办公会提出内部审计或委托外部审计建议；对医院的内部控制制度和程序的执行情况进行监督。

1.13 完成领导交办的其他工作。

2. 总会计师权限

2.1 总会计师对违反国家财经法律、法规、方针、政策、制度和有可能在经济上造成损失、浪费的行为，有权制止或者纠正。制止或者纠正无效时，提请单位主要行政领导人处理。

2.2 总会计师有权组织医院各职能部门的经济核算、财务会计和成本管理方面的工作。

2.3 总会计师主管审批财务收支工作。除一般的收支工作可以由总会计师授权的财务负责人或者其他指定人员审批外，重大的财务收支，须经总会计师审批或者由总会计师报院长办公会研究通过。

2.4 预算、财务收支计划、成本和费用计划、信贷计划、财务专题报告、会计决算报表，须经总会计师签署。

2.5 涉及财务收支的重大业务计划、经济合同、经济协议等，在医院内部须经总会计师会签。

2.6 会计人员的聘用、晋升、调动、奖惩，应当事先征求总会计师的意见。财会机构负责人或者会计主管人员的人选，应当由总会计师进行业务考核，依照有关规定审批。

3. 总会计师保障机制

3.1 医院行为有下列情形之一的，总会计师有权拒绝签字：

3.1.1 违反法律法规和国家财经纪律。

3.1.2 违反医院财务管理规定。

3.1.3 违反医院经营决策程序。

3.1.4 对医院可能造成经济损失或者导致国有资产流失。

3.2 总会计师未被医院授予必要管理权限，或医院不能保障总会计师有效履行工作职责的，以及有关建议未被采纳而造成经济损失或者国有资产流失的情况，总会计师不承担工作责任。

3.3 对造成重大经济损失或严重后果的事项，总会计师未参与决策或在集体决策过程中提出明确反对意见并记录在案的，总会计师可以免责。

业务建设篇

第五章
经济管理类业务

公立医院是我国医疗卫生体系最重要的部分之一，承担了我国主要的医疗卫生服务，是政府解决人民医疗卫生需求、保障人民健康的重要单位。随着医疗卫生体制改革的深化，医疗卫生服务市场的改革，公立医院在管理形式上面临着变革，除了为人民提供健康保障，还需要保证经济业务的合理运营。

业务层面的内部控制包括"预算管理、收支管理、政府采购管理、资产管理、建设项目管理、合同管理"等内容。经济管理类业务是影响公立医院可持续发展的关键因素，在经济业务层面加强内部控制是公立医院高质量发展的重要手段。公立医院在业务层面加强内部控制体系的建设，可以保障公立医院内部各项医疗业务和经济活动有条不紊地进行。

第一节　预算业务内部控制

一、预算业务内部控制概述

（一）预算业务内部控制的概念

预算管理是内部管理活动，是以预算为标准的管理控制系统，是实现医院战略规划和经营目标的过程，是战略性、长期的、全员参与的管理机制。

预算业务内部控制是指通过建立健全预算业务管理体系，加强对预算编制、预算审批和下达、预算执行、预算分析与反馈、预算调整等基本环节的有效控制，从而提高预算业务的实施质量[1]。医院的预算业务是根据医院的发展战略、经营目标和资源状况，通过系统方法编制的医院整体经营、投资、筹资等一系列业务管理标准和行动计划。整个流程包括预算编制、预算审批和下达、预算执行、预算分析与反馈、预算调整等环节，以财务信息健康为重点，以医疗业务收支预算为起点，运用合理的编制方法，结合院内的相关情况，协同各预算管理、执行机构，编制全年的医疗总收入、医疗总支出、资本性支出等预算，进而组成年度预算。

（二）医院预算业务范围

预算业务控制是医院保障合理运营、制定经营策略的重要措施，是医院保证内部控制有效实施的一个有力手段，是一个事前控制、事中控制、事后控制的工具。预算业务控制是医院在一定的时期内各项业务活动、财务表现等方面的总体预测，是集控制、激励、评价为一体的综合管理机制。通过合理分配医院的人、财、物等资源，协助医院实现战略目标，并与相应的绩

---

[1]　李彤冰，刘昕雅．公立医院内部控制体系建设探析［J］．财务与会计，2022（18）：68-69.

效管理相结合，监控医院发展目标的实施进度，控制费用、预测内外部政策影响与需求，合理调整，从而实现医院全面内部控制。

预算业务控制应通过建立健全预算业务内部管理制度、合理设置预算业务管理机构或岗位、建立部门间沟通协调机制和预算执行分析机制、加强内部审核审批等控制方法，对预算编制、预算审批和下达、预算执行、预算分析与反馈、预算调整等环节实施有效控制。

（三）预算业务控制与内部控制的关系

对于公立医院而言，预算业务贯穿医院运行的整个过程。预算业务控制是从具体业务环节出发，优化资金资源配置，协调各部门利益，从而降低运营风险，达到公立医院的战略目标。

1. 预算业务控制是内部控制的工具

预算业务控制是保证医院内部控制有效实施的一个有力手段，是一个事前控制、事中控制、事后控制的工具。通过预算业务控制，医院可以分解、落实运营目标，明确各部门的任务、责任和利益，从而更好实现对各部门的监督、控制和考核。预算业务控制可以帮助医院识别和预测内部控制中的薄弱环节，对医院风险进行评估并发出预警。医院管理者为了加强内部控制，可以通过预算业务控制的形式将控制系统整合，实现对医院的全面控制，完成医院的战略目标。

2. 预算业务控制内容是内部控制的对象

医院在实施预算业务控制的过程中，在预算编制、预算审批与下达、预算执行、预算分析与反馈、预算调整、预算考核等环节，存在管理以及操作方面的风险，医院管理者应针对这些风险点采取相应的控制措施，将风险控制在可接受范围内，并使预算资金得到合理的安排和利用。

3. 内部控制是预算业务控制有效实施的基础

预算业务控制需要借助于内部控制中的职责分工、授权批准等控制程序，来健全预算业务控制制度、提高预算的执行力，保证医院预算业务的顺利实施。医院面临来自内部和外部的各种风险，医院需要对这些风险进行分析，以确定某一事件发生的可能性以及如果不发生时将产生的潜在影响。一旦那些重大风险被识别出来，就应及时采取措施降低这些风险，为预算业务控制提供坚实的保障。

（四）预算编制原则及方法

1. 预算编制原则

公立医院预算控制实行"部门预算、核定收支、财政补助、统筹安排、加强监管"的管理原则，在医院预算编制的过程中具体应遵循以下原则。

（1）全面性原则。医院预算编制应涵盖运营中的全部资金收支业务，贯穿决策、执行和监督的全过程，结合年度发展规划全面考虑。

（2）底线思维原则。预算收支应把风险放在更加突出的原则，必须是符合国家法律法规的正当收支，违规收费、超标准支出均不得纳入预算范畴。同时，预算编制还必须遵循国家相关法律规定，确保预算编制合法有效。

（3）目标导向性原则。医院预算的编制过程是为实现年度发展目标而制订计划、配置资源的过程。预算编制应以实现年度目标为导向，优化资源配置，考虑各类政策性及内外部环境风险，提前规划预测，促进目标实现。

（4）时限性原则。预算编制以医院发展规划为基础，按照年度工作任务安排预算，年度预算编制时应同时考虑预算安排的连贯性和工作衔接程度，确保各项工作开展的时限性。

（5）收支统管原则。医院的各项日常收入、支出全部纳入预算管理，实行统一核算、统一管理。预算的编制要做到稳妥可靠、量入为出、收支平衡，不得编制赤字预算。

（6）客观性原则。坚持实事求是，各项支出要符合各部门的实际情况，测量时要有可靠的依据，不能凭主观印象或人为提高或降低开支标准编制预算，防止高估或低估预算目标，提高预算执行率和降低预算调整率。

2. 预算编制方法

（1）零基预算法。零基预算法是指以零为基础编制的计划和预算。不受前期实际执行结果和以往某些预算框架的约束，可以根据需要对项目进行重新评估，从而避免原来不合理的费用开支对费用预算编制的影响。因而，具有能够充分合理有效地配置资源、减少资源浪费的优势，并且有利于把医院的长期、中期和短期目标有机结合。零基预算法主要适用于不经常发生或者预算编制基础变化较大的项目。

（2）固定预算法。固定预算法又称静态预算法，是按照某一固定的业务量编制预算的方法。固定预算法在编制预算过程中，只依据某一业务活动水平确定相关数据，简单易行、工作量少，但存在适应性差、可比性差等缺点。当业务活动在预算期内发生调整和变动，导致实际业务量与预算业务量产生差异，由于业务量基础不同，使得部门预算失去可比性，降低甚至失去预算控制与考核的作用。固定预算法通常适用于固定费用，或者数额比较稳定的预算项目。

（3）弹性预算法。弹性预算法是对固定预算法进行改进的一种方法，在按成本（费用）形态分类的基础上，根据量、本、利之间的依存关系编制预算。由于弹性预算是以预算期间可能发生的多种业务量水平为基础，分别确定与之相应的费用数额而编制的、能适应多种业务量水平的费用预算，可以随着业务量的变化而反映各业务量水平下的支出控制数，具有一定的伸缩性。弹性预算法一般适用于与业务量有关的成本（费用）、收益等预算项目。

（4）滚动预算法。滚动预算法又称连续预算或永续预算，是指在上期预算完成情况的基础上调整和编制下期预算，并将预算期间连续向前滚动推移，使预算期间保持一定的时间跨度。按照滚动的时间单位不同，可以分为逐月滚动、逐季滚动和混合滚动，主要通过逐期调整预算来提供一个更好反映现实的预算，从而实施预算控制。滚动预算法一般适用于规模较大、时间较长的工程类或信息化建设项目等。

（5）增量预算法。增量预算法是以预算期初期的成本费用为预算基数，将预算期业务量与预算期降低成本量综合考虑，然后调整相关支出费用的预算方法。它具有操作简单、工作难度小的特点，但是受变数影响较大，即上期业务活动和本期差别较大时将不利于本期的预算，容易产生偏差较大的结果。

（6）定期预算法。定期预算法是以固定的期间为一个预算期进行预算的预算方法，通常情况下是以一个完整会计年度为一个固定期间。由于预算期与会计期间相同，因此，该方法有利于财务核算和考核，但缺点是存在信息的滞后性和间断性。

二、预算业务内部控制目标

根据规定，行政事业单位内部控制的目标有：合理保证单位经济活动合法合规，合理保证单位资产安全和使用有效，合理保证单位财务信息真实完整，有效防范舞弊和预防腐败，提高公共的效率和效果。公立医院作为国有的事业单位，其目标与上述目标有异曲同工之处，只是作为公立医院，其目标需要与医院具体业务相结合。

医院应通过建立健全预算业务相关内部管理制度、合理设置预算业务管理机构（岗位及职责）、加强内部审核审批等控制方法，建立部门间沟通协调机制，对预算管理体系建设、编制、审批与下达、执行、分析与反馈、调整、决算和预算考核几个环节实施有效地控制。预算管理控制目标的实现以预算管理制度为基础，对预算管理流程进行监督、控制，以实现预算管理目标。

（一）预算管理体系建设控制目标

（1）医院应建立符合医院实际且具有可操作性的预算相关管理制度，制度应涵盖预算业务流程、预算审批制度等内容，确保预算管理各环节有章可循、规范有序。

（2）医院的预算管理实行三级预算管理体系。医院成立由院长和书记牵头，其他院领导、职能科室负责人等共同组成的全面预算管理委员会，下设预算管理办公室。构建由预算管理委员会、归口职能科室、业务科室构成的三级预算管理体系，推进医院全面预算管理。医院预算管理组织体系应涵盖预算业务各环节的工作流程、岗位职责、审批内容、时间要求。

（3）医院应建立合理的工作协调机制，以确保预算管理运行机制健全有效，保障预算管理工作有效开展。

（二）预算编制控制目标

（1）合理设置预算目标，确保预算资源配置符合医院年度目标和工作计划，保障方案科学合理、可操作。

（2）明确预算编制的要求、内容、流程，做到预算编制合法、合规、及时、完整、详细、准确。

（3）细化预算编制工作，合理安排预算编制流程时间节点，合理设计预算，确保预算数据计算有据，以提高预算编报的科学性。

（4）确保预算编制过程中医院内部各部门间沟通协调充分，信息传达有效。

（三）预算审批与下达控制目标

（1）预算审批依据科学。参照过往年度的预算执行数据、同期预算执行情况对比数据、政策性因素影响分析、本年度业务工作计划及长期规划等，对预算进行科学论证。

（2）预算审批的责任主体明确。预算归口部门根据资源优先配置原则，审批业务部门上交预算；预算管理办公室审核预算归口部门上交预算报告内容的完整性、合规性和准确性；预算管理委员会根据年度业务计划和医院长期业务规划审核预算管理办公室提交的年度预算报告的完整性、合理性和科学性。

（3）预算批复方法合规。按照法定程序审批预算，加强部门沟通协调，保证预算审批符合预算管理制度，不相容岗位职责分离、相互制约。

（4）预算批复细化可控。按照法定程序审批的预算在单位内部进行指标的层层分解，确保预算指标落实到各预算归口部门，各预算归口部门落实到各发展项目和业务科室。

（5）确保预算下达的时效性。保证预算下达及时，以便确保各业务部门工作的正常进行。

（四）预算执行控制目标

（1）预算执行主体明确，责任划分清晰。明确预算项目执行的预算归口部门、预算审批的经济管理员和负责人、预算分管院长、审批权限，确保执行审批权责清晰。

（2）建立预算执行监控机制，确保预算执行过程可控。通过预算信息化系统，自动控制预算执行额度，实时反馈各项目预算总额、使用资金、剩余预算金额等信息，归口部门随时把控预算执行进度；通过授权审批，明确决策权责。

（3）建立项目资金管控机制，保障专项资金执行进度。对财政专项资金设置独立审批系统，随时监控资金执行进度及资金垫付情况，督促项目有效执行。

（4）优化预算考核机制。通过重点督查、随机检查等方式，加强预算绩效管理工作，从而为预算源头不出错、执行过程无漏洞、结果公开透明提供保障。

（五）预算分析与反馈控制目标

（1）确保预算分析内容的真实、完整、准确、及时，预算分析客观反映预算执行现状，揭露执行中存在的问题。

（2）强化指标对比分析，对当年执行率、同期增长率，对执行偏差较大的项目采用因素分析法细化分析。

（3）定期进行预算分析与反馈（月度、季度、年度），结合财务分析、成本分析、绩效分析，共同发现预算执行中存在的问题。

（4）加强预算分析和结果应用，建立健全预算反馈协调机制，使预算分析和反馈有效衔接，提出改进建议，提高预算管控效率。

（六）预算调整控制目标

（1）预算调整理由充分，非政策性或特殊情况，预算不予以调整，申请调整预算的项目、金额有据可依、论证充分。

（2）预算调整上报材料真实、完整，符合医院实际现状。

（3）合理设置预算调整审批流程，预算调整申请与审批岗位分离，明确审批责任、权限，确保程序执行有效。

（七）决算控制目标

（1）应综合反映医院各项资金管理情况、财务状况及财务管理水平。

（2）为下一年度的经济运营工作安排及决策提供真实的数据和有效的参考信息，真正解决预算中存在的问题。

（3）能够提高预算管理的监督力度和执行力度，为医院加强财务监督和内部控制提供保障。

（4）能够为上级主管部门提供对决策有用的信息。

（八）预算考核控制目标

（1）建立健全预算考核制度及预算绩效考核机制，做到预算编制有目标、预算审批有责任、预算下达有理有据、预算执行有监控、预算分析、预算调整有依据有流程、预算考核公正合理科学。

（2）确保预算绩效考核指标覆盖到所有预算业务的关键部位，预算业务得以有效控制，以达到提升预算管理水平的目的。

三、预算业务内部控制流程与关键环节

（一）预算编制与审核

1. 基本支出预算编制流程图（见图5-1）

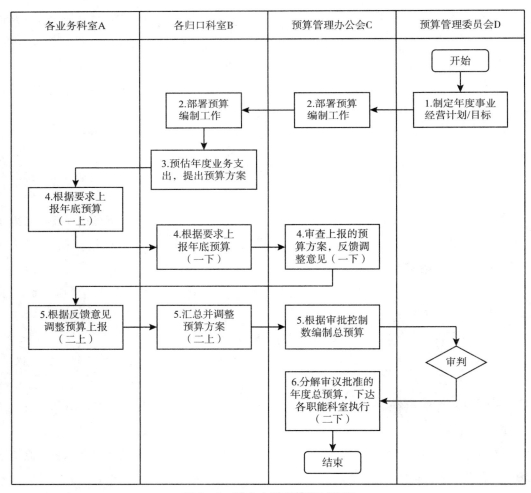

图5-1　基本支出预算编制流程

2. 关键节点 (见表 5 – 1)

表 5 – 1　　　　　　　　　　　基本支出预算编制流程关键节点简要说明

关键节点	简要说明
A	(1) 各业务科室按照归口科室的要求上报年度预算（一上） (2) 各业务科室根据反馈意见调整预算再次上报（二上）
B	(1) 各归口科室按照医院下达的预算目标政策，预估当年度业务支出、项目支出提出预算方案 (2) 各归口科室将审核后的预算草案上报医院预算管理办公室（一上） (3) 各归口科室汇总并调整各业务科室再次上报的预算方案，上报医院预算管理办公室（二上）
C	(1) 预算管理办公室部署预算编制工作 (2) 预算管理办公室对归口科室上报的预算方案进行审查、汇总、提出综合平衡的建议。在审查、平衡过程中，由院长办公会进行协调，对发现的问题提出初步调整的意见，并反馈给有关归口部门予以修正（一上结束一下开始） (3) 预算管理办公室根据审批控制数调整编制总预算（二上） (4) 预算管理办公室分解审议批准的年度总预算，下达各归口科室执行（二下）
D	(1) 预算管理委员会根据医院的发展战略和对预算期经济形势的初步预测，在决策的基础上，于规定日期提出下一年度医院的预算目标 (2) 预算管理委员会审议调整后的总预算

(二) 预算审批和下达

预算审批和下达是指医院内部预算编报审批和预算执行分配审批。其中预算编报审批主要审批申报项目的合理性、可行性、效益性；预算执行分配审批主要是将预算指标分解细化给预算归口部门，目的是设定预算执行目标、确保预算执行可控。

1. 预算审批和下达流程图 (见图 5 – 2)

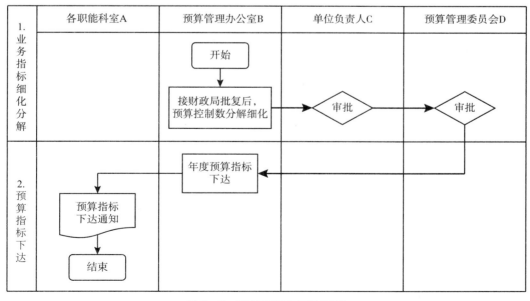

图 5 – 2　预算审批和下达流程

2. 关键节点（见表 5 – 2）

表 5 – 2   预算审批和下达流程关键节点简要说明

关键节点	简要说明
B1	预算管理办公室接财政局审批后预算控制数分解细化
C1、D1	单位负责人审核、预算管理委员会审议分解细化后的预算控制数
B2	预算管理办公室对单位负责人审核、预算管理委员会审议的预算控制数，下达各职能科室执行

（三）预算执行和下达环节

1. 预算执行和下达业务流程图（见图 5 – 3）

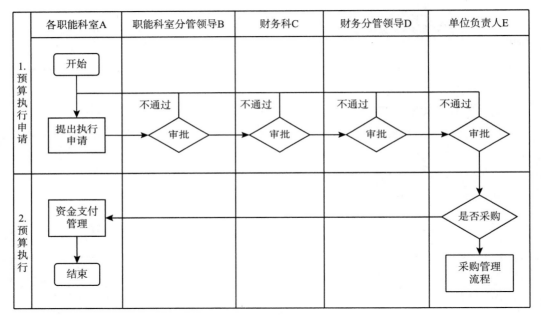

图 5 – 3　预算执行和下达业务流程

2. 关键节点（见表 5 – 3）

表 5 – 3   预算执行和下达业务流程关键节点简要说明

关键节点	简要说明
A	（1）各职能科室提出执行申请 （2）执行申请通过后进入资金支付管理
B	职能科室分管领导审批
C	财务科负责人审核

续表

关键节点	简要说明
D	财务分管领导审定
E	单位负责人审批，审批后根据申请情况进入资金支付管理或者采购管理流程

（四）预算分析与反馈环节

1. 预算分析与反馈业务流程图（见图5-4）

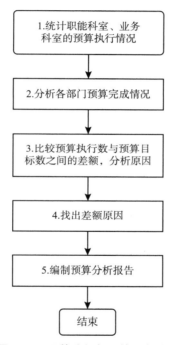

图5-4 预算分析与反馈业务流程

2. 关键节点（见表5-4）

表5-4　　　　　　　　　　预算分析与反馈业务流程关键节点简要说明

关键节点	简要说明
1	预算管理办公室对各职能科室、业务科室预算管理账户进行统计，分析各部门预算完成情况
2	充分考虑影响支出的各种因素，对预算执行数与预算目标数之间的差额进行比较，并分析原因
3	将当期预算执行数与上年同期预算执行数相比较，并与年初预算、预算批复进行对比分析，找出产生差额的原因
4	定期检查分析财务预算执行情况并形成书面报告

（五）预算调整

1. 预算调整流程图（见图5-5）

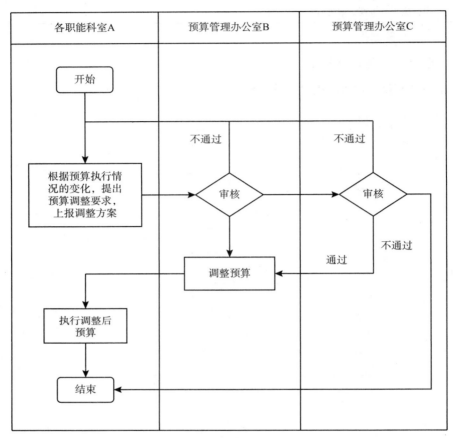

图 5 - 5　预算调整流程

2. 关键节点（见表5-5）

表 5 - 5　　　　　　　　　　　　预算调整流程关键节点简要说明

关键节点	简要说明
A	（1）各职能科室根据预算执行情况的变化，提出预算调整要求，上报调整方案 （2）执行审批后的预算调整方案
B	（1）预算管理办公室审核预算调整方案 （2）在预算调整方案经预算管理委员会审批后，下达调整方案
C	预算管理委员会审批预算调整方案

（六）预算决算

1. 流程图（见图 5 - 6）

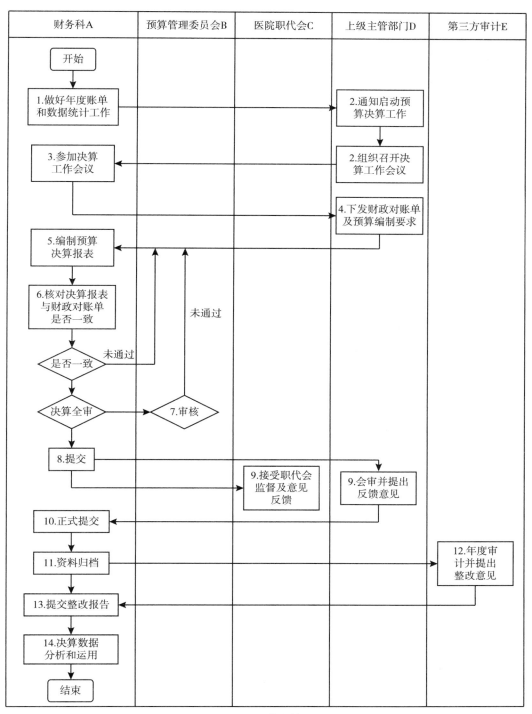

图 5 - 6　预算决算流程

2. 关键节点（见表 5 – 6）

表 5 – 6 预算决算流程关键节点简要说明

关键节点	简要说明
A	（1）财务部门做好年度结账和数据统计工作 （2）参与上级主管部门组织的决算工作会议 （3）决算编制人员做好年度决算编制工作 （4）财务相关人员做好年度预算、财务分析及成本核算工作 （5）审核人员做好决算编制报表及报告审核工作 （6）财务部门负责人审核所有上报报表及报告审批工作 （7）根据上级单位的会审意见，进行修订（无意见不用修订），修订后正式提交 （8）财务部门对相关资料进行归档保存 （9）做好整改报告提交第三方审计 （10）加强决算数据分析及运用
B	预算管理委员会审核
C	职代会审核医院预决算报告，监督并提出改进意见
D	（1）上级主管部门通知启动决算工作，并组织相关单位召开决算工作会议 （2）上级主管部门下发财政对账单，并下发决算工作要求 （3）上级主管部门会审医院决算报表，并给予医院决算报表反馈意见
E	第三方审计事务所对医院进行年度审计并提出整改意见

（七）预算考核

1. 流程图（见图 5 – 7）

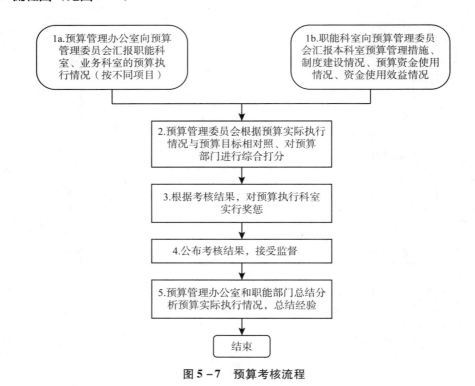

图 5 – 7 预算考核流程

2. 关键节点（见表 5 - 7）

表 5 - 7   预算考核流程关键节点简要说明

关键节点	简要说明
1	年末预算管理办公室对职能科室、各业务科室按不同项目形成预算执行情况报告，向预算管理委员会汇报。职能科室向预算管理委员会汇报本科室预算管理措施及制度建设情况、预算资金使用情况和资金使用效益情况
2	预算管理委员会根据预算实际执行情况与预算目标相对照、对预算部门进行综合打分
3	根据考核结果，对预算执行科室实现奖惩
4	预算管理委员会将预算绩效考核结果在一定范围内公布，接受监督
5	预算管理办公室和职能部门总结分析预算实际执行情况，总结经验，为下年度预算做好准备

四、预算管理业务的主要风险点

（一）预算编制的主要风险点

（1）预算目标设定不合理，未能发挥预算管理、资源配置在实现战略目标、绩效考核等方面的作用。

（2）预算编制数据缺乏科学论证，预算编制依据不充分、随意性大，可能导致资源配置不合理、资源浪费，预算无法达到既定的发展目标。

（3）预算内容涵盖项目不完整，内容不具体，没有充分的研究和论证，可能导致预算不全面，部分必要的项目执行得不到资源支持，影响发展目标的实现。

（4）预算编制方法不科学。预算项目之间通常存在一定的钩稽关系，各预算项目之间缺乏联动，导致预算编制不合理、与实际脱节、缺乏可行性。

（5）预算编制上报不及时。在年度预算的计划时间内，预算上报不及时导致影响后续论证时间，预算编制效率下降。

（二）预算审批与下达的主要风险点

（1）预算审批岗位设置不合理，职责不清晰，造成审批不规范、不完整和不科学，最终降低管理效率，从而导致重大差错的出现。

（2）预算下达不及时或信息有误。医院预算下达不及时或传递错误的信息等，影响甚至制约预算归口部门下一环节预算工作的顺利施行，或导致预算考核工作无据可查。

（3）预算指标分解批复下达不合理，可能导致预算指标分解不客观、不具体；分配不合理，将导致各预算归口部门资源分配不均，给预算执行科室带来压力，影响工作开展效率，最终导致预算目标难以实现。

（三）预算执行的主要风险点

（1）预算执行信息反馈不畅。预算管理人员无法及时了解执行现状，导致预算执行缓慢、资源浪费或者超预算现象产生。

（2）预算执行缺乏有效监督。超预算事项及预算外事项的发生，影响预算执行力，阻碍预算目标顺利实现。

（3）预算执行后没有及时统计、反馈和报告。不能给医院管理层提供明确的信息，致使无法及时分析预算的执行情况，不能有效发挥预算的监控职能。

（四）预算分析与反馈的主要风险点

（1）预算分析和反馈不够及时。预算归口管理部门及预算管理人员无法及时了解预算执行状况，不能及时发现执行中存在的问题，导致没有及时采取管控措施，存在年度预算执行失控风险。

（2）预算分析不够全面和深入，导致预算分析较为宽泛。没有发现执行偏差或预算偏离或异常情况的原因，导致预算归口部门没有及时采取管控措施，存在预算管控失效的风险。

（3）未采取有效管控措施。由于预算管理人员不能及时跟进预算执行进度，对预算偏差未能及时查明偏差原因，或者未能及时采取有效管控措施，将导致预算分析及反馈不能达到预算控制的效果。

（五）预算调整的主要风险点

（1）预算调整方案不合理、缺乏严格控制。预算调整金额未充分论证，调整理由不充分，从而影响预算约束力，存在预算执行不严谨的风险。

（2）预算调整事项论证不全面，对政策性因素或影响医院运营的特殊因素未能进行充分的论证和分析，导致预算调整金额不能完全满足业务发展需求，调整后的预算执行仍旧不可控。

（六）预算决算的主要风险点

（1）决算内容不完整不准确，从而导致决算内容无法真实、有效反映医院经济运营状况，医院决算报告不完整不准确。

（2）决算形式和程序不规范，不能完整并直接提供医院及上级主管部门决策所需的信息，从而导致单位决算报告数据不真实；单位决算报告未按上级单位要求的时点上报，导致单位决算程序不规范。

（3）不够重视决算工作，"重预算、轻决算"的现象影响财务决算工作，决算工作得不到重视，存在不规范和不科学的情况。

（4）轻视决算数据分析和运用，未真正建立起决算与预算有效衔接、相互反映、相互促进的机制，未对提高医院经济运营状况和医院战略规划提供有利的参考信息。

（5）决算报表不利于决算审计。决算报表数据过于笼统，报表使用人无法通过报表了解医院的各类实际预算情况和收支情况，难以准确把握单位的财务状况。同时，也使得决算审计人员难以通过决算报表来了解医院的各项资产、收入、支出等财务信息，笼统化的信息对决算审计缺乏有效的参考价值，给决算审计带来诸多不便。

（6）决算审计内部控制作用缺失。由于目前决算审计的局限性，审计人员未能提前进行控制或规避医院在内部控制中已经存在或可能存在的风险。

（七）预算考核的主要风险点

（1）预算考核指标体系不健全、不完整，未充分涵盖所有预算管控过程，未充分考虑预算管理过程中的所有关键控制点，考核效率较低。

（2）预算考核指标的选择缺乏合理性和相关性，不切合实际，未考虑到考核措施是否得到有效执行，这些因素都直接影响预算考核效果和预算管理目标的实现。

（3）预算考核指标的选择缺乏绩效性，预算考核指标设置要求太高，导致考核人员无法完成，达不到激励效果；或者绩效考核指标设置太宽松，以至于被考核对象能轻易完成绩效指标，预算管控能力很难进一步提升。

（4）预算评价机制不完善，缺乏有效奖惩手段。奖惩方式选择不合理，执行和落实预算指标，未能有效激励被考核对象，从而被考核对象未能有效执行和落实预算指标，预算管理目标难以实现。

五、预算业务内部控制措施

（一）预算编制的控制措施

（1）构建三级预算管理体系。体系由预算管理委员会、归口职能科室、业务科室构成，明确各层级的预算编制责任、岗位职责，推进医院全面预算管理。

（2）科学设定预算科目。将预算目标合理细化分解，设定涵盖医院所有支出的预算科目，将发展目标按照相关标准细化到项目，明确各个归口科室，将预算支出需求量化，细化到季度、月度。

（3）实行全员参与、上下结合、分级编制、分类汇总、综合平衡的方式编制预算。根据科室发展需求，通过规范化的编制程序、合理科学地论证，制定符合医院发展需求的预算。

（4）根据预算主管部门要求及自身情况等制订适宜的预算编制计划，按计划时间节点完成预算编制。明确医院的年度预算编制期限、年度预算指标及编制方法，按规定时间下发至各职能科室，各职能部门预算按规定上报预算管理办公室，预算管理办公室将预算编制完成后按时上报。

（5）建立项目库管理机制，开展三年滚动预算编制。财务部门应按照"先有项目再安排预算"的原则，建立项目库管理机制，所有支出以项目形式纳入预算项目库。在此基础上开展三年滚动预算编制，确保各年度预算目标有效衔接。项目库项目必须符合医院发展规划，由业务科室申报，归口部门论证审核，择优排序，保证重点，动态调整，滚动管理。

（二）预算审批和下达的控制措施

（1）合理设置审批岗位，明确不相容岗位相分离，预算审批岗位不得与预算编制、预算执行等岗位设置同一人员，保证预算审批的公正性。

（2）明确预算审批岗位职责，包括审批内容、注意事项、审批流程等，加强预算培训，做到审批内容完整，审批过程合理科学，从而保证审批尽职、审批结果有效。

（3）制定年度预算编制质询会细则，完善预算审批流程。明确医院总体经营目标、财务目标等；各职能科室汇报部门计划，接受与会人员质询，明确修改方向，预算管理办公室重新编制医院预算草案，报院长办公会审核、医院预算管理委员会批准。

（三）预算执行的控制措施

（1）严格执行预算方案，将预算目标层层分解。预算方案经上级主管部门批复后，医院严格执行，由预算管理办公室组织实施。预算管理办公室要将预算指标层层分解，再由各职能部门落实到具体的预算执行部门或个人。

（2）严格执行预算原则。年度预算指标下达以后，预算执行部门应严格遵守预算，不准突破预算指标，特殊情况需调整的，需遵照相应的预算调整程序后方可调整预算。调整预算未经批准，不得执行。

（3）建立预算执行责任制，预算执行实行责任分解。财务科应认真执行已审批的预算，严格控制预算支出。分管院领导对所分管职能部门预算的执行进行监督，各职能部门负责人为本部门归口预算指标执行的第一责任人，预算执行部门负责人对本部门的预算执行负责。

（4）严格执行预算执行程序。年初预算管理办公室向归口职能科室下达归口管理的预算指标，再由各归口职能科室向各业务科室下达部门预算，并经归口职能科室预算、预算管理办公室审核后办理报销结算等业务。预算管理办公室应按照预算管理的相关规定向院职工代表大会报送预算执行和重点项目执行情况。

（5）严格执行"三重一大"制度。对于大额资金项目、工程项目、对外投融资等重大预算项目，实行"三重一大"管理，实行严格的监控，对超预算或预算外事项建立规范的"一事一议"审议制度和程序。

（6）加强支出审批控制。设置财务稽核岗，在资金支付发生之前，严格审核支出项目审批流程的完整性，审核报销单、原始凭证及审批权限是否符合医院授权审批制度、财务报销制度及相关项目报销标准，制止不符合预算规定的行为。

（四）预算分析与反馈的控制措施

（1）加强预算分析管理，提高预算执行的有效性。预算管理办公室负责预算执行分析。建立预算管理账户，加强预算考核分析。预算管理办公室对各职能科室、业务科室的预算执行情况进行考核分析，做好预算调控工作。

（2）明确预算分析的内容，分析预算完成情况。对各职能科室、业务科室预算管理账户进行统计，分析各部门预算完成情况。对预算执行数与预算目标数之间的差额进行比较，并分析原因。将当期预算执行数与上年同期预算执行数相比较，并与年初预算、预算批复进行对比分析，找出产生差额的原因。

（3）编制预算分析报告，定期检查分析预算执行情况并形成书面报告。

（4）针对预算执行差异实施改进措施。具体的执行偏差，应有差异化、针对性的解决方案，明确责任部门，具体到责任人。结合奖惩机制，充分发挥医院内部的主观能动性，调动积极性。

（五）预算调整的控制措施

（1）按照预算调整的条件，加强预算调整。医院正式下达执行的预算，一般不作调整。但当市场环境、经营条件、国家法规政策等发生重大变化，或出现不可抗力的重大自然灾害、公共紧急事件等致使预算的编制基础不成立，或者将导致预算执行结果产生重大差异，需要调整预算的，按预算编制程序报经批准。为加强预算调整的严肃性，医院每年只进行一次预算调整，预算调整申请时间原则上为每年的第三季度。

（2）明确预算调整的基本要求。预算调整事项符合发展战略和现实医疗服务活动状况，预算调整重点放在预算执行中出现的重要的或非正常的关键性差异方面。预算调整方案客观、可行，对于不符合上述要求的预算调整方案，医院应予以否决。

（3）规范预算调整的程序。预算调整需要经过申请、审议和批准三个主要程序。首先，应由预算执行科室提出书面预算调整申请，填写预算调整申请单，说明理由及调整方案。其次，预算管理办公室对提出的预算调整申请进行审核，并提出审核意见。最后，医院预算管理委员会讨论审批，然后下发给申请科室遵照执行。收入预算调整后，相应调整支出预算。

（六）预算决算的控制措施

（1）加强会计核算，会计人员和复核人员严格按照工作流程规定进行会计核算和复核会计凭证，总账人员严格按照工作流程规定进行结账，核对会计人员记录的会计科目信息，以确保账务的完整和准确。

（2）建立决算编报和审批程序。严格按照上级主管部门决算工作安排，进行年度决算编报工作，以确保上报的决算信息真实可靠，建立决算编报程序，以确保决算人员在编报时，能全面联系总账、相关业务部门、上级主管部门等决算所需信息提供人员，并完整和准确记录决算所需信息，以保证决算数据的完整可靠。建立决算报表、审核报告和审批程序，使决算信息得到复核和审核，以确保决算的精确可靠、决算程序的规范。

（3）提高医院决算的重视程度。医院要认识到财务决算的重要性，提高财务决算工作的效率，做好财务决算工作，使决算工作起到决策参考作用。

（4）加强决算数据分析和运用。决算数据分析流程一般包括收集数据资料、确定差异、分析原因、提出措施、反馈报告等环节。通过确定当年的预算执行结果与预算目标的差异，分析预算指标的完成程度和预算偏离的原因，找出造成预决算差异的关键问题和原因，落实责任部门和责任人。找出财务收支的变化规律和趋势，重点分析各项支出安排是否合理，项目支出是否达到了既定的效果，为以后年度的预算编制提供重要参考依据。

（七）预算考核的控制措施

（1）明确预算考核主体。预算执行的结果应纳入医院整体绩效考核工作中，由预算管理办公室和各职能科室实施分级考核。

（2）加强预算考核，对医院经营业绩进行评价。通过对预算执行科室（各职能科室和业务科室）的考核，通过预算目标的细化分解与激励措施的付诸实施，达到提升医院经济业务控制的目的。

（3）严格遵循预算考核的原则。预算考核的原则包括：目标原则、激励原则、时效原则、排除原则、分级考核原则，预算管理办公室须将预算执行情况与绩效考核挂钩，提高预算执行的严肃性。

（4）采取科学的预算绩效考核的方法。绩效考核采取定性和定量相结合的方式，考核方法主要采取比较法、因素分析法、成本效益分析法等。

（5）规范预算绩效考核的程序。由预算管理委员会组织进行预算绩效考核，提出考核方案，预算管理办公室具体实施。年末预算管理办公室对职能科室、各业务科室按不同项目形成预算执行情况报告，向预算管理委员会汇报。预算管理委员会对预算部门进行综合评定。根据考核结果，对预算执行科室实施奖惩。

（6）制定预算管理绩效考核的方案。预算管理考核实行二级预算管理考核，即预算管理委员会对归口职能科室进行一级考核、归口职能科室对业务科室进行二级考核[①]。

（7）完善预算绩效评价。重视预算绩效评价结果的运用，将预算绩效评价管理作为全面预算管理体系的重要部分进行管控。绩效评价结果是对医院预算执行效率的重要评估指标，对预算绩效评价结果优秀的，可给予适当表彰和奖励，在下年度安排预算时优先考虑；对于无正当理由未达到预期绩效目标，以及对绩效评价意见未实施整改的预算归口部门，在安排预算时应从紧考虑，提升预算执行效率。将绩效理念和方法深度融入预算编制、执行、监督全过程，构建事前、事中、事后绩效管理闭环系统。包括建立事前绩效评估机制、强化绩效目标同步管理、做好事中绩效运行监控、强化事后绩效评价和结果应用等内容。

六、制度文本范例（案例或制度文本）

××医院预算业务管理制度范例

一、目的

为加强医院全面预算管理，规范各职能科室、业务科室的预算行为，科学合理筹集、分配和使用医院预算资金，进一步促进医院事业的发展，根据《中华人民共和国预算法》《政府会计制度》《医院财务制度》要求，结合医院实际情况，特制定本制度。

二、适用范围

全院经济活动

三、内容

1. 预算业务流程

预算编制→预算审批→预算下达→预算执行→预算调整→决算与评价→预算分析与考核

① 雷晓莉.会计档案对公立医院审计结论的影响分析［J］.中国管理信息化，2019（17）.

2. 预算业务主要风险

预算编制质量低、项目不细、随意性大；经济活动与财力支持脱节；预算指标分解批复不合理，各部门财权与事权不匹配，影响部门职责履行和资金使用效益；预算调整没有严格控制，导致预算约束力不足；资金收支和预算追加调整随意无序，存在无预算、超预算支出情况；执行进度不合理；决算编制和评价不准确、不及时；未按规定开展绩效管理，决算、评价结果未得到有效运用。

3. 预算管理的目标与基本任务

3.1 全面预算管理要实行目标管理，预算目标是根据医院战略行动计划和年度目标的要求，配合战略实施和保证日常业务开展所应完成的工作目标。

3.2 医院应根据发展战略目标，确定本年度经营目标，逐层分解到各职能科室和业务科室，以一系列的预算、控制、协调、考核为内容。

3.3 医院预算目标分解应自上而下分解并下达，医院发展战略目标为长期目标，长期目标应分解到中期目标，再分解到年度目标，最后分解到每季度、每个月。

3.4 全面预算管理的基本任务是根据医院战略目标，确定医院年度经营目标并组织实施；明确医院各职能科室和业务科室的职责与权限，发挥各级预算部门和预算执行科室的职能作用；合理配置医院各项资源；对医院经济活动进行管理、控制、分析和监督；为考核评价医院经营成效提供有效依据。

4. 预算组织结构

全面预算管理实行三级预算管理体系。在医院成立由院长和书记牵头，其他院领导、职能科室负责人等共同组成的全面预算管理委员会，下设预算管理办公室。构建由预算管理委员会、归口职能科室、业务科室构成的三级预算管理体系，推进医院全面预算管理。

4.1 预算管理委员会职责

预算管理委员会的主要工作是负责预算的制定和审批，监督各科室对预算执行的实施情况，解决预算执行过程中出现的矛盾，随时发现医院活动与预算的偏差并及时做出调整。及时将预算执行情况向预算管理委员会报告。

5. 预算管理体系

5.1 全面预算分类

5.1.1 按预算周期分为年度预算、季度预算、月度预算。

5.1.2 按预算内容分为资本预算、业务预算、财务预算。

5.2 预算的主要内容

医疗业务收入预算是医院全面预算的编制起点。

6. 预算编制及审批

医院预算编制的期间为自然年度。医院预算编制是实施预算管理的关键环节，预算编制质量的高低直接影响预算执行结果。预算编制要在预算管理委员会制定的编制方针指导下进行。

6.1 预算编制遵循的原则

统一领导、分级管理原则。逐层分解、分级管理原则。收支平衡、全面性原则。统筹兼顾、保证重点原则。保证预算权威性原则。

6.2 预算编制的要求

6.2.1 预算内容需与各业务科室、职能科室的业务活动性质相一致。

6.2.2 预算的水平需与各业务科室、职能科室的业务活动规模相一致，保证责权利对等。

6.2.3 预算的确定需充分发挥各业务科室、职能科室的积极性，充分考虑其合理要求。

6.3 预算编制的流程

医院预算编制实行全员参与、上下结合、分别编制、分类汇总、综合平衡的方式编制。

6.3.1 下达目标。医院院长办公会和医院预算管理委员会根据医院的发展战略和预算期经济形势的初步预测，在决策的基础上，一般于每年 10 月底之前提出下一年度医院的预算目标，包括医疗收入目标、医疗成本费用目标、结余目标和现金流量目标，并确定预算编制的政策，由预算管理办公室下达各职能科室。

6.3.2 编制上报。各职能科室按照医院下达的预算目标和政策，结合实际情况及预测的条件，提出详细的部门预算方案，于 11 月底前上报预算管理办公室。

6.3.3 审查平衡。预算管理办公室对职能科室上报的预算方案进行审查、汇总、提出综合平衡的建议。在审查、平衡过程中，由院长办公会进行协调，对发现的问题提出初步调整的意见，并反馈给有关职能部门予以修正。

6.3.4 审议批准。预算管理办公室在有关职能科室预算修正调整的基础上，编制出医院的总体预算方案，报院长办公会讨论。对于不符合医院发展战略或者预算目标的事项，院长办公会责成有关职能科室进一步修订、调整。在讨论、调整的基础上由预算管理办公室正式编制医院的年度预算草案，提交院长办公会或预算管理委员会审议批准。

6.3.5 下达执行。预算管理办公室对院长办公会审议批准的年度总预算，分解成相应的指标体系，下达各职能科室执行。

6.4 预算编制的内容

按照预算管理体制确定的收支范围，预算包括收入预算和支出预算。收入预算包括医疗收入预算、财政拨款收入预算、科教项目收入预算和其他收入预算。支出预算包括医疗业务支出预算、财政项目拨款支出预算、科教项目支出预算、管理费用支出预算和其他支出预算。

医院预算编制应按照国家预算编制的有关规定，对以前年度预算执行情况进行全面分析研究，根据年度事业发展计划以及预算年度收支的增减因素，测算编制收入支出预算。

6.4.1 医院收入预算编制要根据医院年度事业发展计划以及预算年度影响预算收入各项因素增减变化情况，全面统筹考虑。

6.4.2 医院支出预算编制要根据业务活动需要和可能，做到"量入为出、量力而行"，实现以收定支、收支平衡。

6.5 年度预算编制时间节点

医院的年度预算编制期为每年的 10～12 月。年度预算指标及编制方法由医院于 10 月底前下发至各职能科室，各职能部门预算在 11 月底前上报预算管理办公室，12 月 20 日前预算管理办公室将预算编制完毕并上报待批复。

7. 预算执行

预算方案经上级主管部门批复后，医院严格执行，由预算管理办公室组织实施，预算管理办公室要将预算指标层层分解，再由各职能部门落实到具体的预算执行部门或个人。

7.1 预算执行的原则

严格执行预算责任制原则

7.2 预算执行的责任分解

财务科应认真执行已审批的预算，严格控制无预算支出。建立预算执行责任制，分管院领导对所分管职能部门预算的执行进行监督，各职能部门负责人为本部门归口预算指标执行的第一责任人，预算执行部门负责人对本部门的预算执行负责，根据年度实际工作需要，本着节约原则安排和使用预算资金，严格执行财务支出审批制度和程序，积极配合预算执行的管理和考核。

7.3 预算执行的程序

年初预算管理办公室根据经批准的年度预算方案分别向归口职能科室下达归口管理的预算指标，再由各归口职能科室向各业务科室下达部门预算，同时为各科室设立预算经费执行账簿，逐项、逐笔登记各科室预算项目、额度以及执行变动情况。各预算执行科室在办理收支业务时，应持预算经费执行簿办理相关审批手续，并经归口职能科室预算初审和预算管理办公室最终审核后，方可办理报销结算等业务。预算管理办公室应按照预算管理的相关规定向院职工代表大会报送预算执行和重点项目执行情况。

8. 预算调整

医院正式下达执行的预算，一般不作调整。但当市场环境、经营条件、国家法规政策等发生重大变化，或出现不可抗力的重大自然灾害、公共紧急事件等，致使预算的编制基础不成立，或者将导致预算执行结果产生重大差异，需要调整预算的，按原编制程序报经批准。为加强预算调整的严肃性，医院每年只进行一次预算调整，预算调整申请时间原则上为每年的第三季度。

9. 预算分析

预算管理办公室负责预算执行分析，应加强预算分析管理，提高预算执行的有效性。

9.1 建立预算管理账户

预算管理办公室采用电子版或纸质版形式，对各职能科室、业务科室的预算执行情况进行考核分析，做好预算调控工作。

9.2 预算分析的内容

9.2.1 对各职能科室、业务科室预算管理账户进行统计，分析各部门预算完成情况。

9.2.2 充分考虑影响支出的各种因素，对预算执行数与预算目标数之间的差额进行比较，并分析原因。

9.2.3 将当期预算执行数与上年同期预算执行数相比较，并与年初预算、预算批复进行对比分析，找出产生差额的原因。

9.3 预算分析报告

定期检查分析财务预算执行情况并形成书面报告。

10. 预算考核

10.1 预算考核主体

预算执行的结果应纳入医院整体绩效考核工作中，由预算管理办公室和各职能科室实施分级考核。

10.2 预算考核的原则

目标原则；激励原则；时效原则；排除原则；分级考核原则。

10.3 预算绩效考核的内容

10.3.1 预算管理工作的质量和效率。

10.3.2 预算执行情况和执行效率。

10.3.3 预算资金的使用效益和效果。

10.3.4 预算绩效目标的落实情况。

10.4 预算考核的方式方法

10.4.1 绩效考核采取定性和定量相结合的方式，考核方法主要采取比较法、因素分析法、成本效益分析法等。

10.4.2 医院应根据绩效考核结果，及时调整优化以后年度预算支出结构，进一步加强财务管理，提高资金的使用效益。

10.5 预算管理绩效考核的方案

10.5.1 预算管理绩效考核作为一项重要指标参与预算职能科室负责人的综合目标管理考核。

10.5.2 由于医院全面预算管理实行三级预算管理体系，则对应预算管理考核实行二级预算管理考核，即预算管理委员会对归口职能科室一级考核、归口职能科室对业务科室进行二级考核。此考核细则为预算管理委员会对归口职能科室的一级考核。二级考核细则由职能科室具体制定，并上报预算管理办公室。

10.5.3 一级预算管理考核占预算职能科室全科综合绩效奖金的10%，实行10分制。对药占比、耗材占比预算指标执行结果每个月考核一次，对其他材料、低值易耗品及其他职能科室预算指标执行结果每季度考核一次，对固定资产、无形资产预算指标执行结果每半年考核一次，考核结果报核算办，按医院绩效考核方案对预算职能科室执行绩效奖励。

11. 预决算信息公开

11.1 公开主体和职责

预决算信息公开遵循依法依规、真实准确、积极稳妥的原则。

11.1.1 预算管理委员会是医院预决算信息公开的主管部门，负责推进指导、协调、监督预决算信息公开工作。

11.1.2 预算管理委员会办公室负责本单位预决算信息公开的日常工作。履行以下职责：

11.1.2.1 按规定公开本院预决算信息；

11.1.2.2 按规定做好公民、法人或者其他组织依法申请公开预决算信息的答复工作；

11.1.2.3 法律、法规、规章规定的其他职责。

11.2 公开内容

医院预决算信息（涉密信息除外）公开内容包括：

11.2.1 医院的基本职能及主要工作，医院的基本情况即"三定方案"，医院门急诊次均费用及增幅，住院次均费用及增幅，主要病种例均费用等职工和公众较为关心的信息。

11.2.2 预决算收支情况，包括各项年度收入支出情况、收支结余、项目预算、资本性支出预算情况等。

11.2.3 医院"三公"经费增减变化情况及原因说明。

11.2.4 公开财政专项资金补助及支出情况说明等。

11.2.5 其他公开信息。

11.3 公开方式和时间

11.3.1 预决算信息公开采取主动公开和申请公开相结合的方式。

11.3.2 医院预决算报告在通过预算管理委员会及职代会讨论决议后一周内，应在医院公开栏向全院职工公开。

11.3.3 财政部门预算、决算及报表经上级主管部门批复后，应当在批复后 20 日内由本单位在医院门户网站及政务公开平台公开，以便社会监督。

第二节　收支业务内部控制

一、收支业务内部控制概述

（一）公立医院的收入业务控制

1. 收入业务范围

医院收入是指医院开展医疗服务及其他活动依法取得的非偿还性资金，以及从财政部门和其他部门取得的经费，是经济利益的流入。按照收入来源及财务会计核算分类，收入包括医疗收入、财政拨款收入、科教项目收入、其他收入、上级补助收入、非同级财政拨款收入。

收入控制是为了保证收入业务活动的有效进行，保证收入的合法、合理、安全和完整，防止和及时发现并纠正错误和舞弊。收入控制管理应予以系统化、规范化，为了收入控制目标的实现，应形成一个严密控制管理体系的收入管理制度，应确保实现收入归口管理、收入的确认应按权责发生制及时入账、对收入执行审查核对、严格退费制度等。收入相关制度涵盖收入核算、价格执行、票据及印章管理等内容。

2. 收入控制的重点内容

公立医院收入控制是指为了保证收入业务活动的有效进行，保证收入的合法、合理、安全和完整，防止和及时发现并纠正错误与舞弊，确保公立医院收入控制目标的实现，采用一系列具有控制职能的方法、措施和程序，进行有效的组织、制约的关系，并予以系统化、规范化，从而形成的一个严密控制管理体系的管理制度。应重点关注以下几个方面：

（1）收入是否实现归口管理；

（2）收入是否按照权责发生制及时入账；

（3）是否按照规定及时向财务部门提供收入的有关凭证；

（4）是否按照规定保管和使用印章和票据等；

（5）是否执行收入审查核对制度；

（6）是否严格退费管理。

3. 收入业务控制的主要方法

（1）不相容岗位分离控制。科学合理地设置收入业务岗位，明确相关岗位的职责权限，实施相应的分离措施，形成相互制约、监督的工作机制。不相容岗位相互分离是岗位控制的核心内容，医院应当根据各项经济活动的流程和特点，合理设置收入业务内部控制的关键岗位，收入业务发生与收款业务职能、价格管理与价格执行、收入票据使用与审核保管职能、收入票据保管与出纳职能、收入退款与审批等不相容岗位相分离，形成制衡机制。

（2）归口管理控制。归口管理是基于岗位控制和授权审批控制的前提，明确医院收入业务的归口管理部门的控制方法。它是建立在权责对等基础上的统一管理，通过对分散在各部门的经济活动进行统一的管理和监控，以防止经济资源流失和财务信息失真。另外，需要说明的是医院各项收入业务归口管理，并不是说医院所有的收入都由财务部门统一收取，而是在权责对等的前提下，由财务部门作为牵头部门对收入业务进行监管。

（3）业务流程控制。医疗收入流程控制的重点内容是门诊收入和住院结算收入的流程控制。控制的关键点包括收入提供、收入确认、价格管理、票据管理、退费管理、报告管理和核对管理等。

（4）审核控制。门诊收费处和住院结算处现金限制非财务人员接触，印章要妥善保管，加强收入票据管理，建立收入票据登记簿，加强对收入票据的审核，审核人员审核收入票据存根与收入报表是否相符，审核收入日报表与计算机数据库数据源是否相符，审核收入日报表与科室核算收入日报表是否相符，审核财务会计记账收入与收入日报表及科室核算收入是否相符，确保收入的安全、完整。

（5）票据控制。医院的收入票据应使用财政部门统一监制和印制的门诊、住院收费票据或税务发票，由医院票据专管员统一向财政部门领用。加强对收入票据的管理控制，保证收入的安全与完整，防止由于因票据管理不善而造成资产流失。收入票据的关键控制点包括：财务或税务部门统一管理收费票据或发票；明确票据管理岗位责任制；明确票据的购买、印制、批准、验收、领取、核销、归档等管理流程。

（二）公立医院的支出业务控制

1. 支出业务范围

支出是指医院开展医疗服务及其他业务活动过程中发生的资产、资金耗费和损失，包括医疗业务成本、财政项目补助支出、科教项目支出、单位管理费用、经营费用、资产处置费用、上缴上级费用、对附属单位补助费用、所得税费用、其他费用。

医院支出是医院预算执行的重要组成部分，也是政府采购业务、基本建设项目管理、合同管理的重要环节，支出控制是对所有支出的整个活动过程的控制，有相对独立性，又贯穿于整个医院经济业务活动的全过程之中，处于管理控制的重要地位。明确经济活动各项支出标准和范围，规范报销流程，加强支出审核和支付控制；严格控制债权债务规模，防范风险；加强成本管理，推进成本核算，开展成本分析。支出相关制度应当涵盖预算与计划、支出范围与标准确定、审批权限与审批流程、支出核算等内容。

2. 支出业务控制的重点方面

公立医院支出控制是对所有支出的整个活动过程的控制，既有相对独立性，又贯穿于整个医院经济业务活动等控制的全过程之中，并且处于管理控制的重要地位。应重点关注以下几个方面：

（1）是否按照规定审核各类票据的真实性、合法性；

（2）是否存在使用虚假票据套取资金的情形；

（3）是否符合预算，审批手续是否齐全。

3. 支出业务控制的主要方法

（1）授权批准控制。实行收支授权审批控制，重要的一点是要明确医院经济活动中各岗位办理业务的权限范围、审批流程及相关责任，并通过明晰的权责规避风险。如通过授权审批控制，明确支出审批授权，一切支出均须事先申请，通过支出审批流程，明确支出审批人员，规定审批权限；对于超越授权范围的审批业务，经办人员有权拒绝办理；一切支出不能由一个人办理业务的全过程。针对医院"三重一大"业务，即与经济活动相关的重大决策、重大事项、重要人事任免及大额资金使用，还应建立集体决策制度，保证决策的科学性。

（2）支出核算控制。建立科学的支出核算体系，健全支出业务凭证流转手续，按照医院会计制度正确地进行支出核算，按照医院会计制度进行费用提取和摊销，保证核算的真实性和准确性，准确、及时编制支出财务报告，保证信息被正确披露。

（3）支出分析控制。加强经济运行分析是发挥财务工作效能、体现财务价值的重要手段。

通过建立定期的支出分析制度，按照归口、分级管理的原则分析、评价支出的执行情况、支出结构、使用效果差异原因等，及时掌握增减原因，并建立财务预警机制和应对预案，寻求降低成本的途径。

（4）成本核算控制。公立医院大部分支出可以归集到相应的成本对象，采取定额成本、标准成本、作业成本、科室责任成本等方法加强核算与管理，加强成本的核算控制，减少收入的流失，降低医疗成本，对于控制支出具有重要的作用和意义，可提高医院在医疗市场的竞争力。

二、收支业务内部控制目标

（一）建立健全医院收支内部控制相关管理制度

加强医院收支内部控制，促使医院积极合理组织收入，控制各项支出，有效预防"跑冒滴漏"，保证收入、支出的合法合规，确保各项收支全面纳入单位预算，实行统一核算与管理，使各项收支得以全面反映。

（二）收入业务控制目标

保证医疗收入业务符合有关法律、法规及规章制度，建立健全收入、票据、退费、预收款、第三方支付等与收入相关的管理制度；根据不相容岗位相互分离的原则，合理设置岗位；收入归口管理，医院全部收入纳入财务部门统一核算和管理。做到不漏记、不多记收入，加强结算起止时间控制，正确地核算、汇总，在会计报表正确列示有关数据。第三方数据授权加密管理，对票据、印章全过程管理，对退费的流程严格审核、把控管理，及时与医保机构对账、结算，做好催缴欠费工作，降低坏账的发生率。

（三）支出业务控制目标

公立医院支出控制应实行统一领导、集中管理、分管领导或总会计师负责单位的财务支出控制工作，公立医院法人代表对支出控制的建立和有效实施负责，财会部门具体负责支出控制的落实。公立医院建立健全完善的内部控制体系，并得以良好的执行，不仅会对控制支出、防范风险起到较大的作用，而且也会促使医院整体效益的提高。

明确经济活动各项支出标准和范围，规范报销流程，加强支出审核和支付控制，按照财务会计制度的规定确认、核算，保证各项支出的发生均在预算控制内，所有费用核算正确、支出真实可靠。严格履行审批程序，重大经济活动及大额资金支付须经集体决策。配备关键岗位及关键岗位人员，明确其职责权限，确保支出事项申请与审批、支出事项审批与付款、付款审批与付款执行、业务经办与会计核算等不相容岗位相互分离。加强成本管理，推进成本核算，开展成本分析，真实反映医院成本状况，加强成本管控，加强对支出审批流程的控制和监督，优化资源配置，降低医院成本费用支出，提高运营效益，夯实绩效管理基础，提升单位内部管理水平。

三、收支业务内部控制流程与关键环节

收支业务具体流程如下。

1. 门诊收入业务流程

（1）流程图（见图 5 - 8）。

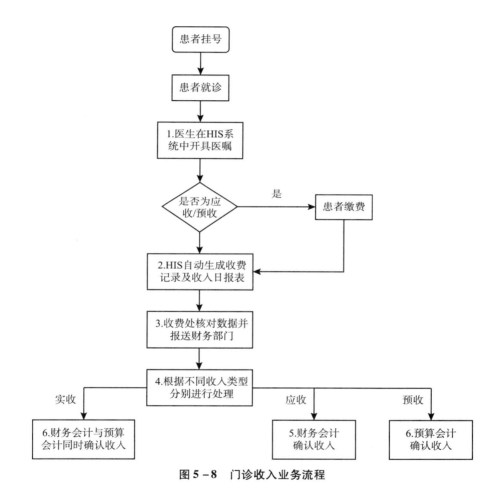

图 5 - 8　门诊收入业务流程

（2）关键节点（见表 5 - 8）。

表 5 - 8　　　　　　　　　　　门诊收入业务流程关键节点简要说明

关键节点	简要说明
1	患者进医院先挂号，医生根据病情在 HIS 系统中开具医嘱，患者进行缴费
2	患者缴费后 HIS 自动生成收费记录及收入日报表

续表

关键节点	简要说明
3	收费处核对报表及原始单据数据，确认无误后报送财务部门
4	根据不同收入类型分别进行账务处理
5	实收款项财务会计与预算会计同时确认收入，应收款项财务会计确认收入，预收款项预算会计确认收入

2. 住院收入流程

（1）住院收入流程图（见图 5 - 9）。

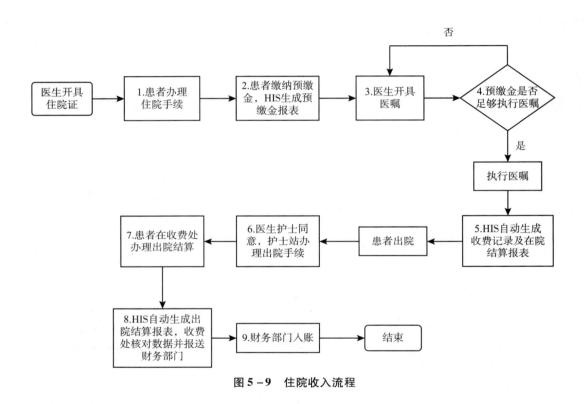

图 5 - 9　住院收入流程

（2）关键节点（见表 5 - 9）。

表 5 - 9　　　　　　　　　　　住院收入流程关键节点简要说明

关键节点	简要说明
1	患者带着医生开具的住院证办理住院手续，并缴纳预缴金
2	患者缴纳预缴金后，HIS 系统生成预缴金报表，预算会计确认收入
3	患者治疗疾病过程中，医生开具医嘱

续表

关键节点	简要说明
4	预缴金足够执行医嘱的执行医嘱，补足预缴金后，重新开具医嘱
5	执行医嘱后，HIS 系统自动生成收费记录及在院结算报表
6	患者出院时，必须经医生同意出院，护士站在 HIS 系统发出院指令
7	患者确定出院的，去收费处办理出院结算
8	HIS 系统自动生成出院结算报表，收费处核对数据并报送财务部门
9	财务部门入账，做相应会计处理

3. 票据业务流程

（1）流程图（见图 5 - 10）。

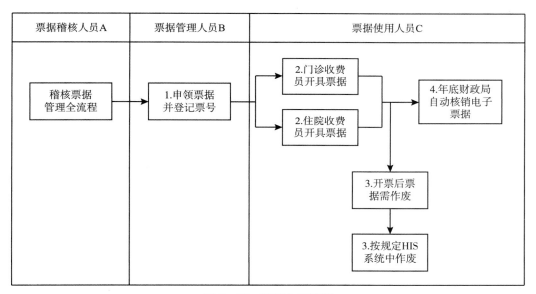

图 5 - 10 票据业务流程

（2）关键节点（见表 5 - 10）。

表 5 - 10   **票据业务流程关键节点简要说明**

关键节点	简要说明
B	1. 票据管理员从财政局票据处申领票据并在票据登记本登记票号
C	2. 住院患者由收费员开具票据，门诊病人进医院公众号申请开具或者找门诊收费员开具票据 3. 开票后需要作废的，按规定在 HIS 系统中作废 4. 年底财政局自动核销电子票据
A	票据稽核人员对票据管理全过程进行稽核

4. 退费业务流程

（1）退费业务流程图（见图 5 - 11）。

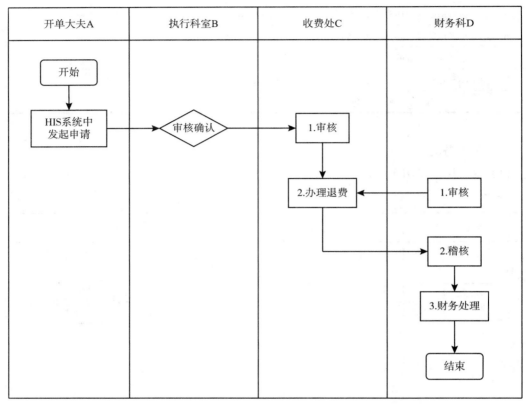

图 5 - 11 退费业务流程

（2）关键节点（见表 5 - 11）。

表 5 - 11
退费业务流程关键节点简要说明

关键节点	简要说明
A	开单大夫填写退费医嘱
B	执行科室审核确认开单大夫递交的退费医嘱
C	（1）收费处对退费医嘱进行审核 （2）收费处根据审核通过的退费医嘱办理退费
D	（1）开单大夫退医嘱，执行科室审核通过后报领导审批 （2）财务科对退费医嘱进行稽核 （3）稽核无误后，进行相应的账务处理

四、收支业务的主要风险点

（一）收入业务控制的主要风险点

收入相关制度不健全，收入相关岗位设置不合理，不相容岗位未实现相互分离，导致错误或舞弊的风险；收费未按照规定的收费项目和标准收取，收费不规范或乱收费、应收未收，收入来源不合法、不合规，存在违规收取的风险；未按照规定及时提供有关凭据，以及收费票据和印章管理不规范，存在收入资金流失的风险；私设小金库，造成资金体外循环风险；未按规定程序或者未经授权、审批办理退费，造成不合规退费或借退费之名贪污收入，造成收入损失风险。

（二）支出业务控制的主要风险点

支出相关制度不健全，支出业务岗位设置不合理，不相容岗位未分离，管理混乱、无效的岗位配置，导致错误或舞弊发生；发生支出事项时未按照规定程序审核、审批，未按规定审核各类凭据的真实性、合法性，支出不符合国家有关财经法规制度，报销单据审核不严格等，存在使用虚假票据套取资金的风险和虚报支出款项、导致医院资产流失；支出范围和标准不符合规定，不在预算控制指标范围内，出现不合理支出，与预算不符或超预算；支出事项未经适当的事前申请、审核和审批，或未对申请进行有效控制，支出范围及开支标准不符合相关规定，导致预算执行不力甚至发生支出业务违法违规；支出资金使用效益低下，浪费现象严重，导致资产使用效率低[①]。

（三）成本控制的主要风险点

1. 组织机构与岗位设置不科学的风险

医院未专门成立成本核算部门，也没有专门设置成本核算专职岗位，或成本核算工作由财务科兼任，造成财务科压力大，财务人员可能身兼数职，没有按病种、医疗项目、成本核算单元来进行成本核算，从而导致成本核算不实。

2. 适时修订和完善成本控制的相关规则制度

医院的运营管理随着外部环境和内部业务的发展而变化，成本核算流程和方式方法、策略上，也应随着医院实际情况而适时调整核算过程。因未及时根据内外部环境变化而修订成本核算相关规则制度，可能导致上报的成本核算信息有偏差，不符合医院当前的实际情况，进而导致医院管理者未根据有效的成本信息及时调整资源配置，造成不必要的资源浪费和闲置。

3. 医院相关从业人员未树立成本控制意识

公立医院属于非营利单位，具有公益性质，大部分管理层人员属于医疗业务的专家，工作重心易放在医疗服务质量、医疗收入、患者满意度等方面，往往会忽略医院成本管理，成本管

---

① 董波，余浏洁，洪学智，龙翔凌，曹雁. 新医改环境下公立医院收支风险分析与应对策略［J］. 中国卫生经济，2018（11）：83 - 85.

理意识薄弱；医院成本核算部门或成本核算岗位，大部分时候只是以开展工资核算、绩效管理控制为目的，未能深入开展资产管理与成本核算的分析与开发；医院医护人员一般都是医学专业，涉及成本控制专业知识较少，普遍认为成本管理和自身岗位职责没有直接关系，对成本控制的关注和意识不够。

4. 医院利用信息化技术进行成本管理的水平有待提高

医院的信息系统尚未充分实现数据共享的控制目标，信息孤岛现象普遍存在，独立的科室成本核算系统尚待开发，下级科室成本核算系统的有效性得不到重视，利用信息化技术进行成本管理的水平有待提高。

（四）内部价格行为控制的主要风险点

内部价格行为控制与收支业务控制关系密切，在价格行为控制中，如果缺乏专门的机构对其内部价格行为进行管理、缺乏价格调价和公示方面的管理、医院内部价格行为控制信息化不足，都可能导致医院收支业务内部控制效率低下。

五、收支业务内部控制措施

（一）完善收入业务控制制度

1. 建立健全收入管理制度

医院应根据国家有关规章制度，结合本医院实际情况，建立健全收入业务控制，制度应包含门诊收入相关制度、住院收入相关制度、财政补助收入相关制度、科教项目收入相关制度、其他收入相关制度、应收医疗款项相关制度、退费制度等，以及收入业务的归口管理相关制度、收入业务的管理岗位及其职责权限、各类收入业务的工作流程、审批权限和责任划分、票据印章的保管责任与领用程序、与收入业务相关的对账和检查责任等；合理设置收入业务岗位，明确相关岗位的职责权限，对重要岗位定期轮换，健全收入岗位责任制度，确保收款、会计核算等不相容岗位相互分离。

2. 建立收入业务控制流程

医院应建立收入业务控制流程，加强对门诊收入流程控制，严格遵守货币资金管理制度，对门诊资金、门诊预收款及时稽核，做到日清日结，当日收款全部上缴。每日终了，审核人员依据 HIS 系统生成的收入日报表核对收费员上交的收入，门诊收入及时核算，加强内部督查稽核。预收款除了现金核对外，还应核对支票及第三方支付，汇总结账单支票收入合计与支票金额核对；加强对住院收入流程控制，加强住院结算日报表的控制和对住院预缴金、结算发票的管理。每日终了，审核人员根据收费员个人日报表，审核当日收入结算费用钩稽关系是否准确，加强住院收入的核算控制，加强对住院收入的核算控制。

3. 收入业务实施归口管理

医院各项收入由财务科归口管理并进行会计核算，贯彻落实"收支两条线"管理，严格按照《政府会计制度》规定确认并核算收入，确保各项收入应收尽收、及时入账，严禁设立账外账。建立健全票据和印章的管理制度，定期组织收入分析，定期分析收入变化情况。保障各项收入符合国家有关法律法规和政策规定，医院取得的各项收入必须符合国家物价政策，向患者收取医疗预收款要出具公立医院统一票据，并及时结账，加强医疗预收款的审核、对账和监管，确保收入核算准确、完整。

4. 加强收费票据的管理

医院应建立健全票据管理和印章管理相关制度，设置票据专管员，票据的申领、启用、核销、销毁均按照规定办理，同时做好票据的保管和序时登记工作；各类收费票据仅限出纳和收费人员领用、使用。如有代收业务，经审批后可授权。医院应加强收入票据的归口管理控制、收入票据的购买及使用管理控制、加强对印章的管理。此外，医院应按规定设置预收医疗款、住院病人医药费明细账，明细账按单位或个人设置，定期与总账对账。

5. 及时核对收入信息变化

医院应定期组织对收入进行分析，分析收入变化情况。通过分析收入的结构变化，与上年同期收入相比增减变动及预算执行情况，并通过因素分析，找出变动原因，提出应对措施及建议，充分发挥收入归口部门工作效能。医院收入归口部门应及时审查核对各项收入与票据存根，严格遵守权责发生制原则，加强结账时间控制，及时准确核算收入，确保收入真实、完整，重点加强结账时对第三方支付的控制。

6. 规范费用审核信息录入

医院应加强住院收费处与医疗相关科室、财务科以及其他相关科室的沟通协调机制，及时发现费用审核中存在的问题并总结原因，各方协力解决。在此过程中应及时记录出现的错误和疑问，并定期汇总后将结果反馈到各个科室，制定科学合理的解决策略，有效规范信息录入时的费用审核。此外，医院应严格退费管理机制，各项退费必须提供有效凭证，严格核对原始凭证和原始记录，严格审批权限，完备审批手续；对发生减免事项的必须交由被授权部门负责人审核，报医院领导批准后方可办理。

7. 提高相关工作人员综合素质与责任意识

医院的业务性质体现了无论住院收费处还是护士站护士，在工作中需要和患者直接接触，其工作能力和综合水平高低关系到医患关系和谐程度，以及患者对医院的评价。因此，加强各部门对内部控制建设的相关培训，提高医院全体员工整体素质，更有利于实现收入控制。首先，对护士站护士需做好业务培训工作，每个病区护士长和主治护士需及时学习和了解全新的规章制度、收费标准以及费用录入要求，并在此基础上细化各个计价项目费用流程，严格督促刚入职和低年资护士动手录入操作，最大限度保证患者住院期间各项费用无错误录入。其次，对住院收费处工作人员同样需要定期开展住院收费标准和项目培训，对出院费用审核中发现的问题进行定期总结，反馈给相关科室及时纠正，加强对审核过程中相关专业医护收费标准的系统理论学习，做到细致准确，将录入差错率降到最低。

（二）强化支出控制管理

1. 建立健全支出管理制度

医院应建立健全各项支出管理制度，确定医院经济活动的各项支出标准，各项支出应符合国家有关财经法规制度，严格按照医院财务会计核算确认、核算支出，明确支出报销流程，按照规定办理支出事项。

医院应确保各项支出符合国家有关财经法规制度及廉政相关规定，不得随意扩大开支范围和提高开支标准；医院应严格按照规定确认、核算支出，按照规定，根据权责发生制和收付实现制确认成本费用支出和涉及财政项目的支出。医院应划清医疗业务支出与专项支出、医疗支出与经营性支出、当期费用与未来各期费用等界限，提高会计核算的质量，确保支出核算的及时性、真实性、完整性，为支出分析奠定基础。

2. 合理设置支出岗位

医院应按照支出业务的类型和不相容岗位相互分离的原则，合理设置支出业务相关岗位及职责权限，确保支出岗位的相互制约和监督，确保支出申请与审批、付款审批与付款执行、支出审核与付款结算、支出经办与核算等不相容岗位相互分离、制约和监督，确保所有的支出均纳入预算管理。

医院应加强支付控制，明确报销业务流程，按照规定办理资金支付手续，对使用公务卡结算的，应按照公务卡使用和管理相关规定、流程办理业务。重点加强控制，主要包括借款支出控制、报销管理、资金支付三个环节。

3. 健全支出审批流程和归档控制

医院应加强支出审批控制，建立健全支出的申请、审批、审核、支付等管理制度，明确支出审批人员的权限、责任和相关控制措施，确保支出的合理性、合法性，在支出审批环节明确支出审批权限、审批程序及其职责，审批人必须在授权范围内审批，不得越权审批，严禁无审批支出；对医院重大经济事项的支出，应组织专家进行可行性论证并实行集体决策和审批，必要时应召开职工代表大会审议通过。

医院应加强支出的核算和归档控制，财务科应及时、准确对各项支出进行核算，凭支出的相关合同等材料作为账务处理的凭据；支出业务相关的电子档案和文档材料等，应按会计档案管理规定，及时移交档案管理部门保管。

4. 加强对支付业务的分析控制

医院应建立定期分析机制，定期分析支出情况，对借款、报销、资金支付等进行重点分析控制，通过对支出业务定期分析、考核控制，以及对项目资金的分析控制，编制支出分析报告，为医院管理层提供对决策有用的信息。

医院应按照要求定期向财政部门、主管部门报送项目资金使用情况，按规定定期对项目资金进行结余结存清理；项目完成后应报送项目资金支出决算和使用情况的书面报告，接受财政部门、主管部门的检查验收。

（三）完善资金存放制度

为应对医院资金存放管理风险，防范舞弊风险，通过完善资金存放管理制度，规范新开设银行账户和资金存放银行的选择行为。通过开展大额资金存放银行遴选，根据规范的评分指标和标准对投标的各家银行进行量化打分，选取综合评分最高的银行作为定期存款存放银行，并报院长办公会、党委会审议决定大额资金存放银行，有效防止大额资金存放过程中的舞弊行为。

同时，为加强单位货币资金的内部控制和日常管理，完善活期存款转为定期存款和日常资金调度流程。根据医院日常业务支付需求，从一般性账户向基本账户调转资金，由财务部提出资金调转额度申请，根据医院审批流程，经各级领导审批后方可办理，保障资金安全。

（四）严格控制收支和及时结算

对于各类应付款项，应依据批准的预算（或计划）和规定的审批程序，审核无误后办理。对于不合规定、超出计划、超出需要的借款，会计人员可根据具体情况拒绝办理；严格实行事前论证和集体决策，定期核对往来账，做好对账记录，通过核对账目，发现不符，应查明原因，及时上报处理；应遵循"谁经办，谁负责，及时清理"的原则，往来账目会计每季度通知相关科室及经办人清理，通过分析，监督合同的履行，督促经办的责任科室，对形成坏账、呆账的原因进行分析，进而实行责任追究制，以减少坏账及呆账。医院应当严格控制债务规模，防范风险。

（五）加强对成本管理的控制

医院应建立健全成本管理体系，加强成本核算，降低医院成本，提高医院效益。成本管理的目的是全面、真实、准确地反映医院成本信息，强化成本意识，降低医疗成本，提高医院绩效，增强医院在医疗市场中的竞争力。归口科室应当编制成本核算报告，经过审核审批之后，密切结合医院各个科室的实际情况，对当期的成本状况进行全面分析、局部分析和专题分析，发现不足之处，找出成本控制不当的原因，确保成本控制的过程越来越规范，发挥成本控制的效果。医院利用各级会议开展宣传动员工作，引导全院职工高度重视成本管理工作，增强全院职工的成本意识。

六、制度文本范例（案例或制度文本）

××医院收入业务管理制度范例

一、目的

为加强医院收入的日常管理，健全收入内部控制制度，规范收入结算行为，确保收入的安全与完整，保证收入账实相符，根据《政府会计制度》《医院财务制度》等财经法律法规的相关规定，结合医院实际，制定本制度。

二、使用范围

全院经济活动

三、内容

1. 收入业务流程

收费申请及审批→复核收款→缴款记账→对账分析→监督检查。

2. 收入业务主要风险

收入岗位设置不合理，不相容岗位未分离；收费不规范或乱收费、应收未收；私设小金库、体外循环；收费金额不实；票据、印章管理松散，存在收入资金流失风险。

---

3. 医院收入种类

收入包括医疗收入、财政拨款收入、科教项目收入、其他收入、上级补助收入、非同级财政拨款收入。

4. 收入业务管理内容

4.1 应建立健全收入岗位职责制。明确相关岗位的职责、权限，确保提供服务与收取费用、价格管理与价格执行、收入票据保管与使用、办理退费与退费审批、收入稽核与收入经办等不相容职务相互分离，合理设置岗位，加强制约和监督。

4.2 申请收费的各项医疗收入应符合国家物价政策，有相应的收费编码；财政拨款收入和科教项目收入按要求及时入账，要求专款专用的，要单独建账管理；其他收入要符合有关法律法规和政策规定，经相关部门或院领导审批后，交财务科收费。

4.3 医院的全部收入要纳入财务科统一核算和管理。其他部门和个人都不得私自收取任何费用。严禁私设"小金库"和账外账。财务科要贯彻落实"收支两条线"管理原则。取得的各项收入必须开具统一规定的票据。严格按照《政府会计制度》规定确认、核算收入，并及时入账。

4.4. 业务部门应当在涉及收入的合同协议签订后，及时将合同等有关材料提交财务部门作为账务处理依据，确保各项收入应收尽收，及时入账。财务部门应当定期检查收入金额是否与合同约定相符；对应收未收项目应当查明情况，明确责任主体，落实催收责任。

4.5 加强结算起止时间控制。统一规定门急诊收入、住院收入的每日、每月结算起止时间，及时准确核算收入，并定期对全院各项收入进行对账、分析。

4.6 医院内部审计部门，要定期或不定期地对收入执行全过程监督检查。

××医院支出业务管理制度范例

一、目的

为加强医院财务管理，规范财务收支行为，提高收支业务的管理水平，合理保证医院经济活动合法合规、资产安全和使用有效，强化资金安全，根据《政府会计制度》《医院财务制度》等财经法规制度的相关规定，结合医院实际，制定本制度。

二、使用范围

全院经济活动

三、内容

1. 支出业务流程

提出经费支出申请→业务部门或归口部门负责人事前审核→财务部门指标审核→相关院领导审批（50000元以上支出需经院长办公会研究或职代会审议通过，要有相关批复）→按审批执行→费用报销流程→会计核算及分析报告。

2. 支出业务主要风险

支出业务岗位设置不合理，不相容岗位未分离，导致错误或舞弊；支出范围和标准不符合规定；存在使用虚假票据套取资金等问题；资金使用效益低下，浪费现象严重。

3. 支出种类

支出包括业务活动费用、单位管理费用、经营费用、资产处置费用、上缴上级费用、对附属单位补助费用、所得税费用、其他费用。

4. 支出业务管理内容

4.1 建立健全支出岗位责任制。明确相关部门和岗位的职责、权限，确保支出的申请与审批、审批与执行、执行与审核、审核与付款结算等不相容职务相互分离，合理设置岗位，加强制约和监督。

4.2 医院各项支出要符合国家有关财经法规制度及廉政相关规定。严格按照医院财务会计制度的规定确认、核算支出。

4.3 医院各项费用支出都要有事前审批报告，具体规定按照《经费审批制度》执行。年度预算，预算内开支金额在限额以上的经费支出，追加和调整预算项目、对外投资、合作、捐赠、技术转让等事宜，其他重大经济事项必须经院长办公会或职代会集体讨论审批。

4.4 医院各项费用支出按审批执行，具体费用报销流程按照《财务报销制度》执行。

4.5 严格现金管理，大于现金支付额度的支出，应当通过开户银行进行转账结算。确需全额支付现金的，应上报财务科科长，同时经开户银行审核后，予以支付现金。

4.6 按照权责发生制的原则，当月发生的各项费用支出要及时入账，及时对账，并定期分析。

××医院收支结余管理制度

一、目的

为加强医院结余资金的管理，依据财政部、卫生部颁发的《政府会计制度》《医院财务制度》等财经法规制度的相关规定，正确计算与分配结余，结合医院实际情况，特制定本制度。

二、适用范围

全院经济活动

三、内容

1. 收支结余的含义

医院收支结余是指医院收入与支出相抵后的余额。包括：业务收支结余、财政拨款收支结转（余）、非财政拨款收支结转（余）。

1.1 业务收支结余包含医疗收支结余和其他收支结余。其中，医疗收支结余为医疗收入与财政基本补助收入之和扣除医疗支出与管理费用后的余额，其他收支结余为其他收入与其他支出相抵后的余额。本年实现的结余应转入结余分配，若为贷方余额的，应按照国家有关规定提取专用基金；若为借方余额的，应由事业基金弥补亏损，不得进行其他分配，事业基金不足以弥补的，转入未弥补亏损。如有上年未弥补亏损，当年结余应优先用于弥补亏损，弥补亏损后仍有结余的，再按规定比例进行分配。

1.2 财政拨款收支结转（余）是财政项目拨款收入扣除财政项目拨款支出后的余额。结余不得直接参与结余分配，按所属明细项目执行情况分析，符合规定的结转至下年，根据原用途继续使用，并严格参照财政部门相关规定和程序；已结项的解除限定用途。

1.3 非财政拨款收支结转（余）是除同级财政拨款以外的项目收入扣除支出后的余额。结余不得直接参与结余分配，按所属明细项目执行情况分析，符合规定的结转至下年，根据原用途继续使用，并严格参照相关规定和程序；已结项的解除限定用途。

1.4 国家另有规定的，从其规定。

2. 收支结余管理的内容

2.1 医院应加强结余资金的管理。收支业务应全部纳入预算管理，依法组织收入，合理开展支出，及时入账，加强经济活动的财务控制和监督，正确、完整地反映医院收支及结余的真实情况，并按照国家规定正确计算、提取与分配结余，做到收支配比。对全年的收支活动进行全面的清查、核对、整理和结算。如果发生收入盈余，应按相关规定用于医院自身发展和公益事业，不得用于投资、分红等用途。凡属本年的各项支出，都要按规定的支出渠道列报，正确计算、如实反映医院全年收支结余情况。

2.2 医院应提高结余管理水平。科学合理编制预算，实行全面预算管理；强化成本核算、成本控制，采取有效措施纠正、限制不必要的成本费用支出；防范财务风险，采取有效措施从内部挖掘潜力，提高医院结余管理水平。

第三节　采购业务内部控制

一、采购业务内部控制概述

（一）采购的概念

采购是指以合同方式有偿取得货物、工程和服务的行为，包括购买租赁、委托、雇用等。采购是医院开展日常工作的重要业务，既是一个单位"实物流"的重要组成部分，同时又与"资金流"密切相关。根据 2020 年 6 月颁布的《中华人民共和国采购法》和 2014 年 12 月 31 日颁布的《中华人民共和国政府采购法实施条例》，医院的采购则是指其使用财政性资金采购依法指定的集中采购目录以内的或者采购限额标准以上的货物、工程和服务的行为。

采购业务的内部控制是指根据国家的采购法律、法规、规章、制度的规定，结合采购业务管理的特点和要求而制定的，旨在规范采购管理活动，体现采购"公开、公平、公正、诚信"

原则的制度和办法①。所以，按照先预算、后计划、再采购的工作原则，建设完善的采购业务内控制度，明确各参与部门和人员在采购业务中的责任，是控制采购成本、节约资金、防止舞弊行为、提高采购质量和效益的有效措施。

（二）采购供应的外部环境

近年来药价虚高一直是影响民生的大问题，其背后隐藏的暗箱操作、贿赂受贿等违法违纪问题突出。多年的以药养医机制，使医院、医生、药品企业之间形成了固有的利益链。公立医院医药价格综合改革取消了药品加成，医院与企业间的利润被压缩，让利于患者。但是，医院最终的药品处方权、医院医疗器械的决定权还是在医生手里。由于医患双方在专业知识占有上存在差异，患者往往处于被动。在利益的驱动下，药品、器械回扣现象屡禁不止，已经严重影响了医院的声誉，增加了患者的就医负担，降低了患者的就医感受。因此，医院应做好内部监管，通过事前、事中、事后的内部控制来规范医院的采购行为。

（三）加强采购管理内部控制的意义

1. 降低医院财务风险

在市场经济体制中普遍存在着各式各样的风险。在经济活动中，医院作为一个市场主体，自始至终都伴随着各式各样的风险。要想在一定程度上规避和防范医院采购过程中的风险，就要对医院物资采购过程中的每个环节进行严格的把关。通过对物资采购价格货比三家和对大额采购公开招标，可以有效降低医院的财务风险，对于建立规范、有序的供货渠道和合理安排采购的数量和时间非常有益，并且与医院财务资金链中的多个环节有直接关系。加强审计，监督医院物资采购的全部过程，可以使医院的运行平稳有序，并且对提高物资管理工作的透明度及医院的综合管理水平作用很大。

2. 降低医疗运行成本和运行风险，提高运行效益

通过加强对物资采购程序的管理，可以在保证医院物资质量、满足各方面需求的同时，降低物资的采购价格。由于医院是救死扶伤的地方，因此质量才是重中之重。合理的内部控制可以使医院的医疗运行成本得到控制，可以让患者得到实惠的就诊，对提高医院经济效益有重要作用。

3. 维护医院正常运行，提高政府公信力

通过对物资采购加强管理，可以使医院采购流程更加清晰规范、各部门的职责更加明确。完善医院物资采购机制的同时，可以使采购工作信息变得更加公开透明、评审结果更加公正。医院上层的压力与干预，会使供应商之间的竞争更加公平，也加大了物资采购人员的信心与责任，有利于遏制在医院物资采购管理中出现腐败现象和不正之风，使物资采购渠道得到净化。由于医院直接对接普通群众，透明的业务流程会提高其对政府的信任。

4. 促进医院审计文化的发展

通过物资采购审计，不仅净化了医院经济环境，树立了审计在各部门中的权威，使各科室

---

①　齐蓓，怀征，刘晓辉. 构建公立医院政府采购内部控制体系的研究与实践［J］. 中国卫生经济，2021（5）：77-80.

人员主动按内部控制制度办事，且自觉接受审计的意识得到了提高，还提高了医院审计部门的审计能力，对于构建和谐医院环境、增强各科室部门的协作有很强的推动作用。

（四）医院采购业务的管理方式

1. 医院对药品、卫生耗材实行分级管理

医院药事管理与药物治疗委员会是药品管理的最高决策与监督机构，药学部是药品的事务管理部门，负责药品采购计划、药品验收入库、药品的合理使用及日常管理，下设药库、门诊药房、住院药房等，分别管理所管药品的出入及使用。

2. 卫生耗材设一级库、二级库，实行动态管理

一级库主要是医院购入产品的验收、保管、发放，采购的卫生耗材必须办理验收、入库手续，统一存放于此。各临床医技科室在医院材料一级库房领出后放置科室使用，由科室进行管理。高值医用耗材实行预验收寄售代销管理，由医学装备科验收入库后，送至二级库进行存放，科室按需使用，使用时扫码核销。

二、采购业务内部控制目标

（一）采购管理控制目标

医院应建立健全采购内部管理制度，合理设置采购业务管理机构，明确医院采购业务管理机构和相关岗位的设置及其职责权限、采购业务的工作流程、与采购业务相关的审核责任和审批权限、与采购业务相关的检查责任等，建立部门间的沟通协调机制，确保医院采购的信息、采购部门之间沟通协调顺畅，采购管理工作有章可循、有据可依、使医院采购管理规范有序。

（二）采购预算和计划控制目标

医院采购预算和计划编制应符合国家相关法律法规及本单位的实际需求，明确医院采购预算和计划编制的工作流程和要求，对采购预算和采购计划进行充分审核，进而保证医院采购预算编制具有科学性、合理性。

（三）采购实施和招标控制目标

医院采购申请严格内部审核，确保医院采购项目符合采购计划、在预算指标额度之内、价格公允等。根据采购需求和市场条件选择合理的采购方式，选择合理的采购代理机构，规范采购程序，确保整体采购过程中各个环节操作规范。

规范医院采购招标、投标、开标、评标和中标流程，确保各个流程符合国家法律法规和相关政策，招标采购实施过程中，防止因人为故意导致的招标失败、流标等，规范相关人员的行为，保证招标采购公平、公正，防止舞弊和腐败现象发生。

（四）采购合同和验收制目标

医院采购合同签订合法合规、按程序及时备案。合同履行过程管理严格，合同变更、中止

或终止符合相关规定，保证国家利益和社会公共利益不受损害。

明确医院采购验收标准，规范采购验收内容，确保采购的物品符合采购需求。严格办理采购验收手续，确保出具的验收报告真实有效，确保验收报告对每一项技术、服务、安全标准的履行情况进行验证，妥善处理和解决验收中的异常情况。加强医院采购货物、工程、服务的财务监督，依据发票原件做好资产登记和会计财务核算，确保国有资产的安全完整，防止资产流失。

（五）采购资金支付和信息管理控制目标

采购资金支付业务合法、合规，资金支付申请程序合规、附件齐全，并经过审核和授权批准，提高采购业务的真实性、合法性、防止欺诈和舞弊行为。

公开医院采购信息流程，选择合理的医院采购信息公布媒介和渠道，确保医院采购信息发布及时、完整、准确，实现医院采购信息的全流程公开透明。妥善保管医院采购文件，规范医院采购业务记录的要求和安全保密的管理，定期对医院采购信息进行统计分析，促进医院采购逐渐完善。

（六）采购监督控制目标

由独立的监督主体按规定程序开展医院采购的监督检查，对采购范围、采购方式和采购程序的执行情况进行监督，把监督落实在事前、事中、事后。同时，定期对采购结果进行评价，以效率、效果、价格等为着力点，进一步健全采购结果绩效评价工作机制，构建可量化的评价指标体系，积极引入第三方评价机构对采购项目进行综合、客观评价，善于发现问题并及时进行整改，确保政府采购活动顺利开展。

三、采购业务内部控制流程与关键环节

（一）采购管理流程现状

当前，医院采购药品、医用耗材采用公开招标的办法，将所需要的药品、材料数量、规格等信息发给各个供应商，供应商可以对每种药品耗材提供厂家的供应价，由医院选择报价最低的厂家进行供应。具体的流程是：院内领导同相关采购负责人，根据药品、材料目录和申购单，联系多家供应商洽谈价格、质量等相关事宜，最后选择药品生产厂家相同、质优价廉的供应商供货，或者生产厂家不同，但选择质量可靠、价格较低的供应商供货。同时与供应商签订质量保证协议和药品供应协议，协议要交药剂科、药库和财务科各一份，以便验收和结账时备查。目前，医院药品采购实行责任人负责制，院内领导为决策人，对采购药品的品种、数量、质量、价格作决策，并全权负责；财务负责人为审核监督人，有权对院内领导决策实施过程管理监督；药品负责人为药剂科长，耗材负责人为设备科长，按院内领导决定的决策进行采购，对药品的数量、种类、质量、价格负全部责任；纪检审计部门为采购监督人，随时跟踪抽查采购价格、质量。

（二）采购业务内部控制流程

1. 后勤物资采购流程

（1）后勤物资采购流程图（见图 5 – 12）。

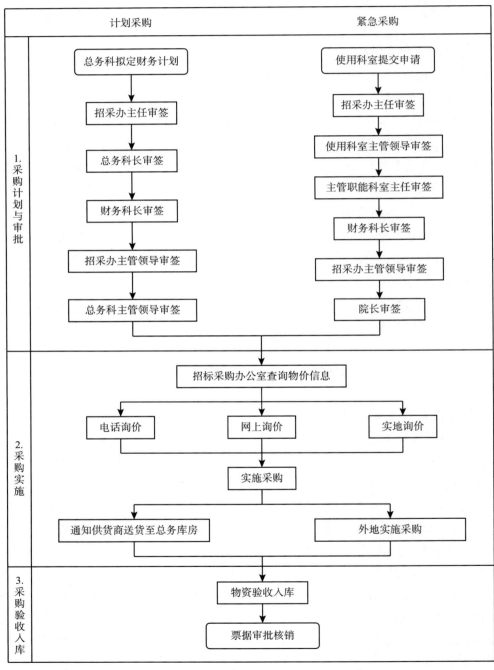

图 5 – 12　后勤物资采购流程

（2）关键节点（见表5-12）。

表5-12　　　　　　　　　　　后勤物资采购流程关键节点简要说明

关键节点	简要说明
1	1. 计划采购又分为常备物资采购计划和非后勤常备物资采购计划。单价2万元以下或单个品种年度累计采购金额低于5万元的所有物品，由使用科室根据医院规定时间上报需采购的物资明细，总务库房汇总列入次月采购计划，经相关科室领导签署意见后执行。 2. 紧急采购的2万元以下物资，由使用科室提交紧急物资采购申请，按流程审批后，由招采办紧急采购
2	计划采购由招采办通知供应商根据签订的合同及时供货，紧急采购均由招采办查询物价信息，负责询价，通知厂家配送所需物资至总务库房，特殊情况的外出实地采购
3	供应商配送物资到达后，库管依据清单上所列的名称、数量进行核对、清点、查验质量合格后，及时办理登记并录入医院物资管理系统

2. 药品采购流程

（1）药品采购流程图（见图5-13）。

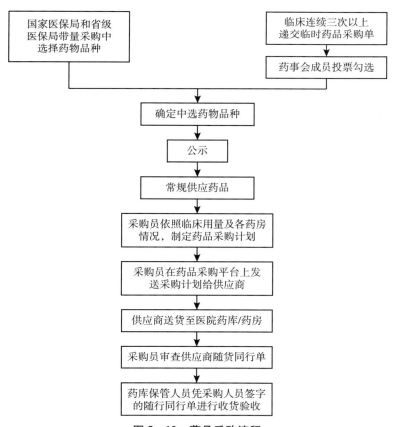

图5-13　药品采购流程

（2）关键节点（见表 5－13）。

表 5－13 药品采购流程关键节点简要说明

关键节点	简要说明
1	药学部门依据确定药品中选品种，在院内进行公示，作为常规供应品种，同时修改医院基本用药目录
2	采购员依照临床用量及各药房情况，制定药品采购计划；在药品采购平台上发送采购计划给供应商
3	供应商送货至医院药库药房，采购员审查供应商随货同行单
4	药品入库时，药库保管员凭采购人员签字的随货同行单，对照药品采购计划、进货单和有效凭证，认真核对货品包装上的药品名称、规格、数量、生产厂家、生产批号、有效期、供货企业；内外包装有无破损、外观有无异常；有无产品合格证、产品批次检验报告。所有项目符合要求，放行入库、归类入位

3. 招标采购项目验收采购流程

（1）招标采购项目验收采购流程图（见图 5－14）。

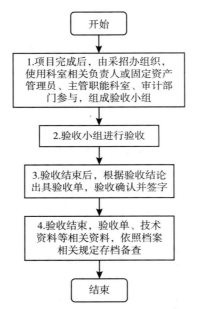

图 5－14 招标采购项目验收采购流程

（2）关键节点（见表 5－14）。

表 5－14 招标采购项目验收采购流程关键节点简要说明

关键节点	简要说明
1	项目验收由招采办组织，提前通知项目相关科室，使用科室项目具体负责人员或固定资产管理人员、主管职能科室人员参与验收，审计部门对项目验收过程进行监督并签字

续表

关键节点	简要说明
2	参与验收人员应当按照采购合同的约定对每一项技术、服务、安全标准的履约情况进行确认
3	验收结束后出具验收单，列明各项标准的验收情况及项目验收结论，由验收单上双方共同签字
4	验收合格后，验收单、技术资料等各项资料应按照医院档案相关管理规定存档备查

四、采购业务的主要风险点

（一）采购项目预算和计划的主要风险点

事先论证不充分，导致决策不科学，预算和采购计划编制不合理，超出预算范围，导致资金浪费、资产闲置；采购申请未经授权或超越授权审批，可能导致采购物资不符合单位需求或者超预算采购，采购成本失控，影响医院正常业务的开展。

（二）采购合同的主要风险点

合同签订没有经过适当授权审批时，合同订立不规范，导致合同签订有漏洞；合同履行过程中，监控不到位，合同对方未能全面、适当地履行合同义务；合同履行过程中因情势变更，导致合同需要进行变更或者解除；加强采购合同档案的保管，按照相关管理规定，设备尚未报废，其采购合同等档案已经先行销毁，给后期设备使用中调用合同造成不必要的麻烦。

（三）采购招标和验收的主要风险点

规范采购的实施过程，防止因人为故意导致的招标失败、流标等，规范相关人员的行为，保证招标采购公平、公正，以合理的价格达成交易，防止舞弊和腐败现象发生。供应商选择环节，避免供应商采取以低价竞标的投标方法，一旦中标后，寄希望于合同变更迫使招标人追加投资，或者在后期合同履行期间偷工减料、粗制滥造，导致招标采购的货物或服务质次价高。

医院采购活动中，可能存在"重采购、轻合同"的情况，导致采购验收流于形式，没有按照采购项目验收标准进行验收；采购验收把关不严，验收手续办理不合规，未及时入库，采购验收报告内容缺失，未及时进行备案存档或者因验收不合规，导致验收时实际接收物资或服务与招标采购合同约定的物资或服务有差异；采购验收问题处理不当，有的供应商合同履行与投标承诺不一致，招标采购物资存在以次充好、降低标准等问题，造成账实不符、采购物资损失的风险；采购验收监管不力，出现故意推迟验收时间和供应商串通牟取不当利益等舞弊行为。

（四）采购资金支付的主要风险点

采购资金支付申请不合规，缺乏必要的审核，在不满足支付条件的情况下支付采购资金，导致医院资金损失；缺乏有效的财务控制，会计记录未能全面真实反映医院采购过程的资金流和实物流，可能导致医院采购业务账实不符，医院经济利益受损。

（五）采购信息管理的主要风险点

医院信息公布不规范，未能在医院采购特定阶段公布相关信息；采购信息公布时间滞后，未能发挥信息公开应有的目的；采购信息公告内容不真实，缺乏准确性和可靠性，甚至存在虚假或误导性陈述；未对采购信息进行分类统计，不能为决策者提供足够的信息支撑；未妥善保管医院采购文件、工作人员未经许可向无关或相关人员透露采购信息，导致涉及商业秘密的招标采购信息泄露，使供应商权益受损。

五、采购业务内部控制措施

（一）采购预算、计划与审批的控制措施

采购项目事前要进行可行性论证，按照预算审批管理规定执行，重大采购项目严格按照"三重一大"事项的相关管理规定执行，即严格执行采购预算控制及"重大经济事项"控制。加强对招标采购过程的监管，明确各参与部门和人员在采购业务中的责任，建立各部门间沟通协调机制，从而控制采购成本、节约资金，防止舞弊行为发生，提高采购质量和效益。加强对供应商的考核，服务期内定期对供应商进行考核，根据考核结果采取有关措施，最终确定良好的供应商作为战略合作伙伴。严格办理采购验收手续，规范出具采购验收报告，妥善处理验收中发现的异常情况，及时解决相关问题。如出现问题应在验收时当面提出，要求供货商进行处理。严格审核申请表、采购合同、验收报告、发票等的真实性。

（二）采购档案管理的控制措施

采购项目档案由招采办及其他自行组织采购的科室整理存档，验收档案由主管职能科室整理存档，并应妥善保管采购、验收过程的各项文件资料，不得伪造、变造、隐匿或者销毁。未能按期整理的，应由责任人做出书面说明，档案管理人员应定期催办。整理的档案应包括该计划的全部文件材料和记录，包括图纸、效果图、磁带、光盘、磁盘等载体的各类文件材料。招标采购现场监控系统录制的音像资料，可作为辅助档案资料保存。招标采购档案按照年度编号顺序进行编组卷，卷内档案材料可参照政府采购工作流程排列。制定招标档案管理办法，规范招标采购档案管理。

（三）药品采购的控制措施

医院要在药品的进、销、存等各环节，建立内部控制制度。正确制定采购计划，合理确定采购批量，根据临床需要和用量合理安排采购计划。采购的药品入库，建立严格的验收入库手续，仓库保管员严格按照采购计划验收。加强药品价格管理，严格执行国家物价政策；实施定期对账制度，建立健全定期对账制度，药品会计定期与保管实物账和财务科的总金额账目进行核对，保证实物与药物明细账及财务总账一致；重视药品财务报表分析，通过指标分析，及时发现异常变动情况，寻找变动原因，保障资产安全。

（四）高值耗材和医疗设备采购流程的控制措施

利用信息化手段加强高值耗材临床应用管理；成立高值耗材专家委员会，并建立相关专业门类的临床学术专家库，对临床需要使用的高值耗材进行论证评估，通过后方可进行采购流程；严格高值耗材的申请，规范高值医用耗材的采购程序，建立健全高值医用耗材的验收和储

存制度、控制和监督管理制度。

医疗设备年度采购计划，必须按照医院预算程序，由医学装备科收集年度医疗设备采购计划，整理后初步编制出医院医学装备采购年度计划表。组织相关专家召开医学装备管理委员会，对年度计划中超出规定金额以上的医疗设备进行论证分析，将计划提交审议，对规定限额以上医学装备采购计划报至卫生健康管理委员会审批。

（五）采购信息管理和内部监督的控制措施

医院应按规定公开医院采购信息，及时发布医院采购信息公告，规范采购信息的保密管理，涉及商业秘密的采购信息不公开；签订保密协议；妥善保管医院采购文件，规范医院采购业务记录的管理。做好内部监管，通过事前、事中、事后的内部控制招标来规范医院的采购行为，纪检监察室、审计科作为医院招标采购的监督管理部门，强化内部监督管理机制，增加监管力度，从而提高医院的管理、控制和治理水平。

六、制度文本范例（案例或制度文本）

××医院招标采购管理制度范例

一、目的

为了进一步规范医院招标采购投标活动，强化医院基建工程、信息化工程、医学装备、耗材、药品及各类保障物资招标采购管理，确保购进物品或设施项目质量优先、价格合理、服务良好、监督到位，遏制采购过程中的不正之风，提高资金使用效益，促进医院良性发展。

二、适用范围

全院经济活动

三、内容

1. 总则

1.1 为了进一步规范医院招标采购活动，强化医院基建工程、信息化工程、医疗设备、耗材、药品及各类保障物资、对外委托服务类项目等的招标采购管理，确保购进物品或设施项目质量优先、价格合理、服务良好、监督到位，遏制采购过程中的不正之风，提高资金使用效益，促进医院良性发展，依据《中华人民共和国招标投标法》《中华人民共和国招标投标法实施条例》等相关文件规定和医院《章程》，经院长办公会、院党委会研究制定本办法。

1.2 本办法所称招标采购，是指医院使用财政性资金、专项资金、科研项目经费及单位自筹资金等采购货物、服务和工程项目的行为。

1.3 各类基建工程、医学装备、大型设备维保、医用材料、批量物资采购、宣传广告制作、计算机办公软硬件、后勤服务以及其他涉及经济活动的项目等，均要按照相关规定进行招标采购。

1.4 医院招标采购工作应遵循公开透明、公平公正、择优和诚实信用的原则，通过规范招标采购工作程序、行为和方法，达到提高招标采购工作质量，降低医院运营成本，从源头上预防和治理行业不正之风，防止腐败滋生的目的。

1.5 坚持质量第一和质量价格比最优相统一，实行项目负责制和责任追究制，科学评估，集体决策，依法接受监督。招投标和采购活动及其当事人应严格按照本办法进行，并自觉接受监督。

1.6 根据医院性质及定位，参照政府采购有关规定，医院采购形式分为：集中采购、分散采购、自行采购。

1.7 医院招标采购项目实行的采购方式主要有公开招标、邀请招标、竞争性谈判、竞争性磋商、单一来源、询价等六种政府采购方式，以及院内谈价、议价等采购方式。

1.8 采购的组织包括医院自行组织和委托招标代理机构组织。采购方式、采购渠道根据具体情况，以利于医院工作的原则确定。

1.9 政府采购工程以及与工程建设有关的货物、服务，采用招标方式采购的，应符合《中华人民共和国招标投标法》《中华人民共和国招标投标法实施条例》的要求；采用其他方式采购的，应符合《中华人民共和国政府采购法》《中华人民共和国政府采购法实施条例》及《政府采购非招标采购方式管理办法》的要求。

1.10 任何科室和个人不得限制或者排斥本地区、本系统以外的法人或者其他组织参加投标（采购响应），不得以任何方式干涉招投标和采购活动。

1.11 任何科室和个人不得将依本办法必须进行政府采购、院内采购的项目化整为零或者以其他任何方式规避招标采购。个人不得以单位或个人名义自行组织采购活动。

1.12 实行全过程监督制。按照行政事业单位内部控制规范的要求，全面管控与突出重点并举，实行办理、复核、审定的内部审核机制，将内部控制管理贯穿于招标采购执行与监管的全流程、各环节，全面控制，重在预防。抓住关键环节、岗位和重大风险事项，从严管理，重点防控。在编制采购预算和实施计划、确定采购需求、组织采购活动、履约验收、答复询问质疑、配合投诉处理及监督检查等重点环节加强内部控制管理。

2. 组织管理

2.1 医院招标采购实行决策、执行、管理、监督四分离的管理体制。

3. 工作机构和工作职责

3.1 招标采购工作小组职责

3.1.1 贯彻落实医疗卫生机构关于招标采购的各项规定，规范招标采购行为，自觉接受院内外监督。

3.1.2 根据科室使用需求，按医院规定及时提交年度项目采购计划，并向相关项目立项科室提交书面申请。

3.1.3 根据需求负责提供需招标采购项目的共性技术参数、指标、性能、要求、服务标准、应用效果等（不能指定品牌、生产厂家、供应商、服务商）以及根据成本提出初步预算，并向主管职能科室提供项目可行性论证报告。

3.1.4 积极配合各相关部门做好招标采购各个环节的工作。

3.1.5 参与完成中标项目的验收工作，如实提供项目运行相关数据等，为项目验收提供可靠依据。

3.1.6 协助相关项目管理科室完成效益分析。

3.2 招标采购监督小组职责

3.2.1 贯彻执行国家和上级卫生主管部门关于招标采购的项目相关规定，监督招标活动中执行法律、法规和法定程序情况。按时参加评审监督活动，认真履行监督职责，严格遵守监督纪律，做到依法依规监督。

3.2.2 组织监督人员对招标过程的代理公司抽取、评标、定标进行监督。具体包括监督开标的过程，监督评标、价格谈判过程，评标结果的汇总统计、定标程序的执行。

3.2.3 公布监督电话，受理院内采购过程中的举报和投诉，对违法违纪行为进行调查核实，向医院招标采购领导小组提出处理意见。

3.3 内审科室职责

3.3.1 监督招标采购过程工作程序，审核并确认相关文件，但不参加表决。

3.3.2 审核合同文稿，监督合同的执行，对合同执行期间所发生的项目内容和价格变更进行审核和确认。

3.3.3 审计部门对招标采购项目验收过程进行监督并签字。

3.3.4 审核审批流程，对未履行审核、审批手续、经费未经落实或资金来源不正当的采购项目、未按本办法规定进行招标采购的项目、未经审计部门确认的合同变更等，不予付款。

3.4 评审专家职责

3.4.1 贯彻落实医疗卫生机构关于招标采购的各项规定，规范招标采购行为，自觉接受院内外监督。

3.4.2 凡被确定为评审专家组的人员，在接到通知后如无特殊情况应按时参加会议，在采购会议未结束前不得离开现场。评审专家组的组长由评审专家组确定，组长不得为项目使用科室代表，评审人员名单在评审结果确定前应当保密。

3.4.3 评审专家依据"公正、科学、严谨"的原则，按采购文件规定的评审标准和方法进行评审。

3.4.4 评审专家负责评审过程中资质符合程度、采购文件响应程度与合法性、评审项目指标参数符合程度以及价格响应等内容的审查与评分，并出具招标情况报告表、汇总表、公示表。

3.4.5 评审专家应熟悉有关招标采购的法律法规，并且责任心强，勇于担当，能认真、诚实、廉洁地履行职责，客观、公正的推荐候选人。

4. 招标采购范围及标准

4.1 凡使用医院自筹资金或利用财政资金采购的药品、医学装备、基建项目及维修工程、信息化建设、办公机具、后勤物资、医疗设备和后勤设备大型维修（维保）、对外委托服务（餐厅、物业、绿化、保洁、保安等）、广告宣传、印刷制作等，超过规定金额的均需招标采购。

5. 招标采购方式

5.1 医院招标采购可按照国家招标采购相关法律法规委托招标代理公司组织招标，或医院自行组织院内采购等办法。根据《中华人民共和国政府采购法》、《政府采购非招标采购方式管理办法》（财政部第74号令）、《政府采购货物和服务招标投标管理办法》（财政部第87号令）等的相关规定，可采用的采购方式有：公开招标、邀请招标、竞争性谈判、竞争性磋商、单一来源采购、询价，其中公开招标、邀请招标属于招标采购方式，竞争性谈判、竞争性磋商、询价、单一来源采购属于非招标采购方式。采购项目在方式选择上，应遵循以公开招标为常态，其他方式为辅助的原则，如遇见突发事件、紧急维修等特殊项目，需采取其他方式采购的，应结合项目特点，报请院招标采购领导小组集体决议后执行。

5.1.1 公开招标；邀请招标；竞争性谈判；单一来源采购；询价；院内采购采用以下方式：谈价、议价。

6. 招标代理公司管理

经院长办公会研究决定，通过比选招标方式选取6家招标代理公司，建立"招标代理服务信息库"。需要委托招标代理公司招标的项目，每次在纪检监察室监督下，由招采办从"招标代理服务信息库"中抽签确定，原则上同一个招标项目的造价业务和代理业务，不得由同一家招标代理机构完成。招标代理期限原则上为2年，服务期内招标代理服务实行考核机制。

6.1 代理服务过程中，某招标项目因招标代理公司工作失误造成三次流标、废标等情况，即退出"招标代理服务信息库"。

6.2 代理服务期内实行动态管理，医院每季度对代理服务进行一次考核评价，评价结果为"不合格"者或在代理服务过程中出现违规违法行为等不良记录的，将终止合作，即退出"招标代理服务信息库"，同时医院将不良记录上报政府采购管理部门。

7. 招标采购程序

7.1 委托代理机构采购程序

公开招标；邀请招标；竞争性谈判；竞争性磋商；单一来源采购；询价

8. 合同管理

8.1 合同签订

公示期满无异议，招标方于3日内向各投标人通知中标结果，并在30日内与中标单位签订项目合同。中标单位在规定时间内无正当理由不按相关要求订立合同，提请院招标采购领导小组批准，按《招投标法》相关规定，取消其中标资格，并按院内《供应商不良记录制度》，将其列入供应商不良记录名单，今后两年内不得参加医院采购项目投标。原有项目合同到期需重新招标时，使用科室需要在原合同截止日期前3个月提出上会申请及可行性论证报告，由于使用科室未及时提出申请而影响招标采购工作的，由此所造成的后果由主管职能科室承担。

8.2 合同审核

8.2.1 招标类合同：主管科室拟定合同，由使用科室主任、主管科室主任、物价审计科科长、总会计师、主管院领导依次审签（金额在 30 万元以上的招标类合同须由院长审签）；招标项目造价咨询合同经主管科室主任、总会计师、主管院领导依次审签。

8.2.2 非招标类合同：主管科室拟定合同，由使用科室主任、主管科室主任、总会计师、主管院领导依次审签。

8.2.3 基建类合同：由项目管理部门负责人、财务科科长、监督部门、总会计师、主管院领导依次审签，金额在 30 万元以上的基建项目合同最终须由项目建设领导小组组长（院长）审签。

注：按照医院聘用法律顾问合同约定范围，需由法律顾问审核的合同必须先经法律顾问审签后再进行院内审签；非经济类合同不再由总会计师、法律顾问审签。

8.3 合同履行与验收

经济合同签订后，即具有法律约束力，申请科室（或使用科室）应积极自觉履行合同约定的义务，同时督促对方当事人履行合同；项目完成后，由招采办组织使用科室项目具体负责人员或固定资产管理人员、主管职能科室参与验收，审计部门对验收过程进行监督并签字。30 万元以上项目，需项目主管职能科室主任参与验收。依据采购合同的约定对每一项技术、服务、安全标准的履约情况进行验收。验收合格后，验收单或验收报告等相关资料按照医院档案管理相关规定存档备查（详见《关于招标采购项目验收的暂行规定》）。使用科室和主管职能科室及时做好工程决算、竣工验收和审计工作，30 万元以上建设工程类项目委托招标代理机构进行结算审核，并出具结算审核报告。主管职能科室做好售后跟踪服务，针对外包服务项目还要定期进行监督、绩效考核评价，评价结果作为后期服务费支付依据；招标采购办公室办理付款及资料归档事宜。

8.4 违约处理

8.4.1 经济合同在订立或履行过程中发生问题和纠纷的，申请科室（或使用科室）应及时向主管部门和领导逐级汇报，汇报应采用书面形式，情况特别紧急的（如货入仓），应先行采取紧急措施，保证财产不受损失。

8.4.2 对方当事人不履行合同或违约的，我方应暂时中止履行合同，由合同拟定部门通知对方尽快履行合同（采用书面或其他可留作依据的方式），要求其承担因违约给我方造成的经济损失。

8.4.3 如通过协商方式不能解决纠纷，合同拟定部门应及时与法律咨询部门联系，听取法律意见，以便通过法律程序妥善处理。

8.5 合同变更

签订招标项目合同后，如需追加与合同标底相同的货物、工程或服务的，在不改变原合同其他条款的前提下，经院长办公会研究批准后，可与供货商签订金额不超过原合同金额10%的补充协议。

9. 档案管理

9.1 采购项目档案由招标采购办公室及其他自行组织采购的科室整理存档，验收档案由主管职能科室整理存档，并应妥善保管采购、验收过程的每项文件资料，不得伪造、变造、隐匿或者销毁。

10. 招标采购监督

加强对招标采购工作的监督，遏制采购过程中的不正之风，提高资金使用效益，切实发挥好纪检监察、内审部门的职能作用，为医院事业健康发展提供有力保障。

10.1 进一步加强对招标程序的监督

院纪委要充分利用多种形式对招标过程进行监督。院内招标由纪检监察室在评标现场加装监控设备并进行管理，监控设备仅限于进行招标流程时开启。每次招标时由招采办、纪检监察室、院办三方共同开启监控和关闭，影像资料至少保存5年。物价审计科对医疗设备、后勤保障、工程建设、信息化建设类院外30万元以上项目的评标过程进行监督。

10.2 质疑及投诉的处理

投标人如果对中标结果有异议，需在公示期间向代理公司（院内项目向招采办）提出询问，并出具书面质疑函，受理方在接到质疑函之日起7日内给予答复，作出答复前，应当暂停招标投标活动。如果质疑方对答复不满意，可以在答复期满后15个工作日内，院内项目向医院纪检部门投诉，代理招标项目向同级政府采购监督管理部门投诉，监督管理部门应当在接到投诉后30个工作日内，对投诉事项作出处理决定。

10.3 招标结束后，招采办及时填写《××医院招标情况汇总表》，经招采办主任、总会计师审签后报纪检监察室备案，汇总表内容如下：

10.3.1 申请科室、事由。

10.3.2 5万元以上需提交院长办公会等相关会议记录。

10.3.3 院外招标需注明委托的代理机构。

10.3.4 具体招标情况：招标公告发布网址及时间，报名情况，资质审查情况，招标文件的主要内容、评标时间及医院参与评标人员，中标方及中标公告发布时间，是否严格遵守招标采购的法律法规，做到公平、公正、公开、透明。

11. 质量跟踪管理

11.1 物品使用过程中出现问题，质保期内由招采办负责协调解决，过质保期以后的维修保养由主管职能科室负责。采购科室对已采购物资使用情况进行跟踪了解，每月深入临床科室征求质量、价格、售后服务等方面的意见及建议，发现问题3日内解决，并给予责任划分，责任人根据相关规定承担相应责任。

11.2 因供应商以次充好、延误供应时间及质量问题遭科室投诉，采购科室应按合同追究供应商责任。违约三次，解除合同，并列入不良记录名单。

> 12. 附则
>
> 12.1 本管理办法由医院招标采购工作管理小组负责解释。
>
> 12.2 本管理办法自颁发之日起执行。

第四节　资产业务内部控制

一、资产业务内部控制概述

（一）公立医院资产的概念及特征

1. 公立医院资产的概念

公立医院资产是指由医院过去的经济业务或者事项形成的预期能够产生服务潜力或者带来经济利益流入的经济资源，同时是医院占有、使用和控制的，依法确认为国家所有、能以货币计量的各种经济资源的总称，包括医院用财政资金形成的资产、科教资金形成的资产、国家调拨给医院的资产、医院按照国家规定组织收入形成的资产，以及接受捐赠和其他经法律确认为国家所有的资产。

公立医院资产也是医院运行并开展医疗业务活动必须具备的物质条件，包括流动资产、固定资产、无形资产和对外投资，即：货币资金、存货、固定资产、在建工程、对外投资等，还包括不具有物质形态、但有助于医院生存与发展的专利权、土地使用权等无形资产①。

2. 公立医院资产的特征

（1）公立医院资产可以用货币计量。公立医院的各类资产，如房屋、设备、药品、卫生材料等，其实物形态各不相同，其计量方式也多种多样，如数量、容积、重量、剂量等。但为了管理和核算等需要，需要统一的计量方式以满足需求，那就是用货币这个一般等价物来计量各种各类资产的价值。因此，货币计量是一个基本前提。如果一种经济资源无法用货币来计量，就不能确定和计算该资产的价值，这种经济资源就不能确定为公立医院的资产。

（2）公立医院资产能给医院带来预期的社会效益或经济效益。公立医院是体现公益性的卫生事业单位，是不以营利为目的。此特征决定公立医院的资产更多地追求社会效益和经济效益的统一；用较低的医疗费用向社会提供比较优质高效的医疗服务，加强对医疗资源的合理配置和有效使用，以满足人民群众对卫生服务的需求，充分体现公立医院的公益性。

（3）公立医院资产是由过去的交易或行为形成的。公立医院资产是指现有资产而不是未来资产，是医院通过以往的经营形成的，过去交易或事项所产生的结果，预期未来交易将要产

---

① 财政部 卫生部关于印发《医院财务制度》的通知［EB/OL］. 中国政府网，2010 - 12 - 28.

生的不能确认为公立医院的资产。例如，医院为患者提供医疗服务而形成的医疗应收款，以及医院用自有资金、财政资金或科教经费购买的医疗设备，构成公立医院的资产；而公立医院未来某一时刻预算将要购买的设备，由于其交易或事项尚未发生，不能作为公立医院的资产。

（二）公立医院资产分类及其定义

依据资产在医务活动中的活动能力，能够将医院资产划分为流动资产和非流动资产。流动资产：货币资金，应收账款，存货等；非流动性资产包括：固定资产，长期投资，无形资产等①。

在业务活动中，各资产所表现出来的形态也是不一样的。比如：货币资金、应收账款、对外投资通过其本身的存在价值，以政府宏观经济政策为导向，社会发展目标为依据，将经济手段和行政手段相结合运用，来调节生产要素。在调整资产结构的过程中，不断优化升级资产质量，从而使资产价值不断增加。比如：医疗专用设备、办公设备、医疗用房等固定资产以自身的实物形态特点，在科学的组织管理活动中提高利用率，实现资产内在价值。

1. 流动资产

根据《医院财务制度》，流动资产是指可以在一年内（含一年）变现或者耗用的资产。医院的流动资产包括货币资金、应收款项、预付款项、存货等。

其中，货币资金包括现金、银行存款、零余额账户用款额度等。医院应当严格遵守国家有关规定，建立健全货币资金管理制度。应收及预付款项是指医院在开展业务活动和其他活动过程中形成的各项债权，包括应收医疗款、预付账款、财政应返还资金和其他应收款等。存货是指医院为开展医疗服务及其他活动而储存的低值易耗品、卫生材料、药品、其他材料等物资。购入的物资按实际购入价格计价，自制的物资按制造过程中的实际支出计价，盘盈的物资按同类品种价格计价。存货要按照"计划采购、定额定量供应"的办法进行管理。合理确定储备定额，定期进行盘点，年终必须进行全面盘点清查，保证账实相符。对于盘盈、亏损、变质、毁损等情况，应当及时查明原因，根据管理权限上报经批准后及时进行处理。

低值易耗品实物管理采取"定量配置、以旧换新"等管理办法。物资管理部门要建立辅助明细账，对各类物资进行数量、金额管理，反映低值易耗品分布、使用以及消耗情况。低值易耗品领用实行一次性摊销，个别价值较高或领用报废相对集中的可采用五五摊销法。低值易耗品报废收回的残余价值，按照国有资产管理有关规定处理。

2. 固定资产

根据《医院财务制度》，固定资产是指单位价值在 1000 元及以上（其中：专用设备单位价值在 1500 元及以上），使用期限在一年以上（不含一年），并在使用过程中基本保持原有物质形态的资产。单位价值虽未达到规定标准，但耐用时间在一年以上（不含一年）的大批同类物资，应作为固定资产管理。

医院固定资产分四类：房屋及建筑物、专用设备、一般设备、其他固定资产。图书参照固定资产管理办法，加强实物管理，不计提折旧。

---

① 财政部 卫生部关于印发《医院财务制度》的通知 [EB/OL]. 中国政府网，2010 - 12 - 28.

公立医院作为社会卫生服务体系的重要组成部分，本身就是一个复杂的运行系统，包含先进的医疗设备、先进的医疗服务行为和现代化的管理手段①。公立医院的固定资产是医院的劳动材料或手段，在医院的经营过程中起着不可替代的作用，为医院的医疗活动提供持续的服务。固定资产具有高价值的特点，一般包括房屋及建筑物、专用设备、通用设备等固定资产。此外，公立医院也有大量的应用软件。应用软件属于相关硬件不可缺少部分的，其价值计入配套硬件价值，作为固定资产计算；不构成相关硬件不可缺少部分的，应当作为无形资产核算。

公立医院固定资产按自然属性进行分类，易于理解、一目了然、易于识别，便于全院职工参与固定资产管理。因此，在实践中，公立医院的固定资产大多按照自然属性进行分类，并根据其他标准进行分类。

3. 无形资产

根据《医院财务制度》，无形资产是指不具有实物形态而能为医院提供某种权利的资产，包括专利权、著作权、版权、土地使用权、非专利技术、商誉、医院购入的不构成相关硬件不可缺少组成部分的应用软件及其他财产权利等。

资产满足下列条件之一的，符合无形资产定义中的可辨认性标准：（1）能够从政府会计主体中分离或者划分出来，并能单独或者与相关合同、资产或负债一起，用于出售、转移、授予许可、租赁或者交换。（2）源自合同性权利或其他法定权利，无论这些权利是否可以从政府会计主体或其他权利和义务中转移或者分离。如专利权、商标权、著作权、土地使用权、非专利技术、商誉等。公立医院作为社会卫生服务体系的重要组成部分，其自身是一个复杂的运行体系，蕴含着医疗设备的先进性、管理手段的现代化、医疗服务行为的先进性等，公立医院的应用软件林立②。对于应用软件，如果构成相应硬件不可缺少的组成部分，应将该软件价值包括在所属硬件价值中，一并作为固定资产来核算；如果其不构成相关硬件不可缺少的组成部分，应将该软件作为无形资产核算。

4. 对外投资

根据《医院财务制度》，对外投资是指医院以货币资金购买国家债券或以实物、无形资产等开展的投资活动。投资分为短期投资和长期投资③。

（1）短期投资，是指公立医院取得的持有时间不超过1年（含1年）的投资，医院将暂时闲余不用的资金购买各种能够随时变现、持有时间不超过一年的有价证券。其特点主要有：具备相当高的资金流通性，随时可以变现；一般不超过一个正常营业周期或不超过一年的时间。与长期投资相比，短期投资的收益和风险一般较小。

（2）长期投资，是指公立医院取得的除短期投资以外的债权和股权性质的投资，医院为获取更大利益，投放时间在1年以上的投资。其特点主要有：流动性和变现能力差；其形式有货币、实物和无形资产；具有经营管理权或一定股份；收益与风险都较大。

由于医院属于公益性机构，对外投资只是其经济活动的辅助内容。因此，该制度规定医院原则上不得进行营利性投资，非营利性投资的范围仅限于与医疗服务相关的领域，主要是购买

---

①②③ 邓志红. 公立医院固定资产管理实务探讨［J］. 经济管理文摘，2020（18）：2.

国债和投资医疗相关产业。严禁以个人名义将医院资金用于对外投资。医院境外投资必须经主管部门或财政部门批准，并符合国家政策。为维持本单位正常经营和完成经营任务而获得上级财政资助的资金和资产，禁止进行对外投资。结合单位实际情况，在保证业务正常发展的情况下，对投资项目的可行性进行充分分析论证，领导集体决策。医院向对外投资无形资产的，必须按照国家有关规定对无形资产进行评估、确认价值。

（三）公立医院资产管理特点及内容

1. 公立医院资产管理特点

公立医院由于其特殊性，承担着医疗、教学、科研等多项任务。公立医院资产是公立医院完成各项任务和正常运行的物质基础，其管理特点如下。

（1）资产种类、品种繁多，数量大，金额高，涉及面广。为了医院医疗业务的正常运转，特别是满足临床医疗需求，医院需要有多种药品、卫生物资，并且有迅速周转、流通的需要，因此，对医院的库存管理提出高要求，特别是对库存的内控管理要求更高。为了提高医院的医疗诊断水平和竞争力，医院需要购买多种高端医疗设备，许多大型医疗设备需要进口。而设备价值高、金额大、运行成本高。此外，在医院运营过程中，需要大量的办公设备和耗材，涉及领域广，数量多。在具体使用过程中，存在多个部门之间协同发展的情况，固定资产的使用也会有一定的重叠。

（2）公立医院资产的业务主要服务对象是患者，药品、卫生物资等资产的使用，特别是高价值物资的质量和使用等都关系到患者的生命安全。

（3）公立医院资产的管理难度大。公立医院固定资产的品类繁多、运营需求量大、金额大，因此占用资金量大、回收周期长、购置风险大，其管理要求高；存货要求周转快、质量好，管理要求也高。

2. 公立医院资产管理内容

公立医院资产管理的主要内容有资产配置、资产使用、资产处置、资产收益管理、产权登记管理、产权纠纷处理、资产清查核实、资产评估、资产报告、资产信息化管理、绩效评价和监督检查等[①]。公立医院是国家事业单位的重要组成部分，其资产管理的内容大体同上，但因其行业特殊性，其具体的内容又有所不同，其中几项主要的内容描述如下：

（1）资产配置。医院的资产配置要科学合理、优化资产结构，要与医院履行职能相适应，要从实际需要出发，从严控制，合理配备资产。首先，公立医院资产配置要严格遵守相关法律、法规及规定，与医院履行职能相适应。其次，公立医院大型医疗设备必须有相应的资格证才能购买，否则就是违法违规行为。再次，公立医院资产配置要科学合理、优化资产结构，大型医疗设备购置资格证尤为重要，大型医疗设备预期社会效益、经济效益分析也必不可少，但实际工作中，能够做到的很少，盲目购买情况不容忽视。最后，在公立医院资产调配工作是实现优化资产配置、节约资源的一项重要工作手段和方式方法。从实际需求出发，以严控制，合理配备是公立医院资产配置的基本原则。

---

① 财政部 卫生部关于印发《医院财务制度》的通知［EB/OL］. 中国政府网，2010 – 12 – 28.

（2）资产使用。公立医院资产种类繁多，其中存货周转快，固定资产占比显著。因此，有必要建立和完善资产使用制度，规范资产使用范围。首先，要定期对资产进行清查盘点，做到家底清楚，账、卡、实相符，防止国有资产流失和漏洞。其次，卫生物资、药品等库存的质量安全尤为重要，这关系到患者的生命。有必要加强对这些库存的管理，不能出差错，多环节核查。最后，医疗设备是医院开展医疗工作必不可少的工具，在使用中对其进行维护和保养是保证医疗设备正常使用和延长使用寿命的必要手段。总之，在资产使用过程中，要物尽其用，减少浪费。

（3）资产处置。公立医院资产处置是对其占有、使用的资产，进行产权转让或注销产权的行为。出资方式包括无偿调拨（划转）、对外捐赠、出让、出售、置换、转让、报废报损、货币性资产损失核销等。公立医院资产处置由其资产管理部门会同财务部门、技术部门审核鉴定，并由有资质的外部机构进行监证、评估等，按照规定报送审批。按照公开、公正、公平的原则，通过拍卖、招投标、协议等合法合规的方式进行实物处置。处置的变价收入等，按照"收支两条线"处理。

（四）公立医院资产管理控制框架和原则

1. 公立医院资产管理控制框架

根据公立医院资产管理的实际情况和《行政事业单位内部控制规范（试行）》，我们将公立医院资产管理控制分为资产管理体系控制、流动资产控制、固定资产控制、无形资产控制、对外投资控制（见图5-15）。

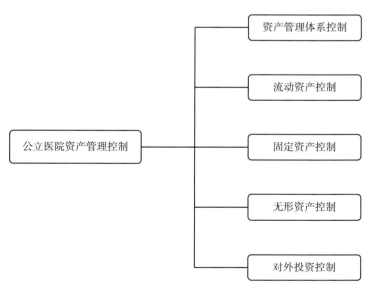

图5-15 公立医院资产管理控制框架

2. 公立医院资产管理控制原则

（1）全面性原则。公立医院的资产分散在医院的各个角落，是医院开展医疗、科研、教学、管理等工作不可缺少的物质基础。因此，公立医院资产管理应注重管理的全面性和内部控制的全面性，包括全方位、全过程、全员参与。

（2）分类管理原则。公立医院应当对资产实行分类管理，建立健全资产内部管理制度。

（3）资产管理与医院预算管理、财务管理相结合及实物管理与价值管理相结合的原则。

（4）重要性原则。公立医院资产种类繁多，管理难度大，在讲求全面性原则的基础上，要将资产的重要业务流程和关键节点作为资产管理和内部控制的重点，做到突出重点，监控一般。

（5）执行与监督分离原则。应该将外部监督人员和资产管理执行人员在组织上分离，避免二者在组织上一体化。否则，由于监督者和被监督者利益上趋于一体化，而使得监督职能名存实亡。

（6）创新管理模式原则。创新管理模式是实现公立医院现代化管理的重要内容之一。需要说明的是：一方面，信息化是创新管理模式的主要手段和基础；另一方面，创新资产管理是一个动态、弹性的模式，要与时俱进，根据环境和任务的要求，紧跟医改的步伐，为公立医院实现现代化管理添砖加瓦。

二、资产业务内部控制目标

（一）公立医院资产组织管理体系控制目标

（1）加强资产管理的制度建设，规范和加强国有资产管理，维护国有资产的安全完整，合理配置和有效利用国有资产，建立健全资产管理内部制度，坚持资产管理与财务管理相结合的原则。

（2）合理设置资产管理岗位，岗位职责明确，确保不相容岗位相互分离，落实资产管理主体责任，确保医院资产管理人员各司其职、各负其责。

（3）建立医院资产信息管理系统，推进各系统之间的对接，逐步实现资产管理事项的信息化管理，提高资源管理效率。

（4）合理进行国有资产的配置和使用，医院资产的配置要符合国家有关法律、法规和规章制度规定的程序，配置和使用程度应与医院履行职能相适应，履行相关手续，严格审批程序及流程。

（5）提高医院资产使用管理水平，尤其体现在对外投资管理、资产出租出借管理、资产共享共用管理等方面，盘活医院资产，提高资产使用效率。

（6）加强医院资产处置相关规范制度，资产处置要符合医院实际，杜绝暗箱操作，防止国有资产流失，确保资产安全完整。

（7）规范医院资产收益管理，确保应缴尽缴、规范使用，防范虚报、瞒报、截留、坐支和挪用收入。

（8）加强资产清查，根据医院的组织层级，各部门明确职责，严格履行其职责，合理规划资产清查程序，确保资产全面清查，使最终清查结果符合医院实际情况，清查报告真实有效地反映医院资产情况。

（9）资产管理实现全过程监管，与各个部门构建联动机制，共同确保资产安全完整，防止医院国有资产流失。

（二）公立医院流动资产管理控制目标

公立医院的流动资产包括货币资金、短期投资、应收及预付款项、存货等，虽然都属于流动资产，但各自的特点和业务控制重点不同，目标也不同。以下是公立医院主要流动资产业务控制目标，如货币资金、应收及预付款项、库存等。

1. 公立医院货币资金管理控制目标

确保货币资金的合法性、安全性，符合国家相关法律、法规和规定，确保每一笔货币资金的取得、使用及保管严格遵守财经法规、纪律。按照规定做到货币资金的收、付、存数字真实，核算及时，资料完备，在会计账簿和会计报表上反映完整、准确，确保货币资金保管的安全、可靠。

2. 应收及预付款管理控制目标

确保医院应收及预付款业务规模控制在正常范围内，以保证医院资产质量及运营能力，指定专人负责结算和催收工作，预防可能发生的意外和损失。确保医院应收及预付业务产生的合法性和合规性，杜绝与医院没有业务往来的单位或个人发生应收及预付业务，禁止公款私借。建立应收、预付款项明细账或台账，做到逐笔、据实登记，对于应收及预付款项日常管理，要做到定期分析、及时清理，发现明显不能收回款项的迹象，做出预警报告，最大限度避免坏账的发生。确保医院坏账准备提取的合理性和坏账损失确认的标准性。

3. 存货管理控制目标

存货成本控制是医院存货管理业务内部控制的重要目标，为了确保医院药品及库存物资低成本控制，为了使药品及库存物资供应流程顺畅、质量达标，保证临床、医技、医辅科室业务的正常运行，医院控制存货收益和成本之间的平衡点，找到最佳存货库存量，并严把存货质量关，规范医院内部严密、有效的存货供应流程至关重要，建立严格的药品及库存物资管理制度，设计合理的药品及库存物资管理流程，明确关键岗位人员的管理职责，保证药品及库存物资的安全，减少药品及库存物资的不必要浪费，确保存货控制目标的实现。

（三）公立医院固定资产管理控制目标

1. 规范实物资产管理

医院应规范固定资产实物管理，相关资产管理岗位设置合理，岗位职责明确，确保不相容岗位相互分离，建立实物资产授权审批制度，确保实物资产安全完整。

2. 合理配置各种各类固定资产

固定资产在医院资产总额中占有很大的比例，是医院开展业务活动的基础，对医院的经营效率和效果影响很大。因此，合理的配置医院固定资产，防止盲目、不合规购置，是公立医院固定资产管理内部控制目标之一。

医疗设备是医院固定资产的重要组成部分。它具有科技含量高、价值大、使用时间长、更新快的特点。公立医院医疗设备的合理配置是医院的重要经济决策，特别是购买高价值、高端的医疗设备。对大型医疗设备进行预期效益分析，为医院医疗设备的合理配置提供依据①。

公立医院办公设备也是医院固定资产的重要组成部分。它具有价值小、数量大、应用广泛、技术含量低的特点。公立医院要有合理的办公设备部署标准，避免过度配置，重视办公设备共享服务，减少资源浪费。

3. 加强实物资产取得和验收管理

拟购置资产与医院的发展需要相适应，从严控制，科学合理，严格执行法律、法规和有关规章制度，及时依法报批。请购申请填写详细，审校程序严格；规范资产验收，确保实物资产数量、质量符合使用要求。

4. 加强对实物资产日常使用的监管

（1）实物资产内部领用规范，领用理由充分，用途合理，领用经过相关审核，防止公立医院实物资产随意领用。

（2）提倡实物资产的共享共用。医疗设备有技术含量高、价值大、使用时间长但更新快的特性，实现有关资产的共享共用，可以节约资源、提高使用效率、减少浪费。例如，彩色超声仪、心电图仪等多数临床科室通用的医疗设备，就应实现它的共享共用②。

（3）公立医院要建立健全三账一卡制度，实行大型医疗设备责任制，设有专门人员负责固定资产盘点工作。实物资产保管坚持"谁使用谁保管"的原则，确保账实相符。落实保管责任，保障实物资产正常使用，编制实物资产目录，建立实物资产卡片和登记簿，如实反映单位实物资产状况，便于及时调用、查询等，做到账、实、卡相符。

（4）加强实物资产的维修和保养。日常维修和大修流程规范，保障实物资产的正常使用，提高实物资产使用寿命，防止资金管理舞弊和不恰当修理造成固定资产功能损失③。

（5）通过出租、出借等，合理配置和有效利用闲置资产，避免实物资产闲置或浪费，促进实物资产使用效率的提高。

5. 合理保证资产安全和使用有效

医院应加强固定资产管理，防止资产丢失、毁损、营私舞弊、公物私用等，确保资产的安全、完整，确保固定资产安全、完整④。

6. 资产处置经过适当审批，医院资产处置时过程应合法合规，方式合理，处置价格应经过恰当评估，以防止国有资产流失

（四）公立医院无形资产管理控制目标

公立医院集医疗、科研、教学于一体。因此，有许多专利权、版权、著作权、非专利技术、应用软件等无形资产，其管理业务的内部控制同样也很重要。

（1）规范无形资产管理。资产管理和集中管理岗位设置合理，岗位收费明确，不相容岗位相互分离，建立无形资产授权审批制度，确保无形资产的安全和完整。专利权、著作权和非专利技术应受法律保护，公立医院的知识产权不得被他人随意使用或被员工泄露。无形资产具有

---

①②③④　邓志红. 公立医院固定资产管理实务探讨［J］. 经济管理文摘，2020（18）：2.

一定的时效性，如新技术、新疗法的推广应用，应力求在时限内发挥其最大作用。

（2）通过对无形资产投资项目进行认真系统的分析研究，制定无形资产投资预算，实现集体决策审批，保证无形资产投资的科学合理，防止决策失误。选择合理的无形资产获取方式，建立相应的申请审批制度，规范获取流程。加强验收管理，确保无形资产符合使用要求。

（3）加强无形资产权益保护，规范无形资产日常安全管理，妥善保管相关文件资料，做好保密管理，确保无形资产安全完整；加强无形资产定期评估和及时更新，合理止损，促进自主创新和技术改造。

（4）无形资产处置应当合法合规，处置方式合理，处置价格应当合理评估，确保处置资产的合规性、合法性，防止国有资产流失。

（5）加强无形资产核算管理，财务科应根据无形资产的特性，按照国家相关规定，做好无形资产会计核算工作，正确计算无形资产的成本，合理摊销，保证无形资产账目真实、准确和完整。

（五）公立医院对外投资管理控制目标

（1）加强对外投资管理，合理设置投资管理岗位，明确岗位职责，不相容岗位相互分离，建立对外投资管理制度，确保投资资产安全完整。

（2）加强对外投资相关管理规定，确保医院对外投资符合国家有关法律、法规和规定，降低投资风险。

（3）建立投资决策控制机制，明确投资意向提出、可行性研究、集体论证以及投资审批的程序；建立投资决策责任追究制度，确保投资选择科学性、合理性，降低决策失误，提高投资的经济效益。

（4）医院的对外投资应进行可行性论证，医院的投资项目建议书和可行性研究报告的内容真实可靠，并要及时、合理进行对外投资的相关会计处理，正确确认对外投资的计价、投资收益，保证医院财务信息的真实。

（5）加强对外投资的项目管理，做到投资计划详细，对投资项目要跟踪管理，及时、全面、准确地记录对外投资的情况，对外投资账务处理要规范，定期核对，投资处置的方式和程序应当明确规范。

（6）建立投资监督控制机制，及时发现对外投资缺陷并及时提出改进建议，确保医院对外投资管理控制进一步完善。

三、资产业务内部控制流程与关键环节

（一）货币资金支付业务流程

（1）在货币资金支付业务流程中，货币资金管理的重点是：货币资金授权审批不当；印章管理使用不规范；医院公务卡办理、使用、报销不符合相关规定要求；单位银行账户设置混乱，使用不规范（见图5-16）。

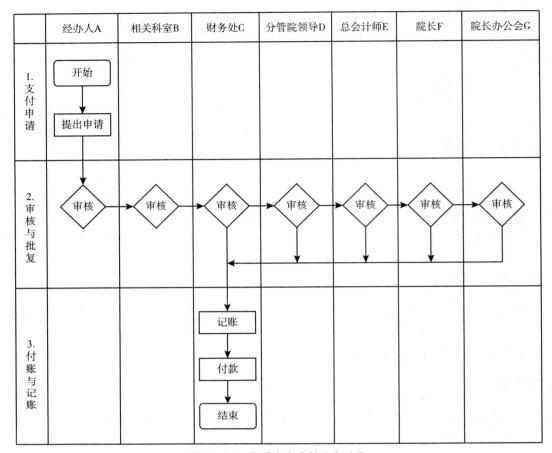

图 5-16　货币资金支付业务流程

（2）货币资金支付业务流程关键节点简要说明（见表 5-15）。

表 5-15　　　　　　　　　　　　货币资金支付业务流程关键节点简要说明

关键节点	简要说明
A1	相关经办人填写支付申请表，对于符合规定的支付申请提交相关科室负责人审批。资金支付申请中应当注明款项用途、金额、预算、支付方式等内容，并附有效相关证明资料
A2	相关科室负责人应当根据货币资金授权批准权限的规定审批。不符合规定的货币资金支付申请，审批人将报账审批单返还经办人
B2	相关科室负责人审核支付申请表，将不符合规定的货币资金支付申请返还经办人员
C2	使用科室和职能科室审核通过在上面签字或签章确认，传递给主管院领导、总会计师、院长审批；不通过则退回。审批完成后，财务负责人签字或签章确认，提交出纳履行支付手续
C3	出纳人员根据经过审核（领导已签字、手续齐全）的票据办理现金收付和银行结算业务，根据收据或银行回单登记现金及银行存款日记账

（二）应收及预付款项管理

（1）公立医院应收及预付款项管理业务流程，应收、预付款项管理业务的关键点主要表现在：医院没有对应收及预付款的数量规模进行严格的限制；没有指定专人管理款项，做好结算和催收工作；对坏账损失的确认态度不严谨（见图 5 - 17）。

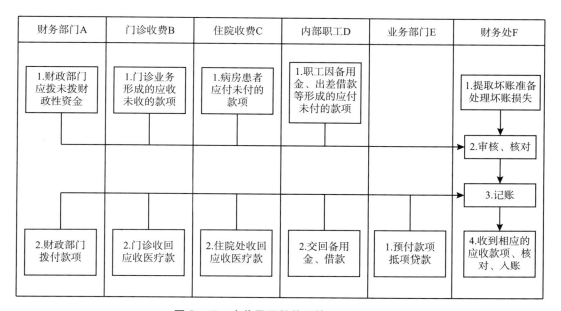

图 5 - 17　应收及预付款项管理业务流程

（2）公立医院应收及预付款项管理业务关键节点说明（见表 5 - 16）。

表 5 - 16　　　　　　　　　　应收及预付款项管理业务流程关键节点简要说明

关键节点	简要说明
A1、A2	财政部门应拨未拨给医院的财政性资金、收到财政部门应拨给医院的财政性资金
B1、B2	医院门诊业务形成的应收未收款项、收到医院门诊业务形成的应收未收医疗款项
C1、C2	医院住院业务形成的应收未收款项、收到医院住院业务形成的应收未收医疗款项
D1、D2	医院职工因备用金、出差借款等形成的应付医院款项，医院职工归还备用金及出差借款等
E1	业务发生形成医院预付的业务款项，医院收到相应物资或服务冲销预付款；或者用预付款项抵扣货款
F2	财务处对因上述业务形成的医院各种应收及预付款项进行审核、核对、记账
F3	财务处对因上述业务形成的医院各种应收及预付款项进行记账
F1	财务处根据规定对医院的各种应收款项提取坏账准备、处理坏账损失
F4	财务处按上述业务收回应收款项及冲销预付款项进行审核、核对、记账

（三）存货管理

存货管理流程图，存货管理业务的关键点主要表现在：公立医院药品、卫生医疗辅助材料是否符合国家的相关法律法规；药品、卫生材料质量保证；药品、卫生材料流通过程到使用过程的稽查核对工作是否正确及时；医院药品、卫生辅助材料库数量的盘存；药品、卫生辅助材料保管机制的完备情况，是否存在安全隐患（见图5－18）。

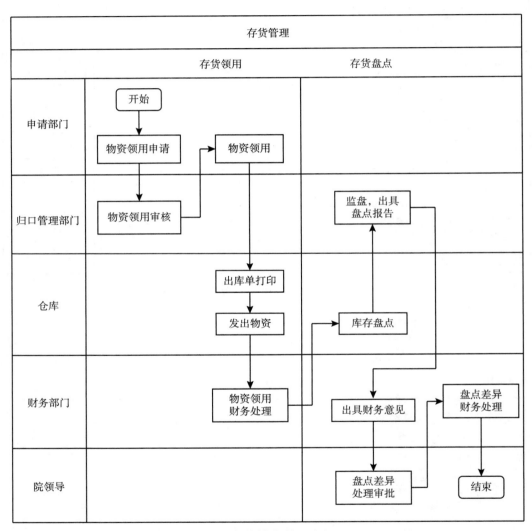

图5－18　存货管理流程

（四）固定资产管理

（1）公立医院固定资产管理业务流程图。固定资产业务管理环节的风险点主要表现在：公立医院固定资产购置申请的审批不合理；固定资产没有按照规定使用和保养；固定资产的清查盘点工作落实不到位（见图5－19）。

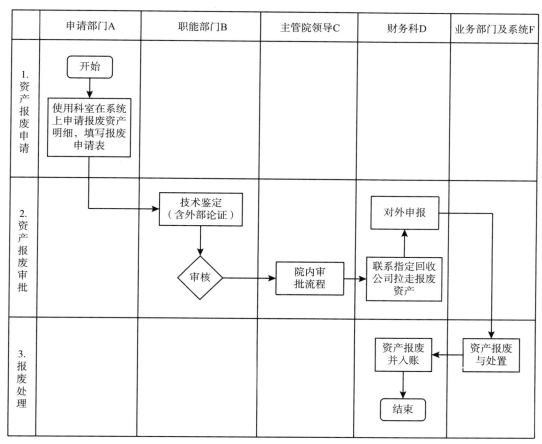

图 5 – 19　公立医院固定资产管理业务流程

（2）固定资产管理业务流程关键节点简要说明（见表 5 – 17）。

表 5 – 17　　　　　　　公立医院固定资产管理业务流程关键节点简要说明

关键节点	简要说明
A1	使用科室提交资产报废申请表及报废固定资产明细
B2	职能科室相关人员对报废的固定资产进行鉴定，出具鉴定意见及处置建议及审批
C2	报废的资产主管院领导审批
D2	（1）财务负责审核资产报废的申请。 （2）财务负责审核资产报废处置相关审批资料，审核无误后上报专用设备低于 100 万元（不含 100 万元）、通用设备一次性处置单位价值或批量价值低于 20 万元（不含 20 万元），报市卫健委备案；专用设备高于 100 万元（含 100 万元）、通用设备一次性处置单位价值或批量价值高于 20 万元（含 20 万元），报市卫健委批准，市财政局备案。房屋及建筑物、土地使用权、机动车辆等资产处置，报市财政局批准
F2	资产归口管理部门根据批复情况处置固定资产，"行政事业单位资产管理信息系统"填报执行单
D3	财务部门按规定调整财务会计账

（五）无形资产管理

（1）无形资产管理业务流程，无形资产管理业务的关键点主要表现在：无形资产管理不熟练、不专业，对业务流程和控制要求不明确；医院无形资产投资项目的立项没有经过认真、系统全面的可行性研究分析，投资效果不佳；验收不合格，不符合使用要求（见图 5－20）。

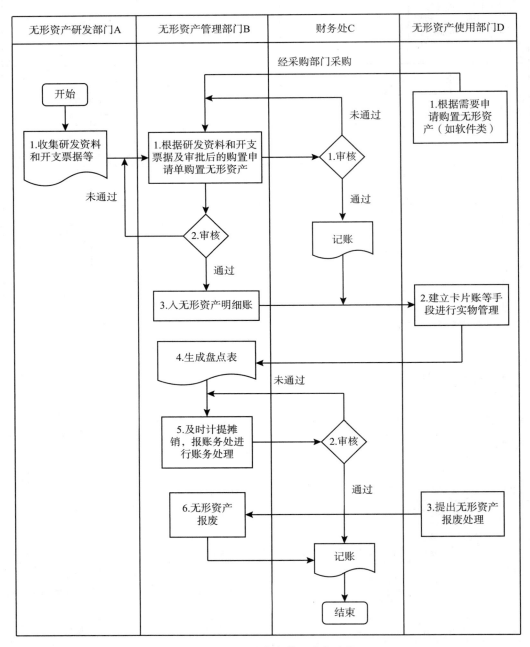

图 5－20　无形资产管理业务流程

（2）无形资产管理业务流程关键节点简要说明（见表 5 – 18）。

表 5 – 18　　　　　　　　无形资产管理业务流程关键节点简要说明

关键节点	简要说明
A1	无形资产研发部门汇总研发资料、与研发相关开支票据等；专利权、非专利技术、商标权、著作权等由科教科统一管理；土地使用权由基建部门统一管理；信息化软件由信息科统一管理；其余项目由院办公室统一管理
D1	相关科室根据需求提出购置无形资产申请，超过 2 万元的申请需要有论证报告
B1	无形资产主管职能科室根据科室购置申请及论证报告或根据研发资料和开支票据及审批后的购置申请单购置无形资产，其中 2 万元以上的购置申请上院长办公会讨论，30 万元以上党委会讨论，讨论通过后，进行招标，签合同购置后送无形资产管理部门
C1	无形资产管理部门将相关购置资料提交财务科审核入账，财务科负责无形资产有关账务的登记管理
B2、B3	无形资产管理部门对研发部门提交的研发资料或购置无形资产的相关资料进行审核，入无形资产明细账。同时负责督促各职能部门和各使用科室按要求建立好二级固定资产明细账和卡片账的登记管理，无形资产使用科室建立卡片账；无形资产管理部门督促各职能部门定期对无形资产进行清查核对、维护保养等工作
D2	无形资产使用科室建立卡片账，对无形资产进行实物管理
B4	定期对无形资产进行盘点工作，生成盘点表
B5	无形资产管理部门对无形资产按月计提摊销费用，进行账务处理
D3	无形资产预期不能为单位带来经济利益，不再使用，由无形资产使用科室提出报废处理
B6	无形资产使用科室提出报废处理，管理无形资产职能部门审核，有关院领导审批，无形资产管理部门将其报废并予以转销（按价值需上报上级部门要上报批准），未摊销完的剩余价值转作当期损益并同时作其他相关账务处理
C2	财务科根据无形资产管理部门提交的摊销数据进行账务处理

（六）对外投资管理

（1）对外投资管理业务流程图。对外投资管理业务的关键节点是建立对外投资管理体系；加紧建设医院对外投资的控制制度，严加控制项目立项、评估和决策等重要环节；严控岗位设置，整个投资业务不得由同一部门独自办理；对外投资的授权审批进一步严格把控，严格禁止越权审批，同时对对外投资的责任建立起明确的追究规章制度；建立对外投资监督评价控制机制（见图 5 – 21）。

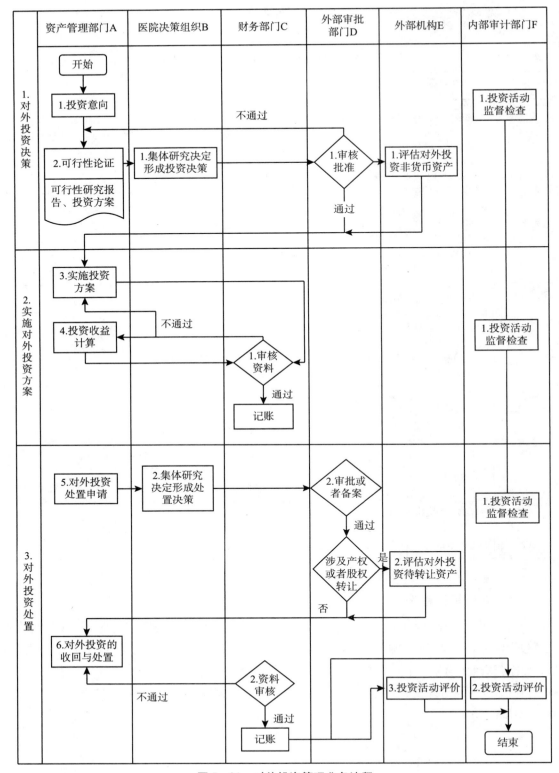

图5−21 对外投资管理业务流程

（2）对外投资管理业务流程关键节点简要说明（见表 5 – 19）。

表 5 – 19　　　　　　　　　　　　对外投资管理业务流程关键节点简要说明

关键节点	简要说明
A1	公立医院资产管理部门要根据国家投资法律法规、国有资产管理的法规、社会需要和医院发展战略等，结合医院实际情况，合理安排资金投放结构，提出对外投资初步意向
A2	公立医院资产管理部门对投资意向或方向进行可行性研究，编制对外投资可行性研究报告，并制定投资方案
B1	公立医院决策组织集体对投资项目的可行性研究报告和投资方案进行论证，决定投资项目是否应当立项。变更投资方案的，应经过医院领导集体讨论决定
D1	由公立医院决策组织集体对投资项目的可行性研究报告和投资方案进行论证，决定投资目是否应当立项。变更投资方案的，应经过医院领导集体讨论决定
E1	以非货币资产方式（如实物资产、无形资产）出资的，应当委托具有资产评估资质的会计中介机构进行评估，公立医院资产管理部门应该如实向上述机构提供有关情况和资料，并对所提供情况的客观性、真实性和合法性负责
F1	监督检查工作贯穿于投资活动的始终，公立医院内部审计部门定期检查对外投资业务的管理情况，明确对外投资业务的管控重点
A3	资产管理部门项目执行岗位人员根据审批通过的投资方案，编制详细的投资计划，落实不同阶段的资金投资数量、投资具体内容及回收情况等，按程序报经有关部门批准执行，并由专门的工作小组和责任人负责执行
A4	公立医院资产管理部门项目执行岗位人员应当按对外投资收益分配方案定期进行投资收益计算，对对外投资增减变动及投资收益的实现情况等进行明细核算，及时足额收取投资收益
C1	财务部门按照会计制度的要求，对已经审批通过的对外投资项目进行账务处理；对投资收益计算资料进行审核并按照规定及时进行会计处理。对外投资获取的利息、股利以及其他收益，均应纳入公立医院统一核算，严禁设置"账外账"
A5	对于对外投资的转让、清算和回收等处置，公立医院资产管理部门项目执行岗位人员应当全面分析投资情况，制定和提出转让、清算或回收方案
B2	公立医院决策组织对提交的投资项目处置方案进行集体论证，决定对外投资项目的最终处置方案
D2	公立医院资产管理部门项目执行岗位人员准备有关材料，按规定呈报部门或政府有关部门对投资项目处置进行报批或备案。如所提供的资料进行审核批准不通过，公立医院应根据审批意见重新修改处置方案
E2	对被投资企业产权或股权的转让，公立医院资产管理部门应当委托具有资产评估资质的评估机构评估
A6	审批通过后，公立医院资产管理部门按照主管部门和财政部门审批意见执行处置方案
C2	公立医院财务部门应当认真审核与对外投资处置有关的审批文件、会议记录、资产清算回收等相关资料，并按照规定及时进行对外投资资产处置的会计处理
E3、F2	对外投资活动完成后，公立医院内部审计部门或聘请中介机构要对投资业务进行总体评价，评价投资对象选择的合理性、技术和经济论证的充分性、出资方式选择的正确性、投资资产价值评估的准确性以及投资管理的及时性等，及时发现问题和缺陷，促进对外投资内部控制的完善

四、公立医院资产管理主要风险点

（一）资产管理体系控制的主要风险点

（1）医院资产管理体系管理制度不健全，管理行为无法可依、无规可循，加之监管不力，导致医院资产管理效率低下，国有资产流失。

（2）资产管理岗位设置不合理，没有实现恰当的岗位分离，人员职责界定不清，导致舞弊现象的出现。

（3）医院资产配置超标准，配置数量过大，价格超出上限，医院未达到使用寿命就进行购买和替换，从而造成资源浪费；配置的资产功能与医院功能不匹配，造成资源浪费或闲置。

（4）医院资产在使用过程中的风险，包括未按法律法规的要求利用国有资产对外提供担保、利用医院财政资金买卖金融类资产、公款私用、利用国有资产谋取私利；资产出租出借不符合医院规定，出租出借过程不公开、不透明，缺乏监管。

（5）医院资产收益管理风险。主要是指医院资产收益未按规定进行管理，未能及时上缴，存在隐瞒、截留、坐支和挪用。

（6）医院资产清查核实风险。主要是指各资产归口管理部门资产清查职责不清，清查程序不规范，导致重复清查，不能如实反映医院资产状况和财务状况的风险。

（7）缺乏对资产管理的全过程监管，可能导致资产损毁、缺失，无法保证资产安全管控。

（二）货币资金管理主要风险点

1. 货币资金支付业务主要风险点

货币资金是医院的一项重要的流动资产，是医院实现收入、支出等经济业务的重要方面，在货币资金业务处理过程中，往往存在着资金安全、资金使用效率、资金短缺等风险，如：货币资金岗位设置不合理，未明确岗位职责权限，不相容岗位未实现相互分离，没有形成制约和监督；货币资金授权审批不当，相关控制措施不明确，权力高度集中，存在越权审批；缺乏对库存现金的清查盘点或清查盘点的关注重点不明确，导致库存现金依旧存在账实不符，出现"白条抵库、私借挪用公款"等现象；对货币资金疏于管理和监督，对银行账号缺乏动态监控，导致无法及时发现问题并予以纠正；银行对账走过场，没有如实核对，导致账面金额和银行对账单不符或即便发现不符后蓄意隐瞒，造成舞弊；银行票据、门诊及住院收费票据和其他票据进行管理不规范，存在票据丢失、被盗的风险。

2. 使用业务的主要风险点

印章管理松散，使用不规范、加盖相关印章未按程序执行，导致错误或者舞弊。

3. 公务卡管理业务的主要风险点

公务卡管理不规范，可能存在无关人员持卡，加大医院管理成本；公务卡的使用和报销程序不严格，可能造成资金损失；公务卡的使用和运行效率不高，甚至存在开通了的公务卡没有投入使用的情况，导致公务卡资源浪费。

4. 账户管理业务的主要风险点

银行账户的设置、开立、撤销、变更随意，未经严格审批，可能导致"小金库"滋生；银行账户使用不规范，擅自改变账户用途，导致资金乱存乱放，造成货币资金管理和使用混乱。

（三）应收及预付款项管理的主要风险点

加强应收医疗款的控制与管理，严格控制应收款及预付款的规模，保障医院资产质量和资产运营能力，对各种应收款、预付款项均做好结算和催收工作，避免发生意外和损失；对应收款的坏账损失的确认应严格按程序进行，应谨慎确认坏账；预付款项如有确凿证据证明供货单位破产、撤销等无望收回所购货物，应严格按规定的管理权限报批后方能作为坏账损失；移动支付的广泛应用，使游离于银行账户外的应收款越来越多，这些资金如果不能与医院、银行准确无缝对接、监管失控，就不能保证账实相符，增加这部分游离资金被盗用、挪用甚至贪污的风险。

（四）存货管理的主要风险点

1. 医院药品、卫生材料的合法合规性

医院对药品的使用与管理应严格执行《中华人民共和国药品管理法》、有关药品价格政策以及基本医疗保险制度的规定，应合法合规使用，医院药品统一按照进价核算，外购药品价格中不应包括采购、运输而支付的各种采购费用；医院对卫生材料必须严格执行政府有关规定，合法合规使用，执行国家价格政策和基本医疗保险制度的规定，医院的卫生材料统一按照进价核算，外购卫生材料中不应包含采购、运输而支付的各种采购费用，对卫生材料的全过程管理是医院经济管理的重点内容。

2. 医院药品、卫生材料的质量保证

医院的药品和卫生材料是医院为正常开展医疗服务活动所需的特殊商品，其质量的好坏直接关乎患者的健康甚至生命，严把质量是医院药品和卫生材料管理的重中之重，执行严格的药品和卫生材料准入制度、严密的审核手段等是保证其质量的必备手段。

3. 医院药品、卫生材料流通过程的监督

医院药品、卫生材料的流通过程到使用的稽查核对工作，是保证准确、及时、安全地应用药品和卫生材料的重要手段。药品、卫生材料流通过程中使用稽核工作不规范时，可能存在账、物不符的风险；因药品和卫生材料储存条件、有效期未得到有效监控和管理时，可能存在变质、破损、丢失等情况发生；各药房药师发放药品时未进行仔细核对，导致药品发放错误，从而致使患者用药错误；各药房药师应认真核对药品的发放，避免浪费、冒领等情况发生；特殊药品发放不规范，发放时未进行严格的处方登记等。医院应关注药品和卫生材料流通过程中关键环节的审查、核对，尤其是应用于患者前的核对工作不容出现差错。

4. 医院药品、卫生材料库存量的确定

医院药品和卫生材料库存量的大小关系到能否为医院医疗服务提供有力的物资保障，也影响着存货成本核算；保证存货库存量的合理性是防止库存物资缺货、积压的重要手段，是衡量存货管理的重要指标之一。

（五）固定资产管理的主要风险点

（1）固定资产购置申请、审批的主要风险点，主要在于固定资产申请是否合理，大型医疗设备或金额较大的固定资产购置等是否有可行性论证，重大投资决策是否通过医院集体讨论决策。

（2）固定资产的购置与医院预算能否相结合，能否和医院发展相适应，决定了固定资产为医院带来社会效益和经济效益的程度。

（3）医院应重视固定资产验收环节管理，应规范验收过程和验收监督，设备验收时如果没有专业的验收人员验收，就不能准确判断该项固定资产的性能、技术参数等是否符合合同或招标文件的各项要求，将影响入库资产的真实性和可靠性，进而影响医院的运营效果。

（4）医院固定资产在使用过程中的管理控制风险，存在于整个使用过程，医院的固定资产使用涉及科室部门多，资产分布广泛、固定资产种类繁多、医疗器械类功能和种类也多，日常管理中难度大，加上资产更新快，容易出现管理上的风险，应加强使用过程中的管理，加强维修和保养，确保固定资产正常使用，确保医院医疗服务正常进行。

（5）医院固定资产处置应严格按照有关规定执行，对固定资产的报废、调拨、捐赠等应与相关部门联合进行技术鉴定和评估，通过严格的审核和报批手续后方可处置。

（6）加强医院固定资产清查盘点制度。医院应定期对固定资产进行盘点清查，并就清查盘点结果与固定资产管理系统进行核对，与财务科账面进行核对，对账实不符的情况要及时追查原因，确保医院固定资产信息准确、完整。

（六）无形资产管理的主要风险点

1. 无形资产管理体系风险

医院无形资产管理岗位设置不合理或不到位，职责权限不明确，未实现不相容岗位相互分离，出现同一个人办理资产业务全过程，导致舞弊和贪污腐败现象发生；医院无形资产管理缺乏充分的授权审批，出现越权审批；无形资产管理业务不熟练、不专业，无法保证无形资产业务的顺利开展；医院未对无形资产信息化管理进行规范或未进行信息化管理，传统管理方式容易出错，无法满足医院精细化管理的要求。

2. 无形资产取得风险

医院通过自身科研项目的实施、科研成果转化获得的无形资产，计价方面存在一定的风险和难点；无形资产因可行性论证不充分，预算编制不合理，职责不明确等原因，未经过适当审批或超越权限审批，造成无形资产购置后即面临淘汰、适用性差等经营决策失误，购置无效资产，浪费国有资源；无形资产外购不符合政府采购流程，故意规避公开招标，存在暗箱操作，导致贪污舞弊发生；无形资产确认未按相关准则制度的规定进行，造成核算不实，无形资产成本无法准确计量；无形资产管理中存在差错和舞弊，违规使用资产等。

3. 无形资产处置风险点

无形资产处置不规范，处置价格不合理，不符合法律法规的规定，可能导致医院资产损失，甚至引起法律纠纷。

（七）对外投资管理的主要风险点

医院对外投资的管理风险主要是指医院在进行对外投资时可能产生的违反有关政策的规定，投资论证不充分、投资决策程序不合理以及监督不力等造成的风险。没有进行有效的对外投资可行性分析，不能准确把握国家投资政策以及行业发展变化的趋势，导致医院对外投资项目的利弊权衡缺失，不能作出合理的投资决策，对外投资风险增大，投资回报率不高，资产保值增值能力差。

五、资产业务内部控制措施

（一）资产管理体系管理的控制措施

（1）建立健全资产管理制度的相关制度，主要包括建立健全相关资产的内部管理制度，按照"谁用、谁留、谁负责"的原则明确资产的使用和保管责任；明确资产配置、使用和处置的工作流程；明确对外投资管理和动态管理要求；公立医院应结合自身实际，对货币资金、实物资产、无形资产和对外投资进行分类管理。

（2）合理设置不相容岗位，加强不相容岗位的分离，不相容岗位的相关资产管理主要包括：货币资金的支付审批、收支决算与执行；货币资金的保管与清查；监督货币资金的会计记录和审计；无形资产的研究、开发和管理；资产配置、使用和处置的决策、执行和监督等。

（3）建立健全相关的资产信息管理制度。公立医院要依托资产管理信息系统，建立健全"全面、准确、详细、动态"的资产基础数据库，加强基础数据和业务数据分析，开展资产数据报告，为管理决策和科室预算编制提供参考，提高资源配置效率。

（4）建立健全相关资产配置管理制度，资产配置是公立医院形成的起点，公立医院资产要切实把好资产"入口关"，以科学合理支持公立医院履行职能为目标，建立健全资产配置标准体系，优化新增资产配置管理流程，逐步扩大新增资产配置预算范围。此外，随着改革的进一步深入，政府不断规范公立医院的资产配置。公立医院应及时关注政策法规，更新资产配置标准，合理编制资产预算①。

（5）建立健全资产使用管理制度，落实公立医院资产管理主体责任制和各类资产使用管理规章制度，明确资产使用管理的内部流程、岗位职责和内部控制制度，有效提高资产使用效率。一是公立医院境外投资必须严格遵循审批程序，加强风险管控。二是严格执行资产贷款审批程序。三是探索建立公立医院资产共享的公共机制，推进公立医院资产整合。

（6）建立健全资产处置管理制度。公立医院要坚持公开、公平、公正的原则，严格执行资产处置制度，履行审批手续，进一步规范处置行为。

（7）建立和完善资产清查核查制度。资产清查核查是加强公立医院国有资产管理的重要措施，能够真实反映公立医院的资产和财务状况，确保公立医院国有资产的安全和完整。

---

① 周莲姿，梁轶，李奕辰，王婷. 全面预算管理视角浅析公立医院内部控制研究——以h医院为例［J］. 经济视野，2020（7）：58 - 59.

（8）建立健全相关资产监督管理制度，加强内部控制和约束，积极与有关部门建立联动机制，共同维护国有资产安全。同时将资产监督管理责任落实到具体部门和个人身上。

（二）货币资金管理的控制措施

建立健全货币资金相关管理制度体系，健全货币资金管理岗位责任制，加强货币资金的日常管理工作，明确岗位职责和权限，使不相容岗位相互分离、制约和监督，定期轮换，杜绝财务人员长期处于同一工作岗位的现象，确保财务科工作健康有序地进行。建立货币资金授权审批制度，审核人在授权范围内对货币资金审核，不得越权审核；建立现金盘点清查制度，出纳、门诊、住院收费人员每天核对库存现金，做到日清月结，确保账实相符；加强银行账户管理，定期检查、清理银行账户的开立及使用情况，定期编制银行存款余额调节表，及时调整未达账项，保证银行存款安全和及时结算；建立票据管理制度及稽核制度，对银行票据、门诊及住院收费票据和其他票据进行管理，设置票据管理、票据稽核备查登记簿，对票据领、用、存、核销、稽核结果差异等情况进行记录，对现金、银行存款、票据、印章等的保管、使用、上交等进行全流程控制，把内部控制风险降到最低。

（三）应收及预付款项管理的控制措施

关键控制点是应收及预付款的制度控制、风险控制、会计核算控制、定期清理控制、内部报告控制。医院应重视应收在院病人医药费、应收医疗款项、其他应收款等，加强应收医疗款项的控制与管理，并建立健全相关控制制度，定期核对往来账，做好对账记录，如有不符，应查明原因，及时处理。财务科指定专人负责应收及预付款的核算与管理，分户设明细账，加强往来账龄的分析，对应收款及预付款管理中可能出现的风险进行全面防范和控制，发现明显不能收回款项的迹象，做出预警报告，及时催告。对应收款及预付款定期进行清理，将清理结果进行整理，提出合理化建议和有效措施，及时向医院领导请示、汇报。

（四）存货管理的控制措施

医院应规范药品及库存物资管理流程，加强药品及库存物资业务管理不相容岗位分离、监督和制约机制，制定科学规范的药品及库存物资管理制度，保证所有药品和库存物资必须经过验收入库才能领用，不经验收入库，一律不准办理资金结算，确保药品、卫生材料及其他库存物资业务流程有效控制。定期或不定期对药品、卫生材料及其他库存物资进行盘点，对于高值耗材、贵重药品、麻醉药品等特殊药品，库管应每天盘点，并对盘盈、盘亏情况及时查明原因，分清责任，按规定程序进行处置报批，最后报财务科进行账务处理。

（五）固定资产管理的控制措施

设置固定资产管理部门，对固定资产实行归口管理；建立健全固定资产管理制度和岗位责任制，明确相关部门和岗位的职责权限，互不相容的岗位分离，严格按照各自的权限办理固定资产业务；重视固定资产的信息化管理，提高对信息化管理的认识，根据医院业务做好信息化管理的前期需求调研，设计符合自身的信息化业务流程，让信息化技术更好地服务于医院管理；固定资产购置由使用科室提出申请，主管职能科室出具情况说明，由相关管理委员会论证，论证形式从可行性、必要性、科学性、实用性四个方面出发，预防盲目购置和决策失误所造成的损失，确保资产购置与医院医疗服务相适应；建立健全固定资产"三账一卡"制度，建立健全固定资产清查盘点制度，明确盘点范围，固定资产清查盘点时，做到账账相符、账卡相符、账实相符，防止资产流失。

（六）无形资产管理的控制措施

（1）制定医院无形资产管理规章制度，从而增强对无形资产的管理和控制，合理设置岗位，明确职责权限，建立健全授权审批制度，明确无形资产业务流程，以确保无形资产业务全过程得到有效控制，加强医院无形资产管理信息化，是实现无形资产管理网络化、信息化的必然要求。

（2）对无形资产的取得进行控制，公立医院根据工作需要拟定无形资产投资项目，综合考虑无形资产投资方向、规模、资金成本等因素，对项目的可行性进行系统周密的分析和研究，确保无形资产投资科学、合理。

（3）加强无形资产使用保全环节的控制，加强无形资产的日常管理工作，授权具体部门或人员负责无形资产的日常使用和保全管理，确保无形资产的安全和完整。还要注意定期评估和及时更新，淘汰落后技术，加大研发投资，推动自主创新和技术升级，确保技术处于领先地位。

（4）加强无形资产处置环节的控制，明确无形资产处置的程序和审批权限，并严格按照处置程序进行无形资产处置业务。

（5）加强无形资产的会计核算，要加强无形资产的核算，并且对无形资产和累计摊销分别设置独立科目。

（七）对外投资管理的控制措施

建立健全对外投资业务的管理制度和岗位责任制，结合业务需要合理设置对外投资业务相关岗位，明确岗位的职责、权限，不相容岗位相互分离，尤其确保对外投资项目可行性研究与评估、决策与执行、处置的审批与执行等不相容职务相互分离；明确行政事业单位对外投资相关规定，在相关规定的投资范围内进行投资，避免投资设立非独立法人资格的医疗卫生机构，确保对外投资的合规合法性。

六、制度文本范例

××医院资产业务内控制度范例

（一）货币资金管理制度

为了加强对医院货币资金的监督和管理，加强资金周转，提高资金使用效率，保障资金安全，防止违法违纪现象的发生，根据《政府会计制度》《医院财务制度》等财经法规、制度的相关规定，结合医院实际，制定本制度。

内容：

1. 货币资金支付流程

支付申请→审批→审核→付款→记账→对账核查

---

2. 货币资金主要风险

货币资金的风险主要有：资金安全风险、资金使用效率风险、资金短缺风险。

3. 货币资金管理内容

3.1 货币资金管理范围主要是现金、银行存款和零余额用款额度等。

3.2 支付申请，用款时应当提交支付申请，注明款项的用途、金额、支付方式等内容，并附有有效经济合同或相关证明及计算依据，万元以上的支付，申请之前必须有会议纪要。

3.3 支付审批，审批人根据其职责、权限和相应程序对支付申请进行审批。对不符合规定的货币资金支付申请，审批人应当拒绝批准。

3.4 支付审核，财务审核人员负责对批准的货币资金支付申请进行审核，审核批准范围、权限、程序是否合规。

3.5 支付结算，出纳人员根据经过审核（领导已签字、手续齐全）的票据办理现金收付和银行结算业务。

3.6 对账核查，建立货币资金盘点核查制度，财务科定期和不定期地进行现金盘点，建立库存现金和备用金盘点表，每日的收支凭证须进行顺时记账，每周要求库存现金与现金日记账余额及总账相核对。

××医院资产业务内控制度范例

（二）存货管理制度

为规范存货业务流程及使用管理，促进医院资金合理使用，保证库存物资不流失不浪费，减少积压，控制成本，提高周转及材料物资的利用率，结合医院实际，制定本制度。

内容：

1. 存货业务流程

验收入库→仓储保管→领用出库→盘点清查→账务处理

2. 存货业务主要风险

2.1 验收不严格，造成质量不合格，近效期或残缺等存货入库。

2.2 超计划采购量入库，造成存货量大，占用资金多。

2.3 保管不到位，使得存货变质、破损、丢失等情况发生。

2.4 领用不按医院要求，造成存货浪费、冒领等情况发生。

3. 存货管理的内容

3.1 存货包括：药品、卫生材料、低值易耗和其他材料等物资。

3.2 建立存货岗位责任制，明确岗位职责、权限，确保采购与验收、采购验收与会计记录、付款审批与付款执行等不相容职务相互分离，合理设置岗位，加强制约和监督。

3.3 医院不得由同一科室或同一人办理存货业务的全过程。

4. 存货的入库验收

4.1 医院的所有存货物品必须由库房保管员验收入库，未经验收的存货物品不得发出领用，不得办理资金结算。库房保管员应对照审批后的采购计划或报告、进货单和有效凭证，认真核对存货物品的名称、规格、数量、生产厂家、生产批号、有效期、内外包装有无破损、外观有无异常、有无产品合格证、产品检验报告，以及供货厂商等是否符合要求。

4.2 不符合要求，如：无采购计划或报告、手续不完整、数量不够、质量不合格等存货物品，库房保管员不予办理入库。由采购人员负责向厂商提出并办理退、换、赔或补的工作；符合要求的存货物品，应及时办理编号、入库上账。"入库凭证"和随货的"产品合格证""产品检验报告"等资料，库房保管员应归档保存以备查用。

4.3 医院内部领出的存货物品需退还库房时，库房保管员验收无误后，调整相关账面。

5. 存货的仓储保管

存货物品的摆放，要归类整理。有标签或商品名称的一面，向外摆放。做到分类、定位存放、排列有序、零整分开、账、物、卡对号，便于收发和检查，保持库容库貌整洁。加强库房管理，注意防雷、防水、防潮、防火、防盗，避免因保管不善造成物资损失。

6. 存货的领用出库

6.1 建立领用存货物品权限签字备案制度。各科室主任指定专人，有权限领用本科室所需的各项材料物资，并将签字字样留在总务科库房、医学装备科库房。各部门按照规定的日期上报所需物资申领单，便于物资管理、提高工作效率和节省库存物资的管理成本。库房管理人员根据各部门的存货物品申领单，打印出库三联单（一联给领用部门留存，一联给会计作账，一联给库房保管留存），并作为库房保管人员发放存货物品的依据。库房保管有专业要求的必须符合专业要求（如药库保管必须是药学专业人员）。

6.2 库房保管根据出库单内容，积极准备存货物品。注意发货时核对物品名称、规格、单位、数量、单价的一致性，按照科室急用先发，物品执行"先进先出"的原则；在物品准备过程中，同时检查库存情况及时记录需补充的物品报采购人员；备完存货物品后，库房保管再复核一遍，准确无误后在出库单上签字确认。

6.3 存货物品运送，由两名以上人员组织实施，并随带三联出库单，注意防止存货物品运送过程中的丢失。存货物品送达各科室后，由科室指定人员核对无误在出库单上签字确认；若有差错，送货人员应立即报告库房保管及时纠正，并负责带回两联出库单交保管和会计。

6.4 低值易耗品的领用，坚持"定量配置、以旧换新"原则，领出后五天内必须进行运行验收，发现问题及时向库房保管反映，库房保管告知采购人员，由采购人员联系厂商解决。领用科室发现问题不及时未向库房保管反映的，后果自负。

6.5 过保质期后或日常的简单维修，展板、标识维修由院办负责；医疗设备、医疗器械维修由医学装备科负责；电脑、打印机、固定电话等由信息科负责维修；水电、墙地面、办公桌椅等由总务科负责维修。

7. 存货的盘点清查

7.1 存货物品至少每季度进行一次全面盘点，盘点时库房保管和会计必须参加，发现余缺及时做出记录，查明原因，提出处理意见。

7.2 因工作疏忽造成经济损失的，相关责任人承担赔偿责任。因存货物品的自然损耗和非过失引起的短缺、损坏，及时上报，按程序办理报批手续，待批准后调整账卡，保证账账、账卡、账物三相符；发现近效期物品，及时协调科室领用或通知厂商调换、退回。

8. 存货的账务处理

8.1 会计人员复核入、出库单据填写项目是否齐全，签字手续是否完善，以及和厂商开具的发票内容是否一致等，发现问题，及时反映处理，正确无误、及时入账。

8.2 会计人员要建立健全各项存货物品的明细账，反映该物品的入、出、余的数量、单价、金额、日期、出入库号等内容；建立健全各供货厂商的往来备查账，反映该厂家购进物品款项（登记入库单号）、已付款项（已付的入库单号）、尚未支付款项（尚未支付的入库单号）的金额、日期、凭证号等内容。做到存货物品入、出库单据内容与明细账内容一致，明细账金额与总账金额一致，厂商备查账余额与总账余额一致。季末盘存后明细账数量与实物数量一致。

8.3 对于发生的库存商品盘盈、盘亏或者毁损、报废，应当先记入"待处理财产损溢"科目，按照规定报经批准后及时进行后续账务处理。

9. 日常采购集采药品和卫生材料暂估入账和调价业务处理

9.1 日常采购集采药品和卫生材料时，如送货厂家在送货时货物和发票一同送达情况下的账务处理。

例：采购货物入库价格和开票价格均为 A 时

入库：借：库存商品——××商品   A

        贷：应付账款——××公司   A

不做预算会计处理

出库：借：业务活动费用——专用材料费   A

        贷：库存商品——××商品   A

不做预算会计处理

付款：财务会计处理：借：应付账款——××公司   A

                贷：银行存款   A

预算会计处理：借：事业支出——其他资金支出——专用材料费   A

           贷：资金结存   A

9.2 日常采购集采药品和卫生材料时，如厂家在送货时只配送货物，发票随后再送达医院的情况下账务处理。

例：采购货物入库价格为 A，后期集采货物降价后开票金额为 B（A > B）

入库：借：库存商品——××商品   A

        贷：应付账款——××公司   A

不做预算会计处理

出库：借：业务活动费用——专用材料费   A

        贷：库存商品——××商品   A

```
不做预算会计处理
付款：借：应付账款——××公司                           A
         业务活动费用——专用材料费                     （A－B）
         贷：银行存款                                     B
预算会计处理：借：事业支出——其他资金支出——专用材料费    B
              贷：资金结存                                B
```

第五节　基本建设业务内部控制

一、基本建设业务内部控制概述

（一）基本建设业务内部控制的概念

建设项目是指医院根据医疗事业发展或医疗业务需要而开展的新建、改扩建项目，以及修缮修理项目。医院基本建设项目是指医院在工期、投资、质量等条件约束下，为适应不断提升的医疗卫生需求，而实施建设的一个或多个单项工程，以达到增强自身医疗服务能力的目的。

建设项目内部控制是医院为了防范建设项目各个环节的差错与舞弊，提高工程质量，提高建设资金使用效率，结合建设项目的重点和管理要求而制定的内部控制制度和程序，包括建设项目决策、概预算、招标、采购、施工管理、质量管理、工程结算、竣工结算等。

（二）基本建设项目内部控制的意义

医院基本建设项目内部控制是保证项目建设目标实现的一种政策、制度和程序，是医院内部控制体系的重要组成部分。建设项目内部控制可以保证建设项目的质量和安全，保证建设项目资产的完整性和有效性，保证建设项目信息的真实性和合法性，提高建设资金使用效率，防止决策失误。有效杜绝建设项目不按目标建设、工程招标投标程序不规范、工程超预算或任意扩大范围、提高标准、高估工程预决算、擅自挪用、拆借、转移工程项目资金等问题，对于实现建设项目内部控制目标具有重要意义。

1. 建设项目内部控制是提高医院建设项目投资效益的前提

通过对建设项目事前、事中、事后各个阶段的有效控制，提高建设项目的建设进度和投资效益，防止建设资金浪费与流失。

2. 建设项目内部控制是合理控制工程造价的重要手段

通过对建设项目事前的概预算控制、事中合同管理控制以及事后验收结算、竣工决算控制，可以有效地控制工程造价，节约建设资金，促进医院实施建设项目规范管理，做到各个环节的操作有章可循。

3. 建设项目内部控制可以最大限度地确保医院资产安全

健全有效的建设项目内部控制，可以堵塞漏洞，从源头上遏制工程建设的舞弊行为，确保工程建设质量，保证建设项目相关资料的真实、合法和安全，确保建设项目及时完整地转为固定资产，保护国有资产的安全与完整。

二、基本建设业务内部控制目标

（一）基本建设项目组织管理体系控制目标

（1）建立健全基本建设项目管理制度，并且根据医院实际情况不断细化、修订和优化，形成良性循环。

（2）相关建设业务部门和管理岗位设置合理，明确岗位职责权限，确保不相容岗位相互分离、相互制约、相互监督。

（3）建立健全项目议事决策机制、项目工作机制、项目审核机制和项目考核监督机制，形成集体研究、专业机构编写、专家论证、集体决策审核机制，确保项目决策的科学性和合理性，优化审核控制的岗位设置、人员配置与审核流程，确保建设项目符合医院发展规划。

（二）业务环节控制目标

1. 项目立项决策

（1）工程建设项目符合医院发展规划。

（2）工程建设项目相关重要事项决策经过集体讨论。

（3）工程建设项目立项符合国家规定。

2. 项目设计与概预算

（1）项目设计要符合国家法律法规规定，严格设计变更管理。

（2）认真编制项目建设预算，预算不得超过投资估算国家规定的比例。

（3）严格执行项目建设预算，按照审批下达的投资计划和预算金额对建设项目资金实行专款专用，严禁截留、挪用和超用途、超预算使用资金；预算发生调整需按规定呈报上级有关部门审批。

（4）控制基本建设的成本，物资和人工是建设项目的主要成本。通过规范预算的编制和审核，加强物资招标采购过程的管理，能有效降低物资耗费水平。通过对现场施工工作量的审核，根据工人的工作定额，合理确定人力成本，避免承包单位不合理的报价。基本建设项目管理有诸多环节，每个环节还涉及众多的制度和流程，如按照概预算投资实施基本建设项目，有效的招投标控制机制，严格履行授权审批程序，建设项目资金专款专用等。通过开展内部控制，加强公立医院基本建设项目管理是必然要求和现实需要。

3. 项目招标

（1）按照有关规定确定招标事项，确保招标、开标、评标等环节符合相关法律法规要求，公正公开，程序规范，中标人符合资质要求和工程建设要求。

（2）招标文件编制完整准确，标底不被泄露，评标人员选择适当，严格防范招标过程中舞弊和腐败现象发生。

4. 项目施工与结算管理

（1）项目施工符合国家及监管机构要求。

（2）原料采购、承包方式、安全质量风险评估、项目建设周期、现场安全质量管理、现场管理服务、建筑材料质量管理、工程监理、工程变更等事项得到有效管控，建设项目能够在保证质量的前提下按时完成。

（3）严格按合同、施工进度支付款项。

5. 项目验收与决算

（1）建设工程经过设计、施工、工程监理等参建单位的验收，确认工程与设计一致、质量合格。

（2）按照规定组织竣工决算、竣工决算审计，办理竣工结算。

（3）项目档案和资产及时完成移交工作。

三、基本建设业务内部控制流程与关键环节

基本建设项目内部控制是指根据建设项目的重点和管理要求，为实现建设项目的高质量、建设资金的高效使用、建设项目风险的防范而制定的内部控制制度和程序。建设项目的内部控制涉及建设项目的决策、招标、采购等各个方面。医院建设项目内部控制是内部控制体系的重要组成部分。

（一）基本建设业务流程

1. 基建工程业务流程图（见图 5 – 22）

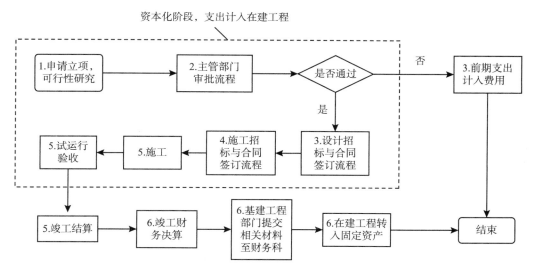

图 5 – 22　基建工程业务流程

2. 基建工程业务流程关键节点简要说明（见表5－20）

表5－20   基建工程业务流程关键节点简要说明

关键节点	简要说明
1	使用部门依据单位建设总体规划和单位发展总体规划向基建负责部门提出工程项目申请书，基建与财务部门委托具有资质的单位编制可行性研究报告
2	可行性研究报告上报单位审批，经批准后由基建组与财务部门以单位文件形式上报发改委，申请工程项目建设计划
3	基建与财务部门根据发改委对项目可行性研究报告的批复文件，编制工程项目建设计划，进行设计招标与合同签订
4	公告、招标文件应委托专业的招标代理机构进行编制，项目管理部门负责参与、配合、审查、监督施工招标，并进行合同签订流程
5	施工现场管理包括质量、安全、进度、签证等的现场管理，并进行试运行验收，施工过程中必要的结算
6	基建工程部门提交相关材料至财务部门进行竣工财务决算，并将在建工程转入固定资产

（二）基建工程支出业务流程

1. 基建工程支出业务流程图（见图5－23）

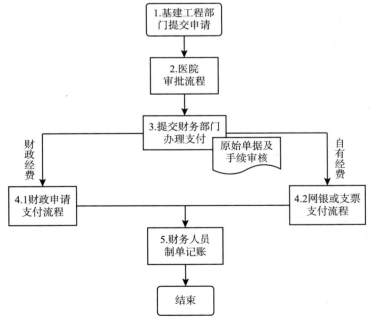

图5－23　基建工程支出业务流程

2. 基建工程支出业务流程关键节点简要说明（见表5-21）

表5-21　　　　　　　　　基建工程支出业务流程关键节点简要说明

关键节点	简要说明
1	基建工程部门提交申请
2	按照财务报销制度，执行医院审批流程
3	经审批的原始单据提交财务部门，财务部门审核后办理支付手续
4	（1）用财政经费支付的，执行财政申请支付流程； （2）自有经费支付的，执行网银或支票支付流程
5	执行所有支付程序后，财务人员制单记账

（三）项目设计与概预算流程

1. 项目设计与概预算流程图（见图5-24）

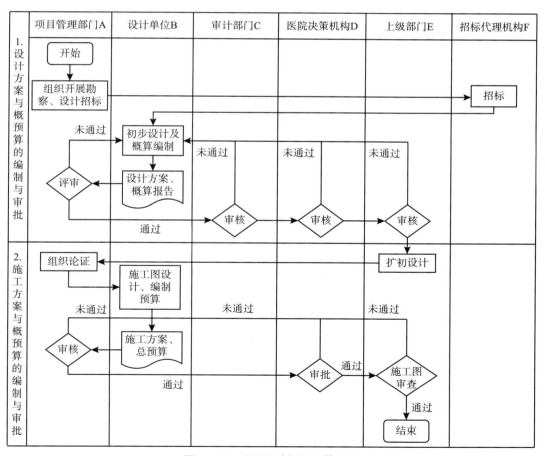

图5-24　项目设计与概预算流程

2. 项目设计与概预算流程关键节点简要说明（见表 5 - 22）

表 5 - 22   项目设计与概预算流程关键节点简要说明

关键节点	简要说明
A1	项目管理部门组织开展勘察、设计招标，进入招标流程
B1	经招标确定的设计单位进行建设项目的初步设计及概算编制，形成初步的设计方案和概算报告，并经项目管理部门、审计部门、决策机构和上级部门审批。审批通过后由上级部门进行扩初设计，不通过则修改初步设计和概算
A2	项目管理部门对扩初设计进行组织论证
B2	设计单位根据扩初设计进行施工图的设计，并由项目管理部门评审后，由决策机构和上级部门审批，若不通过，则重新修改施工方案

（四）项目招投标采购流程图

1. 项目招投标采购流程图（见图 5 - 25）

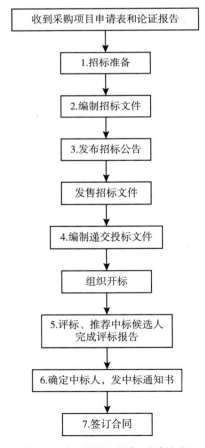

图 5 - 25 项目招投标采购流程

2. 项目招投标采购业务流程关键节点简要说明（见表 5 – 23）

表 5 – 23　　　　　　　　项目招投标采购流程关键节点简要说明

关键节点	简要说明
1	收到采购项目申请表和论证报告后，召开项目招标预备会，确定招标方式和方案，进行招标准备
2	调研、收集有关经济、技术资料，编制招标文件
3	项目管理部门找专家咨询技术方案，应按规定在媒体发布招标公告
4	对参加竞标单位发售招标文件，同时澄清、答疑和补充修改招标文件，编制递交投标文件
5	组建评标委员会，进行开标，经过初步评审与资格审查、详细评审、投标澄清，推荐中标候选人，完成评标报告，在媒体公示评标结果
6	确定中标人，给中标人发中标通知书，公示定标结果
7	按照规定时间，和中标人签订合同，收集招标资料，进行合同备案，将所有招标投标资料整理归档

四、基本建设业务内部控制主要风险点

（一）项目立项决策的主要风险点

项目开展前未进行充分、有效的可行性分析研究，可能导致决策不当，难以实现预期效益；项目建议书制作不合格，不符合要求，设计不合理、不科学、深度不够，概预算脱离实际；项目评审流于形式，误导项目决策科学性较低；应经职代会审议讨论的项目未经职代会讨论表决或公示，决策程序不规范，导致决策失误。

（二）项目设计与概预算的主要风险点

缺乏与基本建设业务相关的专业知识，编制预算脱离医院实际情况，可能导致项目成本失控；项目预算控制不完善或未能有效落实控制，尤其忽略设计方案中关于建筑材料、层高、每平方米主材消耗对造价的影响，未对设计方案设定单方造价控制指标，可能导致超预算情况发生；医院不重视对项目预算的控制，随意扩大建设规模、调高建设标准，一味追求大而全，导致项目发生超预算情况。

（三）项目招标的主要风险点

招标过程存在串通、暗箱操作或商业贿赂等舞弊行为；建设项目招投标制度没有根据医院实际情况适时进行修订和更新，导致项目招标运作不规范；建设项目实际招标工作和医院建设项目内部控制制度规定不一致，未按医院规定执行，甚至未能明确划分清楚应公开招标和应进行政府集中采购的工程项目，导致未采取恰当的招标方式，或招标过程存在违法违规的问题，不能确保招投标工作的公平、公开、公正；施工招标阶段由于潜在的投标人不能确定能否中标，而在投标文件细节条款中一味让步，导致其一旦中标，医院容易处于被动位置，进而影响项目施工过程。

（四）项目施工与结算管理的主要风险点

项目施工的风险点：医院在未办妥项目报建、报批和证照申领的情况下违法施工；工程监理不独立，过度依赖医院的判断，或与施工单位关系密切、相互串通，导致监理作用难以发挥；监理人员责任心不够，未认真履职，在处理施工监督、工程验收和付款申请等问题时，不进行认真检查，随意审查通过；对施工单位项目变更审核不严格，随意拖沓工期，工程变更频繁，导致资源浪费、预算超支、工期延误等；施工单位现场控制不到位，缺乏质量检查和校验，导致出现施工操作不达标、施工现场出现安全隐患、施工质量不达标、重复施工、偷工减料等问题；建设单位、施工单位、监理单位等的安全管理责任划分不清、管理不到位，且建设项目一般建设周期相对较长，项目施工环境较为复杂，建设项目施工过程难以实现有效控制。

项目结算管理的风险点：建设项目合同相关管理制度不健全，对合同的签订和审核控制不严格，未能按照工程进度和合同约定付款；医院对建设项目合同管理重视度不够，缺乏专业的建设项目管理人才，对项目建设过程中的合同履行和设计变更缺乏应有的控制和监督，影响建设项目控制目标的实现；监理人员对签证把关不严，未履行严格的审核手续和程序，以至于工程合同价与送审价差异大；医院对建设项目预付款比重过大，预留的工程质量保证金偏少，导致工程质量无法有效保证。

（五）项目验收与竣工决算的主要风险点

项目竣工验收不规范、把关不严，导致工程交付使用后存在重大隐患；竣工决算报告编制不准确，虚报项目投资完成额、虚列建设成本或隐瞒结余金额，使竣工决算失真；建设项目档案缺乏统一、有序的管理，导致项目档案遗失或毁损；工程建设项目结转固定资产不及时，项目验收与竣工决算缺乏监控和审核环节，甚至未见竣工决算审计报告，导致资产折旧计提不及时、不准确；项目验收过程中对建设项目完成质量把关不严，对监理机构和外部审计机构的工作质量缺乏监督和制约，导致建设项目竣工决算控制效果不够；建设项目竣工结算滞后，项目验收后相关部门和财务科关于项目收尾阶段的财务管理工作衔接不规范，以致影响后期账务处理工作，影响项目工程的结转；对隐蔽工程造价管控松散，验收时不严格，影像、文案记录不够准确详尽，签证不及时，可能造成记录内容前后不符、造价管控失真。

五、基本建设业务内部控制措施

（一）项目立项决策的控制措施

（1）项目应进行可行性分析研究、概算或估算、集体决策等，严格按照立项决策程序进行立项，严禁任何人单独决策建设项目或者擅自改变集体决策意见。

（2）控制的设计与实施，具体分为以下几个方面：立项决策程序、可行性分析研究、项目概算或投资估算、集体决策。

（3）医院的建设业务因其用途的特殊性与一般建筑企业的业务不同。应根据其特点梳理业务流程，据此划分岗位并明确职责权限。评估基本建设业务上的关键风险点，以降低业务风险为抓手，明确医院基本建设内部控制的方向。根据医院的总体发展规划确立基建项目的总体目标，结合目标实施考核方案，并逐步确立适合基建业务特点的目标评价体系，不断提高建设项目投资收益。

（二）项目设计与概预算的控制措施

（1）项目设计环节，关键控制措施是：在选择设计方案时，应以技术经济指标为硬性要求，安全系数是否适中，主要材料消耗是否过量，以控制工程的单方成本和总投资。在选择设计单位时，应引入适当的竞争机制；具有资质和经验的设计单位应按照国家和医院的规定，通过招标的方式确定。向设计单位提供详细的基本信息，并就医院自身的需求、医疗技术发展趋势和更新医疗设备的要求进行交流。避免因信息不对称或不完整造成的设计错误和失控投资；加强对项目初步设计、施工图设计等环节的管理，严格把控设计方案，并按国家要求报有关部门审批备案；设计项目变更应严格管理，尽量避免项目变更。

（2）项目概预算环节，关键控制措施是：应加强医院的项目预算环节控制，按照国家规定，投资估算控制设计预算，设计预算不应突破投资估算的10%；施工图预算应在设计预算控制下完成，任何部门和个人不得自行任意批准追加项目建设内容和预算，不得擅自改变集体决策。预算编制要全面完整，主要内容有前期费用、勘察设计、招标、工程施工等预算，不能任意扩大范围和提高建设标准；应加强工程量预算的控制，必须按照图纸和规定方法计算，不得任意扩大；预算要真实、完整、准确套用建设项目定额标准；财政投资立项的基本建设项目须经过财政部门审核，其他基本建设项目须经过具有资质的审计机构进行审计，或经过医院内部审计部门审计。

（三）项目招标的控制措施

（1）医院应对投标人和供应商的廉政资质审查，医院纪委监察部门对建设项目招标投标过程进行充分监督，并提出监督意见，确保招标程序的公平性、合规性、保密性，控制工程造价、提高工程效率、防范和遏制商业贿赂。

（2）各种招标公告、招标文件应委托专业的招标代理机构进行编制，项目管理部门负责参与、配合、审查、监督其开展工作，相关公告、招标文件须经项目领导小组审查，领导小组组长签字批准，方可进行。重视招标前施工图的会审工作，减少施工过程中的变更。

（3）风险评估是内部控制制度的重要组成部分，对经济业务的事前、事中、事后管理方面能够发挥重大的作用。事前评估主要包括对项目立项、筹资方案进行可行性分析。事中评估主要针对基本建设中的关键流程进行审查，确保各流程有制度、有执行、有效果。针对薄弱环节要研究进一步的优化措施。事后评估，主要看项目的竣工决算情况，建设成本有无超概算，合同的执行情况、施工项目是否都符合招标手续，建设项目是否按规定完成验收等。

（四）项目施工与结算管理的控制措施

（1）加强立项批文、建设项目规划许可证、施工许可证的审批手续管理，加强项目施工与结算控制过程中建设项目法人负责制、工程建设监理制和工程合同管理制的控制，要求法人按规定承担相应阶段性的工作责任，并对工程质量承担终身责任，同时承担施工现场管理责任、督促现场文明施工责任、执行安全生产等有关规定；项目实施和结算应按规定程序执行，检查先勘察、后设计、再施工的运作程序，防止边立项、边设计、边施工现象；施工和结算均应遵守招投标制度，不得弄虚作假，坚持公开、公平、公正的原则，监督工程中标单位不得有转包、违法分包和挂靠承包行为；按照医院相关规定严肃工程质量，严格控制工程变更，按照规定的权限和程序进行审批。

（2）加强工程合同管理，合同必须以书面形式签订，严格按照规定程序进行，对建设工程合同的内容经过认真审查，按程序批准，签字后，加盖医院合同印章方可生效。未经建设领导小组负责人审核的合同为无效合同，财务部门不予办理相关手续。项目管理部门无权擅自为基础设施项目提供经济担保；施工合同的履行是当事人按照合同标的履行，各方均承担实际履行责任，不得擅自以违约金或者损害赔偿代替合同标的的履行。加强对项目进度资金支付的管理，项目资金的结算由审计部门和财务部门审核。项目资金结算不得以现金结算，款项不得划入私人账户。

（五）项目验收与竣工决算的控制措施

（1）医院应明确竣工验收及决算条件、标准、程序和相关管理职责，明确项目竣工时，必须办理竣工决算和竣工决算审计，同时在编制建设项目竣工决算前，应做好各施工单位的往来账核对和清算工作，确保建设项目竣工决算真实、完整和及时，经审计的建设项目，应及时办理固定资产验收和移交，未经审计的建设项目，不得办理固定资产验收和移交。

（2）建设单位要按照实际工程量编制建设项目竣工决算单，决算单必须经监理单位或医院技术人员审核，按规定送审计部门进行审计，决算经审计确认的工程造价作为该项目结算依据，并办理相关审批手续；建设项目完成后对所有技术资料和文书档案进行整理并装订成册，加强建设项目合同管理。

（3）加强资产管理。根据基本建设财务管理制度的有关规定，建设项目竣工后应当按时验收，并组织有关部门完成决算。财务人员根据现有数据分析建设成本，合理分摊投资，必要时引入第三方机构协助。费用整理后，会计科目由在建工程变更为固定资产，由有关部门按资产价值办理入库。如项目已投入使用，存在质量以外的问题，尚未完成竣工决算的，可先将项目账面价值入账，待竣工决算完成后再调整项目资产原值。

六、制度文本范例

××医院基本建设业务内控制度范例

（一）建设项目管理制度

为合理有效的项目建设管理，加强经济核算，降低建设成本，提高投资效益。

内容：

1. 建设项目业务流程

项目立项及审批→项目设计与概预算→项目招标→项目施工→项目验收及结算与竣工决算

2. 建设项目业务主要风险

2.1 项目立项风险：项目建议书制作不合格，不符合要求，设计不合理、不科学、深度不够，概预算脱离实际；应经职代会审议讨论的项目未经职代会讨论表决或公示。

2.2 项目实施风险：未采取恰当的招标方式、招标存在违法违规问题、招标程序不符合法律规定；工程监理不到位，分解签证，难以合理控制工期；项目变更审核不严格，工程变更频繁，导致预算超支，投资失控，工期延误等；预算不合理，造成资金浪费。

2.3 项目竣工验收风险：竣工验收不规范，把关不严导致工程交付使用存在重大隐患。

3. 建设项目管理范围

凡属于医院当年的各类建筑物、构筑物及其附属设施的大修、改建、扩建、土建和安装、道路建设等各类工程项目，均属于本制度的管理范围。

4. 建设项目管理原则

4.1 先规划后建设原则。凡需要新建、改建、扩建的房屋都必须符合医院长期发展规划，经充分论证分析，按上级要求报相关部门审批后，方可施工。

4.2 计划管理的原则。凡下达投资计划的项目，必须严格按计划下达的建设内容、建设规模和总体投资实施建设工作。建设项目资金专账管理，专款专用。

4.3 重大事项审批原则。建设项目实施过程中的各个重大事件，如立项计划、招标采购计划、设计变更、资金拨付、合同的签订、工程结算审批等必须经建设项目领导小组同意后，由单位负责人批准，并报主管部门和相关部门审批，获得同意后，方可启动实施。

4.4 项目法人负责制原则。实行建设项目实施项目法人负责制，对工程质量负总责。医院应严格按照国家有关法律法规政策要求，以及建设行政部门的规章制度，实施项目工程建设，确保项目工程建设质量。

4.5 岗位设置原则。合理设置岗位，明确内部相关部门和岗位的职责权限，确保项目建议和可行性研究与项目决策、概预算编制与审核、项目实施与价款支付、竣工决算与竣工审计等不相容岗位相互分离。

4.6 项目议事原则。建立与建设项目相关的议事决策机制，严禁任何个人单独决策或者擅自改变集体决策意见。决策过程及各方面意见应当形成书面文件，与相关资料一同妥善归档保管。

4.7 项目申报资料审核原则。项目建议书、可行性研究报告、概预算、竣工决算报告等应当由单位内部的规划、技术、财会、法律等相关工作人员或者根据国家有关规定委托具有相应资质的中介机构进行审核，出具评审意见。

第六节　合同业务内部控制建设

一、合同业务内部控制概述

(一) 公立医院合同业务管理的概念

合同是指医院与自然人、法人及其他组织等平等主体之间设立、变更、终止民事权利义务关系的协议，一般包括民事合同、经济合同、劳动合同和行政合同。

合同管理是指从合同调查开始，经过开展谈判，拟定合同文本，进行审核审批，通过后签署合同，随后履行合同，在履行过程中的合同补充、变更和纠纷处理，以及合同结算、登记等整个过程的管理。医院的合同管理工作包括对合同起草、合同订立、合同履行等一系列行为的控制。从内部归口管理上涉及采购、信息、资产管理、财务、医务、护理、科教、质控、电教、办公等部门，几乎涉及所有职能部门。从程序上，涉及业务部门、财务部门、法务部门、审计部门和医院领导。医院经济合同根据订立的形式可分为书面形式、口头形式和其他形式的合同。医院只有加强合同管理，合同各方做到了遵守条约、履行合同、恪守信誉，才有利于医院自身管理水平的提高，增创医院经济效益，进而实现医院的战略发展目标。

医院合同管理必须全面、多角度、实时控制和监督。全面是指从合同起草到合同履行完成并归档的整个合同管理过程，包括合同的履行以及随后的合同变更和终止。多角度是指合同的条款和内容需要经过业务部门、财务部门和审计部门的审核和确认。实时性是指在合同履行发生变化时第一时间变更或者终止合同。对于公立医院而言，合同管理的目标是通过一套流程，合理保证合同管理的合法合规、财务安全、相关信息的真实完整，提高合同签订和执行的效率和效果，使合同管理适应医院战略发展的需要。

合同管理是医院经济活动的重要组成部分，包括固定资产、卫生材料、药品等采购，均须签订合同，明确双方的权利和义务，规范医院的经济行为。根据内部控制规范的要求，医院应该从合同签订、合同履行、合同变更等方面加强合同管理，梳理与合同有关的风险点，并且建立相应的风险控制机制，维护医院合法权益、防范相关法律和业务风险。同时有效提高医院的现代化管理水平，实现向智能财务管理的转变。

(二) 医院合同的分类

根据医院合同订立的形式，合同可分为书面形式、口头形式和其他形式的合同。

1. 书面形式合同

经济合同一般以书面合同为主，包括合同书、信件和数据电文（如电报、电传、传真、电子数据交换和电子邮件）等可以有形地表现所载内容的形式而订立的合同。法律、行政法规规定采用书面形式的，应当采用书面形式。当事人约定采用书面形式的，应当采用书面形式。

2. 口头形式合同

口头形式合同是指当事人双方就合同内容面对面或以通信设备交谈达成的协议。

3. 其他形式合同

除了书面形式和口头形式，合同还可以其他形式成立。法律没有列举具体的其他形式，但可以根据当事人的行为或者特定情形推定合同的成立。这种形式的合同可以称为默示合同，指当事人未用语言或文字明确表示意见，而是根据当事人的行为表明其已经接受或在特定的情形下推定成立的合同。

二、合同业务内部控制目标

（一）总体目标

医院合同控制目标是医院建立和实施合同管理控制所要达到的目的，医院合同管理控制目标与医院的总体目标一致。医院合同管理的总体目标主要包括优化合同管理流程、降低合同管理风险、提高合同管理效率、规范合同过程管理、推动医院规范管理五个方面。通过规范医院合同管理，维护医院正当权益、保护医院利益和规避合同风险，促进医院对外经济、技术、医疗、科学研究等合作活动的开展，规范合作行为，确保合同履行质量是建立和实施合同管理控制所要达到的目的。

医院从合同策划到合同履行后的档案归档一般需要较长的周期。如果中间环节管理不善，很容易导致合同执行混乱，甚至可能出现合同纠纷；合同风险无处不在，合同管理的风险主要集中在合同履行阶段，合同管理目标要做到"事前预防"，通过明确合同条文，甄别合同潜在风险，规范合同条款内容以及过程管理，可以有效保障医院利益、降低风险水平；通过及时识别合同潜在风险，规范合同条款以及管理流程，可以减少合同管理过程中的盲点，提高合同管理的效率。

（二）合同管理组织及运行机制的控制目标

（1）建立健全合同内部控制相关管理制度，合理设置合同业务岗位，明确职责分工，实现不相容岗位相互分离、互相制约、互相监督。

（2）院务办公室制定总体合同管理制度，招采、信息、基建等合同要和院办总制度精神一致。对合同实行分级管理，医院根据业务类型对合同实行分级管理，明确合同的授权审批和审批权限，有效规避未经授权审批或越权审批的风险。

（3）授权相关部门对合同实行归口管理，明确归口管理部门的职责，防止合同业务出现多头管理、互相推诿的情况，同时确保医院业务部门、财会部门与合同归口管理部门之间有效地沟通和协调，增强医院资源配置的科学性和合理性。

（三）业务流程控制目标

1. 合同前期准备控制目标

（1）合同策划科学合理，确保合同业务符合医院经营目标和战略规划，能够反映医院的经营方针和根本利益，并具有可行性。

（2）合同尽职调查充分，确保合同对方具有主体资格，资信情况、信誉和经营状况良好，具有较好的履约能力，以便减少合同违约的风险。

（3）合同谈判准备充分，按照自愿、公平的原则，磋商合同内容和具体条款，明确双方的权利义务和违约责任，确保实现业务目标，保障和维护医院的权益。

2. 合同订立控制目标

（1）对所有应签订合同的经济事项均应签订合同，并经过适当审批，合同条款合理合法。

（2）确保合同文本准确表达双方谈判的真实意愿，并且做到合同文本内容规范，合同法定要素齐全，文字表达准确，违约责任等关键条款明确。

（3）医院要加强对合同订立的管理，明确合同订立的范围和条件。对于影响重大、涉及较高专业技术或法律关系复杂的合同，应当组织熟悉技术、法律和财会知识的人员参与合同谈判和审查，必要时可聘请外部专家参与相关工作。谈判过程中的重要事项和参与谈判人员的主要意见，应当予以记录并妥善保存。

（4）医院要严格划分不同级别合同的签署权限，确保合同签署在签署人的权限范围内，合同签署权恰当有效，防止未经授权成越权签署。

（5）医院需建立健全管理合同专用章制度，对合同专用章的使用要进行规范。

（6）医院要加强合同的保管，指定专人负责合同日常保管，合同收发要及时，有效防止合同被单方面更改。

3. 合同执行控制目标

（1）医院要加强对合同履行情况的动态监控，确保合同双方履行合同义务，督促对方积极执行合同，确保合同全面有效履行。

（2）医院要按照合同结算条款及时进行结算，确保合同款项的结算规范有序，并严格执行支付审批的相关规定。

（3）医院要建立规范、有效的合同纠纷处理机制。在发生合同纠纷时，能够按照国家相关法律法规及时解决合同履行中的各项纠纷，确保医院利益不受损失。

（4）如果合同履行条件发生变化，需要对合同进行调整，要确保合同补充、变更、转让、解除和终止经过适当审批，整个程序合法合规。

4. 合同后续管理控制目标

（1）医院要加强合同登记管理，建立合同管理台账，定期对合同进行统计、分类和归档，详细登记合同的订立、履行和变更情况，确保实现对合同的全过程封闭管理。

（2）医院需确保合同和相关文件资料及时归档和妥善保管，保证合同及其相关文件资料的安全完整。

（3）医院要加强合同信息安全保密工作，防止国家、商业或工作机密泄露，保障医院权益。

（4）医院需建立合同管理检查评估机制，对合同管理中发现的问题进行总结改进，对于合同管理好的方面要继续保持，不断完善医院合同管理工作。

三、合同业务内部控制流程与关键环节

合同管理主要涉及以下业务流程：合同订立、合同审查、合同履行、合同跟踪、合同管理以及合同纠纷处理等。从内部归口管理上涉及采购、信息、资产管理、财务、医务、护理、科教、质控、健教、办公等部门，几乎涉及所有职能部门。在流程上囊括了业务部门、财务部门、法务部门、审计部门和医疗领导等诸多部门。相比其他行政事业单位，医院合同管理具有涉及部门多、程序多的特点（见图5-26）。

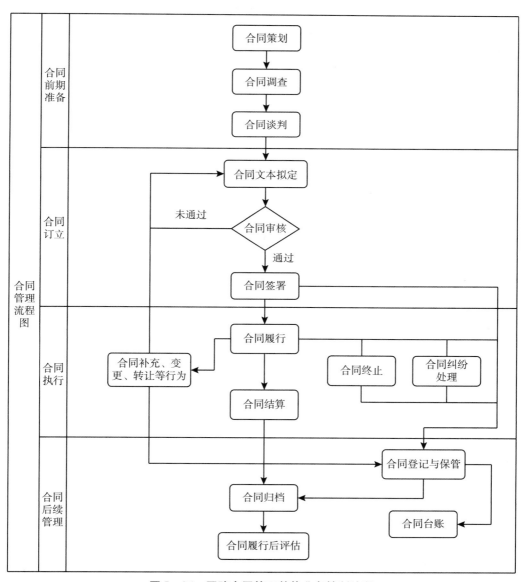

图5-26 医院合同管理整体业务控制流程

（一）合同订立流程

1. 合同订立流程图（见图 5 – 27）

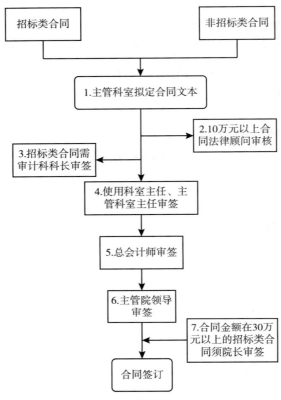

图 5 – 27　合同订立流程

2. 合同订立流程关键节点简要说明（见表 5 – 24）

表 5 – 24　　　　　　　　　　合同订立流程关键节点简要说明

关键节点	简要说明
1	主管科室根据项目相关资料和同对方商定的条款起草合同文本，填写"合同审批表"
2	合同金额在 10 万元以上的，由法律顾问全面核查合同内容，重点核查合同中相关法律条文，避免法律纠纷，并在"合同审批表"上签署明确意见
3	招标类合同需由内审科室核查合同标的、合同价款、技术参数、付款方式、售后与质保、主要条款、违约责任等是否符合招投标文件要求，核查合同管理中是否出现违法、违纪、违规问题，审计科科长审签
4	使用科室主任、主管科室主任依次审核，并在"合同审批表"上签署明确意见
5	总会计师审签，并在"合同审批表"上签署明确意见

续表

关键节点	简要说明
6	主管院领导审核，并在"合同审批表"上签署明确意见
7	合同金额在 30 万元以上的，最终由院长审签

（二）合同履行流程

1. 合同履行流程图（见图 5 – 28）

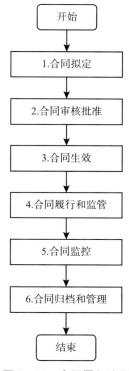

图 5 – 28　合同履行流程

2. 合同履行流程关键节点简要说明（见表 5 – 25）

表 5 – 25　　　　　　　　　　　　合同履行流程关键节点简要说明

关键节点	简要说明
1	合同经办人根据合同谈判的结果，起草合同文本，填写"合同审批表"，并由本部门负责人审核
2	申请科室、主管职能科室相关人员全面审核合同内容，重点审核专业范围的合同技术条款；法律顾问全面核查合同内容，重点核查合同中相关法律条文，避免法律纠纷；审计科主要核查合同标的、合同价款、技术参数、付款方式、售后与质保、主要条款、违约责任等是否符合招投标文件要求，核查合同管理中是否出现违法、违纪、违规问题。申请科室、主管职能科室、法律顾问、审计科在"合同审批表"上签署明确意见，最终合同文本递交院主管领导进行审批

续表

关键节点	简要说明
3	归口管理部门合同管理员审核"合同审批表"且经过适当签批后，按照既定的编号规则核对合同编号，并将合同编号填写在合同书与"合同审批表"相应位置，根据所附资料登记合同管理台账
4	业务部门根据合同条款履行合同规定的责任与义务，同时对合同对方的合同履行情况进行监督与审核，并根据合同履行阶段向财务部门提出结算申请
5	归口管理部门同时负责跟踪经济合同履行进度，根据合同条款组织实施，并对合同执行情况进行监控
6	实行合同统一编号。对外签发的与合同有关的文件编号应当与合同编号一致。变更协议的编号应与原合同一致，但应在原编号末加注/1、2等尾标以示区别，并在合同登记台账上加以注明

医院合同管理整体业务控制的关键环节中有合同策划，确定合同原则目标，确定合同种类形式，实施具体策划和重大合同问题决策；合同订立中的合同文本拟定和合同文本审核，合同签署、合同登记和合同加盖印章；合同执行中的合同履行和合同结算。

四、合同业务内部控制主要风险点

（一）合同组织管理及运行的主要风险点

医院未对合同进行归口管理，未合理设置合同业务部门和岗位，职责分工不明确，不相容岗位未实现有效分离、相互制约、相互监督；医院未对合同进行分类管理，不同的合同授权审批和审批权限不明确，出现未经授权或越权审批，可能使医院遭受巨大经济损失；医院相关部门的合同管理机制混乱，缺乏沟通协调机制，容易造成多部门共同管理、重复管理的边际盲区，不利于及时发现合同管理中存在的问题风险，降低了日常工作效率；医院未能实现对合同管理工作的日常监督和专项监督，纪检监察部门未能发挥对合同管理的监督作用，导致医院合同管理出现风险；合同管理信息化未实现或信息化管理程度不够，依然是传统的管理方式，无法实现信息的实时共享；合同责任追究机制不明确，让违规人员有机可乘，导致合同管理风险的发生。

（二）合同订立的主要风险点

医院在拟订合同文本时，可能会存在合同标的数量、履行方式、双方当事人的权利和义务、违约责任、合同期限等内容和条款不够完整、明确的情况，导致合同文本未能实现双方真实的意思表达，造成重大误解，对合同条款及格式审核不严时，致使医院面临诉讼或经济利益受损的风险。

（三）合同履行的主要风险点

合同履行环节存在的风险。合同履行后，对合同条款未明确约定的事项没有及时补充协议，可能导致合同无法正常履行的风险。合同履行缺乏有效监控，可能存在没有持续关注对方的资信变化，而导致单位经济利益受损的风险。

合同补充、变更、转让和终止环节存在的风险。合同变更或转让未采取相应的变更行为和批准等程序；未能详细登记合同的订立、履行、补充、变更、转让和终止等情况。合同生效后，发现合同条款不明确的，未能及时与对方协商沟通，订立补充、变更协议。

合同纠纷处理环节存在的风险。合同登记、流转、保管不善，合同丢失，影响合同履行和纠纷处理；未建立合同纠纷处理机制，导致合同纠纷处理不当，损害医院的利益、信誉和形象。

（四）合同归档评估的主要风险点

合同的登记内容不完善，登记内容未体现合同的签署、履行、补充或变更、解除等内容。缺少专门的合同管理员统一负责合同归档工作。

五、合同业务内部控制措施

（一）组织管理的控制措施

1. 建立合同管理制度

为了加强医院合同管理、规范合同行为、提高经济效益，根据《行政事业单位内部控制规范（试行）》的规定，有必要建立和完善医院的内部合同管理制度。明确制度：合同业务的归口管理部门；合同业务的管理岗位及其职责权限；合同订立的范围和条件，明确禁止违规签订担保、投资和借贷合同；合同拟订、审核、审批、履行等环节的程序和要求；合同业务的授权审批、签署权限和责任划分，严禁超越权限批准订立合同或未经投权擅自以医院名义对外签订合同；合同专用章的保管和使用责任，要求相关工作人员妥善保管和使用合同专用章。

还要优化合同管理内部环境。合同管理的内部环境包括医院领导对合同管理的重视程度，合同管理制度的规范性及健全程度，重大经济合同的审核审批流程，各个科室合同承办人员的管理意识等，因此，优化合同管理内部环境如下。

（1）需要明确医院所有涉及基建、修缮、设备、药品等的经济活动，除即时结清方式外，医院都应当签订书面经济合同。签订经济合同之前，主管部门或项目责任人必须了解和掌握对方是否具有法人主体资格、经营权、履约能力及其资信等情况，对方签约人是否为法定代表人或具备代理权限的法人委托人。无经营资格或资信的单位不得与之签订经济合同。

（2）医院合同订立前，应当进行合同审查，审查的内容包括：可行性审查。签订合同是否为医院业务所需，是否具有可行性；合法性审查。所签订合同是否具有法律依据；合同必备主要条款是否完整；合同项目、单价、金额、付款方式、双方权利、义务、合同期限、违约责任是否符合国家有关法律、法规和医院有关制度规定的要求；法人资格、资质证明等是否真实、有效；效益性审查，要审查合同履行后能否给医院带来预期的经济效益。

（3）需要明确合同执行过程中，所涉及的变更、增减、隐蔽事项必须由主管部门或审计人员现场签证认定后方可列入决算，否则不予承认，损失由对方自负。要明确医院与内部有关方面签订的内部承包合同也应严格遵守本制度，当事人应按合同的有关条款认真履行义务，维护医院内部经济秩序。

（4）合同签订后，经双方协商对合同进行变更或解约的，应以书面形式确认并由双方签字盖章。

（5）合同正本由合同档案管理部门归档保管并登记合同台账。

2. 通过分类分层规范合同管理

（1）合同分类原则和标准。

合同分类的总体原则为紧紧围绕医院典型业务类型，同时兼顾不同合同的性质特点，以及财务管理、内控管理的相关要求，对合同进行分类管理。《关于印发公立医院内部控制管理办法的通知》要求合同管理与预算管理、收支管理、采购管理相结合。具体分类标准：一级分类根据合同收支类型，将合同分为支出、收入、不涉及收支三大类。

（2）合同分层依据。

合同分层是针对同一类型的合同，划分为不同的层级，为进一步匹配科学规范的审批流程奠定基础。划分依据为具体合同事项是否涉及"三重一大"规定的重大事项或重要项目，以及合同金额是否达到了"三重一大"大额资金的标准。因此，合同分层是在合同分类的基础上，参照不同类型合同的风险点及管理要求，按照合同是否涉及"三重一大"分为一般合同和重大合同两个层级。涉及"三重一大"为重大合同，其他为一般合同。

（3）根据合同类型和层级确定合同审批流程。

合同的审查审批流程根据合同的类型和所属的层级来确定。合同审查审批的流程一般为，合同归口部门经办人或项目负责人进行合同拟定，由归口部门负责人审核后提交合同审查部门进行合同审查，最后由被授权的分管院领导进行审批签署。一般合同均需要经过财务处、审计处的审查，对于不涉及收支的合同可不进行财务审查，涉及其他部门业务内容的也须由相应部门进行合同会审。

3. 建立合同授权管理制度

医院应当建立合同授权管理制度，明确医院内部相关单位、部门和岗位的授权范围、授权期限、授权条件等；并在合同分级管理制度基础上，明确各个合同管理岗位的审批权限，确保医院各岗位人员在其授权和审批权限内开展合同业务。

4. 实行合同归口管理

根据不同职能部门的职责定位，医院授权相应的职能部门负责特定类型合同的归口管理工作，是合同的归口管理部门。各归口管理部门负责其管理权限、工作职责和业务范围内的合同全过程管理工作。对照合同的具体内容属于医疗、教学、科研、后勤等的哪一类，来确定合同归口管理部门。不同医院对于职能部门的职责定位会有差别，但不管医院具体怎样进行职能划分，任何合同的签订均需要有明确的归口管理部门来负责。具体负责制定合同管理制度，审核合同条款，管理合同标准文本，管理合同专用章，定期检查和评价合同管理中的薄弱环节，采取相应控制措施，促进合同的有效履行等。

合同归口管理部门需提高医院对合同管理工作的重视程度，强调合同管理的工作需要领导的重视、各部门的配合，举办合同管理相关培训，如承办部门签订常规合同中的注意事项、合同履行情况的跟踪监督等。合同归口管理部门还需定期、及时根据国家政策完善健全医院合同管理制度，在合同管理制度中明确制度适用范围、合同签订授权范围、合同会签流程、各个会签部门审核审批权限，明确职责划分、规定合同应具备的基本条款、合同履行与监督、合同变更与解除、合同纠纷管理等。以制度为抓手，规范经济合同管理行为。

（1）明确合同业务归口管理部门。医院应根据实际情况指定医院办公室或法务部门作为合同归口管理部门。

（2）明确合同归口管理部门的职责。其职责应包括：确定合同业务的程序和要求；参与重大合同的起草、谈判、审查和签订；管理和使用合同专用章；参与合同纠纷的调解、仲裁、诉讼活动；对合同进行登记和归档等。

（3）建立健全财会部门与合同归口管理部门的沟通协调机制，将合同管理与预算管理、收支管理、资产管理结合起来，增强医院资源配置的合理性、科学性，提高资金的使用效益和管理效率。

（4）基于一些合同涉及大量的法律专业问题，归口管理部门可以设立法律事务岗位，配备具有法律专业资格的人员参与合同管理。

5. 建立合同管理的岗位责任制

医院应当建立合同管理的岗位责任制。医院的各职能部门作为经济活动的承办部门，应在其各自的职能范围内承办相关合同业务，并履行合同调查、谈判、订立、履行和终结责任，如总务部门、设备部门负责物资和服务的采购合同，基建部门负责建设项目的各种合同，财务部门侧重于履行对合同价款的及时结算和财务监督职责。要确保合同管理的不相容岗位相互分离、制约和监督。合同管理的不相容岗位至少包括合同的拟定与审批、合同的审批与执行。

医院还应该确保合同业务相关人员的专业胜任能力和职业道德素养，提高合同业务管理水平，保证医院合同业务顺利开展。

6. 建立健全合同管理考核与责任追究制度

医院应当建立健全合同管理考核与责任追究制度。开展合同评估工作，对合同订立、履行过程中出现的违法违规行为，应当追究有关部门或人员的责任。合同归口管理部门对医院日常经营活动中重复使用率较高的经济活动制定合同标准文本、设置合同会签审核审批流程、合同归口管理部门组织相关部门定期对合同标准文本进行评审、授权签署合同是否签署了授权委托书、合同归口管理部门是否定期对合同履行整体情况和重大合同履行的具体情况进行分析评估，并出具评估报告，针对合同变更或需要解除的情况，是否经过合同承办部门发起并按照合同审核与订立程序报批等。

7. 充分发挥内部审计在合同管理中的风险防控职能

医院内部审计部门应当根据国家合同有关法律法规和单位内部合同管理的规定，采用规范的审计程序和方法，充分发挥审计监督职能，对医院签订和履行合同的过程和结果进行监督、检查和评价。通过事前、事中、事后内部审计的全过程监督，完成对合同的可执行性、合法性、完整性、有效性的监督控制，提高医院合同履约率，帮助医院规避合同风险。

8. 提高合同信息化管理水平

建立合同管理信息与沟通机制。信息与沟通是合同业务流程中各相关部门、业务人员沟通的形式及渠道。合同订立前、中、后的沟通及信息反馈渠道应根据其阶段特点建立相应的沟通机制。如重大经济合同签订前的决策商议机制、合同签订中的信息沟通留痕机制、合同审核审批过程中审核意见的记载记录、合同签订后的执行情况反馈机制等。同时，可以借助信息系统实现合同签订全流程信息化，线上系统相比线下系统更能提高工作效率，同时系统控制相较于人工控制在一定程度上能更加有效地规避某些舞弊行为。此外，合同管理系统若能与预算系统、资产系统、结算系统等联通，则能进一步随时检测合同执行情况、预算执行情况等，与医院内部控制的采购、预算等模块实现联动。

9. 健全合同责任追究机制

为提升合同管理质量与水平、促使合同管理相关人员认真履行职责，医院应建立严格的责任追究机制。一方面，医院应通过互联网平台进行合同流转、审批流程，实时跟踪，做到执行有痕、追究有据；另一方面，对于未经审批私自签订或更改合同、未按医院有关规定执行合同的行为，应追究相关人员的责任。因经济合同无效、赔偿、无法履行等情况给医院造成一定损失的，应当追究相关部门和人员的责任。

（二）合同前期准备的控制措施

1. 合同策划环节

合同策划是合同管理的起始点，是合同订立前设计和计划编制的阶段。关键控制点如下。

（1）审校合同策划目标是否与医院的事业发展规划目标一致。

（2）在合同订立前协调合同内容、技术、时间上的可行性，确保订立的合同能顺利履行。

（3）应当在合同管理制度中明确规定不得将需要政府采购管理的重大合同拆分为非重大合同，并建立相应的责任追究制度。

（4）明确合同订立的范围和条件，严禁违规签订投保、投资和借贷合同。

（5）为了防止超预算支出，医院要在年初制订投资预算，杜绝发生预算外支出的现象。

2. 合同调查环节

合同订立前，医院应当进行合同尽职调查，包括拟签订的合同内容是否在对方的经营范围内、对方是否具有履约能力、对方信誉和经营状况是否良好、授权委托书是否有效、对方是否在类似合同上与其他方存在法律纠纷等。具体关键控制点如下。

（1）应当充分了解合同对方的主体资格、信用状况等有关内容，确保对方当事人具备履约能力。包括审查被调查对象的身份证件、法人登记证书、资质证明、授权委托书等证明原件。了解清楚对方市场准入情况、代理资格、信用等级、履约能力，是否有不良记录等，切实从源头上防范合同管理风险。

（2）获取调查对象经审计的财务报告、以往交易记录等财务和非财务信息，分析其获利能力、偿债能力和营运能力，评估其财务风险和信用状况，并在合同履行过程中持续关注其资信变化，建立和及时更新合同对方的商业信用档案。

（3）对被调查对象进行现场调查，实地了解和全面评估其生产能力、技术水平、产品类别和质量等生产经营情况，分析其合同履约能力。

3. 合同谈判环节

医院应当根据实际情况选择适合的谈判方式。一般情况下，应实行集体会审制度，超过规定数额的物资采购项目和建设工程项目应在审计监察部门的监督下，严格按照政府采购要求的方式进行采购。具体关键控制点如下。

（1）组建既有良好职业道德，又有谈判经验的谈判团队。可以由医院业务部门、财务部门、审计部门、合同归口管理部门共同组成合同谈判小组，代表医院就合同内容和条款与对方进行磋商。谈判小组应熟悉国家相关法律法规、产业政策、行业监管、同类产品或服务价格等与谈判内容相关的信息，合理制定本单位谈判策略。重点关注合同核心内容、条款和关键细节，避免因合同约定不明确而产生歧义。充分发挥团队智慧，及时总结谈判过程中的得失，研究确定下一步的谈判策略。

（2）收集谈判对手资料，充分熟悉谈判对手情况，做到知己知彼，研究国家相关法律、法规、行业监管、产业政策、同类产品或服务价格等与谈判内容相关的信息，制定正确的谈判策略。

（3）应关注合同核心内容、条款和关键细节。包括合同标的的数量、质量或技术标准，合同价格的确定方式与结算方式，履约期限和方式，违约责任和争议的解决办法、合同变更或解除条件等。

（4）对影响重大、涉及较高专业技术或法律关系复杂的合同，医院应当组织法律、技术、财会等工作人员参与谈判，必要时可聘请外部专家参与相关谈判工作，并充分了解外部专家的专业资质、胜任能力和职业道德情况。

（5）谈判过程中的重要事项和参与谈判人员的主要意见，应当以文字形式记录并妥善保存，作为避免合同舞弊的重要手段和责任追究的依据。

（6）加强谈判期间的保密工作，严格责任追究制度，防止因己方信息泄露而导致医院权益受损。

（三）合同订立的控制措施

1. 合同文本拟订环节

合同谈判结束后，医院应当根据协商、谈判等的结果，拟订合同文本。按照自愿、公平原则，明确双方的权利义务和违约责任，做到条款内容完整、表达严谨准确、相关手续齐备，避免出现重大疏漏。具体关键控制点如下。

（1）医院应加强对合同订立的管理，明确合同订立的范围和条件。医院对外发生经济行为时，除即时结清方式外，应当签订书面合同。发现违规以口头合同或未签订合同进行交易的，应及时签订书面合同；如发生争议要及时报法律部门处理。需要先开工建设或采购的项目，应在取得政府投资计划部门确认或下达临时计划后，事先签订合同或框架协议。

（2）严格审核合同需求与国家法律、法规、产业政策、医院战略目标的关系，保证其协调一致；考察合同是否以事业发展目标、项目立项书等为依据，确保完成具体业务目标。

（3）合同文本一般由业务承办部门起草、法律部门审校；重大合同或法律关系复杂的特殊合同，应当由法律都门参与起草。国家或行业有合同示范文本的，可以优先选用，但对涉及权利和义务关系的条款应当进行认真审查，并根据实际情况进行适当修改，各部门应当各司其职，保证合同内容和条款的完整、准确。其中，使用部门负责提出采购需求、指标内容及技术参数，承办部门负责对采购方的资质、履约能力、信誉状况进行审校；财务部门负责对合同价款、支付方式、资金预算、财务手续等进行审查；审计部门负责对合同审批手续、合同价款、酬金、结算的合法性和合理性进行校查；监察部门负责对合同办理的程序进行监督；法律顾问负责对合同内容、违约处理、变更与终止等条款的合法性和合规性进行最终审校。只有建立严密的拟订流程，才能确保成文合同的合理及合法性，也才能在最大程度上避免医院的经济利益遭受不合理损失①。

（4）对签约对方起草的合同，医院应当认真审查，确保合同内容准确反映医院诉求和谈判达成的一致意见，特别留意"其他约定事项"等需要补充填写的栏目，如不存在其他约定事项时，应注明"此处空白"或"无其他约定"。防止合同后续被篡改。

（5）通过统一归口管理和投权审批制度，严格合同管理，防止通过化整为零等方式故意规避政府采购招标的做法和越权行为。

（6）合同文本须报国家有关主管部门审查或备案的，应当履行相应的程序。

2. 合同审核环节

合同文本拟订后，医院应当对合同文本进行严格审核，重点关注合同的主体、内容和形式是否合法，合同内容是否符合医院的经济利益，对方当事人是否具有履约能力，合同权利和义务、违约责任和争议解决条款是否明确等。该环节应按照"统一管理、分级负责、专业审查、计划签订、合同结算"的原则，制定合同审查流程，提高合同审核人员的专业素质；明确合同起草人员和审校人员的职责，制定合同审核操作指南；建立合同审核工作底稿；建立和实施合同管理责任追究制度等。

（1）为了防范经济业务风险，医院在签订合同时应对合同标的、技术条款、价格及结算条款进行详细审核。

（2）审校人员应当对合同文本的合法性、经济性、可行性和严密性进行重点审核，关注合同的主体、内容和形式是否合法，合同内容是否符合医院的经济利益，对方当事人是否具有履约能力，合同权利和义务、违约责任和争议解决条款是否明确等。

（3）建立会审制度，对于影响重大、涉及较高专业技术或法律关系复杂的合同，应当组织法律、技术、财务等相关部门进行审核，相关部门应当认真履行职责。其中：法律部门主要审查违约责任、争议管辖权等实质性条款是否合法、完整、明确，文字表述是否无歧义；技术部门主要对质量条款、技术要求等内容进行技术审查；财会部门主要对结算条款等内容进行经济审查；审查人员对自我做出的审查结果负责，合同归口管理部门对合同审查的结果负全责。

（4）明确合同起草人员和审核人员的责任，合同审校人员审校时发现问题，应对发现的问

---

① 程燕玲. 公立医院经济合同管理存在的问题及对策研究［J］. 山西财税，2018（10）.

题提出可参考的修订意见，合同起草人员要认真分析研究，慎重对待审核意见，对审核意见准确无误地加以记录，必要时对合同条款做出修改完善，并再次提交审核。

（5）使用合同模板签订合同的审查审批流程。

合同模板是由合同综合管理部门组织下的集中部门和相关业务部门编制，需要确定模板的使用范围和使用条件，明确模板的固定和可变内容，并明确内容的可变范围变化，并且在签订合同时使用模板的审查程序，一般可以免除财务处的审计重复审查。上述材料经法务部门、财务部门、审计部门及分管医院领导审核批准后，确定为合同模板及相应审批流程，并在合同综合管理部门备案登记。在使用中，要严格按照使用范围、使用条件、文字内容及相应的审批流程，缩短合同流通周期，提高合同质量。对于重大合同，即使严格按照模板签订，审批流程也无需简化。

3. 合同签署环节

合同审核通过后，医院应当按照规定的权限和程序与对方当事人正式签署合同。具体关键控制点如下：

（1）正式对外订立的合同，应当由医院法定代表人或由其授权的代理人签名，并加盖医院合同专用章。授权签署合同的，应当签署授权委托书。严禁未经授权擅自以医院名义对外签署合同或超越权限签署合同。严禁违规签订担保、投资和借贷合同。

（2）医院应当建立合同专用章的保管制度，妥善保管和使用合同专用章。合同经编号、审批及医院法定代表人或由其授权人签署后，方可加盖合同专用章。用印后保管人应当立即收回，并按要求妥善保管，防止他人滥用。保管人应当记录合同专用章使用情况以备查。需携带合同专用章外出时应有两人以上，且要有领导的签字，并留存记录。如果发生合同专用章遗失或被盗，应当立即报告医院负责人并采取妥善措施，如向公安机关报案、登报声明作废等，以最大限度地消除可能带来的负面影响。

（3）采取恰当措施，防止已签署的合同被篡改，如在合同各页码之间加盖骑缝章、使用防伪标记、使用纸质合同书、使用不可编辑的电子文档格式等方法对合同内容加以控制，防止对方单方面地改动合同文本。

（4）合同必须由双方当事人当面签订。按照国家有关法律、行政法规的规定，对需办理批准、登记等手续之后方可生效的合同，医院应当及时按规定办理相关手续。

（5）医院应实施合同签收制度，并及时退回与本部门不相关或错发的合同。要指定专人负责合同的日常保管，并提供保管合同所需要的条件。

（四）合同执行的控制措施

1. 合同履行环节

合同履行在合同控制过程中容易被忽视，但却是整个合同履行的关键环节。医院应遵循诚实信用原则严格履行合同，对合同履行实施有效监控，强化对合同履行情况及效果的检查、分析和验收，确保合同全面有效履行。

2. 合同结算环节

合同付款结算是合同业务中最为关键的环节，也是合同风险最直接的表现。《行政事业单位内部控制规范（试行）》规定："财会部门应当根据合同履行情况办理价款结算和进行账务处理。未按照合同条款履约的，财会部门应当在付款之前向单位有关负责人报告。"[①]

3. 合同补充、变更、转让和终止环节

合同签署后，随着实际业务的进行，医院可能需要对合同进行补充、变更、转让，甚至是终止，为此医院应明确规定合同变更或转让需要向相关负责人报告。合同变更或转让的内容和条款必须与对方当事人协商一致，变更或转让后的合同应该视同新的合同，需要重新履行相应的合同管理程序。应明确规定合同终止的条件及应当办理的相关手续，并指定专人对合同终止手续进行复核。

4. 合同纠纷处理环节

在合同履行过程中，由于对合同条款的理解不一致或条款存在歧义，就会出现合同纠纷问题，如果合同纠纷问题处理不当可能会影响到医院的利益、信誉和形象。《行政事业单位内部控制规范（试行）》规定：单位应当加强对合同纠纷的管理。合同发生纠纷的，单位应当在规定时效内与对方协商谈判。合同纠纷协商一致的，双方应当签订书面协议；合同纠纷经协商无法解决的，经办人员应向单位有关负责人报告，并根据合同约定选择仲裁或诉讼方式解决。

（五）合同后续管理的控制措施

1. 合同登记环节

合同归口管理部门应当加强合同登记管理，充分利用信息化手段，定期对合同进行统计、分类和归档，详细登记合同的订立、履行、结算、补充、变更、解除和终结等情况，实行合同的全过程封闭管理。

2. 合同归档保管环节

合同在归档时，也存在着遗失、泄露、未按规定销毁等风险，控制该类风险的方法，就是要明确合同管理人员的职责，规定合同借阅的程序，实施合同遗失、泄露等的责任追究制度，对合同保管情况进行定期和不定期的检查等。要增强合同规范化管理的意识，建立健全合同管理的制度体系，强化合同管理专业化队伍建设，推进合同管理的信息化水平，提升合同管理的利用效能。

3. 合同保密环节

医院合同由于流转环节较多，任何一个环节都存在泄密的可能性，一旦出现泄密事件，将会对医院造成不利影响。

4. 合同评估环节

合同履行结束后，总结经验教训也很重要，因为合同作为医院承担独立民事责任、履行权利和义务的重要依据，是医院管理活动的重要依据，也是医院风险管理的主要载体。为此，医院应当建立合同履行情况评估制度，于每年末对合同履行的总体情况和重大合同履行的具体情况进行分析评估，对分析评估中发现的合同履行中存在的不足，应当及时加以改进。同时要建立医院经济合同的监督机制。通过评价合同管理的内部环境是否完善、风险评估机制是否建立

---

① 行政事业单位内部控制规范（试行）[EB/OL]. 中华人民共和国财政部，2012 – 11 – 29.

并有效实施、合同管理控制措施设计和执行是否有效、信息与沟通机制是否有效等，督促完善合同管理内部控制，及时纠偏内部控制缺陷，达到以评促建的目的。单位应形成审计、纪委、人事协同监督机制，建立监督事项重大报告机制。

5. 定期进行合同管理风险评估

合同管理的风险可以从风险概率水平和风险影响水平两个方面进行评价。评估前，对合同业务的全过程进行梳理，包括合同管理的组织体制和制度、合同模式管理、合同评审与订立、合同履行与监督、合同纠纷与管理等。根据合同签订过程，对风险项目进行梳理，包括合同签订与审批不相容、合同签订与盖章保管不相容，这就导致了欺诈的发生。由于对合同模式缺乏充分的审查和论证，合同模式存在缺陷或法律漏洞，可能对医院的合法权益造成损害。合同执行监督机制不完善，责任划分不明确，合同执行监督没有有效分离；合同纠纷处理机制不完善，纠纷处理不当，导致医院合法权益受到侵害。

综上所述，在公立医院追求高质量发展的道路上，进一步优化合同管理水平是公立医院发展的必由之路。因此，需要根据业务发展的实际，确保长期稳定可持续发展，以标准化管理体系为保障，以实现高质量的可持续发展。

六、制度文本范例

××医院合同业务内控制度范例

（一）合同专用章使用及合同归档管理办法

为进一步规范医院合同专用章管理和使用流程，加强对医院合同（协议）的风险防控，维护医院合法权益，结合医院实际，拟定此办法。

内容：

1. 合同专用章适用范围

医院合同专用章适用于医院签订各类合同、协议。

2. 合同专用章的保管

2.1 合同专用章由院办公室指定专人管理，专柜加锁保管。

2.2 合同专用章保管人应认真核对《合同审批表》和《合同专用章登记本》内容，确保登记名称同需用章的合同原件名称保持一致、审批程序符合规定要求、登记内容正确无误后方可用章。

2.3 合同专用章应及时维护，确保其清晰、端正。

3. 合同专用章使用流程

合同专用章使用前，经办人应填写《合同审批表》，严格履行书面审批程序，并在《合同专用章登记本》登记相关信息后，方可使用合同专用章。具体审批程序如下：

3.1 招标类合同（协议）

由主管科室拟定合同，经使用科室主任、主管科室主任、物价审计科科长、总会计师、

主管院领导依次审签（金额在30万元以上招标类合同须由院长审签）；招标项目造价咨询合同经主管科室主任、总会计师、主管院领导依次审签。

3.2 非招标类合同（协议）

由主管科室拟定合同，经使用科室主任、主管科室主任、总会计师、主管院领导依次审签。

3.3 基建类合同（协议）

由主管科室拟定合同，经项目管理部门负责人、财务科科长、监督部门、总会计师、主管院领导依次审签，金额在30万元以上基建项目合同最终须由项目建设领导小组组长（院长）审签。

注：按照医院聘用法律顾问合同约定范围，需由法律顾问审核的合同必须先经法律顾问审签后再进行院内审签；非经济类合同无需总会计师、法律顾问审签。

4. 合同（协议）归档

4.1 各主管科室履行合同（协议）审批手续后，科室需要留存经各领导审批后的合同（协议）复印件，并将原件及时归档至档案室。

4.2 合同（协议）归档科室须在档案交接登记本中登记（合同/协议名称、页数、交接日期等内容），并签字确认。

4.3 档案室管理员检查合同（协议）文件完整情况，核对合同（协议）页数，名称无误后，签字接收合同（协议）并归档。

5. 合同（协议）借阅

按照《档案借阅规定》要求履行审批后方可借阅。

6. 本规定自印发之日起施行。

第六章
医教研类业务

第一节　医疗业务内部控制建设

医疗服务行业与其他行业不同，是一个技术含量高、风险大、难度大的行业。任何医院活动都会带来相应的风险。产生健康风险的原因非常复杂，因此健康风险是涉及检查、判断、处理、治疗等具体流程的综合，且疾病发病原因也非常复杂，如疾病因素、心理因素和环境因素，患者的个体差异和疾病的复杂症状，用药后与术后的医疗效益，同时还有医药副作用与术后并发症，既有自然科学因素，又有社会医疗发展水平的制约，也受到医学临床经验、医院设施状况与医院管理。

国际上公认"医疗风险无处不在"。面对新形势，如何把握医疗风险，管理医疗风险，把握未来，提高医院质量，实现医院可持续发展，是医院管理面临的一个重大课题。

一、医疗业务内部控制概述

（一）公立医院医疗业务的概念

公立医院在我国的卫生保健制度中起着重要作用。公立医院医疗业务是医院按照政府主管部门的批准范围开展检查、诊断、治疗、康复和提供预防保健、接生、计划生育等方面的服务，执行由国家或行业协会制定的诊疗技术规范与操作规程。公立医院医疗业务活动具备自然属性和社会属性，具有以下几点特性。

1. 医疗业务的试验性

医疗行为的本质是科学活动，科学活动的目的就是对人类未知的知识领域进行探索。医疗业务活动的科学本质决定了它的探索性，即对疾病、病人和健康存在的未知进行探索。也正是这种医疗诊治的探索实践，才能不断完善医疗，提高医疗质量。这个探索过程中就蕴藏着未知，正是这种未知使医疗业务活动的过程中潜藏着风险。

2. 医疗业务的人身侵害性

医疗行为的作用对象是患者，诊治手段基本是采用"外科"手术，"内科"服药，通过器具、药物检查病体等，这些诊治手段对患者而言可能会造成人体损害且会造成一定损害性的后果。正是由于这种不可避免的损害性后果内含着很多未知数，加上还有很多难以控制的因素存在，医疗的风险也就并存于医疗业务活动之中。

3. 医疗业务活动的人文性

与其他科学实践不同，医疗业务活动的作用对象是患者。其不同的本质在于当作用对象是人时，人与人之间形成的社会属性，即人性，也必然会体现在医疗业务活动之中。很多实践证明，医生职业成就感的获得，就是在为病人解除病痛之时。显然，医疗行为不仅仅是一类自然科学的实践，也是对人文关怀的社会实践，二者是相辅相成的关系。

医疗业务活动存在着减轻病人痛苦、治病救人的动机，而防范加重病人痛苦的"风险防范"正是医疗行为人文性的本质反映。

4. 医疗业务活动的非商品性

医疗业务活动反映在医疗过程中就是医务者的医务劳动，医务劳动是非商品性的。原因有以下两个。

首先，医疗业务活动的人文性阐明了一个基本的原则，即医务劳动内含人文关怀，其并不以劳动创造的产品交换为目的。

其次，只有当医务者劳动的人文性不断增强、公益性不断扩大之时，医院医疗风险防范机制才能构建在一个科学基础之上。医疗业务活动含义的本质，即其人文性，是医疗风险预警机制构建的基础和必要前提，而其科学性、探索性是医疗风险预警机制构建的手段和方法。

（二）医疗业务内部控制的概念

医疗业务内部控制即医院医务管理部门负责本单位医疗业务相关的内部控制工作，是指医院或医疗机构在日常运营过程中，通过执行一系列措施和规范，确保诊疗过程的合规性、安全性和质量达到预期目标的管理手段。

（三）医疗业务内部控制的主要内容

首先，医院是否执行临床诊疗规范是内部控制的重要方面之一。临床诊疗规范是基于医学理论和实践经验而制定的一系列指导原则，旨在确保医生和其他医护人员在诊疗过程中遵循标准化的操作流程，提高医疗质量和安全性。

其次，医院需要建立合理检查机制和用药管控机制。这包括确保医疗机构配备了先进的医疗设备和技术设施，以支持临床诊断和治疗，在临床操作中规范检查项目的选择和使用。同时，医院也要建立科学合理的药物管理制度，确保医生合理、科学地开具处方，避免滥用药物或者使用不合适的药物。

加强临床科室在药品、医用耗材、医疗设备的引进和使用过程中的管理也是内部控制的内容之一。医院需要按照国家和行业相关法规和规定，制定合理的规则和程序，确保引进的药品、耗材和医疗设备真实可靠，并符合安全和质量标准。

此外，医院还应当规范医疗服务行为，确保医疗服务的可靠性和一致性。医院可以制定和实施一系列规范和标准，包括医疗服务的流程、操作规范、疾病诊治指南等，以确保医疗服务的质量和安全。

为了提高医疗质量和安全，医院还应定期检查评估与医疗安全卫生健康标准的相符性，防范相关内含经济活动的医疗业务（即实施该医疗业务可以获取收入或消耗人财物等资源）风险，发现问题及时整改。这可以通过开展内部审计、医疗质量评估和安全检查等方式来进行，以确保医院运营符合相关的标准要求。

综上所述，医疗业务内部控制内容涉及广泛，包括临床诊疗规范的执行、合理检查和用药管控、医疗资源的合理利用、医疗数据管理的规范、医疗安全和风险管理，以及医疗质量监控和改进。通过有效的内部控制措施，医院可以提高诊疗质量和安全水平，为患者提供更可靠的医疗服务。

二、医疗业务内部控制目标

在遵守各项法律、法规和国家政策的前提下，公立医院医疗服务的内部控制的总目标就是尽可能减少风险损失（不仅仅是经济损失，更主要的是对社会和其他方面的消极影响），重点关注医疗风险的主要风险点及其原因，关注质量、贡献、信誉、服务理念等要求，全面降低风险损失，实现社会效益最大化。

三、公立医院医疗业务的主要风险点

公立医院医疗业务的主要风险点可以从医院管理、医疗、医院资源和医院外部因素四个方面进行识别，并最终梳理出医疗服务活动的潜在风险因素。

（一）由医院管理因素引发的医疗风险

从医院管理内容出发，影响医疗风险的主要因素可归纳为决策因素、制度建设因素、人员管理因素、内部沟通因素和信息管理因素。

1. 由决策因素引发的医疗风险

医疗风险是由决策因素引起的，它体现了医院管理者的风险管理意识和管理能力，在管理环节是否制定出相应的反风险计划和措施，以及在风险来袭时能否快速、高效地应对危机，这都与医疗风险的发生概率有着密切的联系。

具体风险事件包括：（1）医院管理层的风险防范意识不强产生的风险；（2）不设立风险管理机构产生的风险。

2. 由制度建设因素引发的医疗风险

由制度建设因素引发的医疗风险，主要包括医院制定的医疗护理技术操作规范等各项制度是否完善，医疗技术，护理操作流程的设计是否充分考虑了临床实际情况，是否有效合理利用现有资源，设计规范、高效、可行的诊疗流程的同时是否强调了执行力的重要性。相关统计结果表明，大多数医疗差错是由于没有严格执行规章制度造成的。具体风险事件包括：（1）医院各项规章制度不够完善产生的风险；（2）各项操作流程不够标准产生的风险；（3）制度及流程的执行缺乏严格可行的权责对应制度而产生的风险。

3. 由人员管理因素引发的医疗风险

由人员管理因素引发的医疗风险主要反映医院对人员各方面的管理力度。具体表现为：（1）医务人员从业资格审核不严格；（2）医务工作者缺乏专业伦理训练，导致职业危害；（3）医疗机构薪酬体系不够完善，导致医疗服务质量下降；（4）医疗工作者对企业的忠诚程度不高。

4. 由内部沟通因素引发的医疗风险

由内部沟通因素引发的医疗风险主要强调了医院各部门之间、医院医护人员之间沟通的重要性。具体风险事件包括：（1）医院各部门之间沟通不顺畅而产生的风险；（2）医生与医生之间的沟通不顺畅而产生的风险；（3）医生与护士之间的沟通不顺畅而产生的风险；（4）护士与护士之间的沟通不顺畅而产生的风险。

5. 由信息管理因素引发的医疗风险

由信息管理因素引发的医疗风险主要强调了医院信息系统建设的重要性。具体风险事件包括：（1）没有完善的医院信息系统，致使沟通不顺畅而产生的风险；（2）各项信息不能有效、准确地传输致使沟通不顺畅而产生的风险。

（二）由医疗因素引发的医疗风险

医疗活动过程是医疗风险形成的直接因素。医疗活动本身的性质决定了其不确定性和难以控制性。

1. 由疾病本身的复杂性和严重性引发的医疗风险

临床中常见的"同病异症"与"异病同证"，其病程演变过程也表现出多样、复杂，给诊疗带来极大困难，增加了医疗风险。具体风险事件包括：（1）诊断失误延误产生的风险；（2）病程发展趋势不清无法进行判断产生的风险；（3）术中、术后并发症产生的风险。

2. 由医疗技术成熟度引发的医疗风险

由医疗技术成熟度引发的医疗风险主要反映了由于医疗科学技术的发展速度很快，医院在吸收、消化、应用过程中产生的风险。具体风险事件包括：（1）检验诊断技术的发展和应用不当产生的风险；（2）各种检查设备的发展和应用不当产生的风险；（3）新医疗技术的发展和应用不当产生的风险；（4）护理技术的发展和应用不当产生的风险。

3. 由药物使用引发的医疗风险

由药物使用引发的医疗风险主要反映在给患者使用药物时，医生的处方选择、剂量确定和发放、药品导致不良反应的预知，以及滥用抗生素等可能产生的风险。具体风险事件包括：（1）因用药剂量不合适而引起的危险；（2）用药后可能出现的不良反应；（3）麻醉伤害产生的风险；（4）抗生素反应产生的风险。

4. 由人为错误引发的医疗风险

由人为错误引发的风险主要反映因医护人员责任心不强和非责任心等个人因素在医疗活动中产生的风险。具体风险事件包括：（1）违规操作产生的风险；（2）人为感染并发症产生的风险。

5. 由患者因素引发的医疗风险

由患者因素引发的医疗风险主要反映患者本身因知识、修养、心理等个性特征，在接受医疗服务过程中发生意外的风险。具体风险事件包括：（1）患者难以配合产生的风险；（2）患者心理紧张产生的风险。

（三）由医院资源因素引发的医疗风险

医院拥有的资源形成了风险防范的物质基础和技术基础。好的资源可以形成防范风险的屏障，反之风险则会增加。

1. 由医院资质因素引发的医疗风险

具体风险事件包括：（1）医院从事与其级别不匹配的医疗活动产生的风险；（2）医院开展的医疗活动不具备准入资格产生的风险。

2. 由人员因素引发的医疗风险

由人员因素引发的医疗风险主要反映医院人员构成以及总体技术水平在医疗活动中产生的风险。具体风险事件包括：（1）医护人员构成不合理产生的风险；（2）医务人员掌握医疗技术水平有限产生的风险。

3. 由设备物资及设施因素引发的医疗风险

具体风险事件主要有：（1）医疗器械不能正常工作；（2）因购买的药物不符合准入条件而引起的风险；（3）采购的医疗消耗品不符合准入条件引起的风险；（4）医院网络信息系统不能安全、不能有效运营产生的风险。

（四）由医院外部因素引发的医疗风险

医院作为社会医疗服务机构，其医疗服务活动必然与其所处的外部环境有关。环境因素自然也会对医院的医疗活动产生影响，也就会与医疗风险发生某种关系。

1. 由政府因素引发的医疗风险

由于政府的原因而引起的医疗风险，是指由于政府对医疗制度的调整和有关政策的调整而产生的风险。具体风险事件包括：（1）政府医疗体制变化带来的风险；（2）国家法律法规的制定给医院医疗活动带来的风险。

2. 由社会因素引发的医疗风险

社会因素导致的医疗风险是指公众对医疗风险认知水平的差异和社交媒体上的舆情引导所造成的风险。具体的危险事件有：（1）由于公众缺乏正确的健康意识而引起的危险；（2）社交网络环境下的舆情引导风险。

3. 由患者因素引发的医疗风险

由患者因素引发的医疗风险主要是从患者一方考虑其对医疗风险的影响。在社会中，患者作为一个特殊群体，在接受医疗服务的过程中，其经济承受能力差别很大，同时，其对医疗服务结果的期望值非常高。当患者的经济承受能力受到医疗费用的挑战以及患者群体对患者的最终治疗结果不满意时，就会出现医疗风险。具体风险事件包括：（1）患者的经济承受能力不足产生的风险；（2）患者及其家属对医疗服务结果的期望值过高产生的风险。

四、医疗业务内部控制流程与关键环节

（一）药品不良反应上报业务流程

1. 药品不良反应上报业务流程（见图6-1）

医疗人员或者患者及其家属发现药品相关不良反应，汇报给医师；医师对症处理并及时记

录于病程记录中；医师通过医院药物警戒（CHPS）系统上传药物不良反应，或者药学部 ADR 检测员通过 CHPS 系统主动检测发现药品不良反应再通过医院药物警戒（CHPS）系统上传药物不良反应；根据检测结果，若是一般药品产生不良反应，30 日之内上报；若是新的或者严重药品产生不良反应，药学部联合医务科调查分析并在 15 日之内上报；最终，药学部 ADR 监测员通过 CHPS 系统审核，并在规定时限内上传药品不良反应至国家药品不良反应监测系统。

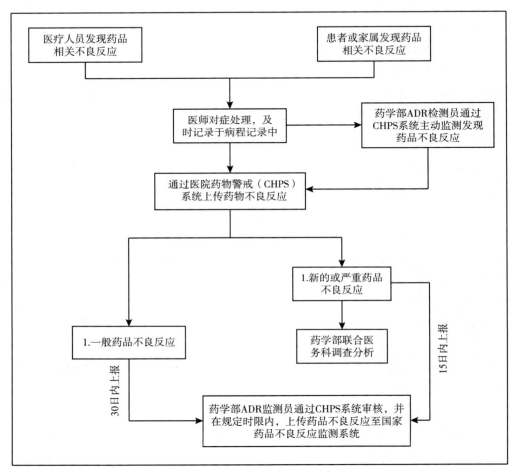

图 6-1　药品不良反应上报业务流程

2. 药品不良反应上报业务流程关键节点简要说明（见表 6-1）

表 6-1　　　　　　　　药品不良反应上报业务流程关键节点简要说明

关键节点	简要说明
1	按规定及时报告临床用药中所发现的药物不良反应情况，一般对药品的不良反应应于发现之日起 30 日内报告，新的或严重药品不良反应应于发现之日起 15 日内报告
2	药学部 ADR 监测员通过医院药物警戒（CHPS）系统审核，并在要求时限内，上传药品不良反应至国家药品不良反应监测系统

（二）用药差错报告与处理业务流程

1. 用药差错报告与处理业务流程图（见图 6–2）

发现用药出错，已用药的情况下，立刻停止用药并报告值班医生，监测生命体征，采取相应的措施，记录、报告组长或护士长，组长或护士长填写表格讨论、报告科主任和护理部，科主任和护理部报告药品质量监测小组，药品质量监测小组报告给药物事管理与药治疗委员会；未用药的情况下，直接记录、报告组长或护士长，进行相同程序。

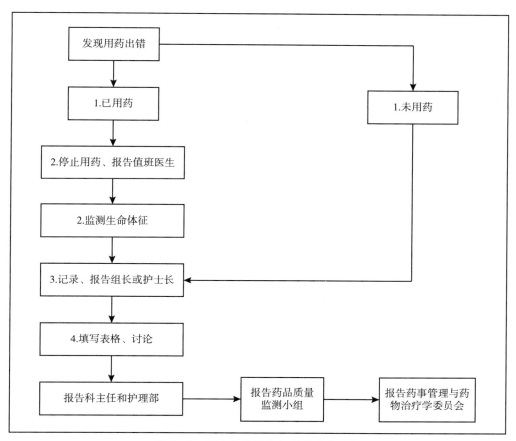

图 6–2　用药差错报告与处理业务流程

2. 用药差错报告与处理业务流程关键节点简要说明（见表 6–2）

表 6–2　　　　　　　　用药差错报告与处理业务流程关键节点简要说明

关键节点	简要说明
1、2、3	发现用药差错，确认用药情况： 已用药，及时停止用药、报告值班医生，监测患者生命体征，并根据情况采取相应措施，将情况记录、报告组长或护士长 未用药，将情况记录、报告组长或护士长

续表

关键节点	简要说明
4	差错事故不论其大小、性质严重程度及处理与否，均应及时报告有关负责人、并详细登记；有关负责人及时召开有关人员会议，认真研究、分析出现问题的直接、间接和可能原因，吸取教训，提高认识，杜绝类似事件再次发生

（三）医疗器械临床使用安全监测与报告业务流程

1. 医疗器械临床使用安全监测与报告业务流程图（见图6-3）

各部门要建立一个医疗设备的质量安全管理团队，对医疗设备的临床使用安全和风险管理进行全面的控制。同时，还要对医院设备的配置、采购、安全管理进行研究，对医疗设备的使用进行风险分析。按下列顺序执行：（1）对各部门的医疗器械的安全监控进行指导，在使用之前，对各部门都要进行相关的安全培训，并制订出相应的操作规范和安全措施。（2）医疗装备科每个月都会进行一次巡视和预防性维修。（3）临床科室要建立健全监控系统，由临床人员对设备的使用情况进行监控，在发生安全事件的时候，要及时上报并通知制造商，对事故的原因进行分析和评价，并对监控系统进行分析评价。对风险方案进行反馈、修改和完善，并转发给各个部门，成立医疗设备质量和安全管理团队，对医院医疗设备的配置、采购、安全管理进行研究，对医疗设备的使用风险进行分析。

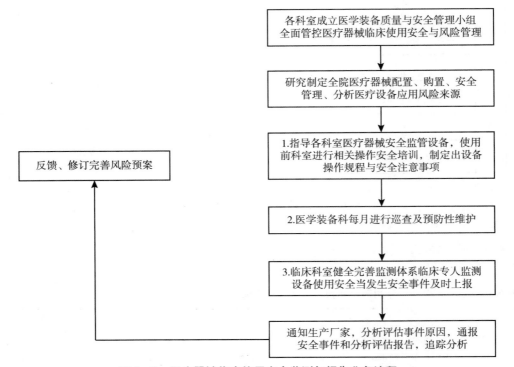

图6-3 医疗器械临床使用安全监测与报告业务流程

2. 医疗器械临床使用安全监测与报告业务流程关键节点简要说明（见表6-3）

表6-3　　　　　医疗器械临床使用安全监测与报告业务流程关键节点简要说明

关键节点	简要说明
1	医务科、护理部定期对医疗器械临床使用安全事件进行分析评价，组织医学装备科工程师对医务人员进行医疗器械规范使用相关知识培训，以规范医务人员使用行为
2	医学装备科指定专人负责医疗器械使用安全事件的监测、评价工作，每月进行巡查及预防性维护
3	临床医技科室健全完善监测体系，对临床诊疗中出现的医疗器械使用安全事件进行上报；参与院内医疗器械使用安全事件的分析评价；对出现医疗器械使用安全事件的患者进行救治

五、医疗业务内部控制措施

（一）公立医院医疗业务的风险应对策略

风险应对的问题就是如何运用多种不同技术和经济手段来弱化、分散和转移风险。医疗活动可以采用以下四种策略来防范和控制风险。

1. 医疗风险回避策略

医疗风险回避策略通过提前评估风险可能性、识别相关条件和因素，并在行动中主动放弃或改变可能引起风险损失的活动以避免潜在的风险损失，是一种有效的控制医疗风险的策略方法。相比其他控制技术，风险规避是一种对风险进行全面控制的方法，其他的控制方法仅能降低风险的发生概率，降低损失的严重性。在医疗服务活动初期，对高风险的治疗方案进行回避就是风险回避。回避是一种躲避式的防范措施，在任何治疗过程中都会同时有风险和机会，特别是医疗活动，其高风险、高预期的特征更为突出，但若因回避高风险而放弃治疗，也放弃了高预期的机会。因此，不可能消除所有的风险因素，但可能消除某些具体的风险因素。

回避风险的基本原则是规避不合理的风险，避免对医疗行为产生致命打击的风险，规避其不可控制、不可转移、不可分散的风险。当主客观风险同时存在时，应优先考虑回避的客观风险。风险回避可以选择以下模式。

（1）低风险治疗方案模式，是指根据患者自身情况，为达到同一治疗目的，在一系列的治疗方式内选择低风险的治疗方式。采取低风险治疗方案时应当注意，必须充分了解患者的具体病症，选择正确的治疗方式，否则极易误诊或错过最佳治疗时机。这就要求医生对患者的各种医疗信息收集要充分，并且对收集的信息的判断要准确。

（2）低风险实施方案模式，是指在已确定的治疗方案中选择低风险的治疗实施方案。在医疗服务过程的各个阶段中都存在着多种可选择的实施方案，医患双方在充分沟通的前提下，权衡医疗技术水平、后期康复情况以及医疗费用三种因素的基础上，选择实施适当的治疗方案，可以有效回避治疗过程中的阶段性风险。

（3）规避特定风险因素模式，是指在医疗活动实施过程中，因患者自身情况的变化而改变原定的治疗方案，以规避某些风险因素。

2. 医疗活动损失控制策略

医疗活动损失控制涵盖两个主要方面：首先，它旨在损失发生之前彻底消除产生潜在损失的根本原因，减少可能导致事故的机会；其次，它追求在损失发生后减少受损的程度。损失控制的目标是积极改进风险的性质，防止损失的发生，并减少损失的后果。医疗活动损失控制策略主要包括以下几方面。

（1）控制和减少医疗风险项目的数目，即认真进行收益与风险的权衡，谨慎开展风险高的医疗服务项目。

（2）谨慎观察甚至撤销某些风险事件发生率特别高的服务项目，从根本上避免此类风险事件的发生。风险高的医疗项目一般较前沿、影响大、易形成先动优势，便于提高医院的声誉，从而提高医院的效益。但一旦失败，风险也较难估量。

（3）提高对医疗风险行为的预防能力，如进行风险教育、加强医务人员的责任感；通过业务技能培训，提高其诊疗水平；建立临床督导制度，监控医护质量等。

在实际情况下，医疗服务活动的进行涉及多部门、多环节，所能控制的风险损失是有限的，可控程度也比较低，给损失控制带来了一定的困难。因此，损失控制策略应与其他风险防范措施组合起来使用。

损失控制的一般措施包括风险预防、风险减轻以及风险隔离。风险预防涉及使用各种有形和无形手段预防潜在风险，包括建立医疗服务制度和法规等。风险减轻是指在识别风险来源和因素后，采取措施消除或减少风险事件的可能性，以降低对安全的威胁。例如，通过强化执行各种医疗技术规范，以提高医护人员的实际操作技术水平，减少医疗事故、医疗意外的发生。风险隔离涉及将风险主体或因素在空间和时间上分离，以防止单一事故对所有资源造成损失，从而减轻损失。例如，加强对医护人员的医疗风险意识培训，以便在发生医疗风险时，除及时采取治疗技术补救措施外，还要注意加强与患者方的信息沟通，取得患者方的理解，尽量将影响范围降到最小，减少由于风险的发生对医院声誉所造成的影响。

3. 医疗风险自留策略

医疗风险自留策略是一种由医院本身承担医疗风险事故造成的部分或全部损失的一种重要的风险管理技术。

风险事故发生并造成一定的损失后，在有关政策允许的范围内，医院可以用自有资金弥补所遭受的损失。由于风险不确定因素的复杂性，使得我们不能对风险进行全面的了解与把握，因而也就不能提前对其造成的全部损失进行控制。这些未被认知与掌控的风险，只能自己承担。在此基础上，本书提出了一种利用风险自留的方法来解决剩余风险问题的方法。在风险无法回避，或者回避风险要付出的代价大于等于风险事件损失的情况下，医院风险管理者应该将这些风险视为医疗服务活动的必要成本，并且自愿接受它。

风险自留可分为主动自留和被动自留。主动自留是指在识别和评估风险后，风险管理人员主动选择将风险自留作为处置策略之一，并做好相应的财务准备。被动自留是指在未察觉或评估风险的情况下，被迫自行承担风险后果的一种无意识的风险应对方式。对于医院难以承担的风险后果，应采取回避、抑制、转移或分散等措施，而非被动自留。

风险自留又可分为全部自留和部分自留。通常情况下，风险自留与损失控制方法结合使用。但风险自留与转移方法之间有一个选择的问题需要认真分析，是全部自留、部分自留，还是全部转移。自留方法的选择应谨慎、合理、科学。风险自留的基础和条件包括：（1）医院的财务能力足以承担风险损失的最坏后果；（2）采用其他方法处置风险的成本大于自我承担风险应付出的代价；（3）影响医疗风险的不确定性因素极其复杂，风险管理人员无法完全认识掌握风险的发生规律，不可能事先对所有风险都有所准备。

对于经常开展又存在一定风险比率的医疗操作，医院很难采取减少医疗操作数量的方式来规避风险，而风险自留的方式是目前我国很多医院倾向采取的风险管理办法，其根源在于尽量将负面信息在内部消化，避免声誉损失。但是，随着医疗赔偿数额的增长，单纯地自留医疗风险往往会给医院造成较大的经济损失，甚至危及某些小医院的生存，即使大医院也越来越难承担。

4. 医疗风险转移策略

医疗风险转移策略是指在风险事故发生时，医院管理者通过某些手段将风险转移给他人承担的一种风险控制方式。

风险的转移没有降低风险发生的概率，而是使风险分担于更多的主体。从而减少单个主体承担的风险。主要的方式是医院通过购买保险，将医疗风险造成的损失托付给保险公司，由保险公司负担部分或全部风险。风险事件发生后，由保险公司根据合同的规定负责赔付，实现医疗风险分担社会化。

上述四种风险控制策略在医疗风险控制过程中并不是孤立使用的，在实际的医疗风险管理中，常常需要根据风险的类别和医院自身的特点综合运用。

（二）公立医院医疗业务的关键控制措施

（1）医疗机构应制定完善的诊疗标准，制定相应的诊疗活动管理办法，并严格执行国家有关部门审批的诊疗项目，并按照物价部门和医保部门规定的标准进行收费；建立医疗服务项目审批、监督、检查机制。

（2）对医疗业务活动实行集中统一管理，明确医院卫生行政主管部门、医务、物价部门在实施医疗行为及诊疗服务项目时应当担负的责任。

（3）医疗机构应对诊疗方案的管理岗位进行合理设置，并对其工作职责进行界定；明确医院内部的申请、审核和审批权限，确保医院的审批与执行不相容的工作岗位的分离。

（4）医疗机构应加强对医疗机构的检查，对不合理检查和不合理用药情况进行管理；医疗服务收费必须符合价格目录及医疗保险政策；与医保、物价等部门建立沟通协调机制，定期对医疗保险和价格政策执行情况进行风险分析，并对发现的问题进行整改。

（5）医院要设立职业道德监督员，对临床科室和人员在引进药品、医用耗材、医疗器械等方面的行为进行监督，对各个临床科室的申请制度进行监督，并与纪检监察部门建立联系，对药品耗材设备采购中的商业贿赂问题进行严肃查处。

（6）医院应设立与医疗服务有关的委员会制度，确定其机构架构及运作方式，加强对引进药品、医用耗材、医疗设备等的专业评价与审核，各临床科室要制定本部门药品、医用耗材、医疗器械引进的审批程序。

六、制度文本范例

××医院医疗业务内控制度范例

（一）药品不良反应监测与管理制度

目的：加强医院药物不良反应监测工作，提高医护人员 ADR 上报意识，保障患者用药安全。

适用范围：医师　药师　护士

内容：

1. 为了加强医院药物不良反应监测工作，保障患者用药安全，规范医师处方行为，结合医院情况制定本规定。

2. 医院成立药品不良反应监测管理工作组，执行国家药物不良反应报告制度，医师应按规定及时报告临床用药中所发现的药物不良反应情况，药学部门负责收集、整理、评价和上报工作。

3. 临床用药各科室发现与用药有关的药品不良反应应详细记录、调查分析、处理，并在要求时限内登录医院药物警戒（CHPS）系统填报药品不良反应报告表。

4. 《药品不良反应报告表》的填写内容应真实、完整、准确。一般的药品不良反应，应于发现之日起 30 日内报告；新的或严重药品不良反应，应于发现之日起 15 日内报告。其中，死亡病例须 24 小时内报告，必要时可以越级报告。

5. 奖罚措施：将药品不良反应报告工作纳入各科室的绩效考核中，药品不良反应应如实记录在病历中，各临床科室不得瞒报药品不良反应，发现一例瞒报现象，扣除临床科室当月绩效考核分 1 分。在医院药物警戒（CHPS）系统上报药品不良反应并成功上传至国家药品不良反应监测网，每上报 1 例奖 30 元。

6. 对治疗期间患者死亡、致畸、致癌、致出生缺陷、永久的或显著的伤残、器官功能产生永久损伤、住院时间延长等病例的讨论应有药剂人员参加，以排除或确定是否由药品严重不良反应所引起。

7. 药品使用科室及有关工作人员未按照要求报告药品不良反应，延误药品不良反应报告，未采取有效措施控制严重药品不良反应重复发生，并造成严重后果的，视情节轻重，给予通报批评、警告、行政处分等。

8. 本规定相关用语含义。

8.1 药品不良反应：是指合格药品在正常用法用量下出现的与用药目的无关或意外的有害反应。

8.2 药品严重不良反应：是指应用药品引起以下损害情形之一的反应：

8.2.1 引起死亡

8.2.2 致畸、致癌、致出生缺陷

8.2.3 对生命有危险并能够导致人体永久的或显著的伤残

8.2.4 对器官功能产生永久损伤

8.2.5 导致住院或住院时间延长

（二）差错事故的管理制度

目的：加强差错事故的管理，减少差错，杜绝事故的发生，促进药学工作规范有序。

适用范围：药师

内容：

为更好地贯彻执行医院药剂工作管理的各项规定、制度，扎扎实实完成各项药学工作指标，加大《药品管理法》等法律法规的执行力度，减少差错，杜绝事故，促进医院药学工作规范有序，特制定差错事故标准和差错事故防范处理有关规定如下：

1. 差错事故的标准

1.1 一般差错

1.1.1 发错药（包括品名、规格、数量、剂量、剂型、用法），但对患者未造成后果或仅造成轻度损害。

1.1.2 由于责任心不强，违章操作和技术问题，造成药品报废、过期、失效、生霉、变质、丢失、仪器、设备损坏，损失金额在 200 元以内者。

1.1.3 药品账、物不符，报表错误等，发现后及时查清缘由，未造成不良后果者。

1.2 严重差错

1.2.1 发错药（包括品名、规格、数量、剂量、剂型、用法）对患者造成痛苦，但未构成事故。

1.2.2 由于责任心不强或技术问题，造成药品报废、过期、失效、生霉、变质、丢失，损失金额在 500~2000 元者。

1.2.3 药品账、物不符，报表错误，损失金额在 500~2000 元者。

1.3 事故

1.3.1 发错药（包括品名、规格、数量、剂量、剂型、用法），造成患者严重健康损害，致残甚至死亡者。

1.3.2 由于工作责任心不强或技术问题，造成人员致伤，致残、致死或仪器设备严重损坏，其价值在 2000 元以上者。

2. 差错事故的防范和处理

2.1 加强职业道德和工作责任心教育，培养良好的思想素质和工作作风，工作时注意力高度集中，严肃认真、耐心细致，避免责任差错事故发生。

2.2 加强"三基"训练，不断提高药剂人员业务素质，避免技术差错事故发生。

2.3 严格领药、发药等环节和复核、查对制度，避免忙中出错。

2.4 加强各项工作制度，规章制度、劳动纪律等的执行，坚持用制度管人。

2.5 加强安全保卫工作的教育和训练，防止意外事故发生。

2.6 差错事故一旦发生，紧急情况下，当事人和在场人不要惊慌，冷静果断采取有效措施，控制事态发展，尽量减少不良后果和经济损失。

2.7 凡出现严重差错和事故，有关负责人应及时召开有关人员会议，认真研究、分析出现问题的直接、间接和可能原因，吸取教训，提高认识，杜绝类似事件再次发生。

2.8 差错事故不论其大小、性质、严重程度及处理与否，均应及时报告给有关负责人并详细登记。登记内容包括：事情发生的时间、经过、详细情况，是否采取补救措施，造成的后果如何、领导处理意见、处理结果等。有意隐瞒差错事故或知情不报者，一经查出，酌情重处。

2.9 差错事故的处理，根据其性质和所造成后果的严重程度，由科室负责人研究决定并酌情给予行政处分和经济处罚。

2.10 出现差错事故应通过检查、核对能发现，而检查者疏忽未查出，则检查人员有同样责任。

（三）医疗器械使用安全事件监测、报告、评价与控制制度

目的：加强对医疗器械临床使用管理，保证患者诊疗安全。

适用范围：医学装备科、医务科、护理部及全院各临床医技科室

内容：

1. 释义

1.1 医疗器械使用安全事件，是指医疗机构及其医务人员在诊疗活动中，因医疗器械使用行为存在过错，造成患者人身损害的事件。

1.2 医疗器械不良事件，是指已上市的医疗器械，在正常使用情况下发生的，导致或者可能导致人体伤害的各种有害事件。

2. 权责

2.1 医学装备科：负责收集各临床医技科室上报的医疗器械使用安全事件；对医疗器械不良事件进行上报；对出现医疗器械不良事件的产品进行初步评估与处置；参与医疗器械使用安全事件进行分析评价；配合医务科、护理加强医务人员医疗器械使用行为的管理。

2.2 医务科、护理部：组织院内医疗器械使用安全事件的分析评价；对医疗器械使用安全事件进行上报；对临床医技科室的医疗器械使用行为进行管理；组织对出现医疗器械使用安全事件的患者进行救治。

2.3 临床医技科室：对临床诊疗中出现的医疗器械使用安全事件进行上报；参与院内医疗器械使用安全事件的分析评价；对出现医疗器械使用安全事件的患者进行救治。

3. 工作原则医疗器械使用安全事件进行收集、分析、评价及控制，遵循可疑即报的原则，及时报告。

4. 具体工作程序

4.1 临床医技科室医务人员在日常诊疗工作中出现医疗器械使用安全事件时，通过医院HIS"质量管理"模块对医疗器械使用安全事件进行上报，同时采取有效措施，避免或者减轻对患者身体健康的损害，防止损害扩大。

4.2 医学装备科指定专人负责医疗器械使用安全事件的监测、评价工作，发现临床医技科室上报医疗器械使用安全事件，应立即赶至报告科室核实报告事件的真实性并对事件性质进行初步判断（医疗器械使用安全事件 OR 医疗器械不良事件），收集医疗器械不良事件信息，并通过国家药品监督管理局建立的"医疗器械不良事件监测信息系统"进行医疗器械不良事件直报。

4.3 医学装备科对院内医疗器械不良事件进行汇总，每季度向医用耗材管理委员会进行汇报，为医用耗材遴选提供数据支持。

4.4 医务科、护理部定期对医疗器械临床使用安全事件进行分析评价，组织医学装备科工程师对医务人员进行医疗器械规范使用相关知识培训，以规范医务人员的使用行为，保障患者的诊疗安全。

5. 制定依据

《医疗器械不良事件监测和再评价管理办法》（2019 – 01 – 01）

《医疗器械监督管理条例》（2021）

《医疗器械临床使用管理办法》

（四）医院质量与安全持续改进实施方案

目的：通过进一步完善医院质量与安全管理体系，强化推行可追溯制度、监督评价和持续改进机制，切实发挥医院各级质量与安全管理委员会的职能，全面提升医院质量与安全管理水平，逐步形成全院、全程、全员参与的质量与安全管理文化。

适用范围：全院

内容：

1. 管理体系医院质量与安全管理体系由三级质量控制组成。包括三级架构—决策层、二级架构—控制层（各委员会及下设管理办公室）、一级架构—执行层（各科室质量与安全管理小组——各科室）

2. 管理职责

2.1 三级架构—决策层

2.1.1 医院质量与安全管理委员会作为医院质量管理的决策机构，院长是第一责任人，为医院质量与安全管理的决策者，决定医院质量与安全管理的方针、政策、方法、文化建设，制定医院质量与安全管理实施方案，定期专题研究医院质量和安全管理工作，使医院质量与安全管理工作持续改进。

2.1.2 各专业质量与安全管理委员会包括：医疗质量与安全管理委员会、医疗技术临床应用管理委员会、医学伦理委员会、人体器官移植技术临床应用和伦理委员会、临床用血管理委员会、临床路径管理委员会、医院放射防护领导小组、应急工作领导小组、病案管理委员会、护理质量与安全管理委员会、护理管理委员会、感染防控委员会、药事管理与药物治疗学委员会、教学管理委员会、生物安全管理委员会、医学装备管理委员会、医用耗材委员会、医疗器械临床使用管理委员会、网络安全与信息化委员会、消防安全管理委员会、后勤管理委员会、预算管理委员会、运营管理委员会、价格管理委员会、营养健康管理委员会。

2.1.3 医院质量与安全管理委员会统一领导、组织和督促、协调医院各专业质量与安全管理委员会的工作，检查各部门对质量与安全管理工作的完成情况和有效性，听取各专业质量与安全管理委员会工作报告，及时研究解决医院质量与安全管理存在的疑难复杂的热点、难点问题，推进医院质量与安全管理持续改进，定期召开相关质量与安全管理会议，需要时可临时召开会议研究和决策事宜。各专业质量与安全管理委员会按照医院总体质量和安全管理目标，认真研讨本领域内质量相关问题，提出改进方案，推动相关领域的质量与安全工作，定期开展质量教育和培训工作，提高全院质量与安全意识，把医院安全贯彻落实到各项工作中。

2.2 二级架构—控制层（包括各质量管理部门、各职能部门）

2.2.1 院办公室作为医院质量与安全管理委员会的日常质量管理部门，在院长的领导下，协调各职能部门的质量与安全管理工作，对全院质量与安全管理工作进行督导和评价，定期向委员会做工作汇报。

2.2.2 医务科、护理部、病案科、感染防控科、药学部、科教科、医学装备科、信息科、安保科、总务科、财务科、绩效办、物价审计科、临床营养科分别负责各专业质量与安全管理委员会的日常管理工作。需根据医院整体目标，制定并实施各专业质量与安全管理的工作计划与培训考核方案，建立各质量相关委员会质量控制指标，研究制定并采取相应措施，落实持续改进。

2.3 一级架构—执行层是由科主任、护士长和各专业质控员组成的各科室质量与安全管理小组。科主任为第一责任人，负责组织本科室落实质量与安全管理及持续改进相关任务，完成医院下达的质量改进目标。组织对科室质量与安全管理工作自查，分析评价科室质量安全指标完成情况，针对薄弱环节、存在问题，制定切实可行的整改措施并组织实施。

3. 管理方案

3.1 成立以医院质量与安全质量管理委员会为领导的质量管理组织。

3.2 健全三级质量监督考核体系。

3.3 加强医院质量与安全教育。

3.4 严格执行医院质量和医疗安全管理与持续改进的核心制度，完善并实施各项规章制度、技术操作规范（规程）及各类人员岗位职责。建立健全全院医疗技术风险防范、控制及追溯机制。

3.5 加强重点部门及重点岗位管理。各专业委员会应高度重视医院重点部门的管理，制定可行的质控、监管计划和措施，重点查找医院安全隐患和薄弱环节，加强整改，每月有检查、监控记录。

4. 改进目标

4.1 逐步推行全面质量与安全管理，建立任务明确、职责与权限相互制约、协调、促进的质量与安全管理体系，建立医院质量与安全管理目标及指标体系。

4.2 加强医疗质量与安全监督管理，强化医疗质量安全核心制度执行，提升医疗质量与安全持续改进能力。不断完善医院应急管理机制，定期组织应急预案培训与演练，提高全院各级、各类人员应急素质和医院整体应急能力。

4.3 建立健全病案质量监控、评析及反馈机制，进一步加强病案首页规范化填报、质量监测等相关培训，提高病案书写正确率。

4.4 加强护理质量与安全管理，落实护理安全措施，定期研究护理质量问题、推进护理质量改进。严格执行护理核心制度、工作常规和操作规程，持续更新护理质量评价标准，实行全程管控。

4.5 有效预防控制医院感染，降低医院感染风险，开展风险评估并持续改进诊疗流程，定期开展院感防控相关培训教育，确保医护人员熟练掌握院感防控相关操作规程。

4.6 加强各类药品和药物临床应用规范化管理。定期开展合理用药评析，拓展药学服务范围。加强临床药师队伍建设，开展药事管理相关培训考核，提高临床药学服务能力和水平。

4.7 建立健全教学管理体系，提高教学管理水平，在全院形成尊师重教的浓厚氛围，强化带教意识，提升临床带教水平，践行以学生为中心的教学理念，实现教学相长的教学目标。

4.8 建立健全有效运行和持续改进的生物安全管理体系，落实实验室生物安全管理制度和操作规程，加强医院生物安全实验室管理，建立实验室人员在生物安全实践中的应急机制，定期开展生物安全相关培训考核，提高生物安全责任防护意识。

4.9 加强医学装备安全管理，建立并持续完善医疗器械临床使用、医用耗材溯源及不良事件的监测与报告制度。加强医疗设备信息化管理手段，开展医疗仪器设备管理和使用人员培训。

4.10 加强智慧医院建设，制定与医院发展相适应的信息化建设规划，依托信息平台，强化数据协同共享，实现临床与管理系统间互联互通。强化信息安全管理，保障信息网络安全。

4.11 加强医院消防安全监督管理，构建双重预防体系建设，定期对职工进行安全技能及应急处置能力培训。持续完善消防系统、特种设备和危险品管理制度，及时消除医院安全隐患，有效维护正常诊疗秩序。

4.12 加强医院后勤质量与安全管理，建立健全节能降耗管理制度，进一步优化服务流程，规范管理机制，强化能耗管控，保障医院安全高效运行。

4.13 建立基于价值医疗，构建以数据为中心的智慧医院运营管理体系。围绕 DRG、DIP/单病种付费，以标准化成本管理、智能结算控费、临床路径优化为目标，对医院人、财、物、事进行高效管控，构建以职工能力为核心的全景人力与活力绩效管理体系、预算为主线的智慧财务管理体系、以供应链智能协同为基础的智能物联管理体系、融合临床与运营的智能 DRG/DIP 管理体系。

4.14 建立健全三级预算管理体系，提高医院预算管理水平，合理编制医院预算，加强预算监督控制管理，提升医院全面预算管理水平，确保医院能够按照既定目标稳步发展。

4.15 建立健全医疗服务价格管理体系。加强医疗服务价格制度建设，规范内部医疗服务价格行为管理，落实价格公示制度，进一步强化内部管理和约束机制。

4.16 建立健全医院营养健康质量与安全管理体系，建立任务明确、职权清晰的营养健康质量与安全管理机制，逐步提高住院患者入院 24 小时内的营养风险筛查率，保障患者营养健康权益。

（五）医院价格管理制度

目的：为了促进医院的发展，建立合理的医疗服务补偿机制和有效的约束机制，自觉执行国家价格政策，规范医院医疗服务收费行为，特制定本制度。

适用范围：全院各科室

内容：

1. 医院物价审计科负责医院物价管理工作，物价管理人员各尽其职，层层把关，保障医院物价管理工作顺利进行。

2. 认真遵守《中华人民共和国价格法》，严格执行医院各项物价管理规定，并接受上级物价主管部门对医院物价工作的监督检查。

3. 各科室必须认真执行物价政策，不得自立收费项目、自定收费标准，不得多收费、漏收费。

4. 加强对计算机价格管理系统的维护，按照物价主管部门的相关规定及时调整价格。

5. 设置医疗价格滚动屏、基本医疗项目价格表，标价内容准确、规范。对患者有关物价的咨询耐心解释。

6. 建立投诉接待制度，对患者投诉认真处理，及时回复，并保存好投诉记录。

（六）三级查房制度

目的：持续提高医疗质量，保障医疗安全。

适用范围：全院各临床科室

内容：

1. 总体原则

医院实行科主任领导下的三级医师负责制，各科室（病区）设立多个三级医师组，组内各级医师应明确并认真履行岗位职责，落实十八项医疗核心制度，规范执业行为，提高各级医师查房的内涵质量，确保病人诊断与治疗准确、及时、有效，确保医疗安全。

2. 人员职责

2.1 三级医师职

2.1.1 在科主任领导下全面负责本医疗组工作；全面负责本组病人，掌握其病情变化，及时审阅、核签病历，指导下级医师进行的各项诊疗操作；主持急症、危重、疑难病例的紧急处理和死亡、特殊疑难病例的讨论会诊和三级以上手术术前讨论等。

2.1.2 在患者入院 2 日内须完成首次查房，每周至少查房 2 次，对危重、疑难、术前和术后患者做到随时查房；运用国内外先进经验指导临床实践，积极开展科技创新，提高医疗救治能力和水平。

2.1.3 每周组织本组人员进行病例讨论和业务、法律法规学习。

2.1.4 完成科主任交办的各项工作任务。

2.2 二级医师职责

2.2.1 在三级医师指导下，负责本组医疗与教学工作；承担带教与指导本组一级医师、进修医师和规培医师任务。

2.2.2 全面了解本组病人，清晰掌握病情及变化，对本组病人应每日查房 1 次，新入院患者在 24 小时内完成住院后首次查房并核查、审签病程记录和医嘱；向三级医师汇报；指导下级医师进行诊疗操作和病历书写。

2.2.3 病人发生病危、死亡、医疗纠纷等问题时，应亲自到场处理，并及时向三级医师汇报。

2.3 一级医师职责

2.3.1 在上级医师的指导下，承担本组病人的基本诊疗工作。

2.3.2 对新入院患者要按照《病历书写规范》的时限要求，及时诊察、处理，完成病历书写。

2.3.3 每日 2 次查房，应做到熟练掌握病人病情变化、检查检验结果、术前准备和术后恢复等情况，上级医师查房时承担病人病情汇报工作；对疑难、危重、手术后病人要随时观察病情变化，及时向上级医师汇报。

3. 查房要求

3.1 三级医师

3.1.1 对重大、高难度、探索性等手术要审查手术方案、术前准备情况，并上报科主任及医务部审批；对病人病情分析、梳理，提出总体诊疗方案；对三级医师查房记录进行核查、修改、签字，检查病历书写质量并提出修改意见。

3.1.2 对疑难、重症患者或较难明确诊断的病例，提出进一步治疗思路和方法，并对可能病因、病情发展趋势、预后等进行评估分析；对特殊、疑难问题及时向科主任汇报，并决定是否请本院或院外专家会诊。

3.1.3 对下级医师的治疗方法、用药情况提出指导意见，决定治疗方案，必要时对患者做进一步的体检检查和病史询问；对特殊、重大、疑难、抢救等情况应承担全面主持职责。

3.2 二级医师

3.2.1 对本组诊治病人进行系统查房，重点检查新入院、手术前后、危重、诊断未明确、治疗效果不佳的病人；听取一级医师病情汇报，按照三级医师的要求，确定检查、检验及手术等治疗方案；审阅修正下级医师病历，补充体格检查及各项必要的辅助检查，分析病情，指导用药；陪同会诊医师检查病人，及时向三级医师汇报会诊情况；核查医嘱执行情况及治疗效果，决定患者出院、转科等。

3.2.2 明晰本组病人的病情及其变化；指导下级医师对急、危、重患者进行抢救和特殊检查；遇有重大、疑难、抢救等问题应及时报告三级医师；对需要取得病人和家属知情同意的诊断、治疗措施，应配合三级医师做好解释工作，并负责完成病人及家属的各种签字手续；向病人和家属做好各种解释、说明，尤其要针对患者的具体情况进行健康教育，并有相应记录。

3.3 一级医师

3.3.1 日常查看本组病人，重点查看急、危、重、疑难、待诊断、新住院、手术前后病人；仔细询问患者症状及其变化，以及对治疗的各种反应，认真评估，掌握病人病情变化，并及时向上级医师汇报；常规询问患者的饮食、睡眠、大小便情况；按照上级医师要求确定、核对当天的医嘱和执行情况，给予必要的临时医嘱、次晨特殊检查的医嘱。

3.3.2 上级医师查房时，要正规报告病历，详细记录上级医师查房意见，调整医嘱及核查医嘱执行情况。

3.3.3 通过与患者及家属的沟通，了解患者和家属对医疗、护理、设施、病房环境及服务等方面的建议和需求，并及时向上级医师或护士长反馈。

4. 考核管理

医务处质控科以患者访谈和病历抽查的形式，每月对三级医师查房制度的落实情况进行督导。

第二节　教学业务内部控制建设

医院承担着医疗、教学、科研三大任务。医疗侧重于知识的应用，教学强调知识的传授，而科研致力于知识的发展与创新。科教兴院，医院医疗水平的提升需要教学与科研的支持。医院的教学和医疗、科研工作是相辅相成、相互促进的关系，优秀的医疗技术水平和科研成果为教学提供良好基础，而教学也能促进科研技术水平和医疗质量的提高，从而推动医院的全面发展。

一、教学业务内部控制概述

（一）公立医院教学业务的概念

公立医院教学主要是指临床教学。临床是指对患者进行直接的观察，临床教学是一种媒介，在此过程中，学生将基本理论知识转化为各种智能能力及心理活动能力，从而达到以病人为中心的优质护理。临床教学的目的是，帮助学生将既往学到的理论基础知识与治疗措施、相关诊断及护理患者时的临床护理操作技能相结合，使学生通过学习掌握进入继续教育和健康保健系统需要的专业技能、个人技能、职业态度、职业行为。具有以下特点。

1. 社会性

医疗科研与医疗服务都是以人为对象，而人又是具有社会属性的。现代医学的发展模式又是以"生物—心理—社会"为核心的，这就决定了公立医院教学要注意社会性。人体的健康与疾病是由各种社会因素共同决定的，它既是自然的，也是社会的。医生需以整体观念看待病人，将其视为生活在现实社会中的个体。医疗服务不仅仅涉及人与人之间的关系，它与社会经济、政治、法律和道德都有着密切的联系。医学教育是为服务于人类健康事业、促进医学发展而培养人才，所以，它必须与社会卫生事业的发展需要相适应，在教育中加强德育教育，注重职业道德、医学伦理和医学法学教育，不仅培养学生精湛的技术，也使学生具有高尚医德，热爱卫生事业，对患者具有责任感和同情心，全心全意为患者服务。

2. 复杂性

一方面，医学作为研究人体科学的学科，人体的结构和功能复杂多样，影响人类生命周期的因素众多，使得了解医学变得极为复杂。另一方面，现代科技的飞速发展推动了生物医学的进步，使得医学知识和信息迅速增长。随着传统生物医学模式向"生物—心理—社会医学"模式转变，医学与社会科学、自然科学相互融合，使医学高等教育从医学之外的自然科学到人文社会科学都有了新的发展。

3. 服务性

教师在医疗服务中教，学生在医疗服务中学，医院教学主要是通过医疗服务来进行的。教师通过病历书写、教学查房、病例讨论、技术操作等形式向学生传授临床知识和技能。学生也可通过将病人的症状、体征和各种临床检查、化验资料加以收集和整理，使其将课堂教学所获得的临床医学知识融会贯通，不断提高自身的医疗技术水平。

4. 实践性

医务人员必须应用医学知识、医疗技能和手段进行医疗实践。医学人才需要通过实践学习诊断与治疗知识，训练临床思维，掌握临床技能，在实践中提高临床处理能力。临床教学是医院教学实践性的突出表现，学习人员在上级医生指导下，管理一定数量的病床，密切观察患者病情变化，在实践中学习。

5. 兼职性

医院教学的教师是临床医务人员，在担负临床医疗工作的同时兼任教学工作。教师结合临床经验，讲授临床医疗心得体会，教学内容生动、真实。临床教师兼任教学是一份责任，培养新一代医学人才是每一个临床医务工作者的职责。

综上所述，教学是医院的重要职能之一，医院教学是医学教育的重要组成部分，是医院将知识、技能传授给学习人员的过程。

（二）教学业务内部控制的概念

公立医院教学业务是指为提高医疗质量、优化医疗服务，满足人民群众日益增长的医疗卫生服务需求，对临床教学和科研活动的组织管理。公立医院教学业务内部控制是指通过建立健全教学业务管理制度，建立健全教学业务工作决策机制、工作机制、审核机制和监督机制，不断提升医院的专业能力和核心竞争力，为医院提供源源不断的人才。

（三）教学业务内部控制的主要内容

（1）安排、组织全院的教学、继续医学教育、学科建设、住院医师规范化培训、图书室管理工作；组织制定全院在职人员的继续教育制度。

（2）组织、实施、安排在职人员继续教育、外出进修、业余学习、专业培训等工作。

（3）安排下级医院进修人员，考核鉴定；举办医院相关学术活动、医学院（校）学生临床理论课、实习、见习教学的安排和检查、鉴定。

（4）全院住院医师规范化培训工作；协调医院对外的医疗、教学、科研的国际合作交流工作。

二、教学业务内部控制目标

公立医院教学业务内部控制目标包括以下几个方面：一是实行教育业务集中统一；二是建立健全与教学有关的管理制度。对教学业务有关部门和科室的职责进行界定，对教学业务管理的工作流程、工作规范进行优化，并在各部门之间建立了一套有效的沟通协作机制，将教学经费按照批准的预算进行使用，专款专用让教学工作真正地为医院的医、教、研协调、可持续发展提供支持。其具体内容如下。

（1）建立一支高素质的人才团队。进一步加强医教合作，加强医院的教育与人才培养功能，实现医疗技术、临床研究、医院经营等各方面的人才供给，加强公立医院高素质的人才队伍建设。

（2）加强对急需、紧缺专业的培训，为对应的高层次临床学科提供支持。推动公立医院"医防结合"的发展，必须加强对公共卫生和临床医学的复合型人才的培养。

（3）根据中医自身的特点，构建适合中医特色的培训模式，加强中医专业人才的培养。要加强全国中医疾病防控和应急医疗救治队伍，建立一支高素质的中医药防控队伍。

（4）优化专业技术人员结构，使专业技术人员与各专业之间相互支持，并在专业结构上达到最优匹配。

（5）加强对公立医院管理人员的培训，特别是要加强对医院经营管理、信息化建设、经济管理等方面的精细化管理人才的培训，使他们的政治素质、专业能力和管理能力得到进一步的提升。

三、公立医院教学业务的主要风险点

（一）专业定位风险

专业定位风险主要来自对专业培养目标和专业发展方向定位的问题。首先，在设定专业培养目标时，有时会把本专业的基础理论、专业知识和基本技能的目标设置的过于理论化，不符合公立医院实际需求，搞形式主义，片面强调课程的理论性而忽视实用性。这会导致学生不具备本专业的职业能力和初步的科学研究能力。其次，公立医院没有与自身具体情况相结合，也没有结合相应层次的学生的能力与基础素质，导致了专业培养目标与学生的实际能力发生了错位，学生的专业兴趣薄弱。这种设置不能很好地实现对学生的素质、知识和能力的全面培养。

（二）临床教学风险

临床教学是公立医院把各类知识传递给学生的主要途径。临床教学风险主要体现在两方面：首先，临床教学管理过程中出现临床纪律管理不严肃、学生状态散漫的情况。学生不听讲、不执行教师布置的临床任务，降低了临床的教学效率，在这种状态下较难达到预期的教学效果。其次，教师的业务素质直接影响着临床教学的效果。"教学标准"是指在培养计划的指导下进行的教学活动对临床教学提出的明确要求。在实施教学标准过程中，可能出现的风险因素主要有：在制定教学计划、选择教材时，未将学生的可接受性考虑在内，从而影响临床教学的有效性；绩效考评的偏差可能对学生的心理产生影响；课程内容、实习内容等不能按专业要求进行，可能会给学生的学习带来不利影响。

（三）认知激活风险

"认知激活风险"是指教师在进行教学活动时，往往会忽视与认知激活相关的教学内容，因而不利于培养学生的思维能力。"认知激活"教学活动的设计，存在一定的困难，且由于课程中涉及的基本内容太多，导致"认知活化"教学的课时减少。认知激活风险是影响教师教学绩效的重要因素。学生只掌握了基本的理论知识，而没有经过深度的思考，只停留在了问题的表层，无法培养出问题的能力，不利于专业素养的培养。

四、教学业务内部控制流程与关键环节

（一）住院医师规范化培训业务流程

1. 住院医师规范化培训业务流程图（见图6-4）

本院招聘、面向社会招收、其他单位委培的学员进行网上报名申请，通过全省住培学员招录考试及医院面试；被医院录取的学员进行以下4个流程：（1）到院报到医院、基地岗前培训；（2）安排3年住院科室轮转学习，在此期间参加执业医师资格考试；（3）每月科室出科考核每年基地年终考核；（4）参加全国住院医师规范化培训结业考试。完成以上流程，学员获得住院医师规范化培训结业证，完成3年住培学习。

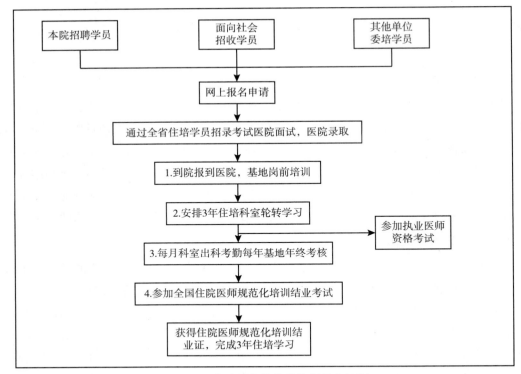

图 6 – 4　住院医师规范化培训业务流程

2. 住院医师规范化培训业务流程关键节点简要说明（见表 6 – 4）

表 6 – 4　　　　　　　住院医师规范化培训业务流程关键节点简要说明

关键节点	简要说明
1	学员到院报到后，按照要求参加医院、基地岗前培训
2	各专业基地依据科室床位数、带教师次数、病人数，安排住培学员轮转学习
3	培训对象在每一个科室或专业组轮转结束时，由专业基地相关人员组成考评组，按照培训细则要求，对培训对象在本科室或专业组轮转期间的学习和临床工作情况进行考核。各基地每年以述职报告和专家点评的形式组织对培训对象进行年度考核
4	取得《医师资格证书》且培训过程考核合格者，根据省级卫生健康行政部门公布的结业考核有关安排，参加住院医师规范化培训结业考试

（二）继续医学教育业务流程

1. 继续医学教育业务流程图（见图 6 – 5）

医院按照文件要求组织申报，科教科进行审核，报上级主管部门审批，公布继续医学教学项目并组织项目实施。学习班结束后由科教科负责发放各类学分，年末对科室人员继续医学教育进行统计、评价、考核。

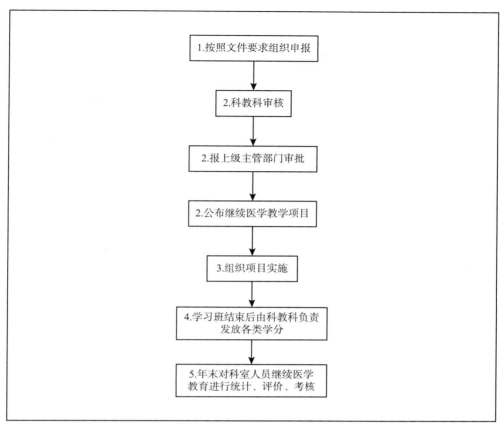

图 6 - 5 继续医学教育业务流程

2. 继续医学教育业务流程关键节点简要说明（见表 6 - 5）

表 6 - 5 继续医学教育业务流程关键节点简要说明

关键节点	简要说明
1	申报项目的科室或个人填写国家、省级、市级继续医学教育申报表及相关文件资料，按规定时间内报科教科
2	科教科审核并上报上级主管部门。接到上级卫生行政部门项目审批通知后，将国家、省级、市级继续医学教育委员会认可的继续医学教育项目统一在院内公布
3	科教科协助各科室举办国家级、省级、市级继续医学教育项目
4	科教科负责对国家级、省级、市级继续医学教育项目的培训对象、举办过程、学分授予等进行监管，并将所举办的国家级、省级项目向××省继续医学教育委员会备案。学习班结束后由科教科负责发放各类学分
5	年末对科室人员继续医学教育进行统计、评价、考核

（三）进修学习业务流程

1. 进修学习业务流程图（见图 6 - 6）

科室上报进修计划，进修人员提交进修申请表，依次进行由科室主任（护士长）、职能科室、科教科、主管院长、院长审批签字，进修人员办理进修前的相关手续，按时外出进修。进修结束返院以后报销相关费用、将结业证书交科教科备案并一个月内在院内举办相关业务知识讲座。

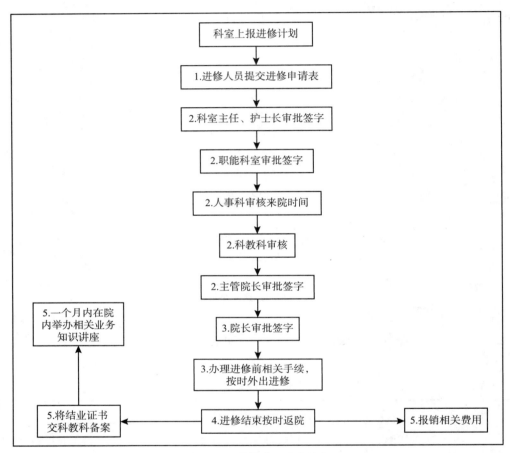

图 6 - 6　进修学习业务流程

2. 进修学习业务流程关键节点简要说明（见表 6 - 6）

表 6 - 6　　　　　　　　　　　进修学习业务流程关键节点简要说明

关键节点	简要说明
1	进修人员需于进修当年至少提前三个月提交进修申请表
2	进修申请表经所在科室主任（护士长）同意后上报医务科（护理部）签字，由人事科审核来院时间，科教科审核后，经主管院长、院长签字

续表

关键节点	简要说明
3	进修人员办理进修前的相关手续，按时外出进修
4	进修人员应在规定的时间内完成进修任务，进修结束按时返院
5	进修结束后将结业证书交科教科备案，并于一个月内在院内举办相关业务知识讲座。进修结束后凭正式发票（本人需签字），按照医院财务报销程序进行报销

五、教学业务内部控制措施

（1）医院应当建立健全教学业务管理制度，包括教学业务工作的决策机制、工作机制、审核机制和监督机制。

（2）明确教学业务归口管理部门及其职责权限，医院内部相关部门（如教学业务管理部门）在开展与教学相关的行政事务时，应当在职责权限内进行操作。

（3）明确规定了教学业务归口管理部门及其内部相关部门（如财务部门、审计部门、采购部门等）执行与教育有关的行政工作时，必须按照自己的职权范围运作。

（4）对教学和经营管理职位进行合理的配置。要理顺各部门的工作职责，确保教学经费的编制和审核，教学经费的使用和拨款的审批。

（5）完善教学运行工作流程，规范工作流程，建立各部门科室之间的交流协作机制。严格按照学校批准的经费使用，确保资金使用到位；要加强对教学资金的管理，加强对教师和学生的考核力度。

六、制度文本范例

××医院教学业务内控制度范例

（一）住院医师规范化培训专业基地管理制度

目的：为规范住院医师规范化培训各专业基地教学工作，将住院医师培育成符合当代医疗主体需要的住院医师，特制定医院住院医师规范化培训专业基地培训管理细则。

适用范围：住院医师规范化培训专业基地管理

1. 内容：

1.1 专业基地组织架构

1.1 各专业基地为日常培训的主体责任单位，应建立由专业基地负责人、教学主任、基地秘书构成的组织管理体系。每个专业基地设置专业基地负责人1名，教学主任1名，基地教学秘书1名。基地负责人为专业基地第一责任人，负责组织开展全面工作；教学主任在基地负责人领导下组织开展教学活动；基地教学秘书负责协调与日常管理工作。

1.2 专业基地职责。

1.2.1 在住培工作领导小组、住培专家委员会和科教科住培管理办公室的领导协调下，具体组织完成住培工作任务。专业基地应建立日常培训管理制度，包括培训对象管理、指导医师管理、医疗活动管理、教学活动管理、考核与评价管理等，规范医疗教学活动，确保培训质量。

1.2.2 制定适应本专业基地特点的培训计划、年度教学计划、管理制度、轮转计划，督促指导医师、培训对象及相关人员落实。各专业基地在安排学员轮转时，要依据科室床位数、带教师次数、病人数进行分配，多于管床位数、超出带教师资比例的分配将不予接受。

1.2.3 完成专业基地住培工作日常管理任务，组织开展培训对象入基地教育、入科教育、临床实践教学、日常考核、出科考核、年度考核等工作。

1.2.4 完成本专业基地指导医师遴选、培训、年度考核、评价和激励任务、组建核心师资教学团队、加强本专业基地的人才梯队建设，持续改进和提高指导医师的教学能力。

1.2.5 加强专业基地质量控制管理，组织开展住培教学改革研究工作，创新培训方法和培训模式，提升培训质量。

1.2.6 培养全科住培带教师资的全科意识和全科思维，加强全科教学能力建设。

1.2.7 建立有效的沟通反馈机制，应每季度组织开展日常培训工作分析总结会，听取指导医师、培训对象、护理人员、患者对住培工作的意见和建议，组织开展自我评估，自觉接受上级有关部门组织的评估检查，持续改进教学工作。每年度至少进行两次基地住院医师和带教师资工作例会，解决实际问题，例会有记录，并接受科教科住培管理办公室的检查。基地负责人每月均要参加本基地一个轮转科室和实践基地的培训活动及考核活动，做到有记录、有照片、有反馈。

1.2.8 建立与全科基层实践基地在教学和诊疗方面的上下联动，形成明确有效的合作和联动机制，进一步提高基层实践基地教师的教学能力和临床诊疗能力。

1.2.9 成科教科住培管理办公室安排部署的其他任务。

2. 临床轮转科室职责

2.1 轮转科室在科教科住培管理办公室及专业基地领导下组织开展教学活动，科室主任担任教学主任为第一责任人，负责组织开展全面工作；科室教学秘书在科室教学主任领导下组织开展规范的教学活动，负责协调与日常管理工作。

2.2 轮转科室有针对不同专业学员的培训计划及与医院规章制度相对应的规章制度，带教老师严格按照国家住院医师规范化培训内容与标准的要求，以及科室制定的各专业住院医师培训计划进行带教工作。

2.3 临床科室接到专业基地指派的学员后，科室教学秘书于入科当天按照教学主任的指示，为学员分配带教老师，同时在系统内填报。

3. 教学活动

3.1 总体要求

教学活动是指以提高住院医师岗位胜任力为目标而开展的临床互动培训行为，包括临床带教、医疗查房、教学查房、小讲课、入科教育、病例讨论、门诊教学等多种临床教学形式，由专业基地、轮转科室组织实施。所有教学活动进行前至少两小时，在相关住培管理群里报备时间、地点、教学活动名称及指导老师，方便督导及参观学习。除了入科教育以外的教学活动必须由具有带教资质的教师进行，否则视为不合格。专业基地及轮转科室应根据培训内容与标准，建立教学活动制度，制定教学活动计划，明确教学目的、教学内容、教学形式、教学人员、参加人员等，突出科学性、体系性、目的性、规范性和创新性。应针对不同学历、不同年级、不同专业培训对象制订不同教学计划，体现分层进阶式培训理念。指导医师应根据培训内容与标准，组织好临床实践活动，按照规范指导培训对象完成接诊、病历书写、查房、诊断、治疗等医疗行为，不断提升岗位胜任力。专业基地建立教学活动评价制度，对培训内容、培训方式、组织实施、教学效果、学习效果等开展评价，并有效分析和改进，不断提高教学活动质量。

3.2 入院教育制度

入院教育应由科教科住培管理办公室依据培训需求统一组织实施。

3.2.1 入院教育通常由科教科住培管理办公室协同医院党办、院办、人事、财务、医务、院感、信息、总务等相关职能部门共同参与。

3.2.2 入院教育应包括医院基本概况、行风建设、医疗卫生法规、医院管理规范、人事待遇政策、住培政策制度、医学人文与沟通技巧、医疗文书书写规范、电子病历系统操作流程、院感防控规范、基本医疗规范，以及各职能部门职责任务等应知应会内容。

3.2.3 入院教育应开展基础理论、基本知识和基本技能学习训练。培训结束后组织考核。考核不合格者不得进入专业基地参加培训。

3.2.4 入院教育应集中进行，有组织方案、工作计划、有评价结果，有考核奖惩。

3.2.5 编制入院教育手册，并将入院教育成绩作为培训对象档案建设的组成部分，记入个人培训档案。

3.3 入基地教育制度

3.3.1 入基地教育由专业基地依据专业标准和要求统一组织实施。入基地教育由专业基地负责人负责，教学主任具体组织实施。

3.3.2 入基地教育应在培训对象入基地时集中组织，所有本基地培训对象必须参加，时长应满足教育需要。

3.3.3 入基地教育内容应包括专业基地概况、住培管理架构、病区分布、培训标准与要求，学科特色与优势、轮转方式及考核形式等内容。

3.3.4 专业基地应加强入基地教育工作，做到有计划、有记录，应制作入基地教育课件。

3.4 入科教育制度

3.4.1 所有轮转学员进入新科室后，必须在两天内进行集中入科教育。

3.4.2 入科教育由科室教学秘书负责组织实施。

3.4.3 入科教育主要内容包括：科室概况介绍、教学小组及相关人员职责，有关科室规章制度、医院医疗核心制度、培训计划及内容、科室常见病、多发病的系统介绍、临床基本技能训练与考核等内容、医疗组分布情况、医学人文、消防安全等应知应会内容，轮转科室入科教育必须体现该科室岗位基本需求特点。

3.4.4 各科室应做好入科教育记录，包含照片、课件、签到。

3.5 教学查房制度

3.5.1 教学查房至少每两周 1 次，具体按照各专业基地《住院医师规范化培训评估指标》要求执行。

3.5.2 教学查房按照《河南省×医院住院医师规范化培训教学查房规范》及各专业《住院医师规范化评估指标（2021 修订）》要求进行。

3.5.3 指导老师必须是具备住、培、带、教资格的，老师组织住培学员教学查房，否则所做教学查房视为不合格。

3.5.4 教学查房指导教师上交审核资料，包括教学查房教案、教学查房记录、教学查房课件、查房签到等。

3.5.5 全科学员所在轮转科室教学查房需体现全科思维，全科学员所要掌握的内容与要求。

3.6 小讲课制度

3.6.1 小讲课至少一周 1 次，内容包括本科室常见病、多发病、科室相关技能操作要点、新业务新技术新进展等与本科室相关理论知识及《住院医师规范化培训内容与标准（2021 修订）》的要求。

3.6.2 每次小讲课时间不宜超过 40 分钟。题目不宜过大。要求有 PPT 课件（按讲义形式打印）、讲课照片、住院医师小讲课记录，包括讲课时间、讲课人、题目、参加人员签名等。

3.7 病例讨论制度

3.7.1 典型教学病例讨论要求每月至少 2 次，必须选择诊断明确、病例病情具有典型教学意义的病例。

3.7.2 讨论由科主任或主任医师（副主任医师）或者由住培指导教师主持，召集有关人员参加，认真进行讨论，尽早明确诊断，提出治疗方案。

3.7.3 主管医师须事先做好有关材料准备工作，汇报病历并提出讨论目的及需要解决的问题。

3.7.4 主管医师应做好书面记录，并将讨论内容记录于疑难病例讨论记录本中。记录内容包括：讨论日期、主持人及参加人员的专业技术职务及姓名、病情报告及讨论目的、参加人员发言（由低级职称到高级职称）、讨论意见（由科主任或主持人总结）等，确定性或结论性意见记录于病程记录中。记录要突出规培生发言，如学员无意见或建议请据实记录在记录本上。

4. 培训考核

4.1 总体要求

培训考核是促进培训严格管理、规范实施、确保质量的关键环节，包括过程考核和结业考核，以过程考核为重点。过程考核是对住院医师轮转培训过程的动态综合评价。过程考核包括月考核、出科考核、年度考核。住院医师在各轮转科室出科考核合格并完成培训标准要求各项内容的，方可认为过程考核合格。

4.2 各培训考核要求

4.2.1 月考核制度

临床科室每月对本科室所有住培学员进行月评价，评价内容包括学习态度、工作态度、工作能力、考勤及医学人文等方面进行综合评价，与当月补助挂钩。

4.2.2 出科考核制度

出科考核内容包括医德医风、临床职业素养、出勤情况、临床实践能力、培训指标完成情况和参加业务学习情况等方面。出科考核应体现专业特点和岗位胜任、分层递进的培训理念，理论考试题库每年重复率不超过30%。

满分为100分，包括理论考试（40%）、OSCE（40%）、运行病例评分（10%）、其他（10%），出科总分低于60分，则视为出科考核不合格，扣除每人500元补助。

各科室于每月28日前完成出科考试，29日前教学秘书在系统内要完成成绩登记。理论考试考试时间总分100分，题型有A1、A2、A3、A4，主要考查学员基本医学理论专业知识掌握情况及临床思维水平。OSCE考试总分100分，由各个专业小组组织，考试内容包括问诊接诊、体格检查能力、临床思维能力、病历书写能力、辅助检查结果判读、技能操作能力、医患沟通及医学人文能力。学生出科材料包括出科当月两份病历、运行病例考核表、OSCE试题。如果在科室轮转时间超过1个月，除了出科当月两份病历，其余病历学员自己保存，以备结业考核资格审查。

4.2.3 年度考核制度

年度考核于每年12月进行，考核内容为三年制学员考核：第一年考核培训对象的基础医学知识掌握程度及科室轮转期间的表现；第二年随机抽考本专业培训要求的基本临床操作技能及必备急救技能；第三年按结业考试专业要求进行OSCE考核。年度考核不合格者应进行补考，补考仍不合格者视为过程考核不合格，过程不合格则不得参加结业考核。

4.2.4 结业考核制度

过程考核合格和通过医师资格考试是参加结业考核的必备条件。已经通过国家医师资格考试且过程考核合格的住院医师，应当于当年完成住院医师规范化培训，通过科教科住培管理办公室向省卫健委报名参加结业考试，并按照省卫健委的规定提供医师资格证明、过程考核合格和年度考核合格等材料。经培训基地初审合格并报省卫健委或其指定的行业组织、单位核准。通过省卫健委审核通过的，方才具备参加结业考核资格。住院医师规范化培训结业考核由该省卫健委统一部署安排，分为专业理论考核和临床实践能力考核两部分。专业理论考核方式：人机对话形式，由国家卫生健康委人才交流服务中心统一提供试题。临床实践能力考核为多站式考核。两项考试均通过者颁发全国统一制式的《住院医师规范化培训合格证书》。《住院医师规范化培训合格证书》作为住院医师参加医师定期考核和中级卫生专业技术职务聘任的必备条件之一。根据《住院医师规范化培训考核实施办法（2021 修订）》，结业考核未通过专业理论考核、临床实践能力考核或其中任一项者，根据规定可申请参加次年结业考核。已通过的科目 3 年有效，3 年未能通过者，需重新参加住培。

4.2.5　360 度评价

360 度评价也称为全方位反馈评价或多源反馈评价。学员的带教老师、护士、患者分别对学员进行匿名评价。它可以全面考量学员的专业素质、职业道德、医患沟通等方面的行为表现，并通过数据反馈来促进学员改进自己的行为方式。每月月底，秘书组织每位学员的带教老师、一名护士、一名所管患者在 360 度评价系统内分别对学员评价。学员 360 度评价成绩总分为（带教老师评价 + 护士评价 + 患者评价）/3，出科时用 360 成绩计算每月平均分计入出科考核成绩。评价结果以报告形式反馈给学生，以促进学生自我改进。

5.　奖惩管理

5.1　培训管理要求的相关资料，由科室教学秘书统一保管，存放于文件柜内，便于检查。

5.2　科室凡未按照上述要求进行培训考核并提交相关资料的，取消科室一个月带教资格，带教老师未按要求进行培训考核并提交相关资料的，取消带教老师三个月带教资格。

5.3　科室及带教个人连续两次未按照要求进行培训考核并提交相关资料的，取消半年带教资格，共三次未按照要求执行的，取消带教资格。

5.4　带教医师及科主任私自允许住培学员离开医院，一经查实取消该科室住培带教资格 6 个月，并扣除科室绩效。

5.5　科教科结合年度考核成绩及平时考核成绩，每年评选出优秀住院医师，给予一定奖励。根据学员对带教老师的评价情况及年度考核成绩评选出优秀带教老师，给予一定奖励。

5.6　医技科室及其他特殊科室管理细则与科教科讨论制定。

（二）继续医学教育管理制度

目的：为进一步提高医院卫生技术人员的整体素质，加速医学人才的培养，加强和规范继续医学教育工作规范管理。

适用范围：凡从事卫生专业技术工作，具有初、中、高级卫生专业技术职称的人员均为继续医学教育对象，对未取得资格证书及当年办理退休手续人员或超过离退休年龄人员除外。

内容：

1.　学分要求、分类与计算

1.1　继续医学教育实行学分制管理，继续医学教育内容分为公需科目和专业科目。学习周期为当年 1 月 1 日至 12 月 31 日。按照三级医院要求，郑州市县级以上医疗卫生机构卫生专业技术人员（含医、护、技、药，疾控、保健、卫生监督等），年度所获得学分不低于 25 学分。医疗卫生专业技术人员（不含护理专业）每年获得Ⅰ类学分不低于 10 学分，Ⅱ类学分不低于 15 学分，护理人员每年获得Ⅰ类学分不低于 7 学分，Ⅱ类学分不低于 18 学分。Ⅰ类学分是由国家、省医学会继续教育委员会审批认可的继续教育项目；Ⅱ类学分是由市卫健委、市医学会继续教育委员会审批认可的继续教育项目。

1.2 自 2020 年起，医疗卫生专业技术人员当年参加本专业相关培训所获得的Ⅰ类和Ⅱ类学分可相互补充，补充比例不超过该类别学分总值的 50%。示例：在三级医院工作的医疗卫生专业技术人员，每年应学习Ⅰ类学分 10 分、Ⅱ类学分 15 分，则学分互换比例为Ⅱ类补充Ⅰ类不超过 5 分，Ⅰ类补充Ⅱ类不超过 7.5 分。

1.3 每年通过远程教育获得的Ⅰ类Ⅱ类学分之和不超过 15 分。

2. 继续教育工作管理及职责

2.1 成立继续医学教育领导小组。

2.2 继续教育实行归口管理。

2.2.1 科教科负责医务、药学、医技等专业技术人员继续教育工作。

2.2.2 护理部负责护理人员继续教育工作。

2.3. 管理部门职责。

科教科负责继续教育相关规定的制定，全院继续教育工作的系统管理、协调、信息汇总等。其他归口管理部门负责各部门的继续教育培训计划制定，继续教育落实情况监管及学分确认。

3. 继续教育项目申报流程

3.1 申报项目的科室或个人填写国家、省级、市级继续医学教育申报表及相关文件资料，在规定时间内报科教科。

3.2 科教科审核并上报上级主管部门。

3.3 接到上级卫生行政部门项目审批通知后，将国家、省级、市级继续医学教育委员会认可的继续医学教育项目统一在院内公布。

4. 继续教育管理

4.1 科教科协助各科室举办国家级、省级、市级继续医学教育项目。

4.2 科教科负责对国家级、省级、市级继续教育项目的培训对象、举办过程、学分授予等进行监管，并将所举办国家级、省级项目向××省继续医学教育委员会备案。

4.3 学习班结束后由科教科负责发放各类学分。

4.4 全院各科室要为卫生专业技术人员参加继续医学教育活动提供必要的条件，各科室主任要配合科教科做好继续医学教育项目的申报、组织、协调等工作。

4.5 切实把继续医学教育工作列入卫生事业经费预算，医院每年提取业务收入的 1% 建立科教基金，做到专款专用，保障继续医学教育活动的开展。

5. 继续教育形式

5.1 参加国家级、省级、市级继续医学教育项目。

5.2 到上级医疗机构进行专业进修。

5.3 参加在职学历教育。

5.4 获得科研项目立项，发表论文、论著。

5.5 获得国家发明专利、实用新型专利、国家科技进步奖等国家级奖项。

5.6 参加远程网络教育。

5.7 参加执业药师继续教育培训。

5.8 通过全国高级、中级、初级专业技术资格考试。

5.9 参加全科医生转岗培训和住院医师规范化培训。

5.10 援藏、援疆、支农、援外等。

除电子学分外，其他类型学分须由个人登记并携带相关证明或纸质材料到归口管理部门确认，方可生效。

6. 继续教育考核

年底对各科室人员继续医学教育进行统计、评价、考核，要求全院医、药、技、护理专业技术人员按规定进行医学教育，对未完成年度继续教育人员扣除科室年度综合目标考核相应分值。

7. 继续教育用途

专业技术人员应每年按要求完成继续教育，作为专业技术职务评聘、各类专家选拔、考核评优的必备条件和岗位聘任（聘用）、执业注册等人事管理工作的重要依据。

本办法自发布之日起执行。以往规定与本办法不一致的，按本办法执行。

（三）进修培训、参加学术会议管理制度

目的：为持续提升医院整体医疗技术水平，培养高水平医学人才队伍，促进学科健康可持续发展，进一步加强对全院职工进修和参加学术会议的管理，结合医院实际情况，特制订本制度。

对象与范围：在本职岗位上连续工作三年以上，大专以上学历，医、药、技人员要求中级以上技术职称，护士要求护师以上技术职称，如因专业发展需要可申请脱产进修学习，二次进修原则上要与上次进修相隔三年。

内容：

1. 拟进修人员须符合各科室上报的进修计划，进修人员需于进修当年至少提前三个月通过钉钉 OA 审批填写职工外出进修申请表，上传并经所在科室主任、医务科、人事科、科教科、主管院长、院长审核后方可外出进修学习。

2. 进修专业必须与本人所从事的专业一致，且符合医院或科室的发展要求，不能擅自更改专业，否则费用自理。

3. 进修单位的选择要以国家级知名医院、著名专科为主。

4. 进修人员必须与医院签订《进修培养协议书》（以下简称《协议书》），进修返院后在规定年限内不得调离本院，否则当事人应退还进修期间的一切费用，并承担给医院造成的相关经济损失（详见《协议书》）。

5. 脱产进修人员进修期间享受档案工资和年终福利，并按照医院行政绩效平均奖金水平发放学习生活补助，同时进修人员享受 1500 元/月的食宿补贴，不再凭票报销住宿费、伙食费等费用。

6. 进修费用报销范围：凭正规发票报销进修费，进修半年以内报销一次最短路途的往返车船费用，进修一年报销两次最短路途的往返车船费用。在省内进修者，不报销食宿费用。

7. 进修人员应在规定的时间内完成进修任务，进修期间因不遵守所在医院的规章制度，疏于学习，未取得结业证书者，进修费用由个人承担。

8. 进修结束后将结业证书交科教科备案，并于一月内在院内举办相关业务知识讲座。进修结束后凭正式发票（本人需签字）按照医院财务报销程序进行报销。

9. 不符合上述规定，有特殊情况需外出进修者，经科室主任（负责人）、科教科长、主管院长讨论同意后，上报院长批准后方可参加。

10. 除指令性培训外，申请人员需有中级以上职称，具有良好的敬业精神，因业务需要，可申请参加短期培训，一年仅限一次。非指令性培训一般不参加。

11. 短期培训审批程序：需经科室主任（负责人）签字同意，并报科教科长及科教分管院长审批后方可参加。科主任参加短期培训须经院长批准。

12. 培训期间，待遇及费用报销标准、程序按学术会议标准执行。上级部门指令性短期培训可 100% 报销会务费。

13. 参加学术会议条件：（1）论文被学术会议录用，且为第一作者，或被聘为学术团体的理事、委员，并持有大会邀请信的正式代表；（2）学术会议内容需与本人从事专业相符。

14. 参加会议范围：各级专业委员会召开的年会，中华医学会、护理学会、药学会、医院管理学会等学术团体组织的正规学术会议，卫生行政主管部门的指令性会议。非指令性会议和活动一般不参加。

15. 院级领导、医务科科长、护理部主任、科教科科长每年可参加 1～2 次学术会议（专业及管理会议各一次）；副高级以上职称、医院行政中层干部、护士长每年可参加 1 次学术会议，临床科室主任可根据情况酌量增加，但不能影响科内正常工作；来院工作满一年以上的医务人员每年可以参加 1 次学术会议，新调入和结束专业进修回院不满一年者，当年不得参加学术会议。

16. 参会审批程序：参加学术会议者，需经科室负责人签字同意，并报科教科长及主管院长审批后方可参会。科主任参加省外学术会议须经院长批准。

17. 进修或短期培训期间参加学术会议者，费用自理。

18. 费用报销范围：会务费、往返交通费、住宿费。

19. 报销标准：会务费及住宿费报销标准按有关规定执行。严格控制参会费用，实行总额控制（参会费用总额控制在科室年学术活动经费总额范围之内，超支部分自理）。有科研经费、人才培养资助经费、重点专科经费等专项经费支持者，参会费用从专项经费中列支。上级部门指令性会议可100%报销会务费。学术会议结束后凭正式发票（本人需签字）按照医院财务报销手续报销。

20. 学术会议结束后应按时返院，如遇特殊情况超过预定天数，应及时与医院联系请假，超出部分返院后补交假条，否则按缺勤处理。

21. 参会结束后，将会议论文资料报送科教科备案，否则不予报销参会费用，取消五年外出参会资格。对借开会之机参加与学术会议无关活动者，一经查实不予报销参会费用，取消五年外出参会资格。

22. 参加学术会议的费用计入所在科室成本。

23. 本规定自发布之日起执行。以往规定与本规定不符者，按本规定执行。

（四）临床实习教学工作管理规定

目的：毕业实习是完成培养方案的最后阶段，是培养学生理论联系实际、提出问题、分析问题和解决问题能力的重要环节，也是培养学生实践能力和创新意识的重要途径，必须高度重视并精心组织毕业实习工作。为进一步加强医院实习生管理工作，提高教学质量，加快人才培养，确保医疗安全，特制定本规定。

适用范围：本科教育科人员，教研室主任、秘书，临床科室教学秘书和带教老师。

内容：

1. 管理机构及职责

实习生教学工作由本科教育科、教研室和科室共同负责，实行分级管理。

1.1 本科教育科职责

1.1.1 设立专职实习生管理工作人员，全面负责实习生管理工作。

1.1.2 负责实习生的招收、岗前培训、轮转安排和结业鉴定工作。

1.1.3 督促教研室对实习生教学计划的制订和落实。

1.1.4 协助教研室和科室进行实习生日常管理工作。

1.1.5 加强实习教学督导，开展临床实习质量评价，定期检查实习带教情况。

1.1.6 定期召开实习生座谈会，听取学生意见及评价，及时反馈和解决实习中存在的问题。

1.1.7 协调和解决实习生在工作、学习和生活中遇到的问题，关注心理健康，确保圆满完成实习任务。

1.1.8 每学年年末组织评选优秀实习带教老师，并作为晋升教学职称的推荐条件。

1.2 教研室职责

1.2.1 指导科室安排和组织实习生教学和管理工作。

1.2.2 根据医学院校《实习大纲》要求，组织安排科室教学秘书和部分带教老师制定实习生教学计划，督促落实。

1.2.3 根据医学院校规定和要求，负责组织实施实习生出科考核，汇总考核成绩报送本科教育科。考核不合格者必须补考，合格后方能准许学生进入下一科室实习。

1.2.4 协助科室进行实习生日常管理工作，协调和解决实习生在工作、生活和学习等方面遇到的问题，保证其圆满完成实习任务。

1.3 科室职责

1.3.1 科室教学秘书职责

1.3.1.1 科室教学秘书在所属教研室的统一领导和本专业科室科主任的指导下，全面负责统筹安排和组织实施本科室的实习教学管理工作。

1.3.1.2 负责实习生入科时的个人信息登记，填写《实（见）习生入科登记手册》，负责进行入科教育，介绍本科室的基本情况、组织领导、管理规定、专业特点和职责范围。

1.3.1.3 根据医学院校《实习大纲》要求，配合教研室制定教学计划，负责指定带教老师，分配带教任务。

1.3.1.4 负责考勤管理，严格劳动纪律，未办理请假手续离开科室超过 1 天者，应追查去向，超过 3 天者，应尽快报告科主任、教研室和本科教育科。

1.3.1.5 负责落实本科室实习内容，督促带教老师对实习生病案书写的修改、体格检查的指导、诊断思维的训练、技能操作的示教、外科手术的观摩以及形成性评价的开展等，切实保证教学质量。

1.3.1.6 负责组织教学查房（至少 1 次/2 周）、教学讲课或读片会（至少 1 次/周）、典型或疑难病例讨论（至少 1 次/2 周）等教学活动，并规范记录。

1.3.1.7 负责检查实习情况，及时了解实习生在本科室的表现，定期向教研室和本科教育科报告实习情况。

1.3.1.8 配合教研室组织出科考核，对带教老师如期、真实签署《实习鉴定》进行监督，考核成绩、评价结果和鉴定意见报送本科教育科备案。

1.3.1.9 配合教研室组织带教老师积极参加本科教育科组织的各种实习生考核的命题、监考和评卷等工作。

1.3.1.10 负责本科教育科发放实习生带教费的科学合理分配。

1.3.2 带教老师职责

1.3.2.1 爱岗敬业，有救死扶伤、全心全意为病人服务的思想，具有良好的医德医风、较高的职业素养和较强的带教能力。

1.3.2.2 加强实习生思想政治教育工作，培养实习生热爱祖国、热爱人民、热爱党、热爱社会主义的思想，培养其全心全意为病人服务、为医疗卫生事业奉献的精神。

1.3.2.3 经常关心实习生，及时了解其思想状态、工作表现、服务态度、出勤以及日常学习、生活情况，发现问题及时协调解决，确保实习生圆满完成实习任务。

1.3.2.4 根据实习大纲要求，认真带教，对分配病床、收治病种做到合理化。对典型病例要组织教学查房，对达不到实习大纲要求的内容，应尽量创造条件，完成教学任务。

1.3.2.5 以临床胜任力为导向，以综合能力培养为目标，对实习生进行医德医风、职业素养、病案书写、体格检查、技能操作、诊断思维和医患沟通等各方面能力的指导和带教，配合教研室和教学秘书，开展病例汇报评价（SOAP）和操作技能评估（DOPS）等形成性评价工作。

1.3.2.6 指导实习生规范书写病历等各类医疗文书。对实习生所书写的病历要认真修改，严格把关，在提高其病历等文书书写能力的同时，防范医疗事故和差错的发生。

1.3.2.7 培养实习生动手能力和理论联系实际的工作能力。带教老师应创造条件让实习生直接接触病人，在技术操作上要具体指导和示范。凡实习生参加的各项手术、技能操作等，带教老师应带领实习生进行术前、操作前讨论，明确手术和操作的步骤、方法及有关的适应症和禁忌症，使实习生了解和熟悉病人接受治疗的全过程。

1.3.2.8 实习结束时，带教老师应根据实习生平时的表现和出科考核成绩，按照各院校《实习考核鉴定表》认真客观填写实习鉴定。

2. 实习生招收条件

2.1 公立医学院校的在读医学生，遵纪守法，拥护中国共产党的领导。

2.2 身体心理健康，学习态度端正，在校成绩优良。

2.3 临床医学专业要求全日制的统招本科生，中西医结合、医技和美容等专业要求统招的全日制大专以上学生。

2.4 实习期限不得低于 10 个月。

3. 实习生招收程序

3.1 来医院实习必须由校方教务处（科）联系。原则上不接受个人联系实习，如有特殊情况，需经本科教育科审核批准，并由本院在职职工至少 1 名作为担保人，签署《个人联系实习协议书》，方能接收实习，且实习期限不能低于 10 个月。学生需带实习大纲、实习鉴定手册等。

3.2 实习生统一由学校指定负责人带队到本科教育科报到，并充分沟通。

4. 实习生管理

4.1 实习生要严格遵守所在医学院校和医院的各项规章制度，严格执行各项技术操作流程和规范，服从医院和科室的工作安排，虚心求教、接受指导，以优良的作风和严谨务实的态度服务于广大患者。

4.2 实习生报到时，需由学校一次性缴纳实习费，中途终止学习或缩短实习期限者，实习费不予退还。

4.3 实习生统一着装并佩戴医院制作的胸卡，做到仪表端庄整洁。胸卡不得转借、抵押、倒卖。

4.4 实习生入科前必须参加由本科教育科组织的岗前培训，包括网络学院课程学习和临床技能操作实训两部分，经考核合格后方可开始进入临床实习。

4.5 实习生进科须戴胸卡及进科通知单到实习科室报到。对实习的科室和期限均须按计划进行，不得随意转科，不得随意缩短或延长实习时间。

4.6 实习生不能代表医院承担临时医疗活动。

4.7 实习生应遵守医院作息制度，考勤办法同医院医务人员，上班时间要提前 15 分钟到达实习科室，做好医疗查房准备工作（如测量血压、伤口换药和协助护士做术前准备工作等）。不迟到、不早退，不无故缺勤（旷工）。按所在实习科室要求，与带教老师一同参加排班和值班。遇危急、重症病人与上级医师一起参与抢救，做力所能及的工作，不得擅自做主处置或逃离。

4.8 实习生在实习期间不享受寒暑假、婚假、产假。法定节假日由医院和科室统一安排，原则上不准请事假。如有特殊情况，或需参加全国统招硕士研究生考试，按《见习、实习生请、销假制度》执行。

4.9 实习生要积极参加医院组织的各项学术活动，实习 1 年者参加上述活动不得少于 30 次，实习 10 个月者参加上述活动不得少于 20 次。

4.10 实习生需参加教研室组织的出科考核，考核不合格者必须补考，合格后方能进入下一科室实习。

4.11 实习结束时依据学生平时出勤情况（未享受考研假者优先）、工作表现、出科考核成绩、科室鉴定和学生互评等评选出"优秀实习生"，颁发"优秀实习生"证书，并通报所在院校。

4.12 有下列情况之一者将被终止实习并按医院有关规定给予处罚：

4.12.1 违反医院禁止实习生独立从医的规定，或因责任心不强、服务态度差等导致医疗事故或医疗纠纷者。

4.12.2 私自收藏医院病历、影像片、病理切片和血样等各种资料和标本者。

4.12.3 服务态度差，工作不负责，经教育后仍无改进者。

4.12.4 劳动纪律松懈，请假逾期不归或擅自离岗两天及以上者。

4.12.5 实习期限 10 个月，病假超过 2 周或事假超过 1 周者；实习期限 1 年，病假超过 4 周或事假超过 2 周者。

5. 实习鉴定

5.1 各科室实习结束前由实习生本人做好书面自我鉴定，并由实习组长完成组长鉴定后送至科室。

5.2 科室在接到实习生的自我鉴定后，由带教老师结合其实习情况出具出科鉴定，内容包括：考勤、医德医风、病历文书书写、病例汇报水平、参加手术次数、理论知识学习、临床技能操作、参加教学活动次数以及医患沟通能力等情况。

5.3 临床医学专业实习生在完成内科、外科、妇产科和儿科四大科室实习后，需进行出科考核，由相关教研室负责组织进行综合考核。

5.4 实习期结束办理结业时，实习生必须退还胸卡。若胸卡丢失，且未发现他人继续使用者，延迟3个月办理结业鉴定。若丢失后发现被他人继续使用，给医院造成不良影响者，将不予签实习结业鉴定并追究相应责任。

5.5 本科教育科根据实习生出科考核成绩，结合平时教学检查情况，对实习生进行总体评价，做出实习结业鉴定。

（五）临床教学管理制度

目的：为进一步加强管理，使各项教学工作有章可循，稳定正常的教学秩序，适应医院医、教、研全面协调可持续发展，结合医院的实际情况，特制定本制度。

适用范围：医院承担临床理论和实践教学工作的医务人员

内容：

1. 理论教学

1.1 课堂教学是理论教学的主要形式。为保证质量，各教研室应严格筛选任课教师。任课教师应具有硕士研究生学历、中级以上技术职或本科学历、副主任医师以上技术职称并通过预试讲。

1.2 任课教师备课要做到备大纲、备教材、备方法、备对象，熟练掌握本学科教学大纲和教学内容，了解学生学习情况，掌握相关学科的内容衔接，参考有关资料，务必提前写出教案。使用多媒体授课者，除了多媒体课件外，必须有纸质教案，在课堂讲课时，遇到特殊情况，如多媒体不能使用时，必须保证课堂教学的正常进行。

1.3 教研室实行集体备课制度。集体备课由教研室主任主持，主讲教师讲述自己处理教材的意见及课堂教学组织形式。教研室所有教师必须参加集体备课，交流教学方法和经验，不断提高教师的业务水平和教学质量。

1.4 教研室实行预试讲制度，所有参与教学的教师必须通过预试讲。预试讲由教研室或科教科组织，院领导、科教科人员、教研室全体教师和部分学生代表参加。预试讲不合格者不能承担理论授课，教研室根据其授课中的问题进行改进，加强培训，待其水平提高后再进行预试讲，通过后方能上课。

1.5 讲课内容以教学大纲为依据，适当讲述本学科发展的新成就，介绍不同的学术观点，讲述自己的学术见解、工作经验，培养学生实事求是、勇于探索的科学作风。

1.6 根据实际情况，提倡启发式教学方法，力求避免"满堂灌"。任课教师要不断改革课堂教学组织形式，采取重点讲授、学生自学、教师辅导，或采取问题答辩、讨论等多种形式，提高教学效果，同时为学生推荐必要的参考书，培养学生自学能力、综合分析问题和解决问题的能力。

1.7 教师在讲课时要做到教学内容的科学性和思想性相统一，既教书又育人，举例恰当，坚决杜绝将庸俗和危害学生思想健康的事例搬进课堂。教师要牢固树立学术研究无禁区、课堂讲授有纪律的思想，严格按照教学大纲内容进行教学。

1.8 讲课就是在规定时间、规定地点把规定内容讲解清楚，并使学生掌握应该学习的知识。因此，教师必须遵守上下课时间，不得迟到或早退，授课时间较实际上课时间提前或延迟 10 分钟视为教学差错，提前或延迟 20 分钟视为教学事故，上课时间，应关闭一切通信工具，以免影响教学正常进行。

1.9 为了准确地表达教学内容的含义，教师在讲课时应正确使用科学术语，教师讲课必须使用普通话，注意仪容仪表，以免影响教学效果。

1.10 课后答疑辅导是帮助学生自学、巩固课堂教学效果的重要环节，是教师授课的重要组成部分。各教研室一般应在课后或授课的当天晚上，由主讲教师或辅导老师解答学生提出的问题，辅导学生学习。必要时另行安排辅导时间，以避免课程冲突。

1.11 辅导主要以个别答疑为主，具有共性的问题，教师可以集体讲解，但集体讲解时间不宜过长。

1.12 课程表是学期教学秩序的总体安排，是教学得以正常运行的保证。各教研室和教师应严格按照课程表组织教学。

1.12.1 课程表的编制。原则上根据教学大纲的要求，结合各临床专业的具体情况由科教科编制。课程表应发放至各临床教研室。

1.12.2 课程表的调整。课程表应保持稳定，任何部门、个人未经批准，不得随意变动，各教研室及任课教师不得私自调课或停课，遇有特殊情况，必须调、停课时按调、停课规定执行。否则按有关规定，追究教研室主任和当事人的责任。

1.13 编写教学日历。教研室根据培养方案、教学大纲和课程表、教学任务等编写教学日历，确定教学内容、教学进度和学时分配，配备任课教师。

1.14 各临床教研室要对拟担任教学任务的教师进行资格审查，符合医院有关规定者，方能承担教学工作，不符合规定者，应通知科教科及时调整。任课教师确定后，不得随意更换。如有特殊情况，教师必须提前提出申请，教研室同意并安排好代课教师，并报送科教科批准备案后方可更换。

2. 临床见习

2.1 临床见习是教学工作的重要组成部分，是医学教育不可缺少的重要环节。临床见习的主要目的是熟悉临床工作环境，了解临床工作程序，理论联系实际，增强感性认识，锻炼临床基本技能，为临床实习奠定良好的基础。

2.2 见习由科教科统筹协调，各临床教研室应按照教学计划和教学大纲的要求，制定见习计划，做到每天的见习有要求、有内容、有专人负责，保证见习质量和目标的实现。

2.3 有见习任务的科室，教学秘书要负责科室的见习教学工作。各科室在不影响危重病人住院的情况下，应根据教学需要，安排适合教学需要的病人进行教学活动，以保证足够的病例供学生学习。

2.4 见习主要采用小组病例示教和床头教学的方式进行。带教教师通过对典型病例的病史、症状、体征及各种辅助检查结果的讲解、示教和分析，训练学生的临床思维能力。对共性问题，可以集中指导安排讲座。

2.5 教学秘书对完成见习任务起着重要的主导作用，教师要认真准备教学内容，精心组织教学，严格要求，严格纪律，充分调动学生的主观能动性，指导学生认真完成见习任务。

2.6 学生主要以小组为单位在病房见习，同时要安排时间到门诊见习。见习期间，学生必须按时参加早交班、查房等医疗活动。以关心、爱护、体贴病人和不导致病人痛苦和病情加重为前提，将理论知识和临床实际相结合，争取更多的临床锻炼机会，熟悉各种临床基本技能。

2.7 病历书写是临床医师的基本功，学生必须把书写病历当作见习的重要任务来完成。见习期间，学生在每个临床科室必须书写 1～2 份病历，并送交教师进行修改。教师修改的病历由教研室作为资料保存。

2.8 见习结束，带教教师要对学生在本科室的见习情况，包括基础知识、基础理论和基本技能进行考核，考核不合格者必须补考，合格后方能进入下一科室见习。

3. 临床实习

3.1 毕业实习是完成培养方案的最后阶段，是培养学生理论联系实际、提出问题、分析问题和解决问题能力的重要环节，也是培养学生实践能力和创新意识的重要途径。各科室必须高度重视并精心组织毕业实习工作。

3.2 毕业实习由科教科统筹协调，各临床、医技科室协助，各科室具体组织进行，各科室根据院校实习计划和实习大纲，制定相应的带教计划和方案。

3.3 科室应指定专人负责实习生的管理，负责实习生业务学习、技能考核和考勤。

3.4 科室根据带教计划安排具体的老师进行带教，跟随老师完成查房、临床诊疗和技能操作等工作。

3.5 教师要加强床头教学工作，带教老师应通过对典型病例的讲解、提问、示教等方式实施床头教学。

3.6 实习学生在实习期间应完成病历书写、病程记录，提高问诊能力，掌握体格检查、切口缝合、拆线、换药、腹穿、腰穿、胸穿、骨穿等基本技能操作。

4. 成绩考核

4.1 成绩考核是教学工作的重要环节。要按照严格考试管理、严肃考场纪律、严格评分标准的原则加强考核工作。

4.2 考核分"考试"和"考查"两种。考核可采取面试、笔试、技能操作等多种形式。教研室可以根据本学科特点选择考核形式，考试由科教科统一安排。停课前一周，科教科将考试计划（包括时间、地点、科目、要求等）通知各教研室，各教研室负责安排本部门的具体考试组织工作。考查课不安排复习辅导时间，考查时间由各教研室负责安排，并提前一周报科教科备案。

4.3 理论课一般采用笔试或者手机考试的方式进行，见习课一般采用考核的方法。

5. 教学监督

5.1 建立听课制度。听课的目的在于全面了解教师教学和学生学习情况，学习和交流教学经验，及时解决教学中存在的问题，改进教学工作。

5.2 建立教学督导制度。为加强教学监督，不断提高教学质量，科教科组织专家和有教学经验的教师成立教学督导组，对教学工作进行督促、督查、指导、咨询、评价等，并提出合理化建议。学生教学信息员，负责将教师的授课情况及时、准确、客观地反馈给科教科。

5.3 科教科每年对教学情况进行总结，按照教学奖励办法对成绩突出的教研室和教师进行表彰，对违反教学纪律的教师进行通报批评。

6. 教师管理

6.1 各教研室应根据教学计划，把教学水平高、有一定教学经验的医生配备到教学第一线担任主讲教师。

6.2 各临床教研室教师要积极承担教学任务，完成规定的教学工作。

6.3 任课教师一经确定，要保持稳定，上课期间不得随意变动，因特殊情况确需更换者，按调课要求处理。

6.4 师资是办学的重要基础条件，加强师资队伍建设是医院发展的战略任务，各教研室充分发挥老教师传、帮、带的作用，加强青年教师的培养，科教科可外请专家，进行教学师资培训，提高医院的教学水平。

7. 教学档案管理

7.1 科教科、教研室都要建立教学档案。

教学档案应包括以下主要内容：

7.1.1 教学计划、教学大纲、见习、实习大纲等教学基本文件。

7.1.2 课程表、教学计划运行表、教学日历、考试安排、见习计划、实习计划及其落实情况等有关资料。

7.1.3 医院的教学工作管理规则及各种教学管理规章制度。

7.1.4 各种教学检查、听课记录、教学评价等资料。

7.1.5 教案、试卷、试卷分析以及各种教材、多媒体课件等。

7.1.6 学生考试及考核成绩。

7.1.7 教学工作总结及其他教学资料。

第三节 科研业务内部控制建设

一、科研业务内部控制概述

（一）公立医院科研业务的概念

在致力于人类健康事业的医药卫生科学的发展上，医学科研工作是其动力源泉，有力地推动了卫生事业的进步。医院是以向人们提供健康服务为首要职责的医疗机构。作为提供医疗、保健等健康服务的专业机构，医疗技术水平是医院的核心要素。提升医疗技术水平，为人们提供更优质的医疗服务，为人类健康提供更坚实的保障是医院的首要任务。医院科研工作是一项探索未知领域的工作，为疾病治疗方法、方案、技术瓶颈等问题的突破起着重要攻关作用，是人才培养、学科进步、医药卫生事业发展的根源。

科研管理是对"第一生产力"进行组织、指挥、协调的管理工作。医院科研管理是医院管理的重要组成部分。医院科研管理与一般的科研管理有所不同，因为医院具有特殊性，大多数医院的科研项目都涉及人体信息或者标本。为规范科研项目的申报、实施和论文的发表等，医院科研管理也应将涉及人的科研项目的伦理初审纳入管理范围。

（二）科研业务内部控制的概念

科研业务内部控制是对科研项目申请立项、组织实施、结题验收、成果转化与应用等环节的全程管理。科研业务内部控制的目标是实现科研计划的制度化、科学化，确保科学研究计划的顺利实施，从而产生成果、人才和效益，增强企业的竞争能力。科研工作的内部控制，是指在院长的领导下，由科研项目管理部门负责对全院的科研规划计划进行统筹和协调，制定和完善相关的制度，负责国家、省级和市级科研课题的申报、管理和结题，并负责制定、完善科研管理制度并监督实施；负责科技成果的管理、注册、推荐、申报各级科技成果；在推动科技成果转移的同时，组织实施科技成果的推广与奖励；承担科研档案的搜集、整理、归档、保管及转办；协同医务处等相关部门，共同做好重点学科和重点科室的建设、评估、管理。

（三）科研业务内部控制的主要内容

（1）医院应当建立健全科研项目管理制度，按照相关规定，对科研项目立项、组织实施、验收和绩效评价等进行全过程管理，建立项目决策机制、工作机制、审核机制和监督机制。

（2）明确科研项目归口管理部门及其职责权限。根据医院事业发展需要，明确科研项目组织部门、财务部门、审计部门以及采购部门、资产部门等内部相关职能部门在科研管理中的职责权限。

（3）合理设置科研项目管理岗位。科学设置科研项目管理岗位，明确岗位职责权限，确保各不相容岗位相互分离、相互制约。根据不同类型的科研项目特点和需求，合理设置科研项目管理部门、项目负责人、研究人员等岗位，做到不同层次、不同类型的岗位职责权限明确清晰。

（4）优化科研项目申请、立项、执行、结题验收、成果保护与转化的工作流程和业务规范，建立健全科技计划管理与项目实施机构之间的沟通配合机制，加强科研项目研究过程管理和资金支付、调整、结余管理，鼓励科研项目成果转化与应用；建立横向课题和临床试验项目立项审批和审查制度，加强经费使用管理。

二、科研业务内部控制目标

（一）科研项目组织管理体系控制目标

（1）建立符合公立医院实际及相关政策法规且具有可操作性的科研项目管理制度和流程，

确保公立医院科研项目管理工作有章可循。

（2）建立合理科学、分工明确、有效协调的科研项目管理组织体系，明确授权审批权限和岗位职责，确保公立医院科研项目管理的组织领导和工作协调机制落实到位，科研项目管理规范高效。

（二）业务流程控制目标

1. 项目立项

（1）项目立项管理规定明确、工作程序清晰、项目申请、审核程序规范，确保项目申请材料的真实性和完整性。

（2）项目立项申请书编写规范，立项依据明确，符合编制要求。

（3）项目预算编制科学、合理，符合项目研究实际需要。

2. 项目实施

（1）项目资金拨付及时、资金使用规范有效，加强科研项目资金的全过程管理，提高资金使用效率。

（2）按照国家文件精神，明确项目负责人职责权责，保证其在项目经费使用、进度控制、成果登记、知识产权保护等方面的权益，确保科研项目资料的真实性和完整性。

3. 结题验收

（1）规范科研项目结题验收管理，确保公立医院科研项目如期按规进行结题验收和结项处理，防止科研经费长期沉淀、避免科研资产浪费。

（2）科研项目验收规章制度完善，验收流程严格，确保报告、资料、数据及结论的真实性和可靠性。

4. 成果管理

（1）完善科研成果管理制度，明确部门职责分工，组织科研成果的评价鉴定，促进成果转化与应用。

（2）建立健全科研成果申报、转让、使用信息登记制度，保障公立医院及研究人员的合法权益。

三、公立医院科研业务的主要风险点

（一）科研管理制度不完善的风险

从科技部通报的几个案例来看，主要有：使用虚假票据列支费用；检验化验加工费违规支出；超范围使用经费；劳务费和专家咨询费发放不规范；擅自增加合作伙伴。究其根源，在于责任不落实、体制不完善、科研管理与财务管理不规范，没有形成一套行之有效的内部控制与监管约束机制。

（二）科研预算编制不合理，预算执行和实际脱节的风险

首先，在项目预算申报过程中，大部分公立医院的研究人员都是根据过去的经验来进行估

算，这样会导致预算不够科学，导致实际支出与预算存在较大的偏离，导致资金短缺或得不到赔偿。其次，由于财政部门对预算的参与程度不高，不能及时了解预算的实施情况，不能对整个过程实施有效的监控，不利于科学研究工作的正常进行。

（三）科研费核算不科学，未能真实反映科研经费情况的风险

根据相关研究课题的资金管理办法，直接费用包括设备费、材料费、测试化验加工费、燃料动力费、差旅费、会议费、国际合作与交流费、出版/文献/信息传播/知识产权费/劳务费、专家咨询费以及其他开支等。但是，由于会计核算的明细账户无法与规定相协调，无法对资金的性质进行区分，因此无法形成一个直观的经费报告，只能采用人工统计的方式来进行支出分类，烦琐而又随意，无法准确地反映出项目的使用和资金的来源。

（四）经费使用缺乏监管的风险

部分财务人员有一种"我要钱，我要花"的错误认识；科学技术部对国家"松绑"政策有一种片面的认识，以为"松绑"就等于"不管"；财务部门往往以为自己只是负责会计，而不是监督，从而产生了互相推卸责任、管理盲区的现象，这就给监督带来了很大的风险。

（五）科研经费管理信息化水平不高的风险

因为信息化管理的滞后，许多医院都是依赖于人工创建的项目资金注册簿来进行管理。而在研究项目中，由于时间跨度比较大，导致了经费登记本丢失或者登记不全，导致资金使用人与财务备查账不一致，账目不清，再加上报销程序烦琐，进展缓慢，这对项目负责人的工作积极性造成了很大的负面影响。

（六）科研经费的绩效评价体系不完善的风险

根据预算管理的需要，必须对工程进行业绩评估。目前，我国医疗机构的科研工作业绩评估制度还不够健全，只是流于形式，存在着资金无法充分发挥社会与经济效益的隐患。

四、科研业务内部控制流程与关键环节

（一）项目立项业务流程

1. 项目立项业务流程图（见图6-7）

在项目申报阶段，项目负责人提出《重要事项变更申请》，进入项目评审阶段，审核是否为限项项目。若为限项项目，则组织专家评审并择优上报；若非限项项目，再进行一系列审核程序，审核通过后进入立项批复阶段，并做出相应的调整。

在项目申报阶段，项目负责人提出《重要事项变更申请》，进入项目评审阶段进行审核，若涉及预算，再进行两次审核程序，审核通过备案后，进入立项批复阶段，并做出相应的调整。

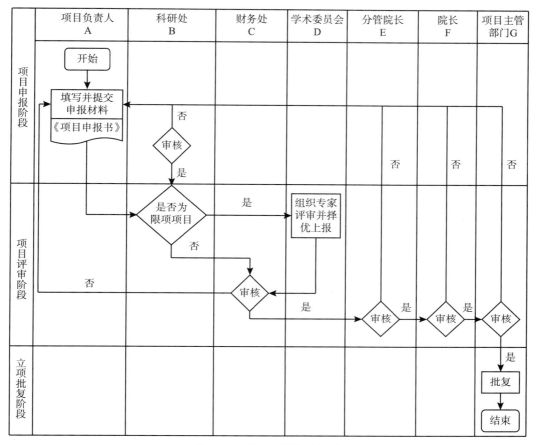

图 6 - 7 　项目立项业务流程

2. 项目立项业务流程关键节点简要说明（见表 6 - 7）

表 6 - 7 项目立项业务流程关键节点简要说明

关键节点	简要说明
A1	项目负责人提出重要事项变更申请，并填写《重要事项变更申请》，提交科教科审核
B2	科教科负责人对项目负责人提交的项目申报材料进行审核，如涉及项目经费预算调整，则提交至财务科审核
C2	财务处对项目经费预算调整事项进行审核
D2	分管院长对变更事项进行审批
A3	项目负责人根据批复意见进行相应调整

（二）项目实施业务流程

1. 项目实施业务流程图（见图 6 - 8）

在项目申报阶段，项目负责人提出《重要事项变更申请》，进入项目评审阶段进行审核，若涉及预算，再进行两次审核程序，审核通过备案后，进入立项批复阶段，并做出相应的调整。

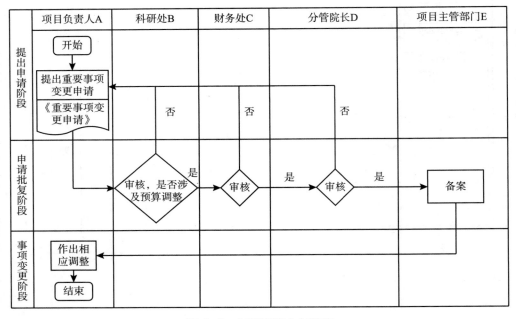

图 6 – 8　项目实施业务流程

2. 项目实施业务流程关键节点简要说明（见表 6 – 8）

表 6 – 8　　　　　　　　　　项目实施业务流程关键节点简要说明

关键节点	简要说明
A1	项目负责人提出重要事项变更申请，并填写《重要事项变更申请》，提交科教科审核
B2	科教科负责人对项目负责人提交的项目申报材料进行审核，如涉及项目经费预算调整，则提交至财务科审核
C2	财务处对项目经费预算调整事项进行审核
D2	分管院长对变更事项进行审批
A3	项目负责人根据批复意见进行相应调整

（三）结题验收业务流程

1. 结题验收业务流程图（见图 6 – 9）

在项目申报阶段，项目负责人准备结题材料并提出结题验收申请，交由科研处审核，科研处审核不通过则驳回，重新准备结题材料；科研处审核通过交由验收专家小组开展项目评审，并提出评审意见，项目负责人根据评审意见进行修改完善或资料补充，上报科研处项目主管部门，并进行资料归档。

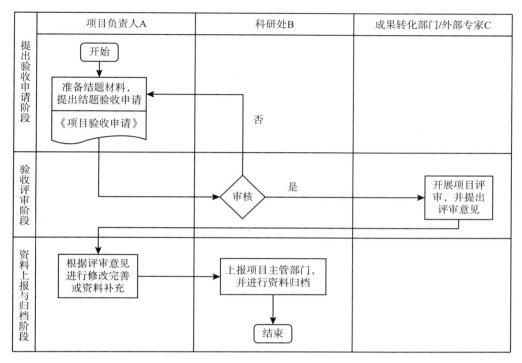

图6-9 结题验收业务流程

2. 结题验收业务流程关键节点简要说明（见表6-9）

表6-9 结题验收业务流程关键节点简要说明

关键节点	简要说明
A1	项目负责人准备结题材料，提出结题验收申请，并填写《结题验收申请》，提交科教科审核
B2	科教科负责人对项目负责人提交的项目验收材料进行审核，审核通过后，组织验收专家小组，开展项目评审
C2	验收专家小组对项目进行评审，并提出评审意见
A3	项目负责人根据评审意见进行修改完善或资料完善，并递交科教科
B3	科教科将相关材料提交至项目主管部门，并进行资料归档

（四）成果管理业务流程

1. 成果管理业务流程图（见图6-10）

在项目申报阶段，项目负责人准备结题材料并提出项目成果转化申请，交由科研处审核，科研处审核不通过则驳回，重新准备项目成果转化申请；科研处审核通过交由成果转化部门或外部专家开展成果评估、知识产权保护、选择合适转化方式等，形成成果转化意见，科研处进行资料归档。

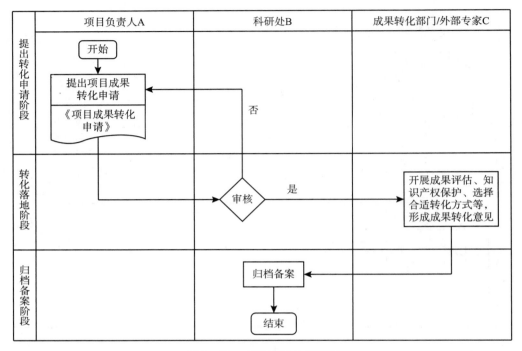

图6-10 成果管理业务流程

2. 成果管理业务流程关键节点简要说明（见表6-10）

表6-10 成果管理业务流程关键节点简要说明

关键节点	简要说明
A1	项目负责人准备结题材料，提出结题验收申请，并填写《结题验收申请》，提交科教科审核
B2	科教科负责人对项目负责人提交的项目验收材料进行审核，审核通过后，组织验收专家小组，开展项目评审
C2	验收专家小组对项目进行评审，并提出评审意见
A3	项目负责人根据评审意见进行修改完善或资料完善，并递交科教科
B3	科教科将相关材料提交至项目主管部门，并进行资料归档

五、科研业务内部控制措施

（1）医院应当建立健全教学业务管理制度，明确教学业务工作的决策机制、工作机制、审核机制和监督机制。

（2）明确教学业务归口管理部门及其职责权限。医院设置教学业务归口管理部门的，其职能范围包括：负责本专业人才培养方案制订及实施；制定并组织实施本专业教育、培训计划；对本专业教学计划及实施情况进行监督；组织开展本专业人才培养质量评估等。

（3）合理设置教学业务管理岗位，明确岗位职责权限，确保教学业务预算编制与审核、教学资金使用与付款审批等不相容岗位相互分离。

（4）优化教学业务管理的工作流程、工作规范，建立健全部门间沟通配合机制。按照批复预算使用教学资金，严格按照批准的预算执行，做到专款专用。加强对校内各二级单位的财务管理，提高内部控制和监督水平。

六、制度文本范例

××医院教学业务内控制度范例

（一）科研制度文本案例

目的：为进一步加强医院医学科研课题的管理，保证科研工作的顺利开展，提升医院各学科的科研水平。

适用范围：医院获批的各级各类科研项目或课题。

内容：

1. 总则

1.1 为了促进科研工作的发展，保证医院各级各类科研项目或课题（"项目或课题"以下简称"课题"）的顺利申报、实施和完成，特制定本管理制度。本制度适用于医院各类型课题。

1.2 本制度依据《中共中央、国务院关于深化体制机制改革加快实施创新驱动发展战略的若干意见》（中发〔2015〕8号），国家卫生计生委等五部门《关于全面推进卫生与健康科技创新的指导意见》（国卫科教发〔2016〕50号），《"健康中国2030"规划纲要》（2016年10月25日），《涉及人的生物医学研究伦理审查制度》（自2016年12月1日起施行），《国务院关于优化科研管理提升科研绩效若干措施的通知》（国发〔2018〕25号），《国务院关于实施健康中国行动的意见》（国发〔2019〕13号），国家药监局、国家卫生健康委《关于发布医疗器械临床试验质量管理规范的公告》（自2022年5月1日起施行）以及科技部、发展改革委、教育部、中科院、自然科学基金委关于印发《加强"从0到1"基础研究工作方案》的通知（国科发基〔2020〕46号）等文件精神修订。

2. 纵向课题

2.1 纵向课题定义。纵向课题是指国家各部委、地方政府等上级科技主管部门及医科院来源的课题。

2.2 纵向课题的申报

2.2.1 申报各类课题，按照课题主管部门申报时间和要求执行。

2.2.2 各科室认真研究申报要求和课题指南，组织科室申报，同时就申请书填写内容的真实性、申请课题的选题、论证、研究方案、经费预算等方面进行审查。对于重大课题、重点课题、多学科综合性课题的申请，应申请由科教科组织、协调和申报。单位限项申报的课题，科教科依据情况，对科室限项申报或统一组织审核筛选。

2.2.3 医院参加其他单位牵头申报的纵向课题时，参加人应及时向科教科提交申请，在申报前应当与牵头单位签署协议书，明确双方的合作内容、经费分配比例和知识产权归属及其他重要内容。

2.3 纵向课题实施和管理

2.3.1 科教科在接到立项通知后及时通知课题负责人，由课题负责人按照上级部门要求，组织院内外课题组成员进行课题开题、实施、中期阶段总结、结题和验收等。课题负责人应当按照中标课题主管部门的管理规定和任务书的要求组织和实施课题。对于医院承担的国家级或省部级课题，应课题负责人申请，科教科可参与课题的组织和协调。

如需调整课题研究内容或其他内容（如经费预算等），课题负责人应当及时提出申请，科教科联合财务科审批，必要时按审批内容起草正式申请文件，提交上级主管部门。在上级主管部门书面同意后，课题负责人方可按照修改后的研究方案实施。

2.3.2 科教科按照课题主管部门颁发的课题规定管理课题，负责督促、检查课题的研究情况；在课题实施过程中，课题组应该按医院要求做好科研记录，科教科有权抽查或检查课题组的课题记录情况。如果课题组人员变动、研究内容调整、研究成果形式变更或因特殊情况不能按时完成研究，应向科教科提交申请报告。

2.3.3 科教科和财务科根据上级部门和医院的科研经费管理办法，监督和管理课题负责人按照预算执行和使用经费。

2.3.4 对未按管理规定实施研究、执行经费不力、结题验收不通过，对医院声誉造成损害的课题负责人，医院将视情节轻重扣减其科室和个人绩效并通报批评，情节严重者，取消其一至三年内申报课题资格。

3. 横向课题

3.1 横向课题定义。横向课题是指受企事业单位、社会团体、个人委托开展的技术开发或智力服务课题。

3.2 横向课题的申报

有横向课题合作意向，医院课题负责人应及时向科教科提交申请，将课题合同书（或协议书）提交科教科审批。如涉及医学/动物伦理、人类遗传资源，研究方案应先提交伦理委员会和人类遗传资源管理办公室审批。审批通过后，与合作单位签署协议书，并在科教科备案。在首批经费入账后，开始实施课题。

3.3 横向课题实施和管理

3.3.1 课题负责人按照协议书的约定执行，按计划完成研究和出具研究报告，并对研究报告的真实性、科学性等负责。

3.3.2 课题实施过程中遇有问题应及时与科教科联系，重要问题需向科教科提交申请。如：课题组人员变动、研究内容调整、研究成果形式变更或因特殊情况不能按时完成研究等情况。

3.3.3 课题结题时，如需向外单位出具研究报告，应当向科教科提交申请。

3.3.4 科教科和财务科根据上级部门和医院的科研经费管理办法，监督和管理课题负责人使用经费。

3.3.5 没有完成上述程序，课题负责人私自进行课题活动的，一经查出科教科有权终止或取消课题。对终止或取消该课题产生的一切后果由课题负责人自行承担。对医院声誉造成损害的课题负责人，医院将视情节轻重扣减其科室和个人绩效并通报批评，情节严重者，取消其一至三年内申报课题资格。

4. 院内课题

4.1 院内课题定义。为了促进学科建设发展、培养科研人才，鼓励科技创新、对外开放和成果转化，医院根据科技发展规划出资设立的课题。包括但不限于院内开放课题、青年基金资助类课题。

4.2 院内课题的申报及实施管理

4.2.1 根据医院科技发展规划，科教科发布院内课题征集通知。

4.2.2 申请程序：申请者首先向所在科室提出，经科室同意并由科室负责人签字后上报科教科。科教科负责形式审查并组织专家进行初审；初审通过的课题由科教科组织院内外专家进行汇报评审。科教科根据专家组评审结果及建议，汇总后报医院审批立项。

4.2.3 立项后课题负责人应签署任务书，科教科负责对课题进行监督管理。课题资助期满，课题负责人应按医院要求撰写结题报告，经所在科室负责人审查并签署意见后，报送科教科，科教科组织课题的验收和结题工作。

4.2.4 因客观原因不能在规定期限按计划结题并报送结题报告的课题，负责人应说明原因和延长期限，报科教科审批，延长期限最长为 1 年。延长期限截止，仍不能完成任务书规定研究内容的，科教科有权终止课题，并会同财务科收回剩余科研经费，且该课题负责人不能再申报院内课题。

4.2.5 开放课题产出的有关文章、专著等成果，郑州市第七人民医院应作为第一作者或通信作者单位，未作为第一作者或通信作者单位的成果，医院开放课题经费不予报销。

4.2.6 对未按管理规定实施研究、执行经费不力、结题验收不通过的课题负责人，医院将视情节轻重扣减其科室和个人绩效并通报批评，情节严重者，取消其一至三年内申报课题资格。

4.2.7 对验收专家团认定的科研产出显著、经费执行规范的优秀课题，医院优先资助。

5. 附则

5.1 对隶属不明确的课题，按其资助经费来源归类管理。财政经费来源的课题参照纵向课题管理，非财政经费来源的课题参照横向课题管理。

5.2 实行课题负责人负责制。课题负责人应遵守科研道德规范，开展研究符合伦理、生物安全、人类遗传资源等科研相关管理规定。被举报有科研不端行为的课题负责人，医院将按照《医院科研诚信管理暂行办法》有关程序和处罚措施处理。

5.3 制定课题评估细则。科教科汇总年度内结题验收课题的业务和财务执行情况，拟定未达标课题清单，报主管领导审批后反馈科室。

5.4 建立项目的全过程管理，从项目立项、项目实施到项目结题验收再到项目申报科研奖励、项目成果转化，形成一套完整的管理流程。

5.5 各类课题经费预算编制和执行，具体参照《医院科研项目经费管理办法》。

（二）科研项目经费管理制度

目的：加强和深化医院科研管理工作，进一步规范医院科研项目经费管理，充分调动科研人员的积极性，确保科研经费合理、规范的使用及项目的顺利完成，提高医院的科研水平。

适用范围：医院获批的各级各类科研项目（课题）

内容：

1. 总则

1.1 为加强和深化医院科研管理工作，进一步规范医院科研项目经费管理，充分调动科研人员的积极性，确保科研经费合理、规范的使用及项目的顺利完成，提高医院的科研水平，根据国家有关财务规章制度和相关经费拨出单位的规定，结合医院实际情况和管理需要，特制定本制度。

1.1.1 本制度依据《国务院关于改进加强中央财政科研项目和资金管理的若干意见》（国发〔2014〕11号）、《国务院印发关于深化中央财政科技计划（专项、基金等）管理改革方案的通知》（国发〔2014〕64号）、《关于进一步完善中央财政科研项目资金管理等政策的若干意见》（中办发〔2016〕50号）、《国务院关于优化科研管理提升科研绩效若干措施的通知》（国发〔2018〕25号）、《国务院办公厅关于抓好赋予科研机构和人员更大自主权有关文件贯彻落实工作的通知》（国办发〔2018〕127号）、《国务院办公厅关于加强三级公立医院绩效考核工作的意见》（国办发〔2019〕4号）、《国务院办公厅关于改革完善中央财政科研经费管理的若干意见》（国办发〔2021〕32号）等文件精神制定。

1.2 科研项目经费是指：课题经费和课题配套经费。

1.3 课题经费指用于科研的以下经费：

1.3.1 国家各部委和省各厅局等规划项目经费。

1.3.2 医院划拨的科研专项经费。

1.3.3 作为国家级课题协作完成单位划拨的专项经费。

1.3.4 横向联合研究经费：经批准与国内其他单位形成的联合研究或委托研究项目（不包括服务项目）经费。

1.3.5 国际合作经费：各级政府直接下达的国际合作经费，以及与国际学术机构或企业间合作的科研经费。

1.3.6 国内外单位、基金会或个人赞助为委托研究的项目所支付的科研专项经费。

1.3.7 院内经费：医院根据科研发展整体规划设立的专项科研基金课题经费。

1.4 课题配套经费是指根据国家规定、医院制度或与课题发放方的协议，由医院配套给科研课题的经费。

2. 科研课题经费的配套。

2.1 科研课题经费配套原则如下：

2.1.1 以医院作为第一申请单位中标的国家级课题、省部级课题，原则上按1∶1配套科研经费；

2.1.2 对获得厅、局级立项资助的项目，原则上按1∶1配套科研经费；

2.1.3 对列为省部级、市厅级非财政性支持的科研项目，根据签订协议相关约定匹配相应科研经费；

2.1.4 课题申报条件中对经费配套有特殊要求的，按要求配套。

2.2 课题配套经费由课题负责人负责管理，用于科研项目的相关开支，以保障课题的顺利完成。

2.3 课题配套经费应专款专用，单独核算。

3. 科研项目经费的管理和使用。

3.1 凡医院科研人员承担的各类科研项目资助以及其他单位拨来（或转来）与医院科研工作有关的经费，均需纳入医院财务统一管理，由财务科进行核算及监控。

3.2 科研项目经费实行专款专用、按计划开支、自行调节、年终结转、项目结束后进行决算的管理原则，各部门不得以任何名义截留、挪用或挤占科研专项经费。财务科对于上级政府和部门划拨的科研经费和医院给予的科研配套经费应分别立账，单独核算。

3.3 科研课题研究实验过程中产生的各项开支，原则上先从课题经费中支付，课题经费不足时可从课题配套经费中支付。

3.4 科研项目经费的使用实行课题负责人负责制，在财务制度和本办法规定的范围内（见附件），课题负责人应本着勤俭节约的精神，按计划自主支配课题资助经费，并确保科研任务顺利完成，若科研经费无结余而课题未完成且无法结题者，取消2年内申报各类科研项目的资格。

3.5 转拨课题经费（包括课题合作、协作费）办理使用时须提交有效协议、合同。

4. 科研项目经费的审批、报销。

4.1 购置费和材料费在2万元以下的无需审批，直接按照医院科研项目经费报销流程办理。

4.2 购置费和材料费在2万~5万元（含2万元），需经项目负责人、科教科负责人、医学装备科负责人、科研主管领导审批通过后按医院采购流程办理。

4.3 购置费和材料费在5万元及以上，需经项目负责人、科教科负责人、医学装备科负责人、科研主管院长、院长审批通过后按医院采购流程办理。

4.4 科研项目经费的审批、报销。

4.4.1 购置费和材料费在 2 万元以下的，需经项目负责人、科教科负责人及科研主管领导审批通过后，由课题组自行联系购买，并由医学装备科办理验收入库后方可领用。

4.4.2 购置费和材料费在 2 万 ~5 万元（含 2 万元），需经项目负责人、科教科负责人、医学装备科负责人及科研主管领导审批，由医学装备科采购、验收入库后方可领用。

4.4.3 购置费和材料费在 5 万元及以上，需经项目负责人、科教科负责人、医学装备科负责人、科研主管院长及院长审批，由医学装备科采购、验收入库后方可领用。

4.4.4 科研项目经费报销流程：

4.4.4.1 购置费和材料费。

科研试剂、耗材实行当月采购，次月回款。医学装备科耗材会计负责科研试剂、耗材的账务及回款管理，每月对上月采购的科研试剂、耗材进行回款。

4.4.4.2 科研业务费等（除购置费和材料费）。

项目负责人签字→科教科负责人→总会计师签字→财务科负责人签字报销。

5. 科研项目经费的结算。

5.1 课题研究结束后，课题负责人应全面清理科研经费收支和应收、应付等款项。暂付款尚未结清的，应在结题之前全部报销或归还，否则不予办理结题手续。

5.2 经上级单位验收通过并结题的纵向课题，结余经费可继续作为研究经费使用，经费使用范围限于直接费用支出，如材料费、测试化验加工费、差旅费、劳务费和因研究直接产生的其他费用，需按照纵向课题协议的规定范围 2 年内支出完毕。2 年后剩余经费按上级经费管理规定原渠道退回。

5.3 纵向经费如有间接经费的单位管理费预算，课题负责人应该在结题验收前，根据任务书预算向科教科申请提取间接经费的单位管理费，医院补偿为课题实施所发生的间接成本，酌情用于科研相关工作。

5.4 课题上级资助单位对结余经费有特殊规定的，按规定执行。

5.5 横向课题协议书履行期满后，院内课题验收通过并结题后，结余经费可继续作为研究经费使用，经费使用范围限任务书或协议书原预算科目。结余经费在 2 年内支出完毕，2 年后剩余经费由医院收回统筹使用。

5.6 补助科研开发的支出包括：研究材料和实验设备的购置、文章的发表、专利的申请和其他科研项目的预研究和启动等。

5.7 以医院的名义获得的纵向和横向科研项目，项目负责人在离职后要继续做好项目研究工作，并努力保质保量、按时完成，项目成果属医院所有。报销需要本人签字的，由项目组在职排序第一的成员代为行使权力走审批、报销流程。

5.8 离职人员承担的本院科研基金项目，作撤销处理，项目经费按原途径退回。

6. 本办法自发布之日起实行，以前规定与本办法不符者，以本办法为准，未尽事宜报请院务会研究后执行。

附件 1：科研项目经费的开支范围

科研经费的开支范围一般包括：科研业务费、购置费、材料费、测试化验加工费、燃料动力费、差旅费、会议费、国际合作与交流费、出版/文献/信息传播/知识产权事务费、劳务费、专家咨询费、管理费等。各项开支基本上参照课题申报书或计划书中所列开支项目和比例执行。

1. 科研业务费：在课题研究实验过程中为组织开展课题而发生的国内调研和学术会议费；资料复印、打印费；论文出版费；问卷、测试、计算、分析费；专用软件购买费、文献检索费、专业通信费、专利申请费；结题评审、成果鉴定及报奖评审等费用。

2. 购置费：在课题研究实验过程中，专用仪器设备的购置、运输、安装和修理费，对现有仪器设备的升级改造费，以及租赁外单位仪器设备而发生的费用等。专项经费应严格控制设备购置费的规定支出。购置的仪器设备除一般耗材外，所有权归医院所有。项目结题（或终止）后，按医院资产管理办法收归医院。

3. 材料费：在课题研究实验过程中各种原材料、试剂、药品等消耗品购置费，实验动物购置费；标本、样品的采集、加工费和包装运输费等。

4. 测试化验加工费：在课题研究实验过程中支付给外单位（包括课题承担单位内部独立经济核算单位）的检验、测试、化验及加工等费用。

5. 燃料动力费：是指在课题研究开发过程中相关大型仪器设备、专用科学装置等运行发生的可以单独计量的水、电、气、燃料消耗费用等。

6. 差旅费：是指在课题研究开发过程中开展科学实验（试验）、科学考察、业务调研、学术交流等所发生的外埠差旅费、市内交通费用等。差旅费的开支标准应当按照国家有关规定执行。

7. 会议费：是指在课题研究开发过程中为组织开展学术研讨、咨询以及协调项目或课题等活动而发生的会议费用。课题承担单位应当按照国家有关规定，严格控制会议规模、会议数量、会议开支标准和会期。

8. 国际、国内合作交流费：在课题研究实验过程中课题研究人员出国及国外专家来华工作的费用。国际合作交流费应严格执行国家外事经费管理的有关规定。国内合作需有协议，按协议规定的内容执行。

9. 出版/文献/信息传播/知识产权事务费：是指在课题研究开发过程中需要支付的出版费、资料费、专用软件购买费、文献检索费、专业通信费、专利申请及其他知识产权事务等费用。

10. 劳务费：在课题研究实验过程中支付给课题组成员中没有工资性收入的科研人员，如在校研究生、博士后、临时聘用人员等的劳务费用，以及课题合作单位或实验室的相关人员。

11. 专家咨询费：在课题研究实验过程中支付给临时聘请的咨询专家的费用。专家咨询费不得支付给予课题相关的工作人员。

12. 管理费：是指在课题研究开发过程中对医院现有仪器设备及房屋，日常水、电、气、暖消耗，以及其他有关管理费用的补助支出。

（1）课题经费预算在 100 万元以下的按照 8% 的比例核定；

（2）100 万 ~ 500 万元的按照 5% 的比例核定；

（3）500 万 ~ 1000 万元的按照 2% 的比例核定；

（4）金额超过 1000 万元的按照 1% 的比例核定；

（5）管理费用实行总额控制，由医院监督管理和使用。

其他：确属用于支持科研工作，但为以上开支范围外的经费，需经医院批准。

第七章
医院发展类业务

公立医院作为我国医疗体系的主体，伴随着我国医疗体制改革的逐步推进，其规模不断扩大，体量不断增加，但管理问题日渐突出，其中医院财务管理问题最为迫切。最初作为医院财务管理控制而引入了作为降低企业运营风险、提高企业经营管理效率的内部控制管理办法，后因公立医院体量规模不断扩大，内部控制管理制度逐步被医院管理者应用于医院全体部门，并在实践中不断发展更新[①]。新时代公立医院高质量发展对医院内部控制也提出了更高要求，二十届中央纪委二次全会和国务院廉政工作会议精神指出，充分发挥公立医院内部控制建设的有效性，健全完善行风治理体系，建立科学有效的内部制约机制，进一步规范公立医院经济活动及相关业务活动，有效防范和管控内部运营风险[②]。

而医院发展类业务包括互联网医疗业务、医联体业务、信息化建设业务和一院多区业务等，对其中涉及医疗业务的管理、医疗信息的处理、医疗资源的配置，要建立相应的业务流程管理机制，实现信息共享的安全性，优化医疗资源的配置和利用，提高协作过程的效率和协调性，从而提升整体业务的质量和效益，以促进医院的可持续发展。

第一节　互联网医疗业务

一、互联网医疗业务内部控制概述

（一）互联网医疗的发展背景

2015 年《政府工作报告》首次将"互联网＋"计划提升至国家战略层面，为互联网诊疗提供了广阔的发展空间。2017 年，习近平总书记在中央政治局学习会议上强调，推进"互联网＋医疗"等服务，让百姓少跑腿、数据多跑路，提升公共服务质量，满足人民对美好生活的向往。2018 年 4 月 25 日，国务院办公厅下发《关于促进"互联网＋医疗健康"发展的意见》，明确提出"鼓励医疗机构应用互联网等信息技术拓展医疗服务空间和内容，构建覆盖诊前、诊中、诊后的线上线下一体化医疗服务模式"[③]。2020 年，新冠疫情更是加速了互联网医疗服务

①　郭太生，周海平，刘灿，张新星."互联网＋"助力医院内部控制建设 [J]. 中国总会计师，2020（11）：40-43.

②　国家卫健委.《公立医院内部控制管理办法》对信息化建设业务有详细要求 [J]. 医学信息学杂志，2021，42（1）：93.

③　李慧. 三级医院互联网医疗模式下医保管理的 SWOT 分析 [J]. 中国病案，2021（11）：32-33，36.

模式的发展和应用。如何以患者为中心，为群众提供优质医疗服务，坚持"互联网＋医疗健康"建设，推动便民惠民服务向纵深发展是一个热点问题。2020 年 5 月 21 日，国家卫生健康委办公厅印发《关于进一步完善预约诊疗制度加强智慧医院建设的通知》，充分肯定智慧医院和互联网医院建设、预约诊疗在应对疫情、满足人民群众就医需求等方面发挥的积极作用，并要求各医院进一步建设完善医院互联网平台，发挥互联网诊疗与互联网医院高效、便捷、个性化等优势，解决长期以来形成的看病难问题。

随着医疗体制改革的不断推进，医疗服务的效率、质量和可及性成为关注的焦点。互联网医疗基于互联网的技术手段，打破了传统医疗服务的时空限制，提供了更便捷、高效的医疗服务。随着人口老龄化程度的提高和慢性病患者数量的增加，人民群众对医疗服务和健康管理的需求不断增长。互联网医疗通过在线医疗咨询、远程医疗、慢病管理等方式，满足了不同人群的医疗需求，提供了更为便利的健康管理方式。随着人们生活水平的提高和对健康需求的增加，患者更加追求方便、个性化和高品质的医疗服务。互联网医疗业务可以利用大数据和人工智能等技术手段，对医疗数据进行分析和挖掘，提供精准的诊疗方案和个性化的健康管理服务。这种医疗模式有助于提高医疗效率、优化资源配置，并为医生和患者提供更好的决策支持。

（二）互联网医疗的概念

互联网医疗是指以互联网为载体，以大数据、人工智能、移动互联技术、云计算、物联网、区块链等数字技术为手段，通过在线诊疗、健康管理、医疗信息查询、电子健康档案、电子处方、疾病风险评估、远程医疗和康复等多种形式，提供线上医疗服务的新型就医模式[1]。

（三）互联网医疗业务内部控制概念

互联网医疗业务内部控制是指运用内部控制的方法论和思路思考互联网诊疗背景下如何应对可能出现的制度风险、财务风险、采购风险、信息系统安全风险、医患矛盾风险等突出问题。对互联网业务包含的内容开展全方位内部控制，全员参加，实现全过程管理，多方位开展风险防控措施。充分利用互联网的优势，通过信息化系统的建设，改变传统人工的内部控制模式，提高内部控制的效率。同时，内部控制能力的提升，也为公立医院互联网诊疗健康稳定的发展发挥了重要的保证作用[2]。

二、互联网医疗业务内部控制目标

随着当今互联网技术的迅猛发展，互联网科技与医疗领域相结合的程度越来越高。公立医院作为医疗体系的主体，"互联网＋医疗"的前沿探索阵地，代表了医疗行业新的发展方向。而内部控制是确保公立医院在"互联网＋医疗"的大趋势下各项业务合法、合规发展的重要

---

[1]　葛鹏楠，赵雨，韩彩欣．互联网医疗政策的执行问题和对策——基于史密斯模型的分析 [J]．卫生经济研究，2021（1）：17-21．
[2]　李文杰．"互联网＋医疗"背景下公立医院内部控制研究 [J]．中国乡镇企业会计，2020（11）：178-179．

措施之一。当前，公立医院正面临互联网发展进程的巨大考验。"互联网＋医疗"为公立医院在发展中发挥其公益性，积极履行救死扶伤的职责提供了新的发展方向和更多便捷的服务手段。"互联网＋医疗"的趋势对公立医院的内部控制提出了更高的要求。内部控制能力的提升为公立医院"互联网＋医疗"健康稳定的发展提供保障。为了公立医院高质量发展，提高精细化管理水平与改善患者就医体验，互联网医疗业务内部控制的主要目标是确保业务的合规性、风险的可控性和运营的有效性[①]，以及保护资产的安全性。具体包括以下几个方面。

（一）确保业务的合规性

相关部门在大力推广"互联网＋医疗"的同时，也逐步出台文件进行规范，国家卫健委、国家发改委、人社部等相关部委纷纷制定配套落地政策，规范和促进"互联网＋医疗"的健康发展。为更好地将政府的法律规章落地，公立医院的内部控制承担着监督和提醒各科室严格执行政府相关政策的责任。保证医疗服务符合相关法律法规的规定，例如医疗机构的注册、资质、许可，对医生多点执业、医师和药师资格审查、技术标准、远程医疗、药品管理、医疗广告等的审查和规定[②]。

由药学部对互联网医院处方闭环流转及用药安全进行管理，合理分配权限对互联网医院处方进行审核，对处方的正确性负责，不得越权审方。对互联网医院处方存在用药不合理的，要及时反馈医生，说明不合理原因，并提出修改意见。定期整理完善互联网医院药品目录中的药品数据，保障药品的全面性。对互联网医院中患者反馈的药品不良反应，要及时了解情况并上报，保障患者用药的安全性。用药咨询应及时回复并给予相应的用药教育，必要时可给予适宜的就诊建议。

（二）实现风险的可控性

公立医院传统的就医模式不能适应当前互联网发展的要求，因此公立医院应更多地运用信息化手段为广大人民群众提供便捷的医疗服务，如网上预约、微信挂号、微信缴费等服务[③]。在公立医院从传统就医模式向信息化就医模式转变的过程中，管理风险、财务风险和采购风险等会明显增加。信息化手段下医院的各项风险多样，要确保互联网介质中医疗服务提供的安全性、可靠性和稳定性，防范可能出现的数据泄露、违规操作等风险。只有改变内部控制的方法和手段，对传统的财务管理制度、医疗各项流程进行梳理和更新，才能更好地监管和防范信息化手段下的医院各项风险。

（三）保护资产的安全性

互联网诊疗业务中的相关诊疗数据面临极大的信息安全泄露风险，要保证医疗信息的安全性，避免医疗信息被窃取、篡改或泄露，要确保数据安全，保障患者的隐私权。信息科相关负责人要对互联网医院网络信息进行安全管理，从规范上、技术上做好医院网络信息安全的保障工作，确保医院网络信息安全。组织开展信息系统等级保护和风险管理工作。开展关键业务系

①③ 李文杰．"互联网＋医疗"背景下公立医院内部控制研究［J］．中国乡镇企业会计，2020（11）：178－179．
② 葛鹏楠，赵雨，韩彩欣．互联网医疗政策的执行问题和对策——基于史密斯模型的分析［J］．卫生经济研究，2021（1）：17－21．

统的应急演练工作。实施全院 IP 地址规划、设置、管理工作。落实防病毒系统等信息安全措施及日常管理工作，实施防火墙、入侵检测、审计等安全专用设备的日常维护和运行管理工作。落实医院服务器、存储、交换机、UPS 等关键设备的日常管理，确保设备稳定、安全运行。

（四）有效提升运营效率

保障医院互联网便民措施正常开展。优化医疗服务的流程，提高医疗服务的效率和质量，提高医患之间的交流和沟通效率。公立医院在谋求发展的同时，为更好地保障人民的健康，提高诊疗效率，迫切需要借助互联网技术开展一系列的便民措施，尽可能减少患者在医院的逗留时间，如网上诊疗、网上付费等。医院在利用互联网技术大力开展便民措施的同时，也出现基础数据建设、权限的合理设置等亟须解决的内控问题，如内部控制不合理。解决此类问题，将会促进互联网便民措施的正常开展。公立医院加强互联网便民措施内部控制，可重新规范各科室的职责分工，提高医院的管理水平，使医院互联网便民措施更好地降低运营成本，提升医疗服务质量。通过内部控制目标的实现，可以有效保障互联网医疗业务的发展，增强患者对医疗服务的信心和满意度。

三、互联网业务内部控制流程和关键环节

互联网医疗业务利用互联网技术平台，通过在线咨询、远程医疗、健康管理和药品销售等方式提供医疗服务，完善"互联网 + 医疗健康"支撑体系。与国家全民健康信息平台和各级公立医院实现互联互通和信息共享。可依托全民健康信息平台，持续推进以医院管理和电子病历为重点的医院信息系统建设，完成一体化、集约化建设。建立健全电子档案库、电子病历库和医疗资源库，建设电子病历、智慧服务、智慧管理"三位一体"的智慧医院信息系统，实现跨区域的信息交换和数据共享，为患者提供更加便利和高效的医疗服务，同时也推动了医疗行业的创新和变革。

（一）控制流程

一般性的互联网医疗业务就诊流程如下。

（1）用户注册：患者需要在互联网医疗平台上进行注册，提供必要的个人信息和建立账户。

（2）病情咨询和预约：患者可以通过平台提供的在线咨询功能，向医生或医疗团队描述自己的症状和健康问题，并根据需要预约医生或特定服务。

（3）医生回复和诊断：医生会根据患者提供的病情描述和相关资料，在线与患者交流，并提供疾病诊断和治疗建议。

（4）远程检查和监测：如需进一步的检查或监测，患者可能需要进行一些远程实时的生理参数监测，或者提交相关的检查结果。

（5）药品配送或药店购买：根据医生诊断意见，患者可以选择线上药店购买药品，并选择配送方式，或者在附近的药店购买所需药品。

（6）健康咨询和管理：互联网医疗平台还可以提供健康管理功能，包括个性化的健康咨询、健康监测和警示提醒等。

（7）评价和反馈：患者可以对医生和医疗服务进行评价和反馈，帮助平台和其他用户更好地选择医生和服务。

互联网业务网上就诊流程图（见图7-1）。

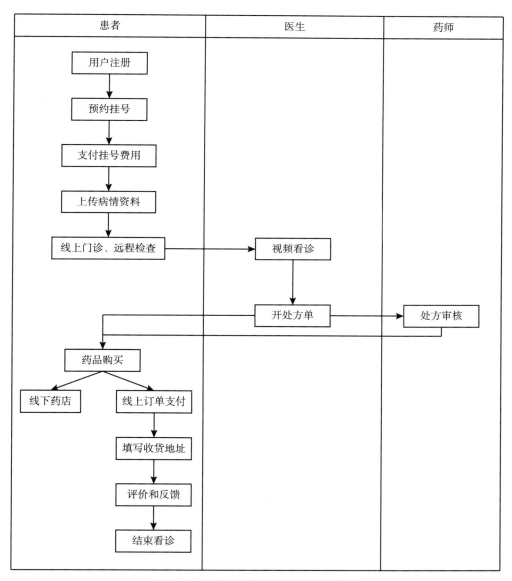

图7-1 互联网医院网上诊疗业务流程

（二）关键环节

互联网医疗业务内部控制要关注平台的安全性和可靠性、信息的准确性和可追溯性、医疗数据的隐私保护、医生和药师的资质认证、药品销售的合法合规等。通过有效的内部控制，互联网医疗业务可以更好地为患者提供可靠和高质量的医疗服务，同时保护患者的权益和隐私。

（1）用户认证：用户需要通过身份认证才能使用互联网医疗业务。这个环节需要确保用户的身份信息是真实可靠的。互联网医疗业务需要收集患者的个人信息，如姓名、身份证号码、联系方式以及病历信息等，需要加强对患者信息的安全保障，防止信息泄露和滥用。

（2）诊断和治疗：在互联网医疗业务中，医生需要对患者进行诊断和治疗。这个环节需要确保医生的资质和能力是真实可靠的，并且确保医生根据患者的病情提供正确的诊断和治疗方案，避免因为医疗诊断错误导致患者健康受损。

（3）药品购买：在互联网医疗业务中，药品和设备的管理是非常重要的。这个环节需要确保药品和设备的来源是合法可靠的，并且确保药品和设备的质量是符合标准的。

（4）财务管理：在互联网医疗业务中，线上财务交易处理管理等是非常重要的。需要确保财务信息的准确性和安全性，并且确保财务活动合法合规。

（5）安全管理：在互联网医疗业务全流程中，安全管理是非常重要的。需要确保互联网系统和数据的安全性，防止黑客攻击和数据泄露。

（6）法律合规性：互联网医疗业务需要遵守相关的法律法规，符合互联网医院的规定管理，医师的多点执业的合法性等，确保业务的合法性和合规性。

互联网医院网上诊疗业务流程关键节点简要说明（见表7－1）。

表7－1　　　　　　　　　　互联网医院网上诊疗业务流程关键节点简要说明

关键节点	简要说明
1	患者于互联网医院线上进行信息注册，选择医生，线上填写问诊单后支付挂号等费用
2	医生接收互联网医院推送的患者，进行图文或视频问诊，在HIS中进行诊断填开及医嘱下发，填开和下发结果可在互联网问诊单页面进行查看
3	其他医师及药师对医生开具的诊断和医嘱进行审核签名，确定无误后下发药方或检查单到药房及检验科，为患者提前备好药品到检验排号
4	患者接收到医生开具的诊断和医嘱后进行线上缴费，即可进行线下取药，或进行相关检验检查。医生开具的处方及检验检查报告可于互联网医院线上查询

四、互联网医疗业务内部控制措施

（一）互联网医疗业务存在的问题

由于技术和人员不足，互联网医疗业务需要一定的技术支持和专业人才，包括信息技术、网络安全等方面的知识和技能。然而，一些公立医院可能缺乏相关的技术人员和专业团队，缺乏专门的内控团队对互联网医疗业务进行内部控制，导致内部控制技术和能力不足。公立医院没有专门的内控团队或内部审计部门进行有效的监督和评估。缺乏明确的内部控制责任和专门的内部控制机构，容易导致内部控制问题的忽视和滑坡。内部控制需要全体员工的参与和遵守，需要对于管理意识和文化问题达成共识，员工对内部控制的重要性和操作规程的理解不足，会导致内部控制标准的不统一和执行不力。随着互联网医疗业务的快速发展，公立医院的业务规模和复杂性也在不断增加，交易费用成本也在不断增加。业务扩展速度快，在这种快速扩展的环境下，公立医院可能缺乏足够的时间和资源来完善内部控制体系，导致一些问题的出现和累积，无法得到及时解决。同时，互联网医疗业务外部也面临着动态的、复杂的外部环境，包括信息技术的快速更新、网络安全威胁、法律法规变化等。公立医院需要不断适应和调整内部控制策略。

互联网诊疗管理内部控制的主要风险点如下。

（1）互联网医院线上处方审核的规范性不够，互联网医院线上处方审核介入不完善，医师开具处方后系统在未经药师审核处方的情况下，自动在审核处署名审核人，存在处方流转安全风险。

（2）互联网诊疗相关岗位不明确，未明确划分互联网诊疗业务中各岗位的职责权限，不能确保网上诊疗的正常开展。

（3）互联网诊疗相关控制程序与医院实际不相适应，满足不了线上诊疗的发展卫生医疗对外接口。

（4）互联网诊疗业务在医院的参与度不够，与患者需求达不成一致，导致互联网诊疗业务发展慢，影响医院运营效率。

优化互联网线上处方审核机制，定期对各种线上功能的使用意见进行收集，定期对互联网医院线上服务功能进行优化；对线上诊疗业务进行医疗专业岗位细化分工，明确各专业岗位的职责权限，根据医院实际发展情况分配线上医疗资源，确保线上诊疗业务有序开展；强化互联网诊疗业务的发展方向和趋势，在有序、安全开展线上诊疗的前提下，加大互联网诊疗的业务覆盖面，提高医院运营效率。

（二）互联网医疗业务内部控制措施

2021年1月，国家中医药局与国家卫生健康委联合印发的《公立医院内部控制管理办法》中，专门论述了互联网诊疗的内部控制相关控制要求："（一）实现互联网诊疗业务归口管理；（二）确保取得互联网诊疗业务准入资格；（三）开展的互联网诊疗项目需经有关部门核准；（四）建立信息安全管理制度，保证数据安全；（五）电子病历及处方等是否符合相关规定等。"[①]

公立医院互联网医疗业务的内部控制措施，是指为确保医疗业务的安全性、合规性与效益性而制定和实施的一系列规章制度、流程、标准、技术和人员等操作和管理要求。这些措施有助于防范医疗风险、维护患者权益，保障医疗信息的安全和保密。以下将分别从技术、管理和法律三个方面阐述公立医院互联网医疗业务的内部控制措施。

1. 技术方面

（1）网络安全技术：网络安全技术是互联网医疗业务保障信息安全的基础。为了保障网络

---

① 关于印发公立医院内部控制管理办法的通知 [EB/OL]. 国家卫生健康委员会，国家中医药管理局，2020 - 12 - 31.

安全，公立医院在此应制定完善的网络安全管理制度，并落实技术措施，如硬件安全设备、软件安全工具、网络防火墙等，以保障互联网医疗业务的信息安全。同时，公立医院还需开展网络安全培训，加强员工信息安全意识的培养和普及，强化网络安全规范操作，保证网络服务的可靠性和安全性。

（2）加密技术：在互联网医疗业务中，加密技术是确保病人信息不被非法获取或篡改的必要手段。公立医院应当建立完善的医疗信息安全管理制度，采取可靠的加密技术，如 SSL、VPN 等，保护医疗信息的机密性、完整性和可靠性。

（3）数据备份：数据备份是互联网医疗业务最基本的数据保护措施，公立医院应建立数据备份规范，确保医疗信息数据的及时备份和恢复能力。此外，数据备份还应保证数据传输过程中的安全性和准确性，正确记录备份时间和备份数据的版本号。

（4）远程咨询：远程医疗是互联网医疗行业保障病患就医方便性的手段。公立医院应提供完善的远程医疗服务，并制定远程医疗服务规范，落实来自其他医院远程咨询需求的处理机制。此外，在技术措施方面，远程医疗服务应采用加密技术和防火墙，保护远程访问网络的安全性和完整性。

2. 管理方面

（1）业务流程管理：建立诊疗业务活动线上准入原则，按照规章制度和业务流程管理开展诊疗业务。业务流程管理是保证互联网医疗业务规范和有效运营的基础。公立医院应按照现有的规定，落实好互联网医疗业务的管理流程，建立完善的业务流程管理制度，规范各工作环节的操作流程。此外，公立医院还需要尽可能避免常见的操作失误，升级管理信息系统、提高管理水平和技术技能，确保医疗管理者和医生使用互联网医疗系统的专业技术水平和应用水平。

（2）人员管理控制：对互联网诊疗活动实行严格的线上医务人员准入及退出机制，开展严格的线上线下监管。实现医护人员和技术人员的配合和支持，具体措施如下：建立线上医务人员管理制度，包括线上医务人员准入制度、退出制度。互联网医院提供服务的医师，应当确保完成主要执业机构规定的诊疗工作。建立人员招聘和培训制度。公立医院应建立人员招聘和培训制度，包括人员招聘流程、岗位要求、培训计划等方面的规定，以确保经互联网医院诊疗相关培训并考核合格的医师。建立人员考核和激励制度。公立医院应建立人员考核和激励制度，包括考核标准、考核结果反馈、激励措施等方面的规定，以激励人员的积极性和创造性。建立人员监督和管理制度。公立医院应建立人员监督和管理制度，包括人员监督流程、人员违规处理、人员管理流程等方面的规定，以确保人员的行为合规和工作效率。

（3）医疗服务管理控制：互联网医疗业务的核心是医疗服务，因此，公立医院需要建立医疗服务管理控制制度，以确保医疗服务的质量和安全。具体措施如下：建立预约管理制度。公立医院应建立预约管理制度，包括预约方式、预约时间、预约费用等方面的规定，以确保预约的公平、公正和有效。建立诊断治疗管理制度。公立医院应建立诊断治疗管理制度，包括诊断治疗流程、医疗记录管理、医疗质量控制等方面的规定，以确保医疗服务的质量和安全。建立药品配送管理制度。公立医院应建立药品配送管理制度，包括药品配送流程、药品质量控制、药品安全管理等方面的规定，以确保药品的质量和安全。

（4）财务管理控制：公立医院开展互联网医疗业务，需要建立健全财务管理制度，以确保财务的安全和合规性。具体措施如下：建立收费管理制度。公立医院应建立收费管理制度，包括收费标准、收费方式、收费管理流程等方面的规定，以确保收费的公平、公正和合法。建立报销管理制度。公立医院应建立报销管理制度，包括报销标准、报销流程、报销审批等方面的规定，以确保报销的合规和合法。建立结算管理制度。公立医院应建立结算管理制度，包括结算方式、结算流程、结算管理等方面的规定，以确保结算的准确和合规。

（5）风险管理控制：公立医院开展互联网医疗业务，需要建立风险管理制度，以预防和应对医疗事故和纠纷等风险。

3. 法律方面

（1）法律意识：公立医院还需要制定规范化的法规制度，遵守相关法律法规和责任规范，及时掌握互联网医疗法律法规变动，规范管理和业务操作。公立医院应建立科学的互联网医疗法律意识，加强医育教育和法律培训，使医务工作者明确法律责任意识，增强法律顾虑意识，逐步提高医生的法律素质。

（2）信息安全保护：互联网医疗信息安全保护是一个复杂的问题。公立医院应及时掌握有关互联网医疗安全保护的政策和法规，制定相应的医疗信息安全保护制度和技术规范，采用多种保密手段，包括加密、防盗取、防篡改、防泄露等措施，信息安全保护受到法律的支持和保护。

五、制度文本范例

××医院医疗联合体业务内控制度文本范例

一、目的

为规范互联网诊疗业务活动，保障医疗质量与医疗安全，根据《执业医师法》《医疗机构管理条例》等法律法规及国家卫生健康委员会、国家中医药管理局联合颁布的《互联网诊疗管理办法（试行）》《互联网医院管理办法（试行）》《远程医疗服务管理规范（试行）》等文件的通知及相关要求，结合医院实际，制定本办法。

二、适用范围

本办法适用于医院互联网诊疗业务活动。

三、内容

1. 互联网诊疗活动准入

1.1 互联网诊疗活动就是指利用互联网技术为患者提供健康咨询、疾病诊断、治疗方案、处方及药品配送等服务的行为。开展的互联网诊疗服务范围必须与医院执业许可的诊疗科目相一致，执行由国家或行业协会制定的诊疗技术规范与操作规程。在医院依法完成互联网医院注册前，线上医务人员只限于开展健康咨询、院后随访、用药指导、线下诊疗建议或转诊、会诊。依法完成互联网医院注册后可逐步开展线上诊疗活动。

1.2 医院对互联网诊疗活动实行严格的线上医务人员准入及退出机制,开展严格的线上线下监管。医务科、药学部、信息科、行风办、互联网医院办公室等职能部门负责医院互联网诊疗活动的日常监督管理。

1.3 线上医务人员准入条件。完全满足以下条件的医务人员,经医务科审核通过后方可开展线上诊疗:

1.3.1 依法取得相应执业资质,在医院注册,具有 3 年以上独立临床工作经验。互联网医院提供服务的医师,应当确保完成主要执业机构规定的诊疗工作。

1.3.2 经医院互联网医院诊疗相关培训并考核合格的医师。

1.4 线上医务人员退出机制:

1.4.1 出现下列情形之一者暂停线上诊疗资质半年:年度评分 < 60 分者;年度内差评 3 次及以上;年度内经核实的有效投诉 3 次及以上;年度内发生 2 次及以上违反医院相关制度或相关卫生法律法规者;因线上不当诊疗行为导致重大医疗纠纷案例者。

1.4.2 出现下列情形之一者暂停线上诊疗资质 3 个月:年度评分 60～70 分者;年度内差评 2 次;年度内经核实的有效投诉 2 次;年度内发生 1 次违反医院相关制度或相关卫生法律法规者。

2. 互联网诊疗活动执业规则

2.1 医院开展互联网诊疗活动,应当具备满足互联网技术要求的设备设施、信息化平台、技术人员以及信息安全系统,符合国家信息安全等级要求。

2.2 开展线上诊疗前,必须对患者进行风险提示,获得患者的同意。

2.3 患者在实体医疗机构就诊,由接诊的医师通过互联网医院邀请其他医师进行会诊时,会诊医师可以出具诊断意见并开具处方;患者未在实体医疗机构就诊,医师只能通过互联网医院为部分常见病、慢性病患者提供复诊服务。当患者出现病情变化需要医务人员亲自诊查时,医务人员应当立即终止互联网诊疗活动,建议患者到实体医疗机构就诊。

2.4 互联网医院可以开展以下医疗服务:

2.4.1 医药健康咨询。

2.4.2 普通常见病、慢性病患者的复诊。

2.4.3 各类手术后、危重症经规范治疗后,需康复医疗或定期复诊的患者。

2.4.4 预约转诊、会诊服务。

2.4.5 患者的随访管理。

2.4.6 卫生行政主管部门规定的其他服务。

2.5 参与互联网诊疗的医师,按照以下规定开展互联网医疗服务工作:

2.5.1 遵守《执业医师法》规定的执业活动中应履行的义务;应当遵循临床诊疗指南与临床技术操作规范有关要求开展诊疗工作,严格遵守医疗质量安全核心制度,做到合理用药、合理治疗。

2.5.2 执行首诊医师负责制，亲自询问病史、阅读检查报告，做出初步判断。

2.5.3 医务人员开展互联网诊疗活动应当按照《医疗机构病历管理规定》《电子病历基本规范（试行）》及《医疗质量安全核心制度》等相关文件要求，为患者建立电子病历，并按照规定进行管理。患者可以在线查询检查检验结果与资料、诊断治疗方案、处方与医嘱等病历资料。

2.5.4 不隐瞒、误导或夸大病情，不过度医疗；在没有足够信息支撑判断时，不能做出线上诊疗行为。

2.5.5 应当严格遵守《处方管理办法》等处方管理规定。在线开具处方前，医师应当掌握患者病历资料，确定患者在实体医疗机构明确诊断为某种或某几种常见病、慢性病后，可以针对相同诊断的疾病在线开具处方。所有在线诊断、处方必须有医师电子签名，处方经药师审核合格后方可生效。不得在互联网上开具麻醉药品、精神类药品处方以及其他用药风险较高、有其他特殊管理规定的药品处方。为低龄儿童（6岁以下）开具互联网儿童用药处方时，应当确定患儿有监护人与相关专业医师陪伴。

2.5.6 进一步检查诊断未明确者，应申请线上转诊、会诊，或者建议线下医院就诊。

2.5.7 怀疑可能是传染病的病例，建议患者立即到就近的实体医疗机构就诊。

2.5.8 国家法律、法规、规章规定的其他职责与从业规范。

2.6 医务人员及信息管理人员应当严格执行信息安全与医疗数据保密的有关法律法规，妥善保管患者信息，不得非法买卖、泄露患者信息。发现有患者信息与医疗数据泄露情况时，应及时向医务科及信息科报告，及时采取有效应对措施。

2.7 互联网医院发生的医疗服务不良事件与药品不良事件按照国家有关规定上报。

2.8 参与互联网医院工作的药师按照有关规定取得相应的药学专业技术职务任职资格。推行临床药师制，加强临床药学服务能力建设，临床诊断、预防与治疗疾病用药应当遵循安全、有效、经济的合理用药原则，尊重患者对药品使用的知情权。

3. 互联网诊疗活动监督管理

3.1 自觉接受上级卫生行政部门的日常监督与管理。

3.2 医务科对线上医务人员资质准入、退出与诊疗行为进行日常管理。

3.3 医务科、依法监督科根据医院相关规定及有关法律法规，负责线上医务人员满意度及医疗投诉案例的处理。

3.4 医务科及门诊办公室制定互联网医院线上诊疗质控指标体系，并进行日常监督与评价。

3.5 患者各种病历资料、医师意见以及相关资料等数据能实现全程全天候调阅、回溯与特殊需求时的数据备份。

4. 法律责任

4.1 医务人员在开展互联网医疗服务过程中，有违反《执业医师法》《医疗机构管理条例》《医疗事故处理条例》《护士条例》等法律法规行为的，按照有关法律法规处理。

4.2 医务人员经医院同意开展互联网诊疗活动发生医疗纠纷时，按照《中华人民共和国侵权责任法》、医疗卫生管理法律法规及医院相关规定予以处理。

4.3 医务人员未经医院同意，擅自开展互联网诊疗活动的，承担全部后果与责任。

第二节　医联体业务

一、医联体业务内部控制概述

（一）医联体的概念

医疗联合体（以下简称"医联体"）是某个区域内的 1～2 家三级医院、数家二级医院和若干社区医生服务中心或乡镇卫生院联系在一起，通过纵向或横向的资源整合而形成一个相互协作的医疗团体。

医联体有多种表现形式。从医联体成员单位之间的合作紧密程度划分，可分为紧密型医联体、松散型医联体、半紧密型医联体；从优质医疗资源的整合的方向区分，有横向医联体和纵向医联体；以医联体构成实体的性质划分，有医院之间组成的综合性医联体，也有医院专科组成的联盟；以医联体分布区域来看，有城市医联体，县域医疗共同体。

建立医联体，形成公立医院之间、公立医院与基层医疗卫生机构之间的分工协作机制，推动医疗资源纵向流动，是实现分级诊疗、双向转诊的根本保障，是优化医疗资源结构布局、提升基层医疗服务能力的关键举措，是控制医药费用、提高医疗服务运行绩效的重要手段，有利于提高医疗整体的实力和竞争力，实现医疗资源的优化配置。

（二）医联体的发展历史

初期探索阶段（2005～2014 年）：在这个阶段，我国开始探索和建立医疗联合体，以改善基层医疗卫生服务能力为主要目标。通过引导多级医疗机构之间的合作与协调，在一些地区建立了一些医疗联合体的试点项目。

国家政策支持阶段（2015～2016 年）：2015 年，国务院办公厅发布《关于推进分级诊疗制度建设的指导意见》（国办发〔2015〕70 号），提出了推进分级诊疗制度建设的十六字方针，即"基层首诊、双向转诊、急慢分治、上下联动"，同时探索建立医疗联合体等多种分工协作模式，明确提出推动医疗联合体的建设。这一政策支持推动了医联体发展，并在全国范围内推广。

加速推进阶段（2017～2020 年）：这个阶段，各地积极推动医联体的建设，出台了一系列地方性政策以鼓励和引导各级医疗机构组建医联体。同时，国家级的医联体建设也逐步扩大，涉及多个省份和地区。

2017 年，国务院办公厅发布了《关于推进医疗联合体建设和发展的指导意见》（国办发〔2017〕32 号），并明确了医联体建设中的四种组织模式，即城市医疗集团、县域医共体、跨区域专科联盟、远程医疗协作网。提出全面推进医联体建设，形成较为完善的医联体政策体系[①]。

2018 年，为贯彻落实国务院文件精神，促进医联体更好更快发展，国家卫健委和国家中医药管理局又相继出台了《医疗联合体综合绩效考核工作方案（试行）》（国卫医发〔2018〕26 号）和《关于进一步做好分级诊疗制度建设有关重点工作的通知》（国卫医发〔2018〕28 号），更加强调了医联体的精细化管理和规范化发展。

《2020 年医疗联合体管理办法（试行）》（以下简称《管理办法》）出台，对医联体发展具有重要的指导意义，也标志着我国医联体建设进入规范化发展的新阶段。

深化改革与提升质量阶段（2021 年至今）：当前阶段，我国医联体正面临深化改革与提升质量的任务。重点加强医联体内部的协同机制建设、建立健全分级诊疗制度、推动信息化建设与数据共享，并积极探索新的合作模式和业务拓展。

随着我国医疗联合体不断发展并取得了一定的成效，有效整合和优化了医疗资源，提高了基层医疗卫生服务能力，改善了就医环境和服务质量。未来，医联体还将持续发展，为我国的医疗卫生体系提供更加协调、高效的服务。

（三）医联体的作用和意义

（1）整合医疗资源：医联体能够将多个医疗机构的资源整合起来，形成统一的医疗服务网络，实现优势互补和资源共享，从而提高整体医疗资源的利用效率和配置合理性。通过共享专科医疗资源、设备设施和人力资源，医联体能够提供更全面、便捷和高质量的医疗服务。

（2）提高医疗服务质量：医联体内医院、诊所、社区卫生中心等医疗机构之间可以进行协作，共享专业技术和经验，能够集中优质医疗资源和专业人才，共同制定临床路径、医疗质量标准和规范化操作，提高医疗服务的质量和安全性。同时，医联体还可以开展继续医学教育、临床技术培训等活动，提升医务人员的专业水平，提高医疗服务的水平，为患者提供更加规范、便捷、高效的医疗服务。

（3）优化医疗费用结构：医联体可以通过建立统一的收费机制、优化医疗服务流程和控制医疗费用，实现医疗费用的合理化和优化结构，医联体的协作可以减少医院和诊所之间的资源浪费，通过共享设备、资源和经验，减少患者的挂号费、药费等医疗费用，减轻患者的医疗负担，提高医疗资源的使用效益。

（4）促进医疗卫生管理创新：医联体的建立推动了医疗卫生管理模式的创新和改进，从传统的以医院为中心的模式转变为以患者为中心的协同治理模式。医联体内部的医疗机构协作可以实现患者在医疗服务流程中的无缝连接，提升医疗服务质量。医联体还可以为患者提供预约挂号、联网就诊、医疗保险等服务，提高患者的就诊便利性和舒适度。通过信息化建设和数据

---

① 阚全程. 统筹联动打造健康中原 [J]. 中国卫生，2020（1）：40 - 41.

共享，实现医疗资源的平衡配置和信息共享，提高患者就诊体验，提高医疗卫生管理的效率和质量。

（四）医联体业务的内部控制概念

医联体业务内部控制是指一个医疗机构或多个相关机构在实现联合协作的过程中，通过一系列的制度、流程和措施，对业务活动进行规范、监督、管理和考核的一种控制手段，其目的是确保医联体业务的可持续发展、提高经营效率、保障医疗服务质量、预防风险和防止内部不当行为的发生。

二、医联体业务内部控制目标

医联体最终目标要做到上下"共防"、技术"共享"、运行"共管"，在日常运营工作的过程中，充分实现 1 + 1 > 2，保障业务的合规性、高效性和风险管理。以下是医联体业务内部控制的主要目标。

（一）业务规范性目标

确保医联体内部的业务操作符合相关的法律法规、政策和规范要求，包括各项医疗服务的规范操作、收费合规性、药品采购和使用的规范性等。制定医联体逐级转诊工作规范，完善逐级转诊工作流程。建立规范化的双向转诊渠道，开通 24 小时服务电话。完善双向转诊制度，简化双向转诊流程，提高医联体转诊运作效率。在医联体内学科间进行优势互补与合作，联合开展科研和教学。医院在专科建设、专业发展、技术提升方面给予指导和带教，结合成员单位需求，开展相关专题培训。对医联体成员单位技术人员、管理人员提供免费进修培训。

（二）资源合理配置目标

医联体应合理配置和使用医疗资源，包括人力资源、物品设备等，对医疗资源进行科学管理和优化分配，提高效率、降低成本。医疗资源上下贯通、信息互通共享、业务高效协同，尤其加强医联体内各医疗机构在签署协议范围内实现资源共享程度。完善大型设备共享流程，预约诊疗服务，为医联体内各级医院开展大型检查、检验项目、影像、病理诊断、消毒供应等提供支持。

（三）安全性和风险管理目标

医联体多方联合风险较大，应确保各项业务活动的安全性和风险管理，包括医疗服务的安全和风险评估、信息安全保障、药品安全管理等，防范并应对可能的风险和事故。

（四）质量控制和提升目标

医联体应建立和实施质量管理体系，规范医疗质量控制，确保医疗服务的高质量，包括严格执行医疗流程、规范操作、质量监测和评估等。建立医联体归口管理部门与医院其他相关部门之间的内部协调协作机制，加强医联体业务协作性，确保医联体成员单位间的急慢分治、上下联动的分级诊疗格局有效实现①。

（五）内部监督与审计目标

医联体应建立完善的内部监督与审计机制，对医疗服务、经济运行、合规性等进行监督与审计，发现问题、风险并及时纠正。对医院医联体业务实行归口管理，明确归口管理部门关键岗位及关键岗位人员，明确内部职责权限，不相容岗位相互分离、相互制约、相互监督。

（六）信息化管理目标

医联体作为多方机构联合，应构建信息化管理系统，实现更好的集合，高效管理，确保信息传递共享的准确性、及时性、完整性和保密性，提高信息管理效率和质量，同时能更好地节约运营管理成本。

通过实施业务内部控制目标，医联体能够规范业务操作、提供高质量的医疗服务、降低风险，从而保障患者权益、提升医疗服务水平，并有效管理医疗资源，实现持续发展。

三、医联体业务内部控制流程与关键环节

在医联体内，一方面能够提升基层医疗服务能力，另一方面也能够使得患者在医联体内的机构当中选择疾病急性期的治疗、慢性期的康复以及回家后的慢性病管理，形成以人为本、以患者为中心的全链条的连续化的医疗服务。

医院医联体业务范围主要是负责为医联体内医疗机构间开展"互联网＋"预约诊疗、双向转诊、远程医疗等便捷服务，包括"互联网＋"预约专家就诊、"基层检查、上级诊断"、双向转诊、转诊检查、住院等医疗服务，为医联体内各级医院开展大型检查、检验项目、影像、病理诊断、消毒供应等提供支持，有计划地开展专题培训，对医联体成员单位技术人员、管理人员免费进修培训、提供学术活动及交流平台等医疗服务，促进医联体内各医疗服务水平提升。

（一）控制流程

医联体双向转诊业务流程图（见图7-2）。

（二）关键环节

医联体业务管理的风险点主要在于以下几点。

（1）医联体业务远程医疗控制管理中，尤其在进行远程医疗合作时，医联体内医院与成员单位的权利义务、医疗损害风险和责任分担等事项存在划分不清的风险，可能会引起医院的法律风险。

（2）未明确医联体业务管理归口部门，或即便明确了归口管理部门但归口管理部门内部岗位职责权限、业务协作性不够，无法与医院其他相关部门沟通和协调。

医联体双向转诊业务流程关键节点简要说明（见表7-2）。

① 陈妍，赵俊，刘蕾. 医联体同质化管理策略研究［J］. 质量与市场，2022（3）：137-139.

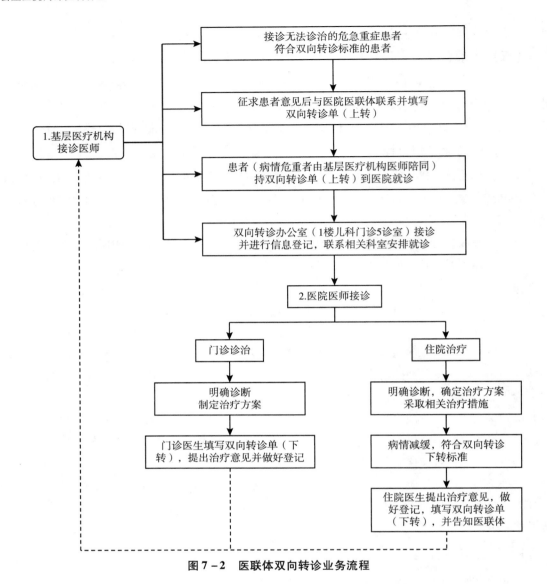

图 7 - 2　医联体双向转诊业务流程

表 7 - 2　　　　　　　　　医联体双向转诊业务流程关键节点简要说明

关键节点	简要说明
1	医联体中基层医疗机构接诊医师进行初步诊疗
2	基层医疗机构对符合双向转诊标准的患者，在填写双向转诊单（上转）后与双向转诊办公室联系，由双向转诊办公室安排到相关科室就诊
3	医院医师接到双向转诊办公室传达的就诊通知后安排门诊诊治，诊断完毕后由门诊医生填写双向转诊单（下转），并告知医联体；如患者情况需要住院治疗的，安排患者住院治疗，在符合双向转诊下转标准后，由住院医生填写双向转诊单（下转），并告知医联体
4	下转医联体单位接收到上级医联体的转诊单，根据诊疗清单进行后续康复及后续治疗安排

四、医联体业务内部控制措施

（一）医联体业务存在的问题

（1）公立医院医联体业务内部控制组织架构不完善：医联体业务通常涉及多个参与方，包括不同的医院、科室、医生和管理人员。若公立医院的组织架构不完善，缺乏明确的角色和责任划分，会导致内部控制的监管和协调困难，进而影响业务的有效运作。

（2）缺乏有效的沟通和协作机制：医联体业务需要多个不同医疗机构之间的有效沟通和协作。公立医院缺乏有效的沟通渠道、合作机制和监控措施，可能会导致信息传递不畅、决策推进缓慢，进而影响业务的运作和内部控制的完善。

（3）数据共享和隐私保护问题：医联体中多个医疗机构之间的数据共享和交流。在数据共享过程中，可能会导致患者隐私信息泄露或被滥用的风险，确保有严格的隐私保护措施和合规机制。

（4）信息技术支持不足：医联体业务对信息技术的支持要求较高，包括数据整合、系统互联、信息共享等方面。若公立医院缺乏相关的信息技术支持，如网络基础设施、数据管理系统等，会影响医联体业务的运作效率和内部控制的有效性。

（5）缺乏合理的内部控制策略：医联体业务的复杂性和多元化特点使得内部控制策略的制定非常重要。若公立医院没有能够及时识别和评估风险，制定相应的内部控制措施，可能会导致业务操作的风险和漏洞。

（二）医联体业务内部控制措施

1. 医联体牵头医院负责建立医联体相关机制

建立健全医联体相关管理制度，对医联体业务流程进行规范，积极运用互联网技术，以加快实现医联体医疗资源上下贯通、信息互通共享、业务高效协同为目标；建立健全医联体相关工作管理制度，如决策机制、工作机制、审核机制、监督机制等，涵盖医联体诊疗服务与收费，资源与信息共享，绩效与利益分配等内容[①]。

2. 明确医联体相关业务的归口管理部门及其职责权限

各级单位明确医联体业务管理归口部门，明确医联体相关岗位职责权限，确保医联体业务关键岗位人员沟通和协调控制。建立风险评估机制，确保法律法规、规章制度及医联体经营管理政策的贯彻执行，促进医联体平稳运行和健康发展。

3. 强调一体化管理，构建"联体"模式

在网格化组建医联体基础上，推动医联体向紧密型发展，实现内部"统一"管理，医联体内实行人员岗位管理，编制"池"，逐步实现医联体内人员统一调配；财务统一管理、集中核算、统筹运营；基础建设、物资采购和设备配置统一管理；医学影像、检查检验等医疗资源共

---

① 康辉，伍利，熊奕，赵文瑞，陈芳.5G远程超声诊断：提升医疗质量、安全和可及性［J］.医学与哲学，2020（20）：21－25.

享，信息平台统一建设。

4. 强调完善运行机制，解决"联心"问题

建立内部协调协作机制，明确牵头医院与其他成员单位的责任、权利和义务，强化牵头医院"负总责"，发挥牵头医院在医疗服务、质量管理、技术应用等领域的辐射带动作用。建立医联体内利益共享机制，推动医联体成为"利益共同体"，调动医联体内各成员单位积极性。

5. 强调考核评估，保障"高质量发展"

各级主管部门和医联体牵头单位要加强对医联体内各级单位的综合绩效考核，同时将考核结果作为医院评审评价、绩效考核等的依据。通过考核监管推进医联体的高质量、可持续发展。

6. 加强信息化体系建设

强化信息化优势，巩固医联体网格化治理协同的成效。加强基层信息化建设和整合应用，发挥居民健康档案的基础性作用，充分利用人工智能、信息技术工具等手段，开展网格化管理、健康宣教、健康监测和跟踪服务、随访服务、传染风险评估等。开展远程医疗服务，建立牵头医院与成员单位间双向转诊通道与平台，推进智慧医院建设，利用"互联网＋"、远程医疗等信息化技术开展分级诊疗。建立和完善心电远程诊断制度，并与成员单位签订远程医疗合作协议，明确双方权利义务、医疗损害风险和责任分担等事项，保障医患双方合法权益。

五、制度文本范例

××医院医疗联合体业务内控制度文本范例

一、目的

为促进医学交流与发展，提高基层医疗机构医疗水平，保证医疗质量和医疗安全，方便群众就医，保护患者的合法权益，使人民群众在看病就医过程中实现基层首诊、双向转诊、急慢分治、上下联动的分级诊疗格局。

二、适用范围

各级医疗联合体工作人员。

三、内容

（一）医疗联合体工作制度

1. 工作职责

1.1 在医院发展方针指引下，负责对外联络工作，树立医院形象，协调各种社会关系，进而提高医院知名度。

1.2 以医疗工作为中心，积极拓展医疗市场，签订建立医疗联合体成员单位网络。

1.3 促进各单位间业务交流与合作，扩大医院影响，做好双向转诊工作，为成员单位住院患者办理出入院手续，并做好成员单位住院患者的有关协调、服务。

1.4 面向基层，加强县、乡、镇、村医疗市场的宣传工作，同县、乡、镇、村医疗机构（个人）的医疗人员联系，负责成员单位医务人员来医院进修的联系工作，树立医院形象，推介医院科室品牌。

1.5 负责组织召开县、乡、镇医学学术会议，及时介绍医院的改革发展情况和讲学活动，并不定期组织专家对成员单位的医务人员进行传帮带，提高其医疗技术水平。

1.6 积极开拓医疗服务市场，做好医院新技术、新项目及大型设备推广工作。

1.7 联络相关科室组织医院义诊活动。

1.8 掌握医疗市场，及时调整思路；经常向主管领导汇报工作情况，总结经验，提出更有利于医院发展的措施。

2. 工作制度

2.1 工作人员要服从部门工作安排、部署，要有大局思想和主人翁意识；

2.2 对于部门内部各种资料须妥善保管，并严格保密；

2.3 外事人员对外联络时，须提前做好充分准备，并及时向科室领导报告外出情况；

2.4 不得利用职务之便擅自商定任何协议；

2.5 本着"热情、主动、自信、诚恳、认真"的原则妥善处理。

（二）医疗联合体内会诊管理制度

1. 外出会诊

1.1 允许外出会诊医师的资质和条件：

1.1.1 副高职称以上医师；

1.1.2 具备一定的专业水平和技能；

1.1.3 在不影响本科室、本医疗组正常工作并保证医疗安全的前提下。

1.2 会诊要求及流程：

1.2.1 各成员单位之间如需会诊，应当由各医务科相互联系并做记录，不再填写《会诊邀请函》等文书。

1.2.2 申请医院向被申请医院提供会诊患者病历摘要等相关资料。

1.2.3 被申请医院应根据患者病情需要，及时确定会诊时间、会诊所需资料，并安排好会诊专家，通知申请医院。一般受邀单位应当24小时内前往邀请单位，急会诊可特殊处理。

1.2.4 申请医院应完善相关资料，做好接待和配合会诊医师的准备工作。

2. 远程会诊

2.1 申请医院通过微信平台向医联体双向转诊办公室发出申请，并提供会诊患者病历摘要等相关资料。

2.2 办公室人员接到申请后，根据患者具体情况通知相关科室前往双向转诊办公室进行视频会诊。

2.3 相关科室接到通知后应在30分钟内前往双向转诊办公室，急会诊应在10分钟内赶到。

2.4 申请医联体内其他成员单位专家会诊的医院可直接向该医院联系人发出申请。

3. 会诊注意事项

3.1 申请会诊科室应严格掌握会诊指征，必须由主治医师以上医师审核同意。

3.2 切实提高会诊质量，做好会诊前的各项准备工作。管床医师要详细介绍病历，会诊人员要仔细检查，认真讨论，充分发扬学术民主。主持人要综合分析会诊意见，进行小结，提出具体诊疗方案。

3.3 任何科室或个人不得以任何理由或借口拒绝按正常途径邀请的各种会诊要求。

（三）医疗联合体成员单位准入退出机制

1. 医联体成员单位准入制度

1.1 准入标准：

1.1.1 能提供基本医疗、卫生、服务的正规医疗机构（含专科医院、民营医院、社区卫生服务中心、私人诊所）；

1.1.2 申请加入医联体的二级医院日诊量需≥300人次，一级医院及社区卫生服务中心日诊量需≥100人次，私人诊所日诊量需≥50人次；

1.1.3 申请加入医联体的二级医院年住院人数≥2000人次；一级医院及社区卫生服务中心年住院人数≥500人次；

1.1.4 申请加入医联体的单位年双向转诊（上转）人数需≥医院年门诊量0.5%；

1.1.5 申请加入医联体的医疗机构自愿与医院签订医联体成员单位双边合作协议，并严格遵循医联体内各项规章制度。

1.2 准入程序：

1.2.1 符合准入标准的医疗机构，可向医联体办公室提出书面申请；

1.2.2 医联体办公室对提出申请的医疗机构调研、走访，对符合条件的医疗机构形成书面报告上报医联体理事会审核；

1.2.3 经医联体理事会审核批准，医联体办公室与申请医疗机构拟定双边合作协议，7个工作日内办理完结；

1.2.4 双方签订双边合作协议，吸收其正式成为医联体成员单位，并悬挂医联体统一规格要求的成员单位牌匾；

1.2.5 医联体办公室整理相关资料并存档。

1.3 必须履行的义务：

1.3.1 严格执行医联体双边协议内容；

1.3.2 落实双向转诊制度；

1.3.3 执行医联体制定的各项质量控制与管理规范，落实医联体开展的相关合作、协作项目；

1.3.4 开展学术交流活动，组织重点课题的探讨与研究和科学考察活动。

2. 医联体成员单位退出制度

2.1 退出标准：

2.1.1 违背医联体章程、不执行医联体各项协议、制度，违背准入标准第1.1.4条和第1.1.5条者，理事会研究后给予书面清退函，解除与医联体所有协议；

2.1.2 副理事长连续2次不参加医联体理事会的退出医联体，并收回医联体成员单位牌匾；

2.1.3 医联体成员单位一年内累计3次不参加医联体内组织的学术会议、查房、巡诊及相关工作的退出医联体，并收回医联体成员单位牌匾；

2.1.4 医联体办公室制定成员单位间的考核机制，对各个成员单位进行考核，具体考核内容详见附录，连续两年排名末位的成员单位将被淘汰。

2.2 退出程序：

2.2.1 主动提出申请无条件退出者，医联体办公室接到申请报理事会审批，经理事会商议通过后，7个工作日内办理完结，终止合作并收回医联体成员单位牌匾；

2.2.2 成员单位未达到医联体要求的，医联体办公室根据考核数据报理事会批准后，给予书面清退函，终止合作并收回医联体成员单位牌匾。

附件

附件一：医联体考核表

附件二：医联体考评细则

（四）医疗联合体技术帮扶管理制度

1. 区域划分

根据医院内部各科室实际情况及成员单位意愿，医院统筹安排，为各科室病区划分责任区，开展帮扶工作和相关联络维护工作。

2. 工作要求

2.1 各病区应主动积极前往各责任区开展工作，与当地医院或相关科室建立帮扶共建等良好合作关系，每月至少前往每家医疗机构坐诊、查房、手术指导3次，每月前往每家医疗机构开展学术讲座不少于1次。

2.2 各病区按照所划分责任区，负责保障该地区急危重症不能救治的心血管疾病或其他医院可救治疾病的患者优先转诊至医院，医联体办公室负责保障医保中心转诊渠道畅通。

2.3 各病区可依托医联体成员单位在责任区开展相关工作，也可延伸至其他医疗机构，建立良好合作关系，并由医联体负责走访、考察，将其纳入医联体。

2.4 各病区在责任区开展工作时也可与医院综合科室进行有效结合，深入基层、切合实际地对基层医疗机构实施帮扶措施（如坐诊查房、讲座培训、手术指导等）。

2.5 各病区每月5日前及时反馈上月工作总结，月总结中各项工作需提供远、中、近照片各1张。

2.6 为便于统一地统计与管理，各病区前往基层开展帮扶工作的情况由医联体办公室进行统计上报，各病区在开展帮扶工作时应严格执行医联体的各项相关制度。

3. 考核方式

3.1 为鼓励各病区专家积极开展帮扶工作，更深一步扩大医院在外界的影响力，医院安排医联体办公室每周对各病区的帮扶开展情况进行统计上报。

3.2 医联体办公室每月 6 日前汇总各病区的帮扶工作情况和次数，并上报至医院核算办。

3.3 各病区科室外出开展帮扶工作时，使用医院车辆外出时需保存派车单据作为外出依据；若无法使用医院车辆而需使用个人车辆外出时，则按照医院私车公用的相关规定执行并作为外出依据。

3.4 核算办根据各科室当月完成情况，进行处罚及奖励。（月报资料不全者不予发放活动奖励）。

3.5 各病区外出帮扶工作的人员由各病区自行安排，核算办的奖惩以科室为单位进行核算。

附件

附件一：帮扶单位一览表

......

第三节　信息化建设业务

一、信息化建设业务内部控制概述

各级医疗机构提高精细化管理水平、改善患者就医体验，在信息化建设上不断加大投入。信息化建设既提升了医疗机构包括内控制度在内的各级业务管理水平，同时又对医疗机构包括内控制度在内的各级业务管理提出新的更高要求[①]。

（一）信息化发展的三个阶段

信息化是指通过计算机技术的部署来提高单位的生产运营效率，降低运营风险和成本，从而提高单位整体管理水平和持续经营能力的过程。通俗地讲，信息化的过程就是不断建立和完善计算机信息系统的过程，这些信息系统为单位业务的自动化和管理的自动化提供基础。信息技术及其应用在行政事业单位经过几十年的快速发展，大致经历了三个阶段：部门级应用阶段、多系统整合阶段、信息化管控阶段。

---

① 郭太生，周海平，刘灿，张新星．"互联网＋"助力医院内部控制建设［J］．中国总会计师，2020（11）：40－43.

（1）部门级应用阶段：单位信息化，首先要实现部门级应用，即每个部门能够实现自主数据采集、自主输入和查看本机数据，这是信息化普及的基础。比如，财务处使用财务管理系统，审计处使用审计管理系统，法务处使用合同管理系统，等等。

（2）多系统整合阶段：在部门级应用通畅的情况下，开始进行跨部门数据整合和系统整合，将所有关键业务的数据进行集中管理和共享，这是信息化综合集成的基础。在数据集中的基础上，还要着力解决一手数据，即源数据的质量问题，保证数据的准确性和数据来源的稳定性。在这个阶段，将逐步取消手工单据，从根源杜绝数据差错、数据丢失等问题；同时，开始从工作现场直接采集数据，避免后期录入、推演等行为，保证数据来源的真实性和可靠性。这个阶段的另一个特点是信息系统访问统一入口登录，相关数据和信息在不同信息系统之间自由流动，方便不同权限用户的访问，增强跨部门、跨业务的协同。

（3）信息化管控阶段：在信息化管控阶段，各种管理理念（如风险管理、内部控制等）开始被整合入各个业务流程中，在流程和制度固化的基础上，实现管办分离、审办分离、审管分离，实现对各种业务的全过程、全生命周期的管理。这一阶段，既需要强大的信息化实施推进力，也需要管理的创新和优化。如果单位的管理细节和管理内涵变了，信息化系统未及时更新，那么信息化系统将无法满足管理需求；如果单位建设了先进的信息化系统，但没有更新观念，那也是无法发挥信息化优势的。

公立医院的信息化建设是医院管理的重要工具和手段，公立医院信息化建设是指以实现医院科学管理、高效运营、优质服务为目标，运用信息和通信技术，依据医院所属各部门需求设计个性化的信息收集、存储、处理、提取、交换和共享能力，满足所有授权用户的功能需求①。该定义明确了信息化建设的目标与信息化建设的任务。

（二）内部控制信息化的含义

内部控制信息化是将内部控制嵌入信息化系统，实现内部控制程序化和常态化，改变单位各项经济活动分块管理、信息分割、信息孤岛的局面，实现预算管理、收支管理、政府采购管理、资产管理、建设项目管理、合同管理等业务集成在同一平台上，减少或消除人为操作因素，确保财务信息、业务信息和其他管理信息及时、可靠、完整的过程，包括内部控制工作自身信息化和业务控制信息化两个层面的含义。

内部控制工作自身信息化，是为了满足内部控制相关部门的需要，如内部控制风险评估、控制诊断、内部控制评价、内部控制报告等，使这些工作能够通过信息技术得以实现，从而提高内部控制相关部门和内部控制相关人员的工作效率，降低内部控制工作自身的风险。业务控制信息化，是把内部控制相关制度要求嵌入业务信息系统和管理信息系统，实现对业务操作的自动监控，同时把内部控制理念、控制措施和业务流程一起规划设计，建立新型的自带内部控制的业务管控信息系统。

（三）内部控制信息化必要性

内部控制建设的成果需要通过信息化才能落地实施。内部控制信息化是公立医院信息化不

---

① 范尚华．医院信息化建设探讨与分析［J］．中国卫生产业，2018（34）：179－180．

可分割的一部分，需要建立在现有信息化成果的基础之上。

1. 内部控制信息化是监管要求

财政部《行政事业单位内部控制基本规范（试行）》第十八条指出：单位应当充分运用现代科学技术手段加强内部控制。对信息系统建设实施归口管理，将经济活动及其内部控制流程嵌入单位信息系统，减少或消除人为操纵因素，保护信息安全。对于公立医院内部控制信息化来说，《公立医院内部控制管理办法》（2020）第二十七条规定：医院应当充分利用信息技术加强内部控制建设，将内部控制流程和关键点嵌入医院信息系统；加强信息平台化、集成化建设①，实现主要信息系统互联互通、信息共享，包含但不仅限于预算、收支、库存、采购、资产、建设项目、合同、科研管理等模块；应当对内部控制信息化建设情况进行评价，推动信息化建设，减少或消除人为因素，增强经济业务事项处理过程与结果的公开和透明。如何处理与现有信息系统之间的关系，如何做好数据贯通，实现互联互通、信息共享成为难点。

2. 内部控制信息化是提升医院管理水平的手段

内部控制信息化利用信息化手段加强对业务的控制，减少或消除人为操纵因素，还可以促进管理规范化、决策科学化、监督实时化、提升医院公共服务的效率和效果。内部控制信息化是实现从"人控"向"机控"转变的过程，可以提高医院的管理水平。具体体现在以下几个方面。

（1）在减少人为因素影响方面。

内部控制信息化把经济活动的业务流程、不相容岗位相互分离、内部授权审批控制等要求固化到信息系统中，使业务流程和管理制度实现自动流转和主动提示，对违背内部控制管理规定的行为，能够"自动"制止，这不仅提高了系统信息的准确性，而且降低了日常工作出错的概率，减少了人为因素对执行管理制度的影响。

（2）在信息沟通方面。

内部控制信息化通过业务活动与控制活动的有机整合，可以改变医院各项经济活动分块管理、信息分割、信息"孤岛"的局面。比如，医院在原有财务核算、资产清查等业务系统的基础上，通过建立统一的内部控制管理系统平台，将预算业务、收支业务、采购业务、项目管理、合同管理以及资产管理等经济活动统一到一个系统平台中，不仅可以打破医院内部各系统之间原有的界限，破除信息孤岛，提高信息的时效性和准确性，而且可以实现局部与总体管理控制工作的高度协调一致，有效扩大管理范围，赋能管理能力，实现高质量发展。

（3）在管理效率方面。

内部控制信息化通过业务活动与控制活动的有机整合，可以实现内部控制的程序化和常态化，使领导的管理方式由传统的日常管理向例外管理转变，集中精力处理重大问题，进一步提高管理效率。

---

① 谷令一，王梦莹，吴蓓蓓，贾末，孙震，计虹. 基于 HRP 系统的公立医院运营管理内部控制设计应用 [J]. 中国医院管理，2022（11）：76 - 78.

利用内部控制信息系统可以实现信息的自动生成，能够形成满足日常管理需要的相关信息，各级领导干部在各自权限范围内，通过可视化界面，可以及时得到有关预算执行、文件流转和项目进展等方面的最新信息，有利于对业务全程监控和实时决策。例如，在资金资产管理方面。内部控制信息系统通过与业务系统紧密衔接，通过与部门预算、国库集中支付、部门决算系统、资产清查系统之间进行良好的数据交流，同时通过对资金支付、项目全程管理、集中采购、收费等业务的全过程控制，实现资金资产管理一体化，提高资金监管的执行效率和跟踪能力，及时进行财务计划优化，减少资金积压，保证资金使用优质、高效。

二、信息化建设业务内部控制目标

《公立医院管理办法》要求公立医院实现信息化建设归口管理；制定信息系统建设总体规划；符合信息化建设相关标准规范；将内部控制流程和要求嵌入信息系统，实现各主要信息系统之间的互联互通、信息共享和业务协同；采取有效措施强化信息系统安全等。公立医院信息化建设业务内部控制的目标还包括以下几个方面。

（一）保障信息系统的安全性

信息系统是医院信息化建设的核心，保障信息系统的安全性是内部控制的重要目标之一。医院需要建立完善的信息安全管理制度，加强信息系统的安全保护和风险防范，确保信息系统的安全运行和数据的保密性、完整性和可用性。系统负责人和计算机工程技术人员必须采取有效的方法和技术，保证网络系统安全运行。利用系统管理模块对系统用户的访问权限进行严格管理，合理配置操作人员的操作权限。对出现的网络故障进行有效的隔离、排除和恢复。设置相应的终端准入管理，严格控制终端计算机的认证和接入。

严格控制院内计算机设备进行外网的接入，保证对接入外网的 IP 地址进行统一管理和分配。按规定监控接入外网的计算机设备进行任何其他与工作无关的活动。各信息系统使用部门应对数据存储介质设置专人管理，记录介质的使用时间、使用次数、所存储的数据等内容。严格对有数据承载介质的调用进行管理，确保存储介质及介质内部保存数据的安全。建立规范恶意代码防范的安全管理，加强对办公终端以及生产服务器恶意代码的防护，确保系统的安全。

（二）提高信息化建设的效率和质量

信息化建设需要投入大量的人力、物力和财力，为了提高信息化建设的效率和质量，医院需要建立科学的项目管理制度，加强对信息化建设项目的规划、实施、监督和评估，确保信息化建设的有效实施和运行。确保医院员工具备适当的信息技术知识和操作能力，能够正确使用信息系统和工具，这包括通过培训、教育和考核等方式提升员工的信息化意识和安全意识，降低人为操作错误和数据泄露的风险。

（三）优化医疗服务流程

信息化建设可以优化医疗服务流程，提高医疗服务的效率和质量。为了实现这一目标，医院需要建立完善的医疗信息管理制度，加强对医疗信息的采集、分析和利用，优化医疗服务流程，提高医疗服务的满意度和信任度。确保信息化建设业务能够按照标准化的业务流程进行，遵循医疗行业的规定和要求。这包括确保患者信息的准确录入和管理、药物的合理使用和管理、医疗设备的正确操作和维护等，以提高业务的规范性、安全性和效率性①。

（四）加强内部管理和监督

信息化建设需要加强内部管理和监督，为了实现这一目标，医院需要建立健全的内部控制制度，加强对信息化建设的监督和管理，确保信息化建设的合规性和规范性。建立符合医院实际且具有可操作性的网络系统管理制度，合理规划信息化建设方案，严格规划从提出配置信息化网络设备的计划，到后续对设备的配置、安装、调试等一系列流程。设置计算机工程技术人员对网络系统的操作和维护进行管理。确保信息化建设业务符合相关的法律法规、政策要求和行业标准。这包括确保医院信息系统获得合法的许可和使用，遵守个人隐私保护相关法规，遵守医疗信息共享和数据交换的要求，以确保信息化建设业务合规运行。

（五）提高医院的竞争力和服务水平

信息化建设可以提高医院的竞争力和服务水平，为了实现这一目标，医院需要建立完善的信息化服务体系，加强对信息化服务的规划、实施和评估，提高医院的服务水平和竞争力。确保信息化建设业务能够合理配置资源，高效利用资源，降低成本。这包括合理规划和管理 IT 设备和软件的采购、使用和更新，进行 IT 项目的投资评估和控制，以实现资源的优化配置和成本的控制。

（六）建立沟通，持续改进

沟通与协调：建立良好的沟通与协调机制，促进信息化建设业务的各相关部门之间的良性互动和协作。这包括定期召开会议和沟通活动，确保业务部门与信息技术部门之间的沟通畅通，协调解决问题和推动项目的顺利进行。

三、信息化建设业务内部控制流程与关键环节

（一）控制流程

信息数据查询管理业务流程图（见图 7-3）。

（二）关键环节

信息系统数据共享方面，医院内科室与科室之间使用的信息系统软件，因软件制作厂商或软件主要功能不一致，存在有获取到的 A 科室数据无法满足 B 科室使用需求的情况，导致数据无法及时获取使用，减缓工作效率。信息化归口管理部门关键岗位人员职责权限不明确，不相容岗位未实现有效分离，未能实现相互制约、相互监督。内部控制制度未能嵌入信息化系统

① 刘颖. 精细化管理运用于医院管理中的策略分析［J］. 中国当代医药, 2020（14）：185-187.

进行管理，未能有效利用信息系统数据共享、资源有效利用、高效推进内部控制建设的优势，影响医院整体控制目标的实现。

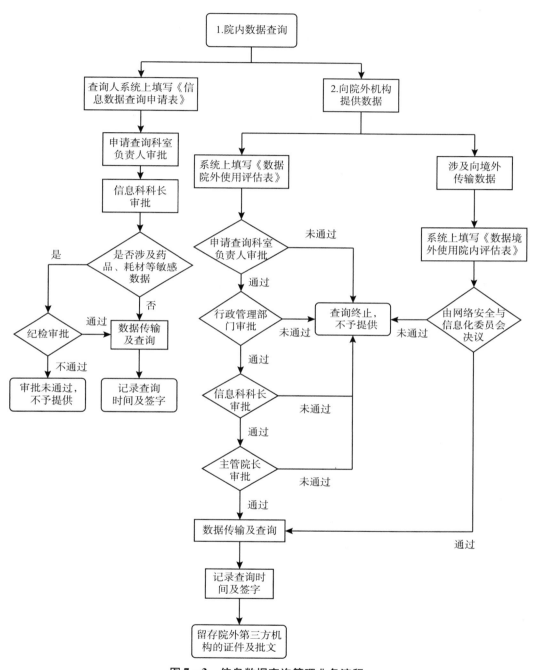

图7-3 信息数据查询管理业务流程

信息数据查询管理业务流程关键节点简要说明（见表7-3）。

表 7 – 3   信息数据查询管理业务流程关键节点简要说明

关键节点	简要说明
1	在进行院内数据查询时，查询人系统上填写《信息数据查询申请表》，说明查询原因，详细填写需查询的内容，由申请查询科室负责人、信息科长审批，涉及到药品、耗材等敏感数据时，须纪检监察室审批签字
2	须向院外机构提供数据时，由查询需求科室申请，在系统上填写《数据院外使用评估表》进行严格评估，行政管理部门、信息科科长、主管院长审批后，协助数据查询。如果院外机构有境外背景的，系统填写《数据境外使用院内评估表》进行评估，由网络安全与信息化委员会决议，经过三分之二委员同意方可通过。均需留存院外第三方机构的证件及批文

四、信息化建设业务内部控制措施

（一）信息化建设业务内部控制风险点

（1）缺乏明确的责任分工：信息化建设需要涉及多个部门和岗位，包括医疗、信息技术、财务等。缺乏明确的责任分工和协作机制，可能导致内部控制的责任边界不清，职责重叠或缺失，影响内部控制的有效性。

（2）弱化了传统的审计和监管机制：信息化建设的复杂性和技术性使得传统的审计和监管方法可能不再适用。公立医院需要针对信息化建设的特点，建立相应的审计和监管措施，以确保内部控制的有效性和合规性。

（3）第三方合作的风险：在信息化建设过程中，公立医院可能与第三方供应商合作，例如，软件开发商、IT 服务商等。然而，如果未能对合作方进行充分的风险评估和监督，可能面临合作风险，如项目延误、合同纠纷等，从而影响内部控制结果。

（4）内部控制流程不完善：信息化建设涉及诸多流程，包括需求分析、系统设计、开发测试等。如果公立医院的内部控制流程不完善或缺乏标准化的流程指引，可能导致信息系统开发过程中出现错误、漏洞或问题。

（5）内部培训和意识不足：信息化建设需要医务人员和员工积极参与，但缺乏相关的内部培训和意识提升，可能导致员工对信息化系统和内部控制的不理解、不合作，从而影响内部控制体系的建立和运作。

（二）内部控制信息化的定位

内部控制信息化本质上是在现有系统以及尚未建立的管理系统中植入一种管控理念、工具以及方法，旨在防范经济活动风险，规范经济活动的运行过程。一般来说，行政事业单位内部控制信息系统至少要包含两个方面的功能：一是对预算、收支、采购、项目管理、合同管理以及资产管理等经济活动业务的实时、全程监控。二是通过风险评估和内部控制评价，分析经济活动风险和问题，帮助单位进行科学决策，同时为审计和监察提供一手数据。在具体建设内控信息系统时，有的单位侧重前期的风险评估，有的侧重后期的内控评价，还有的侧重对业务运行过程的实时监控。无论单位内部控制信息化如何定位，都需体现单位经济活动风险控制的内容，都需将梳理优化后的单位经济活动流程、管理制度以及控制措施等内部控制咨询成果通过信息系统落实执行以保障单位内部控制的有效运行。

（三）　内部控制信息化的建设方式

行政事业单位可以通过自建或外包两种方式实施自身的内控信息化。其中，自建是指行政事业单位利用自身的人力、财力、物力，建设适合单位自身特点的内控信息系统。外包是指在单位内部信息资源（信息技术基础设施、信息技术人员等）有限的情况下，以合同的方式将内控信息化建设工作全部或者部分外包给外部服务商，由他们帮助单位建设内控信息系统①。在这两种建设方式中，前者对单位自身的技术实力要求较高，后者对单位的要求相对较低。一般而言，如果市场上有较为成熟且能够满足单位特殊需求的系统或者软件，单位应首选外购，并外包安装实施；如果单位自身技术力量薄弱或者出于成本效益考虑，不愿意维持庞大的开发队伍，也可以采取外包方式，它能够较好地利用软件服务商的专业优势和技术优势，有助于降低单位内控信息系统的建设费用。选择外包时，要注意安全和保密问题。如果涉及某些保密性质的业务，单位要依据相关法律法规，确保信息系统的保密性和安全性。

（四）　内部控制信息化的建设路径

建设路径指的是内控信息化建设的基本思路：是内控嵌入业务，还是内控整合业务。前者是把内控措施嵌入已实现信息化的业务信息系统，后者是把业务和内控统一考虑，新建自带内控功能的综合业务管理系统，或者说把业务放在内控信息系统中运行。不管采用哪种思路，都是为了实现控制与业务的一体化运营。

1. 对信息化基础好的单位

对信息化基础比较好的单位，建议首选内控嵌入业务模式。由于不少行政事业单位在内控信息化之前，已上线运行了多个业务和管理信息系统，如 OA、预算编报、财务会计核算、政府采购、资产管理等系统，这些单位的信息化建设已较为完善。在此情况下，若现有信息系统的软件供应商在内控实施方面经验丰富，或者单位自己具备足够的二次开发能力，则可根据梳理完成的内部控制制度、流程、控制措施等，对现有业务信息系统进行升级和优化，开发和扩展内控功能，将内部控制机制嵌入现有系统，完善现有系统的内控能力，使其满足单位内控的需要。这么做的好处是，单位内部熟悉现有信息系统，并已形成使用习惯，便于上手。需要注意的是，改变或增加现有信息系统的功能，可能对现有信息系统有较大影响，比如，可能会改变其稳定性，或者改变其工作流程或数据结构等，也可能因二次开发难度较大，导致成本过高。

2. 对信息化程度低的单位

对于信息化程度低的单位或者单位规模较小的单位，建议首选内控整合业务。信息化程度低的单位一般都是基层规模较小的单位，由于他们的信息化程度低，可以一步到位，在实现业务信息化时，同步考虑与业务相关的内部控制要求，为了"多快好省"地去建设自己

---

① 哈莉. 试论事业单位内部控制信息化建设问题及对策 [J]. 财经界，2019（25）：119 - 120.

的内部控制信息系统，这些单位可以通过借助专业的内控业务咨询和软件供应商的力量，快速实现信息化。借助专业供应商的专业能力和软件产品，不仅可以快速满足单位经济活动内部控制的要求，还可以实现内部控制评价的自动化和智能化。这种模式的内控信息化建设成功率较高、项目风险较低、投入资源较少，综合费用也比较低。但值得注意的是，一定要在内控理念、信息化理念、信息系统操作使用方面加强培训，否则在短时间内可能会降低工作效率和工作质量。

公立医院内控信息化的理想预期是将预算管理、收支管理、政府采购管理、资产管理、建设项目管理、合同管理、科研项目和临床实验项目管理、教学管理等集成在一个统一的平台上，减少或消除人为操纵因素，对业务过程实时监测、预警、控制，然后进行自动统计、分析、报告，以确保财务信息、业务信息和其他管理信息的及时性、真实性和完整性。加快医院信息系统数据共享的进程，强化信息化数据共享的控制，根据科室对信息系统软件的使用需求等情况制定新的信息系统软件或对现有信息系统软件进行升级，由系统负责人提出配置规划和计划，报有关领导审批后实施。明确信息化归口管理部门关键岗位人员职责权限，确保不相容岗位相互分离、相互制约、相互监督。将医院内部控制制度嵌入信息化系统进行管理，实现数据共享、信息共享，确保医院内部控制建设有效推进。对信息部门管理人员及工程师进入系统更改、修改、维护数据进行控制，审批授权并进行备查登记管理，设置登录、维护、修改上机日志功能，落实信息系统操作权限分级管理，保障信息安全。信息部门制定完善的临床、医技及职能科室维修、维护授权审批、过程管理流程及相关记录资料归档规定。

（1）医院应当建立健全的信息化建设管理制度，涵盖信息化建设需求分析、系统开发、升级改造、运行维护、信息安全和数据管理等方面内容。

（2）信息化建设应当实行归口管理，明确归口管理部门和信息系统建设项目牵头部门，建立相互合作与制约的工作机制。

（3）合理设置信息系统建设管理岗位，明确信息系统建设管理不相容岗位职责权限，包括但不限于：信息系统规划论证与审批、系统设计开发与系统验收、运行维护与系统监控等。

（4）医院应该编制工作计划。医院应当根据事业发展战略和业务活动需要，编制中长期信息化建设规划以及年度工作计划，从全局角度对经济活动及相关业务活动的信息系统建设进行整体规划，提高资金使用效率，防范风险。

（5）医院应当建立信息数据质量管理制度。信息归口管理部门应当落实信息化建设相关标准规范，制定数据共享与交互的规则和标准；各信息系统应当按照统一标准建设，能够完整反映业务制度规定的活动控制流程。

（6）医院应当将内部控制关键管控点嵌入信息系统。设立不相容岗位账户并体现其职责权限，明确操作权限；相关部门及人员应当严格执行岗位操作规范，遵守相关业务流程及数据标准；应当建立药品、可收费医用耗材的信息流、物流、单据流对应关系；设计校对程序，定期或不定期进行校对。

（7）加强内部控制信息系统的安全管理。建立用户管理制度、系统数据定期备份制度、信息系统安全保密和泄密责任追究制度等措施，确保重要信息系统安全、可靠，增强信息安全保障能力。

五、制度文本范例

××医院信息化建设业务内部控制制度文本范例

一、目的

保障信息系统的安全稳定运行。

二、适用范围

信息科和所有信息系统使用部门。

三、内容

（一）信息系统管理制度

1. 计算机工程技术人员是网络系统技术管理的直接责任者，应以实现系统功能为目的，以满足用户需求为宗旨，对网络系统的操作和维护进行管理。

2. 新增子系统或修改后的软件在上网运行前，计算机工程技术人员必须严格按照功能要求在备用服务器上进行全面调试，达到功能要求后再在网上发布使用。

3. 网络系统所有设备的配置、安装、调试必须由计算机工程技术人员负责，其他人员不得随意拆卸和移动。

4. 上网操作人员必须严格遵守《网络系统服务器操作规程》，禁止其他人员进行与系统操作无关的工作。

5. 系统新增操作人员的权限设置或已有操作人员的权限变更，由相关职能科室在钉钉提出申请，系统管理员负责操作人员操作权限的维护。

6. 系统负责人管理全面技术工作和运行管理工作，出现技术问题或故障时，应立即组织技术力量进行处理，保证系统稳定运行。

附件

附件一：网络系统服务器操作规程

（一）网络安全管理制度

1. 信息科负责人和网络安全专员必须采取有效的方法和技术，保证网络系统安全运行。详见《信息系统安全措施》。

2. 计算机工程技术人员要主动对网络系统实行查询、监控，及时对故障进行有效的隔离、排除和恢复。

3. 对内网计算机系统终端只配置经医院批准（含纪检监察部门审批的）与本部门工作有关的软件功能。

4. 加强网络安全管理，实行内网、外网两套网络完全物理隔离，内网部署终端控制准入系统，对接入医院网络系统的终端设备实施注册管理，防止非法用户接入医院网络。

4.1 物理隔离

医院信息系统网络与互联网等外网严格物理隔离，自成一套网络，切断病毒入侵的路径。

4.2 端口控制

在医院信息系统网络中划分多个 VLAN，防止病毒在全网范围传播。

4.3 终端管理

加强网络终端管理，内网计算机终端不配置光驱等外部存储设备，利用网络管理软件屏蔽移动存储端口，防止医院数据被私自导出。对每台终端计算机进行 MAC 和 IP 地址绑定，确保非法计算机不能接入到网络中。

4.4 安装网络版杀毒软件

确保每台服务器和终端计算机安装杀毒软件，定时查杀病毒。由专人负责每周进行离线病毒库升级。

5. 为有效防范非法计算机接入到医院网络中，以及防范合法计算机在安全状态不满足要求的情况接入到医院网络中，在网络中部署终端控制准入系统，要严格做好准入管理，终端计算机必须通过认证后才能接入到网络中。软件公司维护系统通过电话或现场方式维护，且有医院信息科工作人员在场。

6. 根据岗位职责和工作需要科学合理设置全院信息系统操作权限，重点岗位须经纪检监察部门审批执行，加强对医院信息系统用户的操作权限管理，做到权限设置与工作职责相匹配，对与工作有关的操作权限和多余功能模块屏蔽或删除。调整或新增权限严格履行审批程序。

7. 涉及"双十"统计数据时需设置三段密码，分别由数据库管理员、药学部相关人员、纪检人员分段掌管。

8. 数据库管理员不得随意为任何人提取和导出医院信息系统的数据信息，如确因工作需要进行信息数据查询，查询人在钉钉上填写《信息数据查询申请表》，说明查询原因，详细填写需查询的内容，由申请查询科室负责人、信息科长审批，涉及药品、耗材等敏感数据时，须纪检监察室审批签字。

9. 在内网安装防统方系统，随时监控可能出现的"统方"或疑似"统方"行为。保持防统方系统正常运行，任何人不得擅自拔除监控端口网线，如特殊原因确需拔除网线时，需纪检监察部门人员到场进行登记，并尽快恢复运行。

10. 各接入计算机信息系统（HIS、PACS、LIS 等）部门要对医院信息资料安全负责，严禁外来人员登录医院信息系统查询、打印有关信息资料。

11. 各接入计算机信息系统（HIS、PACS、LIS 等）的计算机，未经信息科许可，严禁安装、运行非日常工作需要的任何软件；严禁安装任何厂家、任何版本的操作系统以及任何有可能干扰、破坏计算机信息系统保密管理的程序。

12. 涉密计算机进行维护检修时，对涉密信息应采取涉密信息转存、删除、异地转移存储等安全保密措施。无法采取上述措施时，对维修人员、维修对象、维修内容、维修前后状况进行监督并做详细记录。涉密计算机和涉密移动存储介质淘汰、报废的一律送信息科统一销毁。

13. 计算机个人工作桌面或开放文件夹不得摆放敏感文件和资料，办公桌禁止摆放敏感介质。

14. 上网信息的保密管理坚持"谁上网谁负责"的原则。凡向联网的站点提供或发布信息，必须经过保密审查批准。

15. 任何人不得在电子公告系统、聊天室、网络新闻组上发布、谈论和传播国家秘密信息和工作秘密信息。

（二）医院外网管理制度

1. 医院外网是为全院医疗、教学、科研和行政管理建立的计算机信息网络，其目的是利用先进实用的计算机技术和网络通信技术，实现院内计算机互联，并根据工作需要通过宽带网络接入互联网，实现信息的快捷沟通和资源共享。

2. 医院外网的建设、管理由医院统一规划、统一领导。信息科对医院网络资源进行统一管理，各职能部门、临床医技科室负责对自己内部资源的管理。

3. 科室使用的计算机，如因工作需要确需接入互联网者，由使用者在钉钉上提交《办公计算机互联网接入申请表》，经科室主任（科长）同意、信息主管领导批准后，由信息科给予配置接入。

4. 任何科室和个人不得私自将外来计算机接入医院外网。

5. 各科室应对接入外网的计算机进行妥善管理。如有异常现象，应马上通知信息科，并协助信息科查明原因，排除故障，可在钉钉上填写故障维修申请。

6. 各科室有数据需内外网互传，需在钉钉上提交《数据内外网互传记录单》，经科室主任审批、信息科科长审批后，由信息科工作人员进行传输。涉及患者信息的数据，还需经由主管院长审批。

7. 接入外网的计算机终端必须安装杀毒软件，并保持病毒库最新，每日进行病毒检测，防止病毒感染和传播。

8. 接入互联网的计算机不得存储涉及国家和医院秘密信息数据。

9. 任何个人不得利用互联网从事危害国家安全、泄露国家秘密等违法犯罪活动，不得制作、查阅、复制和传播妨碍社会治安的信息和淫秽色情等信息。不得在接入外网的计算机上玩游戏、看电影以及进行任何其他与工作无关的活动。

10. 任何科室和个人不得私自将内网办公计算机接入互联网。

附件二：数据内外网互传流程

附件三：办公计算机互联网接入申请流程

附件四：数据内外网互传记录单

……

第四节　一院多区业务

一、一院多区业务内部控制概述

（一）一院多区发展历史

公立医院是我国医疗服务体系的主体，是党领导的卫生健康战线的主力军。公立医院将优势医疗资源向外辐射，形成一院多区的发展模式，除能够有效地服务于有需求的群众外，还可以对院区功能、医疗资源进行灵活布局。

我国公立医院的一院多区发展历史可以追溯到20世纪80年代末和90年代初。在这个时期，我国医疗体制改革推进，为公立医院的一院多区发展提供了契机和背景。初期阶段，1989年广东省人民医院开始实施一院多区发展模式，成为我国公立医院一院多区发展的先行者。广东省人民医院在主院的基础上，建设了多个分区医院，实现了不同医疗专科的分区化发展和服务。随后，一院多区发展模式在全国范围内逐渐得到推广和应用。许多大型公立医院相继引入了这一模式，通过设立分区医院，提供不同专科和服务，拓展了医院的业务范围和医疗服务能力。从2000年开始，我国公立医院的一院多区发展进一步加强和深化。一些地区出台了相关政策和措施，鼓励公立医院按照一院多区发展模式进行改革和创新。各地的大型公立医院纷纷建设起了多个分区医院，提供更专业、更便捷的医疗服务。近年来，我国公立医院的一院多区发展模式得到了进一步强化和完善。一些地方政府支持公立医院建设区域医疗中心，形成医疗群的模式，实现更高水平的资源整合和优势互补，提供更全面、高效的医疗服务。

总体来说，我国公立医院的一院多区发展历史经历了从初期试点到逐步推广、深化的过程。一院多区发展模式已经成为我国公立医院改革创新的重要内容之一，为优化医疗资源配置、提高医疗服务质量发挥了积极作用。

2022年1月30日，国家卫生健康委印发《医疗机构设置规划指导原则（2021—2025年）》（以下简称"指导原则"），首次明确了公立医院分院区的定义、条件、规模等，规范引导"实力强"的公立医院发展分院区。2022年2月24日，国家卫生健康委印发《关于规范公立医院分院区管理的通知》（以下简称《通知》），进一步明确了公立医院分院区管理要求。我国一系列适度建设发展多院区的管理政策，对于实现发生重大疫情时院区功能转换，推动分级诊疗制度建设，扩容优质医疗资源和均衡区域布局，构建优质高效的医疗卫生服务体系具有重要现实意义。

（二）一院多区发展趋势

（1）规模扩大：越来越多的公立医院采取了一院多区发展模式。从最早的试点医院到现在的全国范围内大量实施，分区医院的数量不断增加，覆盖的区域也越来越广①。

（2）医疗服务专业化：一院多区发展模式着重强调不同分区的专业化发展，各个分区医院逐渐形成自己的专科特色和优势，提供更加专业和精细化的医疗服务。这有助于提高医院整体的服务水平和患者满意度。

（3）分工协作：一院多区发展模式通过合理规划和分工，实现不同层次、不同专科的医疗资源整合和协作。大型综合医院与分区医院之间建立起合作机制，形成资源共享、协作互助的格局，提高了医疗服务的连续性和综合效益。

（4）区域医疗中心的建设：在一院多区发展模式的推动下，一些地区开始建设区域医疗中心，形成医疗群的模式。这样的中心医院集合了多个分区医院的优势，提供更高水平的医疗服务，解决了辖区内患者就医需求的多样性和复杂性。

（5）效益和成本控制：一院多区发展模式在一定程度上能够提高医疗资源的使用效率，合理分配患者流量，实现医疗服务的优化配置。这一模式还可以降低总体成本、节约资源，并优化医疗服务流程，提高工作效率。

总体而言，我国公立医院的一院多区发展历史经历了不断推广和强化的过程，形成了以区域医疗中心为核心的医疗群模式。这种模式在实现医疗资源整合、提升医疗服务质量和效率方面发挥着重要作用。

（三）一院多区业务建设意义

"一院多区"的核心内涵是优质资源扩容和均衡布局。公立医院通过资源整合，加强优质医疗资源流动，提高卫生服务效率，通过一院多区的设置，有益于降低成本，扩大规模，提高竞争实力。我国进入高质量发展阶段，人民群众多层次、多样化医疗健康服务需求持续快速增长。而传统惯性的单体医院规模发展模式导致的优质医疗资源短缺，卫生资源配置不充足、不平衡矛盾日益突出②。"一院多区"模式，有利于推动优质资源扩容和区域均衡分布，发挥优质医疗资源的辐射带动作用，能够释放医院原有紧张的医疗布局，提高医疗卫生质量和服务水平，增进高质量服务的公平可及。

（四）一院多区内部控制概念

一院多区在新时期的定义从广义到狭义，更为聚焦到"一个法人实体，多个运行院区，统一财务管理"，而同质化和高效统筹是公立医院分院区管理的关键。公立医院一院多区是指一个医院在不同区域设立多个分院，以便更好地服务当地的患者③。

公立医院需要建立一院多区内部控制，以确保各分院或门诊部的管理和运营符合医院的总体战略和目标。公立医院一院多区内部控制是指在医院一院多区的情况下，建立统一的管理、

①　蒋海泥，王留明，程龙，郑杰，张颢．基于5M1E分析法的一院多区同质化管理研究［J］．中国医院，2018（11）：56－58.

②　张彬，孙士伟，刘冬，刘辉．基于共生理论的妇幼保健机构单体多院区运行机制与路径分析［J］．安徽医学，2022（10）：1220－1224.

③　姚常房．把分院区办成均衡布局的窗口［N］．健康报，2022－06－08.

规划、标准、考核和信息化机制，确保各分院或门诊部的管理和运营符合医院的总体战略和目标，提高医院的整体管理水平和服务质量。

（五）一院多区业务内部控制特点和原则

（1）分权与责任：一院多区业务需要在各个区域实施分权管理，每个区域负责自己的业务运营，对于区域内的财务、人员和资源有较高的控制权。同时，每个区域需要承担相应的责任，保证业务的高效运行。

（2）管控标准化：为确保一院多区的业务内部控制有效运作，需要制定统一的管理制度和流程标准。这些标准应适应医院整体战略及财务、人力资源、资产以及患者服务等方面的管理要求。

（3）信息共享与沟通：一院多区业务需要建立健全信息共享和沟通机制，联合全员，确保各区域之间的信息流畅，以便进行有效的协调与决策。同时，需要确保信息的安全性和机密性。

（4）风险控制与合规性：一院多区业务内部控制需要关注风险管理和合规性，包括财务风险、医疗质量风险、安全风险等。制定相应的控制措施和检查机制，确保业务的合规性和风险的可控性。

（5）监督与审计：一院多区业务内部控制需要建立有效的监督与审计机制，对各个区域的业务运行进行监督和评估。可以通过定期内部审计、管理复核和外部评估等方式，确保业务内部控制的有效性和效率。

二、一院多区业务内部控制目标

（一）完善政府主导的规范设置

公立医院高质量发展新体系下的分院区设置，政府主导责无旁贷。严格按照区域医疗机构设置规划要求，综合考虑区域经济社会发展、医疗资源布局，尤其是群众医疗健康需求，在政府统筹管理下进行。优质资源扩容和医疗资源均衡配置是分院区设置的原则方向。

（二）实现权责清晰的规范管理

《通知》明确了公立医院分院区的设置审批、执业登记、命名规范、评审评价、审核校验等要求，让分院区管理有章可循。其中，以区域规划为依据的前期论证、与主院区统一管理的规范执业登记、统一规范命名、主院区和分院区统一纳入绩效考核等规定，对强化主院区的责任意识、同质化意识、人才储备和质量效率意识具有重要意义。

（三）探索平急结合功能转换

平急结合、功能转换是公立医院分院区管理的重大探索。《通知》明确要求，在新建分院区时要强化"三区两通道"设置，预留可扩展空间，加强呼吸、重症、感染性疾病等学科建设和能力提升，强化标准化发热门诊、独立的感染性疾病病区设置，从建筑、设施、人员配备、预案制定等方面做好准备，保障发生重大疫情时，可迅速实现分院区功能转换。

（四） 实现同质化的多院区管理

"一院多区"是医疗资源横向整合发展，即通过同质化的扩容辐射、优化组合，提供更有效率、更优质的医疗服务。在分院区的学科建设中，要充分发挥主院区学科优势，鼓励在分院区布局优势学科群，探索肿瘤治疗、神经系统疾病、心血管疾病等疑难重症疾病的诊疗中心，实现统一学科管理、统一诊疗常规、统一管理制度、人才柔性流动。通过互联网信息共享技术手段，构建覆盖多个院区的医学影像中心、检查检验中心、病理诊断中心，实现医疗资源整合共享，使更多患者能够享受优质、可靠、安全的医疗服务。

（五） 建立一院多区的统一高效运营

"一院多区"统一高效运营是同质化的保证。多个院区之间医疗信息共享、检查检验结果互认、统一财务管理、集中核算、统筹运营、统一药品招标采购、多院区处方流动、药品共享与配送、统一人员招聘培训和晋升制度，统一绩效考核与分配体系，有利于实现资源整合、提高服务效率、降低运行成本，最终实现医疗服务同质化目标。

（六） 实现以认同为基础的文化建设

多个院区的文化建设，要在加强党委统一全面领导的同时，通过统一院训、院徽、标识等方式，高度认同医院原有历史文化并不断创新。既符合多院区员工柔性流动的管理要求，更要达到文化认同、方向一致，保障每一位医护人员合法权益，同时获得患者的理解和认可。

三、一院多区业务内部控制流程与关键环节

（一） 内部控制流程

公立医院在开展一院多区业务时，可以参考以下流程。

（1）规划与准备阶段：确定一院多区的战略目标和业务范围。制定规划方案，确定区域划分和资源配置。调研分析各区域的患者需求、人力资源、设备设施等情况。

（2）组织架构与人员配置：设立一院多区的组织架构，明确各区域的职责和职位设置。确定各区域的管理人员和工作团队，进行合理的人员配置。

（3）业务运营和流程管理：开展各个区域的业务运营，如门诊、住院、急诊等。设立标准化的业务流程和规范化的管理措施，确保业务的高效运行。

（4）信息共享与协调管理：建立信息共享和沟通机制，确保各区域之间的信息畅通和协作。定期召开区域间的工作会议，分享经验、解决问题并进行协调和合作。

（5）内部控制制度建立：制定一院多区业务的内部控制制度和相关规章制度。明确各个区域的内部控制岗位和职责，并进行相应的培训与教育。

（6）监督与评估：设立内部监督和审计机构，定期对各区域的业务运行进行监督和评估。开展内部控制自查与检查，发现问题并采取必要的纠正和改进措施。

（7）持续改进：根据业务发展和实践经验，及时调整和完善一院多区业务开展流程。定期评估业务的绩效和效果，提出改进意见并推动持续改进。具体的一院多区业务开展流程会因医

院规模、业务特点和地方政策而有所差异。需要综合考虑医院的实际情况和政策要求，制定适合自身的流程，并充分沟通与共识，确保顺利实施。一院多区业务建设内部控制流程图（见图7－4）。

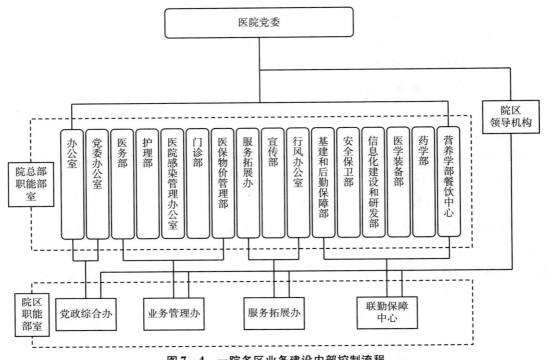

图7-4 一院多区业务建设内部控制流程

（二）关键环节包括

一院多区业务建设内部控制流程关键节点如表7－4所示。

表7－4   一院多区业务建设内部控制流程关键节点说明

关键节点	简要说明
1	统一管理机构和管理制度的建立：医院需要建立统一的管理机构和管理制度，明确各分院或门诊部的职责和权限，确保各分院或门诊部的管理和运营符合医院的总体战略和目标
2	制定分院或门诊部的发展规划：医院需要制定分院或门诊部的发展规划，明确各分院或门诊部的发展方向和目标，确保各分院或门诊部的发展与医院的总体发展相一致
3	建立统一的标准和流程：医院需要建立统一的标准和流程，包括医疗服务标准、药品采购标准、设备采购标准等，确保各分院或门诊部的服务质量和医疗水平符合医院的要求
4	建立统一的考核机制：医院需要建立统一的考核机制，对各分院或门诊部的管理和运营进行考核评价，明确考核指标和考核标准，确保各分院或门诊部的工作符合医院的要求

续表

关键节点	简要说明
5	建立统一的信息化平台：医院需要建立统一的信息化平台，对各分院或门诊部的信息化建设进行统一规划，确保信息共享和安全

四、一院多区业务内部控制措施

（一）一院多区业务内部控制风险点

一般学科资源分散难成"高峰"，人力资源重复消耗，行政管理在垂直化和属地化之间平衡困难，同质化执行在多院区统筹管理中存在偏差。

（1）分区管理的复杂性：一院多区业务涉及多个区域或分院之间的协调和管理，面临着分散的管理、数据共享和资源协调等挑战。这种复杂性可能导致内部控制的耗时、困难和不一致性，进而影响业务流程和内部控制的完善。

（2）权限和责任划分模糊：在一院多区业务中，不同区或分院可能存在权限和责任划分上的模糊或冲突情况。缺乏明确的权限和责任框架，容易导致内部控制的盲区或重复工作，从而影响业务的顺利进行和内部控制的有效性。

（3）数据管理和共享困难：一院多区业务通常需要进行数据共享和交流，但不同区或分院的数据格式、系统平台等可能存在差异。这种差异会给数据管理和共享带来困难，也增加了数据完整性和准确性的风险，影响内部控制的效果。

（4）沟通和协调不畅：一院多区业务的分散性使得沟通和协调变得更为重要。如果公立医院在沟通渠道和协调机制方面存在问题，可能导致信息传递不畅、决策推进缓慢，从而影响业务的运作和内部控制的完善。

（5）监督和审计缺失：对于一院多区业务，强化监督和审计机制至关重要。如果公立医院缺乏有效的监督机制和内部审计措施，可能导致内部控制的盲点和漏洞，增加潜在风险的发生和扩大。

（二）一院多区业务内部控制措施

加快优质医疗资源扩容和区域均衡布局是多院区发展的总体要求，多院区既是公立医院扩大品牌、扩大市场、拓展资源的发展需求，更是区域卫生规划实行宏观调控的手段。提高医疗服务能力和水平，实现分院与院本部同质化管理、一体化发展是主要的目的。建立一体化管理体系、医疗质量体系、优质服务体系、人事管理体系、成本管理体系、文化建设体系和信息化管理体系，实现同质化管理。

1. 确立管理战略和战术

协同理论的基本目标是使系统内部子系统相互作用产生"1＋1＞2"的协同效应，这与我国军队改革的目标和一院多区的发展愿景相契合。因此，借鉴"军委管总、战区主战、军种主建"的军改原则，围绕"管理一体化、服务同质化、联勤保障化、发展优质化"核心目标，确立"党委管总、总部主建、院区主战、联勤保障"的一院多区战略。针对一院多区管理的重点和难点问题，立足"和而不同"理念，可应用"以协同为导向的同质化管理"和"以需求为导向的差异化院区定位和学科布局"两大战术。

2. 以协同为导向的同质化管理

围绕以协同为导向的同质化管理战术，构建 7 个管理体系。

（1）建立一体化管理体系。

这是多院区实现协同发展的前提。医院按照现代化医院管理理念，设置医院党委、院区领导机构、院总部职能部室、院区职能部室 4 层管理架构。

①医院党委是医院的核心领导机构，负责医院的统一领导。

②由医院党委选派 1 名院领导担任院区院长，同时实行去行政化改革，聘用 1 名执行院长和 1~2 名副院长常驻院区，组成院区领导机构。院区领导机构执行医院党委决策，在院区业务发展上具有决策作用，协助医院党委制定院区发展规划。

③院总部职能部室：核心职能管理部门设在院总部，面向各院区实行一体化管理，以管理和指导为主，兼顾服务、协调、保障、监督和评价职能。

④按照精简机构、提高效率、降低成本的原则，院区职能部室设置"三办一中心"，即党政综合办、业务管理办、服务拓展办和联勤保障中心。"三办一中心"为院总部职能部室在院区的二级部门，院区职能部室负责人同时兼任院总部职能部室副职，接受院总部职能部室统一管理和领导，执行各院区日常运行的相应管理职责，同时对院区领导机构负责。根据院区规模，"三办一中心"设置 10~15 个岗位，确保院区管理的高效运行。

（2）建立同质化医疗质量体系。

①实行医疗质量控制同质化管理。制定统一的诊疗和操作规范，实现同一病种在各院区诊疗的同质化；院总部职能部室制定统一的业务培训标准和培训计划，保证各院区业务培训师资力量、培训内容与考核标准的同步、同质。按照统一的质量管理标准进行管理和考核，院总部医务部、护理部和医院感染管理办公室等业务管理部门定期前往各院区进行督导。

②实行医疗服务标准同质化管理。制定并执行统一的涵盖挂号、诊治、收费、住院及随访等全过程的诊疗服务流程。建立患者跨院区转诊工作机制，打造内部转诊绿色通道，提高院区间转诊效率。全力推进标准化护理单元建设，实现护理服务标准的一致化。

③实行医保物价统一服务和监管。院总部医保物价管理部派驻人员到各院区开展日常医保结算、医保咨询和物价培训等工作。

④建立绩效管理机制，对各区域的绩效进行评估和考核，发现问题并及时进行改进和提升，提高业务效率和服务质量。

⑤实行教学共享与科研共享。医院统一制订教学计划并开展教学培训，建立转化医学中心等科研共享平台促进科研成果的共享和传播。

（3）打造同质化优质服务体系。

医疗质量同质化和服务质量同质化是医疗服务同质化的有机构成。医院在建立同质化医疗质量体系的基础上，坚持以患者为中心，打造以放心、舒心、暖心"三心"服务理念为核心的优质服务体系。

①建立满意度评价机制，由院总部优质服务办公室统筹负责各院区满意度调查和患者随访，开展满意度月度通报与季度评价，并纳入绩效考核，把患者满意度调查转化为医疗服务质量管理的制度化、程序化与常规化的行为①。

②建立优质服务多学科协作诊疗机制，定期组织各院区职能部室、临床科室进行多学科会诊，优化服务流程，提高服务效能。

③开展优质服务大家谈沙龙活动和优质服务培训，持续强化优质服务意识。

④秉承"和而不同"理念，在"三心"服务的前提下，各院区结合所在区域人群特点，制定个性化的服务举措，真正让患者的担心变为放心、烦心变为舒心、揪心变为暖心。

（4）建立一体化人事管理体系。

一体化人事管理是同质化医疗服务的保障，医院从5个层面构筑一体化人事管理体系。

①建立人才统一招聘和培养机制。所有人员均由院总部人力资源部统一招聘和培训。

②建立相对固定的人才调配机制。医院统一选派临床科室管理人员和技术骨干常驻院区，低年资技术人员要在各院区轮转。

③建立专家资源共享机制。在全院范围内选聘签约知名专家和签约诊疗团队，签约专家和诊疗团队在各院区进行坐诊、查房、会诊、手术和带教，患者无论到哪个院区都可以得到同质化的专家诊疗服务。

④建立同质化的绩效考核机制。各院区使用同一套绩效考核办法，同时在院区发展初期采取适度的倾斜政策，进一步激发干事创业的活力。

⑤建立同质化的保障机制。在各院区之间配备职工通勤专车，建立职工子女托育中心，解决职工的后顾之忧。一体化的人事管理，有效实现了人才扩容、人才共享和队伍稳定。

（5）建立一体化成本管理体系。

针对多院区医院成本控制复杂性高的问题，实行一体化的经济管理，院总部财务部负责各院区财务统一管理，分院区派驻人员开展相关工作。

①利用统一的财务系统和物资系统准确记录各类资源在各院区、各科室的流转情况，根据资源在各院区、各科室产生的收入进行成本分摊②。

②实行全面预算管理，在科室上报、整体控制的基础上，编制医院年度预算，定期进行预算执行考核和内部审计，年终编制预算执行分析报告。

③实行联勤保障三统一。统一规划、采购和配备设备、药品与耗材，凭借多院区医院的规模优势提高议价能力，降低采购成本；统一资产管理，开展资产使用效果与效益评估，建立院区间资产调配机制，提高资产使用效率；统一物资采购和配送，以信息化为依托，解决因院区分散造成的配送零散、费时费力的问题。

---

① 高天昊，孔璇，程春娣，王静．南京某三甲医院门诊患者满意度评价工作实践和思考［J］．江苏卫生事业管理，2020（3）：364－367.

② 黄二丹．公立医院强化多院区管理的七点建议［J］．中国卫生，2022（4）：18－19.

（6）打造同质化的文化建设体系。

文化建设是多院区协同发展的软因素，多院区文化认同一致时，管理往往事半功倍。

①统一精神文化。多院区应秉承相同的发展愿景、使命和核心价值观，统一规划和推进标识系统建设，编撰医院院史、年度发展报告，增强职工的文化认同感，统一宣传平台建设。

②统一制度文化。多院区建立联动监管机制，按照统一标准对各院区开展常态化督导和巡查，实行统一的文书和内部审批管理，统一会务管理。

③统一行为文化。多院区统一开展培训，统一服务流程和标准，统一进行人员调配，统一服务拓展。

④统一物质文化。无论是新建院区还是兼并院区，所有职工享受同等标准的福利待遇；建立中央厨房，实行多院区餐饮统一配送。通过精神文化、制度文化、行为文化、物质文化的统一，在潜移默化中形成文化融合。

（7）打造一体化的信息化管理体系。

编制统一的信息化建设规划，建设一体化信息集成平台和系统，各院区信息系统同步开发与应用。通过设计完善的系统结构和功能框架，实现各院区之间的信息互联互通和数据同步共享，以及院总部对各院区运行状况的实时掌控和监测，为医院统一决策提供数据支持，为多院区协同发展提供保障。建立医院主数据系统，在主数据系统中，任何一个科室、人员、药品、耗材、后勤物资都有且仅有一个不重复的命名，这些命名构成字典库。在数据产生—数据清理—数据统计—数据分析的全过程中，全院所有信息系统均从主数据系统字典库中调用相关命名，保证了院区间、各系统间信息传输和管理标准的一致性。

3. 以需求为导向的差异化院区定位和学科布局

科学的院区定位和学科布局能够避免多院区之间的相互竞争和内部消耗，有利于各院区之间形成互补之势和协同效应。在新建或兼并院区前，要进行充分的重大项目调研和市场专项调研，并进行可行性分析，结合新院区与现有院区的物理距离、新院区周边医疗资源分布情况和区域居民特点，确定院区定位和重点发展学科。将院总部作为孵化器，孵化现代医院管理理念和管理机制，孵化三级医院服务能力。此外，建立学科发展评估和论证机制，定期召开院区学科发展研讨会，评估特色专科建设情况，实现"有进有出"，在不断纠偏和强化的过程中打造具有院区特色的学科布局。

培训与教育：对各区域的员工进行相关培训和教育，提高他们的业务水平和内控意识，使其熟悉和遵守相关的规章制度和内部控制要求。进行全面的风险管理和应急响应计划，识别和评估各区域业务的风险，制定相应的应对策略和措施，保障业务的连续性和稳定性。外部审计与认证：定期进行外部审计和认证，由外部专业机构对内部控制体系的有效性和合规性进行评估，增强业务的可信度和稳定性。规范的供应链管理：建立规范的供应链管理流程，包括采购、库存管理、供应商审批等，确保药品和医疗设备的合规性、质量和供应的稳定性。不正常交易监测与预警：建立不正常交易监测机制，通过数据分析和异常监测，及时发现不正常的交易行为，并采取适当的响应和处理措施。客户投诉处理机制：建立快速响应和处理客户投诉的机制，确保客户问题能够得到及时解决和合理回应，保持良好的客户关系。

五、制度文本范例

××医院一院多区业务内控制度文本范例

一、目的

在"一院多区"发展模式下，保证主院区与分院区、分院区与分院区之间同质化管理、一体化发展，从设置、审批、登记、命名到功能定位、学科建设、资源统筹、运营、信息、文化等明确规范管理的要求，对于公立医院开展分院区建设与管理具有重要指导意义。

二、适用范围

医院主院区及各院区。

三、内容

（一）一院多区工作制度

1. 主院区工作职责

1.1 在医院发展方针指引下，树立医院形象，提高医院知名度，协调各院区关系，对各院区确定定位；

1.2 以主院区医疗工作为中心，积极拓展各分院区医疗市场，建立各院区单位网络；

1.3 促进各院区间业务交流与合作，做好转诊工作，协调、服务工作；

1.4 负责组织召开学术会议，及时介绍医院总体改革发展情况和讲学活动，并不定期组织专家对各院区的医务人员进行传帮带，提高其医疗技术水平；

2. 各院区工作职责

2.1 积极开拓医疗服务市场，做好医院新技术、新项目及大型设备推广工作；

2.2 掌握医疗市场，及时调整思路；经常向主管领导及主院区负责人汇报工作情况，总结经验，提出更有利于医院发展的措施；

2.3 各院区不仅服从主院区管理，同时要服从各院区部门工作安排、部署。

（二）一院多区医疗服务管理制度

1. 医疗服务规划：确定具体的医疗服务形式、内容、范围等，确保服务能够满足需求，同时符合政策法规和医疗标准要求。

2. 门诊服务管理：对门诊服务进行管理，包括挂号、接待、医生诊疗、药品发放等环节。关键环节包括门诊登记、病例管理、医生开药、药房发药等。

3. 住院服务管理：对住院服务进行管理，包括入院登记、病历管理、诊疗、手术、护理、药品发放等环节。关键环节包括住院登记、病例管理、手术室管理、药房发药等。

4. 质量管理：建立医疗质量管理体系，包括严格的质量标准、规范的操作程序、质量培训、严格的质量控制等。关键环节包括医疗质量管理、医疗事故管理、医疗纠纷处理等。

（三）一院多区财务、资产管理机制

1. 资产管理

对医院的资产进行管理，包括房屋、设备、器材、药品等。关键环节包括设备管理、药品管理、手续管理等。分院区财务部要按照总医院资产管理要求，健全资产管理组织，明确专职管理人员，借助系统对分院区资产进行科学管理，确保资产安全完整和高效使用。分院区资产由总医院统一配置管理，分账核算。融合前的存量资产由原单位进行账务管理，融合后新增资产由总医院按照资金来源分别进行账务管理。各分院区具体负责本院区资产日常管理。

2. 财务管理

对医院的经济活动进行管理，包括预算、账务、成本控制等。关键环节包括物资采购、财务核算、收费管理等。

2.1 分院区财务管理

总医院作为分院区的实际投资人，对分院区的资产（含土地、建筑物、设备及商誉等）拥有所有权。分院区是总医院的重要组成部分，其财务收支及资产等通过合并会计报表纳入总医统一管理。

2.1.1 财务机构及工作职责

分院区财务部是总院财务管理工作的责任部门，其工作职责参照总院，包括会计核算、成本核算、物价管理、收费管理、资产管理、预算管理等工作。各分院区财务部要结合实际制定分院区财务管理办法，同时要报总院财务部进行备案。

分院区财务及经济运行实行独立核算，独立银行基本账户，每月要向总院按时上报各种报表和相关数据。总院财务部要对分院区财务进行业务指导和管理监督。

3. 分院区财务管理

各分院区财务收支及国有资产要划归总医院统一管理。为此，要建立统一规范的财务管理模式。

3.1 财务管理模式

各分院区财务、资产管理工作由总院统一管理、分账核算。医疗收入纳入总医院统一核算管理，与医疗收入匹配的药品、材料等支出纳入总医院财务统一核算管理。保留财政拨款银行账户，其存量资金和新增财政拨款主要用于人员支出及专项支出，按照要求独立报送财政拨款收支报表。

各分院区现有财务人员，由总医院财务部统一调配管理。

3.2 收支管理

3.2.1 各分院区随着病区、门诊、医技等临床业务的信息融合联通，其医疗收入存入总院银行账户，各分院区的收支由省医统一管理，收费预交金和出院结算发票、收费专用章由总院财务部统一配置。

3.2.2 各分院区实行全面预算管理，无预算不开支，财政专项资金要专款专用，要全面

开展成本核算和成本管控工作。

3.2.3 为便于各分院区日常支出报销，可在各分院区设置审核岗位。

（四）一院多区人员管理机制

对医护人员进行管理，包括招聘、培训、考核、激励等。关键环节包括医生执业管理、护士执业管理、医疗技术人员执业管理。

1. 人员准入制度

1.1 准入标准

1.1.1 统一人事管理制度：建立统一的人事管理制度，确保一院多区的人员管理符合相关法规和规章制度。制定明确的招聘、录用、晋升、调配和离职等人事管理流程，保证公平、公正和透明。

1.1.2 区域化人力资源部门：设立区域化的人力资源部门或人事行政部门，负责整个一院多区的人员管理工作。该部门负责人事政策制定、招聘管理、绩效评估、培训发展等工作，并与各区或分院的人员相关部门进行紧密配合。

1.1.3 统一的员工档案管理：建立统一的员工档案管理系统，包括个人信息、职业发展、培训记录、绩效评估等。确保员工档案的完整性、可靠性和机密性，方便人事管理和绩效评估等工作的开展。

1.1.4 高效的沟通和协调机制：建立高效的沟通和协调机制，促进一院多区之间的信息共享和业务协作。定期召开区域或跨部门会议，交流工作情况、解决问题和推动业务发展。

1.1.5 统一的绩效管理和激励措施：建立统一的绩效管理体系，制定绩效考核标准和激励措施。根据员工的工作表现和贡献，进行绩效评估、晋升和薪酬管理，激励员工积极参与一院多区的业务发展和合作。

1.1.6 培训和员工发展：重点培养一院多区的骨干人才和管理人员，提供相关的培训和发展机会。通过培训和发展计划，提升员工的专业能力和管理水平，为一院多区的业务需求提供合适的人才支持。

1.1.7 监督和内部审计：建立健全的监督机制和内部审计体系，对一院多区的人员管理进行监督和评估。定期进行内部审核、风险评估和工作检查，及时纠正问题，强化内部控制和合规要求。

1.2 准入程序

1.3 必须履行的义务

2. 人员退出制度

2.1 退出标准

2.2 退出程序

（五）各院区帮扶管理制度

1. 区域划分

2. 工作要求

3. 考核方式

3.1 内部控制目标明确：明确一院多区业务的内部控制目标，如财务控制、风险管理、质量保证等，确保制度的有效性和可行性。

3.2 分权管理：确立各个区域的管理层和责任人员，明确各区域的权限和职责划分，实施分权管理，提高业务的灵活性和主动性。

3.3 流程规范化：制定标准化的流程和程序，确保各个区域在业务处理中遵循一致的规范，包括人事事务、财务管理、药品采购、医疗服务等方面。

3.4 风险管理与合规性：建立风险管理制度，识别、评估和应对潜在的风险，确保业务运作的安全性和合规性，包括制定安全防范措施、定期进行风险评估及制定合规政策等。

3.5 信息共享与沟通：建立健全的信息共享和沟通机制，确保各个区域之间的信息流畅、及时沟通和协调，为决策提供有力支持。

3.6 监督与审计：设立内部监督和审计机构，负责对各个区域的业务运行进行监督、检查和评估，及时发现和纠正问题，并提供建议和改进措施。

3.7 培训与教育：加强员工培训和教育，提高员工对内部控制制度的理解和遵守，增强内部控制意识和质量导向。

3.8 持续改进：建立持续改进机制，定期评估内部控制制度的有效性，根据实践经验和业务需求，及时修订和完善制度，推动业务运营的提质增效。具体的制定和实施需要根据医院的实际情况和政策要求进行调整和操作。同时，需要充分考虑医疗行业的特殊性和相关法规的规定，确保内部控制的合法性和有效性。

……

第八章
公立医院内部控制评价

第一节　内部控制评价概述

一、内部控制评价目的

内部控制评价，是指医院内部审计部门或确定的牵头部门对本单位内部控制的建立和实施的有效性进行评价，并出具评价报告的过程。医院内部控制，要达到合理保证医院经济活动合法合规、资产安全和使用有效、财务信息真实完整，有效防范舞弊和预防腐败，提高资源配置和使用效益的目标。医院内部控制评价分为内部控制设计有效性评价和内部控制运行有效性评价[①]。

（一）内部控制设计有效性评价应当关注以下几方面

内部控制的设计是否符合《行政事业单位内部控制规范（试行）》等规定要求；是否覆盖本单位经济活动及相关业务活动；是否涵盖所有内部控制关键岗位、关键部门及相关工作人员和工作任务；是否对重要经济活动及其重大风险给予足够关注，并建立相应的控制措施；是否重点关注关键部门和岗位、重大政策落实、重点专项执行和高风险领域；是否根据国家相关政策、单位经济活动的调整和自身条件的变化，适时调整内部控制的关键控制点和控制措施。

（二）内部控制运行有效性评价应当关注以下几方面

各项经济活动及相关业务活动在评价期内是否按照规定得到持续、一致的执行；内部控制机制、内部管理制度、岗位责任制、内部控制措施是否得到有效执行；执行业务控制的相关人员是否具备必要的权限、资格和能力；相关内部控制是否有效防范了重大差错和重大风险的发生。

二、内部控制评价的内容

内部控制评价的内容是内部控制对象的具体化。上一部分已经述及，内部控制评价的对象是内部控制的有效性，而内部控制的有效性，是企业建立与实施内部控制，对实现控制目标提供合理保证的程度。内部控制的目标包括合规目标、资产目标、报告目标、经营目标和战略目标，因此，内部控制评价的内容应是对以上 5 个目标的内控有效性进行全面评价。具体地说，

[①]　邱巧珍. 关于公益医院内部控制评价体系思考 [J]. 财经界，2021（2）：22－23.

内部控制评价应紧紧围绕内部环境、风险评估、控制活动、信息与沟通、内部监督 5 要素进行[①]。

（一）内部环境评价

企业组织开展内部环境评价，应当以组织架构、发展战略、人力资源、企业文化、社会责任等应用指引为依据。其中，组织架构评价可以重点从组织架构的设计和运行等方面进行；发展战略评价可以重点从发展战略的合理制定、有效实施和适当调整 3 方面进行；人力资源评价应当重点从企业人力资源引进结构的合理性、开发机制、激励约束机制等方面进行；企业文化评价应从建设和评估两方面进行；社会责任可以从安全生产、产品质量、环境保护与资源节约、促进就业、员工权益保护等方面进行。

（二）风险评估评价

企业组织开展风险评估评价，应当以《企业内部控制基本规范》有关风险评估的要求，以及各项应用指引中所列主要风险为依据，结合本企业的内部控制制度，对日常经营管理过程中的目标设定、风险识别、风险分析、应对策略等进行认定和评价。

（三）控制活动评价

企业组织开展控制活动评价，应当以《企业内部控制基本规范》和各项应用指引中的控制措施为依据，结合本企业的内部控制制度，对相关控制措施的设计和运行情况进行认定和评价。

（四）信息与沟通评价

企业组织开展信息与沟通评价，应当以内部信息传递、财务报告、信息系统等相关指引为依据，结合本企业的内部控制制度，对信息收集、处理和传递的及时性、反舞弊机制的健全性、财务报告的真实性、信息系统的安全性，以及利用信息系统实施内部控制的有效性进行认定和评价。

（五）内部监督评价

企业组织开展内部监督评价，应当以《企业内部控制基本规范》有关内部监督的要求，以及各项应用指引中有关日常管控的规定为依据，结合本企业的内部控制制度，对于内部监督机制的有效性进行认定和评价，重点关注监事会、审计委员会内部审计机构等是否在内部控制设计和运行中有效发挥监督作用。

三、公立医院内部控制评价流程

内部控制自我评价的方式、范围、流程和频率，由单位根据业务活动变化、实际风险水平等自行确定。规范的内部控制自我评价流程是确保医院内部控制自我评价工作高效开展的关

---

① 洪学智，欧阳亚楠，王佩佩，等. 公立医院内部控制评价策略实证研究［J］. 中国医院管理，2016，36（4）：58－60.

键。医院内部控制自我评价流程一般包括制订内部控制评价工作方案、组成内部控制评价工作小组、内部控制评价实施、内部控制缺陷认定、内部控制评价报告等环节。

（一）制定内部控制评价工作方案

医院内部控制自我评价机构应当根据单位内部监督情况和管理要求，分析医院运行管理过程中的高风险领域和重要业务事项，确定检查评价方法，制订科学合理的评价工作计划和方案，报经本单位领导小组批准后实施。

内部控制评价工作方案应当包括确定评价对象、控制区域对象重要性质、评价项目主体范围、工作任务、人员组织、进度安排和费用预算等相关内容。评价工作方案可以全面评价为主，也可以根据需要采用重点评价的方式。

一般而言，内部控制建立与实施初期，实施全面综合评价有利于推动医院内部控制工作的深入有效开展；内部控制系统趋于成熟后，医院可在全面评价的基础上，更多地采用重点评价或个别评价，以提高内部控制评价的效率和效果。

（二）组成内部控制评价工作小组

由于内部控制自我评价是一项涉及面广、专业技能要求较高的工作，因此在开展内部控制自我评价工作时，有必要根据评价项目的需要，组织吸收内部相关机构熟悉情况、参与日常监控的负责人或岗位人员参加，组成专门的内部控制评价工作组，专责执行内部控制自我评价。

评价工作小组主体人员的选择需要进行综合性考虑，对内审部门、注册会计师、管理层、政府部门专家人员等都需要将其考虑进来，以发挥他们的优势、规避他们的劣势，获得更加公正、客观、合理的评价结果。进行内部控制评价时，要确保这些人员掌握单位内部控制评价的内容、目标流程和方法，具备匹配的业务技能和责任心，并保持一定的独立性。必要时，可聘请外部专业机构参与评价。

（三）内部控制评价实施

1. 各职能部门自评

各职能部门对本部门涉及的控制活动进行自评，出具《内部控制自评报告》，经各部门负责人审核后，提交内部控制评价小组。

2. 现场测试

现场测试开始时，内部控制评价小组首先根据各部门的自评报告，了解其单位层面和业务层面内部控制设计和执行的基本情况、业务风险点和主要控制措施。

根据了解到的医院内部控制基本情况，按照评价人员具体分工，综合运用抽样法、穿行测试法、实地查验法等各种评价方法对内部控制设计和运行的有效性进行现场检查测试，按要求填写工作底稿、记录相关测试结果，并对发现的内部控制缺陷进行初步认定。

评价工作底稿应进行交叉复核签字，并由内部控制评价小组负责人审核签字确认。内部控制评价小组将评价结果及现场评价报告向被评价单位进行通报，由被评价单位相关负责人签字确认后，提交医院内部控制自我评价机构。

（四）内部控制缺陷认定

内部控制评价机构汇总评价工作组的评价结果，对工作组现场初步认定的内部控制缺陷进行全面复核、分类汇总。对控制缺陷的成因、表现形式以及风险程度进行定性和定量的综合分析，按照对控制目标的影响程度判定缺陷等级；对于认定的内部控制缺陷，内部控制评价机构应当结合单位领导班子的要求，提出整改建议，要求责任单位及时整改，并跟踪整改落实情况；已经造成损失和负面影响的，应当追究相关人员的责任。

（五）内部控制评价报告

内部控制自我评价机构以汇总的评价结果和认定的内部控制缺陷为基础，综合内部控制工作整体情况，客观、公正、公平、完整地编制内部控制自我评价报告，并报送单位领导班子，由单位负责人最终审定后对外发布。内部控制评价报告至少应当包括真实性声明、评价工作总体情况、评价依据、评价范围、评价程序和方法、风险及其认定、风险整改及对重大风险拟采取的控制措施、评价结论等内容。

（六）内部控制评价常用方法

1. 定性评价方法

（1）流程图法。流程图法指利用符号和图形来表示被评价机构组织结构、职责分工、权限、经营业务的性质及种类，各种业务处理规程、各种会计记录等内部控制状况的示意图。可以使评价人员清晰地看出被评价机构内部控制体系如何运行、业务的风险控制点和控制措施，有助于发现各内部控制体系设计的缺陷。

（2）抽样法。抽样法是一种通过抽取一定有代表性的样本进行调查和测试，并根据样本来推断总体状况的评价方法。这个方法较多地被用于行政事业单位业务流程内部控制有效性的评价，比如，收支业务、采购业务、实物资产、合同管理等流程。使用这种方法的时候重点在于确定抽样总体的范围和样本的选取方法，总体应该适合测试的目标并且包括所有的样本。样本的选取方法包括随机数表或计算机辅助技术选样、系统选样、随意选样。

（3）问卷调查法。问卷调查法是指评价者利用问卷工具使受访者只需做出"是/否"或"有/无"的简单回答，通过问卷调查结果来评价内部控制系统的方法。

调查问卷要放宽受访者的选取口径，应包括行政事业单位各个层级的员工，从单位负责人到部门领导、基层员工要全层级覆盖，这样的调查结果才更具有可信度，利于内部控制有效性的评价。

（4）穿行测试法。穿行测试法是指通过抽取一份全过程的文件，按照被评价单位规定的业务处理程序，从头到尾地重新执行一遍，以检查这些经济业务在办理过程中是否执行了规定的控制措施，并通过其处理结果是否相符，来了解整个业务流程执行情况的评价方法。业务流程检查要求样本尽量贯穿整个流程，一些抽样可以选择逆向检查，即先从会计凭证着手抽取样本再向前追溯，以保证贯穿业务流程，进而对业务流程控制设计和运行的有效性作出评价。一般情况下只需要选择若干重要环节进行验证即可，但是对特别重要的业务活动，则必须进行全面的检查验证，以免造成不应有的失误。

（5）个别访谈法。个别访谈法是指根据评价的需要，对被评价单位员工进行单独访谈，以获取有关信息。该方法主要用于了解行政事业单位内部控制的基本情况。评价人员在访谈前应根据内部控制评价目标和要求形成访谈提纲，如有必要可先提供给被访谈者用于准备，被访谈人员主要是单位领导、相关机构负责人或一般岗位员工。评价人员在访谈结束后应撰写访谈纪要，如实记录访谈内容。

（6）实地查验法。实地查验法主要针对业务层面的内部控制，它通过使用统一的测试工作表，与实际的业务、财务单证进行核对的方法进行控制测试。如对财产进行盘点、清查，以及对存货出、入库等控制环节进行现场查验。现场对现金、存货、固定资产、票据进行盘点，入库单是否及时录入管理信息系统。再如检查收取票据"被背书人"栏是否及时注明本单位名称、印鉴是否分开保管、网银卡和密码是否由不同人员保管等。实地查验法的结果有多种体现方式：对某一业务流程的控制评价，可以通过评估现有记录的充分性来评价控制程度；描绘出常规业务的处理流程图，直观发现流程图中可能出现的错误，评价控制流程的风险点；通过文字描述反映相关控制情况。

（7）比较分析法。比较分析是通过数据分析针对同一内部控制内容和指标，在不同的时间和空间进行对比来说明实际情况与参照标准的差异。比如，对行政事业单位采购控制进行分析时，可以采用本期实际采购数据和本期预算数据作对比，找到超预算的项目进行重点审查。

（8）自我评估法。自我评估法是指根据内部控制目标，领导和员工共同定期或不定期地对内部控制体系的有效性实施自我评估的方法。自我评估方法关注业务的过程和控制的成效，目的是使单位领导了解自身内部控制存在的缺陷以及可能引致的后果，然后使其重视并不断修正。

2. 定量评价方法

定量法是通过引入数学计量方法和系统工程学方法来设计模型、对指标进行量化。目前，学术界并没有定论，还处于探索阶段。例如，层次分析法、模糊综合评价法等。鉴于内部控制定性评价方法的主观性强、可比性差，大多数学者尝试在定量评价方法上有所突破。实际上，定性评价和定量评价这两种方法各有所长，两者是优劣互补的。定性评价的目的在于把握内部控制"质"的规定性，形成对其完整的看法。任何事物都是质和量的统一体，评价过程中，定性评价和定量评价并不能截然分开。

本书综合一些学者的研究成果，提供了一种定性和定量相结合的模糊综合评价方法以供参考。

（1）评价原理介绍。模糊数学是一种运用科学的数学方法解决和分析模糊性现象的应用性数学。这一理论最初由美国控制论专家查得教授在1965年提出，近些年来不断发展并且日益成熟，形成了一整套方法体系，在实践应用中发挥出日益重要的作用，尤其在绩效评价、人才评价、企业文化评价等领域应用价值更为巨大。对模糊数学方法加以应用，能够有效地提高内部控制的评价质量，能够更加有效地保证企业的内部控制目标加以实现。同时，模糊数学方法的应用还能够为内部控制对象的实际控制效果创造现实的经验价值，具有十分重要的作用。

综合评价法将所要评价的对象进行综合性的分析，全方位、多角度地考量各个影响因素的不同作用，进而判断总体的实际评价。不过很多时候，对总体的综合评价并不是简单一加一、对各项要素进行叠加，采用模糊语言进行描述，系统性地阐述很多因素是十分必要的，如我们运用模糊数学方法来进行总体的综合评价，以判断总体处于优、良、中、差哪个层次。这就是我们通常所说的模糊综合评价方法的有效运用。

层次分析法更多地对评价对象使用了定性与定量的分析方法，通过两者的有效结合来判断评价目标的变化。层次分析法也可以与模糊数学方法进行综合，为评价对象构建科学、合理、高效的内部控制综合评价模型，以快速准确地统计出不同层次的不同评价结果[①]。

（2）评价模型的应用。

①确定内部控制定性评价等级集。通过内控评价工作小组的讨论，可将内部控制评价的等级集分为 V = (V1，V2，V3，V4，V5 = 优，良，中，较差，差)。各位专家可根据单位内部控制的实际情况，对具体评价指标的控制状况给出优、良、中、较差、差五个等级。

②运用层次分析法确定各定性指标间的权数分配。运用层次分析法判定并设定各层次指标权重。层次分析法的基准是每一类指标的层级关系，每个有上层级指标的指标与同属于一个上层级指标的同层级指标所赋予的权重之和为100%。在赋权的方法上，采取德尔菲法。首先设计调查问卷，然后引入9级标度法（见表8-1）。内控评价组的成员对各个层次内要素进行重要程度赋值，最后，内控评价组成员达成一致，得到最终权重。示例表格如下：单位层面评价指标相对重要性及权重计算表（见表8-2）、第二层次指标对组织架构的相对重要性判断及权重计算表（见表8-3）。

表 8-1　　　　　　　　　　　　　（1-9）标度表

标度	含义	标度	含义
1	表示两个要素相比具有同样重要性	9	表示两个要素相比，前者比后者极端重要
3	表示两个要素相比，前者比后者稍重要	2、4、6、8	表示上述相邻判断的中间值
5	表示两个要素相比，前者比后者明显重要	倒数	若要素i与要素j的重要性之比为aj，那么要素i与要素j的重要性之比为 aij = 1/aij
7	表示两个要素相比，前者比后者强烈重要		

表 8-2　　　　　　　　　单位层面评价指标相对重要性及权重计算表

评价指标	组织架构	工作机制	关键岗位	关键岗位人员	会计系统	信息系统	Wi
组织架构							
工作机制							
关键岗位							
关键岗位人员							

①　隋颖，张柠. 公立医院内部控制评价体系的构建及其有效性分析 [J]. 北京生物医学工程，2023，42（1）：88-93.

续表

评价指标	组织架构	工作机制	关键岗位	关键岗位人员	会计系统	信息系统	Wi
会计系统							
信息系统							

表 8-3　　　　　　第二层次指标对组织架构的相对重要性判断及权重计算表

评价指标	内部控制机构设置	相关部门沟通协调	单位负责人任职情况	内部监督部门设置	Wi
内部控制机构设置					
相关部门沟通协调					
单位负责人任职情况					
内部监督部门设置					

（3）通过一致性检验。

根据以上过程计算得出的权重，通过一致性检验，确保工作小组成员判断的科学合理性。一致性检验一般是通过计算一致性比例值 CR 确定一致性程度。当 CR 值小于 0.1 时通过检验。

（4）运用模糊综合评价法进行评价。

在模糊综合评价法构建中，以单位层面和业务层面评价指标作为因素集，将以上步骤计算的权重作为权重集，由评价小组成员对单位设计有效性和执行有效性进行综合评价打分，设定"优、良、中、较差、差"五级评语隶属等级，依次对应分数为 90~100 分、80~90 分、70~80 分、60~70 分、0~60 分。

考虑到当单位内部控制体系完全建成以后，内部控制设计有效性和执行有效性同等重要，赋值内部控制设计有效性和执行有效性权重相等，各为 50%。

确定设计有效性和执行有效性权重后，评价小组成员分别对两个层次的因素有效性进行评分并按照加权平均法求出各因素的有效性分值，形成评判向量。

最后将权重向量与评判向量相乘，即得到行政事业单位内部控制有效性分值。

四、公立医院内部控制评价结果的使用

公立医院内部控制自我评价机构应当根据内部控制自我评价结果，结合内部控制评价工作底稿和内部控制缺陷汇总表等资料，按照规定的程序和要求，及时编制内部控制自我评价报告。

（一）内部控制自我评价报告的内容格式

内部控制自我评价报告是内部控制自我评价工作的结论性成果。医院应当根据《行政事业单位内部控制基本规范》和《公立医院内部控制管理办法》及单位实际情况，对内部控制自我评价实施的过程及结果进行总结和汇报。具体来说，一般至少包括下列内容。

1. 明确内部控制评价的目标和主体

医院内部控制评价的目标是合理保证单位经济活动合法合规、资产安全和使用有效、财务信息真实完整，有效防范舞弊和预防腐败，提高公立医院的公益性，内部控制评价的主体是×××公立医院。

2. 真实性声明

声明单位领导对报告内容的真实性、准确性、完整性承担个别及连带责任，保证报告内容不存在任何虚假记载、误导性陈述或重大遗漏。

3. 评价工作总体情况

包括医院内部控制评价工作的组织形式、领导体制、工作总体方案和进度安排、组织协调和汇报途径等。

4. 评价依据

说明医院开展内部控制评价工作所依据的法律法规和规章制度。如《行政事业单位内部控制基本规范》《公立医院内部控制管理办法》和单位相关内部管理制度。

5. 评价范围

描述内部控制评价所涵盖的被评价单位以及纳入评价范围的业务事项，即是全面检查评价，还是就某特定业务内部控制的检查和评价。内部控制评价的范围应当涵盖本级及所属单位的各种业务和事项，在全面评价的基础上突出重要性原则，重点关注单位运行管理的重要业务事项和高风险领域，确保不存在重大遗漏。

6. 评价的程序方法

描述内部控制评价工作遵循的基本流程以及评价过程中采用的主要方法。

7. 以前期间检查中发现的内部控制缺陷及其整改情况

如果单位以前期间内部控制评价中发现了内部控制存在缺陷，要把缺陷的具体情况、认定标准和现在的整改情况予以说明。

8. 本次检查中发现的内部控制缺陷及其认定

描述适用本单位的内部控制缺陷具体认定标准和认定程序，并声明与以前年度保持一致，若不一致，说明原因。根据内部控制缺陷认定标准，确定评价本次检查存在的重大缺陷、重要缺陷和一般缺陷。

9. 内部控制缺陷的整改情况及拟采取的整改措施

针对期末评价中发现的内部控制缺陷，将详细阐述拟采取的整改措施及其预期效果。同时，对于在评价期间已识别出并在期末前完成整改的重大缺陷，特此说明，单位已通过充足的测试样本验证，确认与这些重大缺陷相关的内部控制设计已得到修复并重新变得有效。

10. 评价结论及改进意见和建议

对不存在重大缺陷的情形，出具评价期末内部控制有效结论；对存在重大缺陷的情形，不能做出内部控制有效的结论，并需描述该重大缺陷的成因、表现形式及其对实现相关控制目标的影响程度。自内部控制评价报告基准日至内部控制评价报告发出日之间发生影响内部控制有效性的因素，内部控制评价部门必须对其性质和影响程度予以核实，并根据核查结果对评价结论进行相应调整。

（二）内部控制自我评价报告的编制时间

内部控制自我评价报告按照编制时间的不同，分为定期报告和不定期报告。定期报告是指单位至少每年进行一次内部控制自我评价工作，编制自我评价报告，并由单位领导对外发布或以其他方式合理利用。不定期报告是指单位出于特定目的或针对特定事项而临时开展的内部控制自我评价工作并编制形成自我评价报告。不定期报告的编制时间和编制频率由单位根据实际情况确定。

（三）内部控制自我评价报告的报送与使用

内部控制自我评价报告完成后，可以征求内部纪检监察部门的意见，最后提交党委会审批，由党委会对拟采取的整改计划和措施作出决定，内部控制职能部门或者牵头部门根据审批结果组织整改，完善内部控制，落实相关责任。

内部控制评价报告必须按规定报送各级财政、审计、基建检查等外部监管部门，接受监督检查。其中，各级财政部门及其派出机构应当根据内部控制自我评价报告，了解医院内部控制建立和实施的基本情况，以此作为对医院实施内部控制监督检查的依据和参考。同时，还可以据此掌握医院内控规范建设过程中遇到的问题和经验，并制定有针对性的对策和措施，以更好地指导和监督医院内部控制建设。

各级审计机关及其派出机构在开展单位内部控制审计时，应当参考医院内部控制自我评价的结果，有针对性地制定审计工作方案，揭示内部控制存在的缺陷，提出审计处理意见和建议，并督促医院进行整改。

内部控制自我评价报告应当作为公立医院完善内部控制的依据和考核评价相关工作人员的依据。对于执行内部控制成效显著的相关部门及工作人员提出表扬、表彰，对违反内部控制的部门和人员提出处理意见。对于认定的内部控制缺陷，内部控制职能部门或牵头部门应当根据单位负责人的要求提出整改建议，要求责任部门或岗位及时整改，并跟踪其整改落实情况。已经造成损失或负面影响的医院应当追究相关工作人员的责任。

五、公立医院内部控制运行维护

内部控制可以将制度的建设与优化评价工作变为常态，逐步实现制度的稳定性，并不断优化其执行，最终将制度建设工作实现系统化、规范化、流程化，促进医院的经济活动与业务活动管理从目标管理走向流程管理。内部控制体系的建立只是内部控制工作的起步阶段，内部控制体系的运行与维护才是内部控制发挥作用的核心环节。

内部控制体系的运行与维护涉及单位每年的内部控制检查、评估、整改等事项。医院应通过内部控制自我评价阶段的检查、评估与修订，做到内部控制制度流程化、流程可操作化。通过内部控制的考核、评价与监督，进一步优化内部控制流程、修改制度、控制关键风险点，如此形成常态机制，医院内部控制机制才能更好地发挥作用。

（一）年度内部控制目标的确定

内部审计部门组织单位各部门开展内部控制工作回顾及检讨会，总结单位层面及各业务流程层面内部控制的缺陷及风险，形成内部控制状况分析报告及下年度改进计划。

内部审计部门根据内部控制分析报告和下年度改进计划及单位整体部署，编制年度内部控制工作目标及工作方案，经单位负责人审核后报纪检监察部门备案。

单位每年年底召开审计与内部控制建设会议，会议讨论经审核后的年度内部控制工作目标及工作方案。会议根据单位部署及目前内部控制状况，审议并确定下年度内部控制工作目标及工作方案。经与会领导审批的年度工作目标及工作方案，须经参会人员签字并以红头文件形式下发给各部门、附属单位执行。

（二）内部控制工作的执行、监督与考核

1. 内部控制状况自评

根据单位下达的年度内部控制工作目标及工作方案，内部审计部门于每年 2 月底下发关于各部门、附属单位开展内部控制自评工作的通知，要求各部门按照医院《内部控制手册》及《行政事业单位内部控制基本规范》《公立医院内部控制管理办法》，对部门工作流程规范性及潜在业务风险等进行自我评价。

内部审计部门根据年度工作目标设计各部门的内部控制自评工作底稿，底稿设计要求能识别出关键业务环节的风险，真实了解部门工作情况。各部门负责协调内部控制人员根据内部审计部门的内控自评工作底稿，通过了解部门各业务人员填写的工作情况，同时根据医院年度内部控制工作目标及本部门的现状，撰写部门内部控制现状评价报告及改进计划，报本部门负责人审核并签字确认。

经审核的自评价工作底稿、内控现状评价报告及改进计划，须经单位负责人签字后报内部审计部门汇总。内部审计部门根据各部门提交的自评底稿、内控现状评价报告及改进计划，汇总编制详细的年度内部控制工作自评报告及改进计划，经单位负责人签字后报上级监管部门备案。

2. 内部控制执行与监控

医院各部门在工作中应按照《内部控制手册》的流程要求，开展经济业务活动。各部门应按照年初提交的内部控制改进计划，对业务流程进行优化调整，以达到降低经济业务活动风险的目的。

在提交业务流程调整申请时，调整方案须经财务部门审核，审计部门根据流程调整幅度及对单位的影响程度大小，决定是否请相关内部控制专家进行评估，审计部门须在申请文件中签署关于流程调整的内控风险评估意见，之后申请部门根据单位相关制度及《内部控制手册》的要求，提请相关部门及人员审批。审批后的调整方案须提交财务部门留档并报审计部门、纪检监管部门备案。

审计部应定期或不定期地对单位层面和业务流程层面的内部控制执行情况进行突击检查。检查时可以根据《内部控制手册》的要求核查部门提交的相关业务活动执行情况的证明材料，也可以采取现场勘察、非定向访谈等形式了解各部门不同业务的执行情况，检查中应做好检查

记录、访谈记录，形成工作底稿，按类别对检查资料进行存档。

检查完成后应形成检查报告，提交审计部门负责人审核后报财会部门、单位负责人、纪检监管部门审阅。

3. 内部控制执行情况年终检查

每年10月左右，审计部门根据年度工作计划、《内部控制手册》及《行政事业单位内部控制基本规范》《公立医院内部控制管理办法》，对各部门、附属单位内部控制执行情况进行年终检查，检查前应拟订检查方案。检查中应抽取重大投资、采购、建设工程项目等业务为样本进行内部控制穿行测试，详细了解经济业务执行流程，发现经济业务活动中的舞弊行为。

内部控制执行情况检查需进行大量访谈，访谈对象应为各部门分管领导及业务执行人员，为保证访谈的真实有效性，访谈前可不征求被访谈部门领导意见，采取随机访谈形式，访谈中应做好访谈记录并存档。内部控制检查过程中所有穿行测试材料应取得复印件，随同该业务的测试底稿、访谈记录一同形成检查文件，分类存档。

检查结束后审计部门应对每个部门、附属单位出具内部控制执行情况年终检查报告，详细汇报检查中发现的问题，检查报告原则上须经被检查部门领导签字确认，对于检查中发现的重大舞弊、越权操作等问题且须进一步调查的事项，可以不经被检查部门领导签字，但应取得充分的书面及访谈证据。

内部控制检查报告须经审计部门负责人签字后报单位负责人及纪检监管部门审核，审核后报内部控制项目小组审阅，讨论决定是否对检查中发现的重大问题组织审计、对相关人员进行进一步审查或采取相关整改措施。

经审阅后的检查报告应经项目小组长签字，并由审计部门存档。审计部门在编制内部控制检查报告的同时应编制内部控制评价报告，内部控制评价报告的编制与审批及披露等按《内部控制手册》执行。

医院应根据内部控制体系建设的情况定期组织修改《内部控制手册》，根据过去内部控制执行中对流程进行的优化及检查发现的问题修改《内部控制手册》，使《内部控制手册》中的流程更加符合单位廉政风险防控的要求。《内部控制手册》的修改由财会部门组织，修改后应按要求报相关领导审核，最后应根据单位制度修改的流程经决策机构审批后下达。

4. 监督与考核

内部控制工作的监督部门为内部审计与纪检监管部门，审计部门牵头负责内部控制工作的自评、执行、年终检查等环节的监督。

审计部门与纪检监管部门应开放多条信息反馈与投诉渠道，设置投诉箱、投诉电话及投诉邮箱等接受各部门和人员的投诉，防止内部控制工作人员在执行内部控制检查工作中徇私舞弊。内部控制工作的监督检查结果与各部门的业绩考核挂钩，在内部控制检查中发现的重大问题应追究相应业务人员及部门领导的责任。

各部门负责人在内部控制部门自评时负责本部门风险及内部控制缺陷的识别，配合审计部门的内部控制评价、检查等工作，对医院确定的内部控制整改方案积极配合落实整改。对于要求整改的内容没有整改或整改不到位的，如果被审计部门或者纪检监管部门发现，将纳入部门负责人绩效考核。

以上方案通过落实内部控制的基本要求，运用内部控制建设阶段的成果，构建内部控制"目标确定→执行→监督→检查与总结→确定下年度目标"的管理闭环，为单位内部控制工作落到实处提供了一定的指导。

（三）内部控制的日常维护和持续优化

医院内部控制日常维护是指通过日常的教育培训、建立激励约束机制、培养单位内部控制文化等方式，确保本单位内部控制的有效运行。医院推行内部控制应强化培训，强化责任追究，强化激励奖惩机制，强化内外监督，为内部控制运行提供坚实保障。

内部控制作为一项专业的管理活动，在运行过程中需持续不断地辅以教育培训，使单位全体人员掌握内部控制的理念、方法，并将其运用到日常工作中。医院应在每年的内部控制工作计划中列入内控教育培训安排、内控工作研讨会议等，同时设计各类不同的主题，针对各层级管理人员和执行人员开展多种形式的培训，包括购买并组织学习内控书籍、组织召开内控专题交流会议、聘请外部专家授课，组织内控发布成果培训、保证医院各层级人员一定课时的内控学习时间，使内部控制运行工作常用常新。

医院应运用多种形式，将风险管理文化和内部控制理念引入医院现有文化，不断强化和提升各级管理人员和执行人员的自觉执行意识，如在 OA 专栏宣传内控知识、发布项目信息，在医院内刊发布内控专题、新闻稿，举行在线辩论、考试等多种形式的内控知识竞赛，开展内控专题有奖征文等互动。

需要强调的是，医院内部控制的持续运行不是终点，还应当对内部控制运行过程进行持续优化。不论原有的内控体系多么完美，随着时间的推移、内外部环境的变化都可能出现某些问题，包括具体实施部门、内部审计及纪检监管等部门发现的问题，这些问题应当及时反馈到内控牵头部门，定期加以优化。

六、内部控制评价的作用

企业内部控制评价是对企业内部控制制度的完整性、合理性和有效性进行分析和评定，作为内部控制体系的重要组成部分，对于企业来说，内部控制评价有着重要的意义。

（一）内部控制评价有助于企业自我完善内控体系

内部控制评价是通过评价、反馈、再评价，报告企业在内部控制建立与实施中存在的问题，并持续进行自我完善的过程。通过内部控制评价查找、分析内部控制缺陷，并有针对性地督促落实修改，可以及时堵塞管理漏洞，防范偏离目标的各种风险，并举一反三地从设计和执行等方面全方位健全优化管控制度，从而促进企业内控体系的不断完善。

（二）内部控制评价有助于提升企业市场形象和公众认可度

企业开展内部控制评价，需形成评价结论，出具评价报告。通过自我评价报告，将企业的风险管理水平、内部控制状况以及与此相关的发展战略、竞争优势、可持续发展能力等公布于众，树立诚信、透明、负责任的企业形象，有利于增强投资者、债权人以及其他利益相关者的信任度和认可度，为自己创造更为有利的外部环境，促进企业的长远可持续发展。

（三）内部控制评价有助于实现与政府监管的协调互动

政府监管部门有权对企业内部控制的建立与实施的有效性进行监督检查。事实上，有关政府部门在审计机关开展的国有企业负责人离任经济责任审计中，就已将企业内部控制的有效性，以及企业负责人组织领导内控体系的建立与实施情况纳入审计范围，并日益成为十分重要的一个部分。尽管政府部门实施企业内控监督检查有其自身的做法和特点，但监督检查的重点部位是基本一致的，比如大多数涉及重大经营决策的科学性、合规性以及重要业务事项管控的有效性等。实施企业内控自我评价，能够通过自查及早排查风险、发现问题，并积极整改，有利于在配合政府监管中赢得主动，并借助政府监管成果进一步改进企业内控实施和评价工作，促进自我评价与政府监管的协调互动。

第二节 内部控制评价量表

一、内部控制评价指标

内部控制评价指标体系的构建是开展评价工作的前提条件，而构建评价指标体系时所要遵循的原则是确保评价工作是否有效的关键。构建原则规定着内部控制评价工作实施的依据和标准，构建评价指标体系应遵循以下几个方面的原则[①]。

（一）全面性原则

内部控制评价的涵盖范围应当涉及公立医院的各种业务和事项。全面性原则就是要求在构建相关评价指标体系时，应充分结合公立医院自身的特点和实际运营管理情况，将评价指标体系构建放在单位层面和业务层面所涉及的业务和事项上进行。这样既有整体评价，也有局部评价，两者相辅相成，有机地联系在一起，保证了指标构建的全面性。

（二）科学性原则

科学性原则就是要求在选择需要所构建的评价指标时不能生搬硬套相对成熟的医院内部控制评价指标体系，要切实从充分考虑公立医院自身所处实际环境情况、组织架构和业务特点等角度来科学合理设置，使其能够较好地反映医院内部控制情况，避免主观人为因素判断及模糊不清的表述，以提高指标的科学性和实用可操作性。评价指标体系在能够准确揭示公立医院运营管理风险状况的同时，还要能够真实反映公立医院内部控制设计和运行的有效性。只有这样

① 张艳，王璇，金梦，等. 基于整合观的公立医院内部控制评价指标体系研究 [J]. 卫生经济研究，2022，39（9）：64-67.

才能够保证所构建的评价指标体系在实际运用中有效发挥出应有的作用。

（三）重要性原则

开展内部控制评价工作必然会耗用医院大量的人力、物力和财力资源，如果一味追求面面俱到、包罗万象，所构建的评价指标体系就会相当庞大，势必会造成评价工作量的激增和事倍功半，从长远来看不利于推进公立医院内部控制评价工作的开展。因此，在构建评价指标体系时应当在全面性的基础上突出重点，合理分配评价资源。尤其需要从两方面去关注风险：一是要着重关注那些影响内部控制目标实现的高风险领域和风险特点；二是要着重关注那些重要的业务事项和关键的控制节点。

（四）层次性原则

由于财政部颁发试行的《行政事业单位内部控制规范》在内容上将内部控制分为单位层面的内部控制和业务层面的内部控制，所以在构建公立医院内部控制评价指标体系时，必须从这两个层面去考虑指标的选取。单位层面的指标需要重点涉及医院的组织架构、内部控制制度设计、关键部门岗位、风险评估机制和信息管理等要素，而业务层面的指标则需要重点涉及医院各种不同业务的关键控制环节。

二、内部控制评价

内部控制评价，是医院内部审计部门或确定的牵头部门对本医院内部控制建立和实施的有效性进行评价，并出具内部控制评价报告的过程。医院对内部控制的评价应至少每年进行一次，因外部环境、经济活动或管理要求等发生重大变化的，应及时对内部控制的有效性进行重新评价。医院内部控制评价分为内部控制设计有效性评价和内部控制运行有效性评价。

内部控制评价按管理层级分为单位层面内部控制评价和业务层面内部控制评价两个方面。

（一）单位层面内部控制评价主要包括以下几方面

（1）医院组织架构内部控制设计的有效性评价和运行的有效性评价；（2）医院工作机制内部控制设计的有效性评价和运行的有效性评价；（3）医院关键岗位内部控制设计的有效性评价和运行的有效性评价；（4）医院关键岗位人员内部控制设计的有效性评价和运行的有效性评价；（5）医院会计系统内部控制设计的有效性评价和运行的有效性评价；（6）医院信息系统内部控制设计的有效性评价和运行的有效性评价。

（二）业务层面内部控制评价主要包括以下几方面

（1）预算业务内部控制设计的有效性评价和运行的有效性评价；（2）收支业务内部控制设计的有效性评价和运行的有效性评价；（3）采购业务内部控制设计的有效性评价和运行的有效性评价；（4）资产业务内部控制设计的有效性评价和运行的有效性评价；（5）基本建设业务内部控制设计的有效性评价和运行的有效性评价；（6）合同业务内部控制设计的有效性评价和运行的有效性评价；（7）医疗业务内部控制设计的有效性评价和运行的有效性评价；（8）科研业务内部控制设计的有效性评价和运行的有效性评价；（9）教学业务内部控制设计

的有效性评价和运行的有效性评价；（10）互联网医疗业务内部控制设计的有效性评价和运行的有效性评价；（11）医联体业务内部控制设计的有效性评价和运行的有效性评价；（12）信息化建设业务内部控制设计的有效性评价和运行的有效性评价。

内部控制评价的参与主体涉及医院主要负责人、内部控制评价机构以及其他职能部门。其中，医院主要负责人对医院内部控制的建立健全和有效实施负责，对内部控制自我评价承担着最终责任。

1. 内部控制设计有效性评价

内部控制设计有效性评价应当关注以下几方面：医院内部控制的设计是否符合《行政事业单位内部控制规范（试行）》以及《公立医院内部控制管理办法》等规定要求；是否覆盖医院经济活动及相关业务活动、是否涵盖所有内部控制关键岗位、关键部门及相关工作人员和工作任务；是否对医院重要经济活动及其重大风险给予足够关注，并建立相应的控制措施；是否重点关注医院关键部门和岗位、重大政策落实、重点专项执行和高风险领域；是否根据国家相关政策、单位经济活动的调整和医院自身条件的变化，适时调整医院内部控制的关键控制点和控制措施。

2. 内部控制运行有效性评价

内部控制运行有效性评价应当关注以下几方面：医院内部各项经济活动及相关业务活动在评价期内是否按照规定得到持续、一致的执行；医院内部控制机制、内部管理制度、岗位责任制、内部控制措施是否得到有效执行；医院执行业务控制的相关人员是否具备必要的权限、资格和能力；医院相关内部控制是否有效防范了重大差错和重大风险的发生。

3. 内部控制评价的流程

医院内部控制评价的方式、范围、流程和频率，由医院根据内部经济活动变化、内部控制活动中实际风险水平等自行确定。规范、有效的内部控制评价流程是确保医院内部控制自我评价工作高效开展的关键。医院内部控制评价流程一般包括制定内部控制评价工作方案、组成内部控制评价工作小组、内部控制评价实施、内部控制缺陷或风险的认定、内部控制评价报告等环节。

（1）制定内部控制评价工作方案。

医院应根据内部控制监督情况和管理要求，分析医院运行管理过程中的高风险领域和重要业务事项，确定对内部控制检查评价的方法，制定科学合理的评价工作方案，报经医院领导小组批准后实施。内部控制评价工作方案应包括确定评价对象、内部控制所控制领域性质、评价主体范围、评价工作任务、评价小组人员构成、评价工作进度安排和费用预算等相关内容，评价工作方案以全面评价为主，也可以根据评价频率和医院实际需要采用重点领域评价的方式。

（2）组成内部控制评价工作小组。

医院应根据评价工作的需要，组织内部相关机构熟悉情况、参与日常监控的负责人或岗位人员参加，组成专门的内部控制评价工作组，专门负责执行内部控制评价工作。评价小组构成人员的选择需要进行综合性考虑，把内审部门、注册会计师、管理层等相关专家都考虑进来，充分发挥专家优势，也可以聘请外部第三方专业机构参与评价，确保获得更公正、客观、合理的评价结果。

（3）内部控制评价实施阶段。

医院在开展内部控制评价工作之前，可以通过各职能科室先行对科室所涉及的控制活动进行自评；内部控制评价小组根据医院各科室的自评情况，了解单位层面和业务层面内部控制设计和运行的基本情况、业务风险点和主要控制措施；根据了解到的医院内部控制基本情况，按照评价人员具体分工，综合运用抽样法、穿行测试法、实地查验法等各种评价方法对内部控制设计和运行的有效性进行分析、检查、总结，记录工作实施情况，对发现的内部控制缺陷和风险点进行初步认定，并提出对应的控制措施；评价小组根据分工情况对医院内部控制缺陷和风险点的认定、相应的控制措施交换意见、交叉复核，进而得出评价结果。

（4）内部控制缺陷或风险的认定阶段。

内部控制评价工作小组对初步认定的内部控制缺陷进行全面复核、分类汇总，对控制缺陷的成因、表现形式以及风险情况进行定性或定量分析，并提出整改措施。对内部控制评价认定的缺陷，医院应根据评价报告的缺陷认定情况，要求各对应科室或相关部门及时整改。

对内部控制设计和运行进行评价时，应注意内部控制评价运行有效性的前提必须是内部控制设计有效，如果评价证据表明内部控制设计存在缺陷，那么即使内部控制按照设计得到了一贯执行，也不能认为其运行是有效的。

（5）内部控制评价报告阶段。

内部控制评价小组以分类汇总的评价结果和认定的内部控制缺陷、相应的控制措施等为基础，综合内部控制工作整体情况，客观、公正、公平、完整地撰写内部控制评价报告，并报送医院领导班子，由单位负责人最终审定后对外发布。

（三）单位层面内部控制自我评价指标

单位层面内部控制自我评价指标如表8-4所示。

表8-4　　　　　　　　　　单位层面内部控制自我评价指标

二级指标	三级指标	四级指标
单位层面内部控制评价指标	医院组织架构内部控制建设	内部控制决策机构建设情况 内部控制职能牵头部门建设情况 内部审计、纪检监察等内部监督机构建设情况 医院组织开展内部控制专题培训情况
	医院工作机制控制建设	权力运行机制建设情况 议事决策及问责工作机制建设情况 相关部门沟通协调机制建设情况
	医院关键岗位及人员控制建设	关键岗位控制建设情况 关键岗位人员控制建设情况
	医院风险评估机制建设	风险评估机制建设情况 医疗风险、财务风险防范机制情况
	医院信息系统建设	医疗管理信息系统建设情况 医院信息系统安全控制情况

（四）业务层面内部控制自我评价指标

业务层面内部控制自我评价指标如表 8 - 5 所示。

表 8 - 5   **业务层面内部控制自我评价指标**

二级指标	三级指标	四级指标
业务层面内部控制评价指标	预算业务控制	预算编制合理情况 预算批复恰当情况 预算执行情况 预算绩效评价情况 预算执行差异率
	收支业务控制	门诊收入、住院收入归口管理制度情况 支出内部管理制度情况 债务内部管理制度
	采购业务控制	药品及医疗设备采购管理制度情况 高值医用耗材全程追踪与管理情况
	资产管理控制	货币资金管理控制情况 药品及库存物资管理控制情况 专属医疗设备等固定资产管理控制情况
	建设项目控制	建设项目组织情况 有效的招投标控制机制并接受监督 建设项目变更及竣工验收控制
	合同管理控制	合同订立及归口管理制度 合同履行监督审查机制 医疗合同纠纷协调机制

三、内部控制评价量表

单位层面与业务层面评价指标如表 8 - 6 所示。

表 8 - 6   **单位层面与业务层面评价指标**

类别	评价指标
单位层面（60 分）	1. 内部控制建设启动情况（本指标 14 分）
	2. 单位主要负责人承担内部控制建立与实施责任情况（本指标 6 分）
	3. 对权力运行的制约情况（本指标 8 分）
	4. 内部控制制度完备情况（本指标 16 分）
	5. 不相容岗位与职责分离控制情况（本指标 6 分）
	6. 内部控制管理信息系统功能覆盖情况（本指标 10 分）

续表

类别	评价指标
业务层面（40分）	7. 预算业务管理控制情况（本指标7分）
	8. 收支业务管理控制情况（本指标6分）
	9. 政府采购业务管理控制情况（本指标7分）
	10. 资产管理控制情况（本指标6分）
	11. 建设项目管理控制情况（本指标8分）
	12. 合同管理控制情况（本指标6分）

四、内部控制评价范例

（一）单位内部控制工作的基本情况

1. 内部控制机构设置与运行情况

内部控制机构已设置，运行情况正常。已建立由院长和院党委书记领导下的内部控制组织架构，已成立内部控制领导小组，确定了财务部门为内部控制建设牵头部门，负责协调内部控制相关工作，医院各职能部门已设置内部控制联络管理员，以保障内部控制建设及落地的有效进行，目前内部控制机构运行情况良好。

2. 内部控制工作的组织实施情况

内部控制工作组织实施有序，在由院长和院党委书记组成的内部控制工作领导小组的带领下，全面领导、决策、部署和指挥，先行组织内部监督部门对内部控制体系的建设情况进行了风险评估，针对评估识别出来的风险点，找出应对措施及改进方法。在此基础上，结合本院实际情况，对内部控制体系进行更新及完善，并在各职能部门的配合下落实实施，全体员工共同参与，共担内部控制实施责任，内部控制工作实施情况良好。

3. 内部控制制度建设与执行情况

内部控制制度包括单位层面五个机制建设，业务层面12个业务领域制度建设，均已建立，并通过了内部控制工作领导小组审议。内部控制体系能够覆盖医疗教学科研等业务活动和经济活动，能够融入单位制度体系和各个业务流程，能够贯穿内部权力运行的决策、执行和监督全过程，在全体员工的参与下，推动内部控制建设常态化，执行情况良好。

4. 内部控制评价与监督情况

（1）内部控制评价方面，已对内部控制设计的有效性和内部控制运行的有效性进行了评价，并出具了《内部控制评价报告》。其中，内部控制设计有效性方面，符合《行政事业单位内部控制规范（试行）》等规定要求，同时覆盖了医院经济活动及相关业务活动、涵盖了所有内部控制关键岗位、关键部门及相关工作人员和工作任务。内部控制制度设计方面，对重要经济活动及其重大风险给予了足够的关注，并建立了相应的控制措施，对关键部门和岗位、重大政策落实、重点专项执行和高风险领域进行了重点关注并设计了相关控制点。内部控制运行有效性方面，医院各项经济活动及相关业务活动已按照规定得到持续、一致的执行，内部控制机制、内部管理制度、岗位责任制、内部控制措施能够得到有效执行，执行业务控制的相关人员具备必要的权限、资格和能力，相关的内部控制能够有效防范重大差错和重大风险的发生。

（2）在内部控制监督方面，医院依法依规接受财政、审计、纪检监察等外部门对本单位内部控制工作的监督检查，对监督有问题的地方能够整改落实，同时完善内部控制体系，确保内部控制制度有效实施。内部监督工作具体由物价审计科负责，对内部控制建设的实施情况和执行情况进行日常监督检查，并督促各职能部门落实对内部控制监督检查的结果。

（二）单位存在的内部控制问题及其整改情况

1. 本年单位内部控制评价发现问题及其整改情况

（1）单位层面工作机制控制存在的问题，是医院内部沟通和联动机制有待优化，不能局限于财务业务的沟通，应覆盖医院所有经济活动和其他业务活动。医院在沟通和联动机制的整改方面，正在通过对内部控制体系的完善和修订，在强化所有经济业务的联动和沟通效率，以期能在次年整个内部控制建设和落地过程中，院内所有经济活动的内部沟通和联动机制能够提高频率和效率，助推内控工作常态化能够上一个新台阶。

（2）医院对 2021 年度的内部控制评估工作和内部控制评价工作已进行，但之前在内部控制评估和评价工作的持续性、一贯性方面有待改善。下一步将在 2022 年及以后年度持续性、一贯性地进行对内部控制的评估和评价机制，为院内整个内部控制工作的有序进行、常态化进行，为院内整个精细化管理和资产的有效使用、资源的高效配置，做好内部控制的监督工作，优化内部控制监督过程和效果。

（3）医院信息系统内部控制建设中存在的问题主要是运行方面，内部控制体系尚未通过嵌入信息系统来设置相关岗位职责等。医院已认识到信息系统运行度不高对单位内部控制落地的影响，在对内部控制体系的完善中强化了信息系统各项执行措施的具体规范制度。对信息系统控制运行力不足的情况，医院拟根据新的管理办法规定，加大信息化建设的力度，将各项内部控制制度嵌入信息系统，加快实现内部控制的目标。

（4）预算业务控制存在的问题是预算管理相关制度设计合理，但预算考核机制运行不够有效，预算管理绩效考核指标参与预算职能科室负责人的综合目标管理考核，考核机制运行有效性不足，执行情况有待优化。医院下一步将根据新修订的预算业务控制强化预算考核机制，切实做到运行有效。

（5）采购业务内部控制中存在的问题主要是监督程序执行力不够，如医疗设备类、建设工程类、后勤保障类等项目验收环节 2021 年度无监督部门参与。医院对此已进行了整改，已针对该风险认定制定了《关于招标采购项目验收的暂行规定》，规定项目完成后，由招采办相关人员组织、使用科室项目具体负责人员或固定资产管理人员、主管职能科室人员参与验收，审计部门对验收过程进行监督并签字，并一贯性严格把控项目验收环节，防止出现质量、服务方面的问题。

2. 本年单位巡视、纪检监察、审计等工作发现的与内部控制相关问题及其整改情况

2021 年度大型医院巡查中，发现与内部控制有关的问题是关于政府采购业务管理，医疗设备类、建设工程类、后勤保障类等项目验收环节没有监督部门参与。对该问题的整改工作医院已及时进行了整改，制定了《关于招标采购项目验收的暂行规定》，即对政府采购项目完成后，由招采办相关人员组织、使用科室项目具体负责人员或固定资产管理人员、主管职能科室人员参与验收，审计部门对验收过程进行监督并签字，严格把控项目验收环节，防止出现质量、服务方面的问题。

（三）单位内控报告审核情况

1. 报告材料的规范性

经审核，内控报告材料完整，数据真实，填列齐全，格式规范，无缺失。报告封面指标填列完整，单位填录内容在下拉选项的枚举范围内，表内、表间钩稽关系正确，无技术性错误。严格按照单位《财务信息报送制度》审批流程，内控报告报送按照先下后上的原则，逐级审批。经科室负责人、总会计师审核后，报单位负责人审批，并加盖单位公章。

2. 上下年数据变动合理性

2020 年和 2021 年末总资产账面金额变化处于合理区间。2020 年度内控报告年末总资产账面金额，在填列时口径按照国有资产报表中固定资产年末账面金额填列。

3. 业务数据的准确性

（1）"年末在职人数"与 2021 年部门决算中报送的"在职人员"数据一致。

（2）"应上缴非税收入金额"与 2021 年部门决算报表中报送的纳入预算管理以及纳入财政专户管理的非税收入合计数一致。

（3）"实际上缴非税收入"与 2021 年决算报表的《非税收入征缴情况表》中纳入预算管理的已缴国库小计数及纳入财政专户管理的已缴财政专户小计数之和一致。

（4）"本年支出预算金额"与 2021 年决算报表的《收入支出决算总表》（财决 01 表）中本年支出的调整预算数一致。

（5）"本年实际支出总额"与 2021 年决算报表的《收入支出决算总表》中本年支出的决算数一致。

（6）"上年'三公'经费决算数"与 2020 年决算报表中报送的"三公"经费支出数保持一致。

（7）"本年'三公'经费决算数"与 2021 年决算报表中报送的"三公"经费支出数保持一致。

（8）"本年实际采购金额"与 2021 年决算报表中报送的政府采购支出数保持一致。

（9）"年度实际投资额"与 2021 年决算报表中报送的"基建项目属性""发展改革委安排的基建项目""同级财政安排的基建项目""其他主管部门安排的基建项目"的支出数一致。

（10）"年末总资产账面金额"与 2021 年国有资产报表《资产负债表》（财资 01 表）中第 2 栏次第 1 行资产合计期末数（单位：元）一致。

（11）"固定资产本期减少额"与 2021 年国有资产报表中《资产处置情况表》中本期减少的固定资产账面原值，即固定资产原值小计数（单位：元）一致。

4. 数值型指标的合理性

本年单位内部控制领导小组会议次数、开展内部控制相关培训次数、内部控制相关问题数量、通过内部控制体系进行整改的问题数量、项目数量、合同订立数、经合法性审查的合同数填写准确，不存在不合理异常值。

（四）单位内部控制工作的经验做法和取得的成效

1. 单位在推动内部控制工作中总结出的有关经验做法

（1）培养全员参与意识。内部控制制度已建立，落地需要全员参与，且是常态化的工作，医院不定期对各科室进行内控意识强化和内控体系培训，对全员参与意识的提高有重要帮助，更有利于内部控制制度的实施。

（2）完善信息管理系统。内部控制制度的落地离不开信息系统的支撑，在信息化建设控制中，医院已经从无到有，建立信息化建设各项制度并逐步健全，且在信息系统业务控制工作中紧密结合医院实际情况，从信息技术到信息化与互联网、医联体的结合，本着为医院的长远发展考虑，融大量信息化实践工作于医院相关业务领域中，以期达到医院高效的资产管理及公益化医疗目的，从而实现信息系统控制目标。

2. 单位建立与实施内部控制后取得的有关成效

（1）单位层面内部控制建立与实施后取得的成效方面，主要是完善、修订了内部控制组织架构，使之更适合单位的实际情况，更有利于医院内部管理，并对内部控制建设工作的落地起到了保障作用；同时对单位层面工作机制进行了重新梳理，结合信息化工作的实际情况，对信息系统建设进行了制度的修订和完善，使之上了一个新台阶，更有利于单位整体内部控制的实施。

（2）业务层面按业务领域，在内部控制制度建立与实施后取得的成效如下。

①预算业务内部控制方面，实行预算管理制度流程化，同时按预算周期分为年度预算、季度预算、月度预算；按预算内容分为资本预算、业务预算、财务预算；预算的编制实行全员参与、上下结合、分别编制、分类汇总、综合平衡的方式编制；编制流程做到下达目标、编制上报、审查平衡、审议批准、下达执行。医院正式下达执行的预算，一般不作调整，但遇特殊情况，可于每年的第三季度进行一次预算调整，并把预算考评结果与绩效考核奖挂钩，提高资金使用效益。通过实行预算管理控制，进行事前预测、事中控制、事后考核分析，节约经费支出，大笔或超预算支出上院长办公会研究通过方可执行，为医院的长远发展开源节流，保障了国有资产的保值增值。

②收支业务内部控制方面，已建立收支业务管理制度、收支结余管理制度等，同时对与收支业务控制有关的，比如票据管理、经费报销、债权债务管理、预付款等业务制度进行不断的修订与完善，确保收入控制能够涵盖价格确定、价格执行、票据管理、款项收缴、收入核算等内容，支出控制能够涵盖预算与计划、支出范围与标准确定、审批权限与审批流程、支出核算等内容，重大经济活动及大额资金支付经集体决策；实行国库集中支付的，确保能够按照财政管理制度有关规定执行；同时医院不断加强成本管控，优化资源配置，以全部保障提升单位内部管理水平，提高资金使用效率。

③采购业务内部控制方面，通过制定招标采购管理办法等相关控制制度，规范了医院招标采购活动，强化了医院基建工程、信息化工程、医疗设备、耗材、药品及各类保障物资、对外委托服务类项目等的招标采购管理，提高了资金使用效率，有效地防止了采购活动中舞弊的发生，保障了医院各项物资和设备的有序循环，促进了医院良性发展。

④资产业务内部控制方面，在货币资金管理制度、银行存款及银行票据管理制度、存货管理制度、固定资产管理制度等医院资产控制方面制定了相关规范性文件，在资产业务控制制度中，涵盖了资产购置、保管、使用、核算和处置等内容，强化了医院各项资产的归口管理、关键岗位管理、资产安全管理等，对维护医院资产安全、资金有效使用、资产保值增值方面起到了保障作用。

⑤基本建设业务内部控制方面，针对总务科、基建办业务的管理控制，专门制定了建设项目管理制度等相关控制制度，明确了建设项目决策机构、归口管理部门、财务部门、审计部门、资产部门等内部相关部门在建设项目管理中的职责权限，优化了建设工程的立项、设计、概预算、招标、建设和竣工决算的工作流程，强化了建设工程项目的全过程管理。

⑥合同业务内部控制方面，通过对合同业务管控内容、合同业务主要风险等相关合同制度的梳理和修订，强化了合同控制管理的重要性，明确了合同归口管理的相关制度。

⑦医疗业务内部控制方面，成立了以医院质量与安全质量管理委员会为领导的质量管理组织，专门负责制定、修改全院质量与安全管理目标、质量控制考核标准及相应工作制度，对全院质量实行全面管理；负责制定、修改医院全面质量控制管理办法，落实质量控制奖惩措施；建立了医院三级质量监督考核体系，紧抓医院质量与安全教育，严格执行医院质量和医疗安全管理与持续改进的核心制度，完善并实施各项规章制度、技术操作规范及各类人员岗位职责，加强重点部门及重点岗位管理，以全面保障医院质量和安全管理。

⑧科研业务内部控制方面，从项目立项，到项目实施、结题验收、成果转化等，规范了包括科研经费管理在内的相关控制制度，确保科研经费及临床试验经费合理、规范的使用及项目的顺利完成，提高了医院的科研水平和临床试验效果。同时，为提升医院的学术影响和学科水平，根据各级科技部门的管理规定，结合医院的实际情况，制定了科技进步奖奖励办法，对鼓励自主创新，加速"科技兴院"战略的贯彻实施起到了激励作用。

⑨教学业务内部控制方面，能最大化发挥医院教学业务的教学宗旨，坚持"节约为本、统筹兼顾"的原则，确保教学经费发挥出最大的效益，规范各种医院培训制度和考核机制，发挥医院教学业务的效能，有效承担临床理论和实践教学工作任务；同时通过教学业务控制，也有利于规范临床诊疗工作相关制度，有利于提高临床诊疗水平，达到教学相长，提升了医院医疗、教学及科研综合实力。

⑩互联网医疗业务内部控制方面，开展的互联网诊疗服务范围能够与执业许可的诊疗科目相一致，执行由国家或行业协会制定的诊疗技术规范与操作规程，对互联网诊疗活动实行严格的线上医务人员准入及退出机制，开展严格的线上线下监管；医务科、药学部、信息科、行风办、互联网医院办公室等职能部门负责互联网诊疗活动的日常监督管理工作，满足相关条件的医务人员，经医务科审核通过后方可开展线上诊疗，并执行首诊医师负责制，亲自询问病史、

阅读检查报告，做出初步判断等，在上述业务管控下，医院在互联网医疗业务方面比之前取得了很大的进展和成效。

⑪医联体业务内部控制方面，通过建立健全医联体业务相关管理制度，规范了外出会诊医师的资质和条件、医联体诊疗会诊要求及流程、医联体远程会诊的程序，以及医联体开展新技术、适宜技术及科研项目工作规范等，梳理了医联体成员单位准入退出机制，为医院医联体的发展探索了行业标杆和行为准则，医联体业务发展也比之前取得了更大的进展和成效。

⑫信息化建设业务内部控制方面，信息化工作目的是为了保障整个医院信息系统的安全稳定高效运行，为了保障医院的平稳发展和长期战略目标，信息科和所有信息系统使用部门都要接受信息化相关制度的业务规范，包括医院的网络系统管理制度、网络安全管理制度、医院外网管理制度、存储介质管理制度、恶意代码防范管理制度、信息科人员离岗安全管理制度等信息化制度，以保障实现医院内部控制目标，在信息化建设工作中强化所有信息系统使用部门对相关信息化制度的接受和遵循，以有利于信息化工作在全院运行，对实现信息化建设业务内部控制目标起到了促进作用。

（五）以××医院内部控制报告为例的借鉴做法

1. 加强信息系统控制的力度

目前各行业发展逐步实现了网络化、物联网化，医院的发展战略在整个社会发展速度下也需要紧跟步伐，信息系统内部控制工作落地的力度决定了整个医院内部控制制度实施的有效性，强化信息化控制，更有利于医院整个内部控制目标的实现。

2. 加大内控审计力度

借助第三方中介机构参与到单位内部控制体系建设中，并在日常内部控制制度实施中，开展关于对内部控制实施情况的监督审计，包括在内部控制实施过程中的各业务领域内控执行情况的过程审计，以及时发现内部控制实施中出现的偏差，及时纠正偏差，重视对审计结果的运用，以其专业性和独立性，以不同的视角在查找公立医院内部控制存在的各类风险和隐患时更加全面、精准、独立、客观，提交的审计报告更具权威性和公信力，为医院堵塞漏洞、健全管控，实现内控目标提供助推力。

3. 建立内部会计系统控制的考评体系

强化责任追究制，只有客观公正地给予考核评价、奖惩结合，才能激励和鞭策推行内部控制制度的有关部门及干部职工尽心尽责地做好内部控制工作；同时应不断加强会计人员培训，在会计人员中强化会计系统控制的理念。《内部会计控制规范——基本规范（试行）》第七条第二款规定"内部会计控制应当约束单位内部涉及会计工作的所有人员，任何个人都不得拥有超越内部会计控制的权力。"总之，设计和执行各项内部控制制度，对于规范医院各项经济行为，提高医院资金使用效率，提高医院医疗质量，优化医院各项内部管理，控制医院资产管理风险和诊疗风险，防止、发现、纠正错误与舞弊行为等具有重要作用。

因此，必须高度重视单位内部控制建设和实施中遇到的各种问题，并在实施过程中根据医院实际情况及时修订和完善，使医院内部控制工作常态化，以实现医院内部控制的各项控制目标。

第三节　内部控制评价报告的编制

一、公立医院内部控制评价组织

（一）设立内部控制评价机构

根据《行政事业单位内部控制规范（试行）》规定，单位负责人对本单位内部控制的建立健全和有效实施负责。单位负责人应当指定专门部门或专人负责对单位内部控制的有效性进行评价，并出具内部控制自我评价报告。

1. 内部控制评价机构的设立条件

（1）有足够的独立性，评价机构必须与负责内部控制设计与实施的部门适当分离，确保内部控制自我评价机构的独立性。

（2）具备充分的权威性，评价机构能够独立行使对单位内部控制系统建立与实施过程及结果进行监督的权力。

（3）评价机构必须具备评价内部控制系统相适应的专业胜任能力和职业道德素养。

（4）评价机构应与单位其他部门就评价内部控制系统方面保持协调一致，在工作中相互配合、相互制约、相互促进，在效率效果上满足单位对内部控制进行评价所提出的有关要求。

2. 内部控制评价机构的角色定位

根据评价机构的设立条件约束，单位内部审计机构、专门设立的内部控制评价机构、外部专业机构都可以承担单位内部控制评价的工作，但牵头建设内部控制的部门是不能进行内部控制评价工作的，否则会违背独立性，这一点尤为重要。

内部审计机构在医院内部处于相对独立的地位，其工作内容、业务专长与内部控制评价工作有着密切的关联，单位负责人可以考虑授权内部审计部门负责本单位内部控制自我评价工作的组织和实施。

单位也可以根据设立条件单独设置专门的内部控制评价机构，并配备能力胜任、素质达标的人员来实施单位内部控制的自我评价工作，负责单位内部控制评价工作的具体组织实施。评价机构的工作小组应当吸收单位内部相关机构熟悉情况的业务骨干参加。评价工作组成员对本部门的内部控制自我评价工作应当回避。

此外，单位还可以委托外部专业机构实施内部控制的自我评价，可以是会计师事务所，也可以是专业的管理咨询医院、律师事务所等第三方中介。但已经提供建设服务的第三方机构，不得同时提供内部控制评价服务。需要注意的是，外部专业机构为医院提供的内部控制评价是一种非保证服务，内部控制自我评价报告的有效性仍然由公立医院自身承担。

（二）各相关方在内部控制自我评价中的职责分工

内部控制自我评价的参与主体涉及医院主要负责人、内部控制评价机构、其他业务/职能部门和附属单位。在内部控制自我评价工作实施过程中，无论单位采取何种组织形式，各参与主体的职责分工都不会发生本质变化。一般来说，各参与主体在内部控制评价中的职责分工具体如下。

1. 医院主要负责人

医院主要负责人对内部控制的建立健全和有效实施负责，因此，也对内部控制自我评价承担着最终的责任。

医院主要负责人通常指定内部审计部门，在执行监督检查的基础上负责对单位内部控制的有效性进行评价，并出具单位内部控制自我评价报告。

医院主要负责人和内部审计机构应听取内部控制自我评价报告，审定内部控制存在的重大缺陷、针对重要缺陷的整改意见，对内部控制自我评价机构在评价组织、实施以及督促整改过程中遇到的困难，积极协调、排除障碍。

医院主要负责人对内部控制评价报告的真实性、准确性、完整性承担个别及连带责任。

2. 内部审计部门

内部审计部门在本医院主要负责人的授权下承担单位内部控制自我评价的具体组织和实施。

内部审计部门通过收集、复核、汇总、分析内部控制资料，结合单位内部控制目标要求，拟订合理的评价工作方案，报单位负责人批准后认真组织实施，对内部控制的有效性进行评价。

内部审计部门对于评价过程中发现的重大问题，应及时与单位领导进行沟通并认定内部控制缺陷，拟订整改方案，编写、出具内部控制评价报告，及时向单位领导报告。

内部审计机构和外部审计机关沟通，督促各部门、所属单位对内部控制缺陷进行整改，根据评价和整改情况拟订单位内部控制考核方案。

3. 内部纪检监察部门

内部纪检监察部门是负责单位党风廉政建设和行使行政监察权力的职能部门。在本单位内部控制评价中，主要是从"管人"的角度对参与经济活动各项业务的内部控制和内部控制的各个环节的相关工作人员进行监督，表彰优秀、惩治问题，尤其对单位中容易滋生的舞弊和腐败问题能起到很好的防范作用。

4. 其他各业务/职能部门

其他各业务/职能部门负责组织本部门的内部控制自查、测试和评价工作，对发现的设计和运行缺陷提出整改方案和具体整改计划，积极整改并报送内部控制自我评价机构复核，配合内部控制自我评价机构开展单位层面的内部控制评价工作。

5. 附属单位

附属单位应逐级落实内部控制自我评价责任，建立日常监控机制，开展内部控制自查、测试和定期检查评价工作，发现问题并认定内部控制缺陷，拟订整改方案和计划，报本级单位领导审定后，督促整改，编制内部控制自我评价报告，报送单位内部控制评价机构复核，单位对附属单位内部控制执行和整改情况进行考核。

（三）其他相关部门及其职责

1. 管理层

管理层负责组织实施内部控制评价工作，一方面授权内部控制评价机构组织实施；另一方面积极支持和配合内部控制评价工作的开展，为其创造良好的环境和条件。经理层应结合日常掌握的业务情况，为内部控制评价方案提出应重点关注的业务或事项，审定内部控制评价方案和听取内部控制评价报告。对于内部控制评价中发现的问题或报告的缺陷，要按照审计委员会的整改意见积极采取有效措施予以整改。

2. 各专业部门

各专业部门负责组织本部门的内控自查、测试和评价工作，对发现的设计和运行缺陷提出整改方案及具体整改计划，积极整改并报送内部控制机构复核，配合内控机构（部门）及外部审计师开展企业层面的内控评价工作。

2018 年 2 月 22 日，审计署发布新修订的《审计署关于内部审计工作的规定》，并于 2018 年 3 月 1 日起施行。该规定明确将"内部控制"纳入内部审计的范畴，指出"内部审计是指对本单位及所属单位财政财务收支、经济活动、内部控制、风险管理实施独立、客观的监督、评价和建议，以促进单位完善治理、实现目标的活动"，规定"对本单位及所属单位内部控制及风险管理情况进行审计"是内部审计机构或者履行内部审计职责的内设机构的职责。

3. 医院所属单位

各所属单位也要逐级落实内部控制评价责任，建立日常监控机制，开展内控自查、测试和定期检查评价，对于发现的问题并认定为内部控制缺陷的，需拟订整改方案和计划报本级管理层审定后，督促整改，编制本单位内部控制评价报告，对内部控制的执行和整改情况进行考核。

4. 监事会

监事会作为内部监督机制的重要组成部分，在内部控制评价过程中起监督作用。监事会审议内部控制评价报告，对董事会建立与实施内部控制进行监督。

二、主要的工作类别及分工协作

医院内部控制评价领导小组以审计部为主体，根据实际情况组织成立内部控制评价工作小组，具体实施内部控制评价工作（见表 8 - 7）。

（一）内部控制评价工作小组的人员数量

内部控制评价工作小组人员数量的确定应综合考虑评价范围以及现场评价时间等因素。在内部控制评价工作小组人员数量受到各方条件限制时，应考虑延长现场评价时间，以保证评价覆盖面和评价质量。

（二）内部控制评价工作小组成员要求及确定

内部控制评价工作小组成员的确定应以满足评价工作需求为首要标准，选择具备内部控制评价能力的相关专业人员，综合考虑人员的专业经验，评价工作小组可以吸收公司内部相关部门熟悉情况的业务骨干参加，必要时可聘请业务或管理方面的专家。评价工作小组成员对本部门的内部控制评价工作应当回避。

（1）内部控制评价工作小组成员的职业道德要求：应能够严格遵守审计人员的职业道德规范，且在过往的评价项目中无违背职业道德的不良记录。

（2）内部控制评价工作小组成员的能力要求：应能够独立完成某方面的评价工作，具备相应的内部控制评价知识和内部控制评价能力，内部控制评价小组成员的业务专长组合起来应该能够满足评价工作总体要求，覆盖评价内容的重大方面。

（三）内部控制评价工作小组工作原则

（1）分工原则：根据评价工作内容及评价人员专业特长，合理分工。

（2）全面性原则：应将所有关系到内部控制的重大评价事项分配到人，以保证评价工作的全面性。

（3）能力和任务相匹配原则：评价任务应该与评价人员的能力相匹配，充分发挥评价人员各自的专长，以便保证评价质量，提高评价效率，达到评价目标。

（四）内部控制评价工作小组工作职责

1. 内部控制评价工作小组组长职责：（1）编制评价工作方案，选配内部控制评价小组成员；（2）按照本手册规定内容开展评价工作；（3）复核评价工作底稿，监督工作进度和质量；（4）协调被评价部门等有关方面，解决工作中的疑难问题；（5）按照内部控制评价工作程序报告评价工作情况；（6）对评价涉及的事项负有保密责任，并要求评价人员对于所评价事项严格保密，未经批准不得以任何形式对外泄露；（7）编写内部控制评价报告，提出整改意见和建议。

2. 内部控制评价工作小组成员职责：（1）在内部控制评价工作小组组长的领导下，按照内部控制评价方案的要求，获取充分、适当、客观反映被评价部门内部控制情况的相关证据，按时编制规范的内部控制评价工作底稿及缺陷认定底稿；（2）内部控制评价工作小组成员应对评价工作底稿及缺陷认定底稿的客观性、相关性、充分性和合法性负责。

表8-7为内部控制评价工作底稿。

表8-7　　　　　　　　　　　**内部控制评价工作底稿**

被评价部门				
业务循环名称：			附件共　　页	
	控制环节		日期	
	评价期间	评价人		
	评价方法	复核人		
	关键风险点			

续表

现状描述	控制措施	
	责任岗位	
	控制文档	
	控制发生频率	
评价记录		
控制缺陷		
改进建议		
整改责任岗位		

三、内部控制报告结构与内容

医院内部控制评价报告应公开、公正、公平、完整，并报送医院领导班子，由医院负责人最终确认后对外发布。医院内部控制评价报告至少应当包括：真实性声明、评价工作总体情况、评价依据、评价范围、评价程序和方法、风险及其认定、风险整改及对重大风险拟采取的控制措施、评价结论等内容。医院应向上级卫生健康行政部门或相关财政主管部门报送内部控制评价报告；医院内部控制职能部门或牵头部门根据内部控制评价报告的审批结果组织整改，完善内部控制，落实相关责任。

内部控制评价报告可分为对内报告和对外报告，对外报告是为了满足外部信息使用者的需求，需要对外披露的，在时间上具有强制性，披露内容和格式需要符合披露要求。对内报告主要是为了满足管理层或治理层改善管控水平的需要，不具有强制性，内容、格式和披露时间由企业自行决定。内部控制评价对外报告一般包括以下内容。

（一）董事会声明

声明董事会及全体董事对报告内容的真实性、准确性、完整性承担个别及连带责任，保证报告内容不存在任何虚假记载、误导性陈述或重大遗漏。

（二）内部控制评价工作的总体情况

明确企业内部控制评价工作的组织、领导体制、进度安排，是否聘请会计师事务所对内部控制的有效性进行独立审计。

（三）内部控制评价的依据

说明企业开展内部控制评价工作所依据的法律、法规和规章制度。

（四）内部控制评价的范围

描述内部控制评价所涵盖的被评价单位，以及纳入评价范围的业务事项及重点关注的高风险领域。内部控制评价的范围有所遗漏的，应说明原因及其对内部控制评价报告真实完整性产生的重大影响等。

（五）内部控制评价的程序和方法

描述内部控制评价工作遵循的基本流程，以及在评价过程中采用的主要方法。

（六）内部控制缺陷及其认定

描述适用本企业的内部控制缺陷具体认定标准，并声明与以前年度保持一致或作出的调整及相应的原因；根据内部控制缺陷认定标准，确定评价期末存在的重大缺陷、重要缺陷和一般缺陷。

（七）内部控制缺陷的整改情况

对于评价期间发现、期末已完成整改的重大缺陷，说明企业有足够的测试样本，显示与该重大缺陷相关的内部控制设计合理且运行有效。针对评价期末存在的内部控制缺陷，公司拟采取的整改措施及预期效果。

（八）内部控制有效性的结论

对不存在重大缺陷的情形，出具评价期末内部控制有效的结论；对存在重大缺陷的情形，不能得出内部控制有效的结论，并需描述该重大缺陷的性质及其对实现相关控制目标的影响程度，以及可能给公司未来生产经营带来的相关风险等。自内部控制评价报告基准日至内部控制评价报告发出日，发生重大缺陷的，企业须责成内部控制评价机构予以核实，并根据核查结果对评价结论进行相应的调整，说明董事会拟采取的措施。

第四节　内部控制缺陷的认定

一、内部控制缺陷的定义和种类

内部控制缺陷是内部控制在设计和运行中存在的漏洞，这些漏洞将不同程度地影响内部控制的有效性，影响控制目标的实现。内部控制缺陷的评估与认定是内部控制评价的重点，衡量内部控制有效性的关键步骤就是查找内部控制在设计或运行环节中是否存在重大缺陷[①]。因此，内部控制缺陷的认定通常被视作判断内部控制有效性的一个负向维度。医院开展内部控制评价，主要工作内容之一就是要找出内部控制缺陷并有针对性地进行整改。内部控制缺陷按照不同的标准可以有不同的分类。一般来说，内部控制缺陷可按照以下标准分类。

（一）按照内部控制缺陷的成因分类

按照内部控制缺陷的成因分类，内部控制缺陷包括设计缺陷和运行缺陷。设计缺陷是指企业缺少为实现控制目标所必需的控制措施，或现存控制设计不适当，即使正常运行也难以实现

---

① 吴秋生，卫晓明. 非重大缺陷披露与内部控制评价报告的信息含量 [J]. 财务研究，2023（4）：73 - 84.

控制目标。运行缺陷，是指设计有效（合理且适当）的内部控制由于运行不当（包括由不恰当的人执行、未按设计的方式运行、运行的时间或频率不当、没有得到一贯有效运行等）而影响控制目标的实现所形成的内部控制缺陷。内部控制存在设计缺陷和运行缺陷，会影响内部控制的设计有效性和运行有效性。

（二）按照内部控制缺陷的性质分类

按照内部控制缺陷的性质，即影响内部控制目标实现的严重程度分类，内部控制缺陷分为重大缺陷、重要缺陷和一般缺陷。重大缺陷，是指一个或多个内部控制缺陷的组合可能导致企业严重偏离控制目标。当存在任何一个或多个内部控制重大缺陷时，应当在内部控制评价报告中做出内部控制无效的结论。重要缺陷，是指一个或多个内部控制缺陷的组合，其严重程度低于重大缺陷，但仍有可能导致企业偏离控制目标，不会严重危及内部控制的整体有效性，但也应当引起董事会、经理层的充分关注。一般缺陷，是指除重大缺陷、重要缺陷以外的其他控制缺陷。

（三）按照内部控制缺陷的形式分类

按照影响内部控制目标的具体表现形式，内部控制缺陷还可以分为财务报告内部控制缺陷和非财务报告内部控制缺陷。财务报告内部控制缺陷是指有关企业财务报告可靠性的内部控制制度方面的缺陷，这些缺陷的存在使企业不能保证财务报告的可靠性，或者不能防止或及时发现并纠正财务报告错报。非财务报告内部控制缺陷是指除财务报告内部控制缺陷外的内部控制缺陷。

二、内部控制缺陷的认定标准

对内部控制缺陷的认定是对内部控制缺陷的重要程度进行识别和确定的过程，即判定一项缺陷是属于重大缺陷、重要缺陷还是属于一般缺陷的过程。内部控制缺陷一经认定为重大缺陷，内部控制评价报告中应得出"内部控制无效"的结论。而被认定为存在重大缺陷的企业内部控制系统是不能被投资者等利益相关者所相信的。此外，内部控制缺陷，尤其是重大缺陷，代表着内部控制的薄弱环节，是未来内部控制修补和完善的重点。因此对内部控制缺陷的重要程度进行认定十分重要，它直接关系到外界的利益相关者对企业的认可度，同时有助于明确企业今后内部控制工作的重点所在，而对内部控制缺陷进行正确认定的关键在于形成一套系统、可行的认定标准。

2012 年，财政部会同证监会、审计署、银监会、保监会制定了《企业内部控制规范体系实施中相关问题解释第 1 号》，对于内部控制缺陷的认定，文件中指出，查找并纠正企业内部控制设计和运行中的缺陷，是开展企业内部控制评价的一项重要工作，是不断完善企业内部控制的重要手段。由于企业所处行业、经营规模、发展阶段、风险偏好等存在差异，《企业内部控制基本规范》及其配套指引没有对内部控制缺陷的认定标准进行统一规定。企业可以根据《企业内部控制基本规范》及其配套指引，结合企业规模、行业特征、风险水平等因素，研究确定适合本企业的内部控制重大缺陷、重要缺陷和一般缺陷的具体认定标准。企业确定的内部控制缺陷标准应当从定性和定量的角度综合考虑，并保持相对稳定。通过不断的实践，总结经验，形成一套行之有效的内部控制缺陷认定方法。企业在开展内部控制监督检查的过程中，对发现的内部控制缺陷，应当及时分析缺陷性质和产生原因，并提出整改方案，采取适当形式向董事会、监事会或者管理层报告。对于重大缺陷，企业应当在内部控制评价报告中进行披露。

由于内部控制缺陷的重要性和影响程度是相对于内部控制目标而言的，按照对财务报告目标和其他内部控制目标实现影响的具体表现形式不同，内部控制缺陷可以区分为财务报告内部控制缺陷和非财务报告内部控制缺陷，以下将分别阐述这两种性质的内部控制缺陷的认定标准。

（一）财务报告内部控制缺陷的认定标准

与财务报告内部控制相关的内部控制缺陷所采用的认定标准，直接取决于由于该内部控制缺陷的存在可能导致的财务报告错报的重要程度。其中，所谓"重要程度"主要取决于两个方面的因素：（1）该缺陷是否具备合理可能性，导致企业的内部控制不能及时防止（或发现）并纠正财务报表错报；（2）该缺陷单独或连同其他缺陷可能导致的潜在错报金额的大小。一般而言，如果一项内部控制缺陷单独或连同其他缺陷具备合理可能性，导致不能及时防止（或发现）并纠正财务报表中的重大错报，就应将该财务报告内部控制缺陷认定为重大缺陷。一项内部控制缺陷单独或连同其他缺陷具备合理可能性，导致不能及时防止（或发现）并纠正财务报表中错报的金额虽然未达到和超过重要性水平，但仍应引起董事会和管理层的重视，应将该财务报告内部控制缺陷认定为重要缺陷。不构成重大缺陷和重要缺陷的财务报告内部控制缺陷，应被认定为一般缺陷。

一旦企业的财务报告内部控制存在一项或多项重大缺陷，就不能得出该企业的财务报告内部控制有效的结论。因此，财务报告内部控制重大缺陷的认定十分关键，而区分内部控制缺陷是否构成重大缺陷的分水岭是重要性水平，重要性水平之上的为重大缺陷，重要性水平之下的为重要缺陷或者一般缺陷。重要性水平的确定有两种方法：绝对金额法和相对比例法。绝对金额法即直接将某一绝对金额作为重要性水平，如将10000元作为重要性水平，则导致错报金额超过10000元的缺陷应该被认定为重大缺陷。相对比例法即将某一总体金额的一定比例作为重要性水平，如导致错报金额超过收入总额的1%当被认定为重大缺陷。

然而，重大缺陷、重要缺陷的界定是相对的，对于有下属单位的集团公司，如果单位存在重大缺陷，并不能表明集团公司存在重大缺陷，但至少应作为重要缺陷向管理层汇报，而下属单位的重要缺陷则应视对整个集团的影响及普遍程度确定是属于集团的重要缺陷，但下属单位重要缺陷至少应该向经理层汇报。

出现以下迹象之一的，通常表明财务报告内部控制可能存在重大缺陷：（1）董事、监事和高级管理人员舞弊；（2）企业更正已公布的财务报告；（3）注册会计师发现当期财务报告存在重大错报，而内部控制在运行过程中未能发现该错报；（4）企业审计委员会和内部审计机构对内部控制的监督无效。

需要说明的是，内部控制缺陷的严重程度并不取决于是否实际发生了错报，而是取决于该控制不能及时防止（或发现）并纠正潜在错报的可能性，即只要存在这种合理可能性，不论企业的财务报告是否真正发生了错报，都意味着财务报告内部控制存在缺陷。

（二）非财务报告内部控制缺陷的认定标准

非财务报告内部控制缺陷，是指除财务报告目标之外的与其他目标相关的内部控制缺陷，包括战略内部控制缺陷、经营内部控制缺陷、合规内部控制缺陷、资产内部控制缺陷。非财务报告内部控制缺陷的认定具有涉及面广、认定难度大的特点，尤其是战略内部控制缺陷和经营内部控制缺陷。这是因为战略目标和经营目标的实现往往受到企业不可控的诸多外部因素的影响，所设计的内部控制只能合理保证董事会和经理层了解这些目标的实现程度。因此，在认定与这些目标相关的内部控制缺陷时，不能只考虑最终的结果，而应主要考察企业制定战略、开展经营活动的机制和程序是否符合内部控制要求，以及不适当的机制和制度对战略目标和经营目标的实现可能造成的影响。非财务报告内部控制缺陷的认定可以采用定性和定量的认定标准，企业可以根据风险评估的结果，结合自身的实际情况、管理现状和发展要求合理确定。定量标准（涉及金额的大小）既可以根据造成直接财产损失的绝对金额制定，也可以根据直接损失占本企业资产、销售收入及利润等的比率确定；定性标准（涉及业务性质的严重程度）可根据其直接或潜在负面影响的性质、影响的范围等因素确定。

以下迹象通常表明非财务报告内部控制可能存在重大缺陷：（1）违反法律、法规；（2）除政策性亏损原因外，企业连年亏损，持续经营受到挑战；（3）缺乏制度控制或制度系统性失效，如企业财务部、销售部控制点全部不能执行；（4）并购重组失败，或新扩充下属单位的经营难以为继；（5）子公司缺乏内部控制建设，管理散乱；（6）企业管理层人员纷纷离开或关键岗位人员流失严重；（7）被媒体频频曝光负面新闻；（8）内部控制评价。内控缺陷定性评级图如图8-1所示。

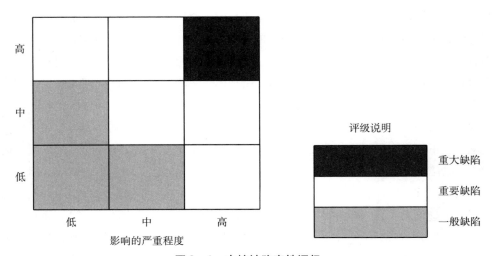

图8-1 内控缺陷定性评级

财务报告内部控制缺陷和非财务报告内部控制缺陷其实难以作严格的区分，例如，内部环境、重大安全事故等。如果对一项缺陷应属于财务报告内部控制缺陷还是非财务报告内部控制缺陷难以准确区分的，制定标准时应本着是否影响财务报告目标的原则来区分。

三、内部控制缺陷的认定步骤

（一）财务报告内部控制缺陷的认定步骤

结合财务报告内部控制缺陷的认定标准，财务报告内部控制缺陷的认定步骤如下：

第一步，结合财务报告内部控制缺陷的迹象，判断是否可能存在财务报告内部控制缺陷。

第二步，确定重要性水平和一般水平，以此作为判断缺陷类型的临界值。可采用绝对金额法或者相对比例法进行确定。

第三步，抽样。按照业务发生频率的高低和账户的重要性确定抽样数量。

第四步，计算潜在错报金额。根据控制点错报样本数量和样本量，在潜在错报率对照表中查找对应的潜在错报率，之后统计出相应账户的同向累计发生额，计算控制点潜在错报金额。其计算公式为：

$$潜在错报金额 = 潜在错报率 × 相应账户的同向累计发生额$$

第五步，如果重要性水平和一般水平是绝对金额，那么可直接将潜在错报金额合计数与其进行比较，判断缺陷类型；如果重要性水平和一般水平是相对数，需进一步计算错报指标再进行比较判断。错报指标的计算公式如下：错报指标 = 潜在错报金额合计数 ÷ 当期主营业务收入（或期末资产）。其中，分母所选用的指标应与确定重要性水平的指标保持一致。

（二）非财务报告内部控制缺陷的认定步骤

第一步，结合相关迹象，判断是否可能存在非财务报告内部控制缺陷。

第二步，采用定性或者定量的方法确定认定标准。

第三步，根据标准分别对每起事故进行认定。

四、内部控制缺陷的处理办法

内部控制缺陷按照成因分为设计缺陷和运行缺陷。对于设计缺陷，应从企业内部的管理制度入手查找原因，对需要更新、调整、废止的制度要及时进行处理，并同时改进内部控制体系的设计，弥补设计缺陷的漏洞。对于运行缺陷，则应分析出现的原因，查清责任人，并有针对性地进行整改。

内部控制缺陷按照影响程度分为重大缺陷、重要缺陷和一般缺陷。对于重大缺陷，应当由董事会予以最终认定，企业要及时采取应对策略，切实将风险控制在可承受范围之内。对于重要缺陷和一般缺陷，企业应当及时采取措施，避免发生损失。企业应当编制内部控制缺陷认定汇总表，结合实际情况对内部控制缺陷的成因、表现形式和影响程度进行综合分析和全面复核，提出认定意见和改进建议，确保整改到位，并以适当形式向董事会、监事会或者经理层报告。

对于因内部控制缺陷造成经济损失的，企业应当查明原因，追究相关部门和人员的责任。

五、内部控制风险评估

按照《行政事业单位内部控制规范（试行）》的要求，行政事业单位应当建立经济活动风险定期评估机制，对经济活动存在的风险进行全面、系统和客观评估；外部环境、业务活动、经济活动或管理要求等发生重大变化的，应及时对经济活动及相关业务活动的风险进行重新评估。

按照《公立医院内部控制管理办法》规定，内部控制风险评估至少每年进行一次，医院内部审计部门或确定的牵头部门应当自行或聘请具有相应资质的第三方机构开展内部控制风险评估工作，风险评估结果应当形成书面报告，作为完善内部控制的依据。医院应当根据本院设定的内部控制目标和建设规划，有针对性地选择风险评估对象。风险评估对象可以是整个单位或某个部门（科室），也可以是某项业务、某个项目或具体事项。

（一）单位层面内部控制评估应关注的内容

（1）内部控制组织建设情况。包括是否建立领导小组，是否确定内部控制职能部门或牵头部门；是否建立部门间的内部控制沟通协调和联动机制等。

（2）内部控制机制建设情况。包括经济活动的决策、执行、监督是否实现有效分离，权责是否对等；是否建立健全议事决策机制、岗位责任制、内部监督等机制。

（3）内部控制制度建设情况。包括内部管理制度是否健全，内部管理制度是否体现内部控制要求，相关制度是否有效执行等。

（4）内部控制队伍建设情况。包括关键岗位人员是否具备相应的资格和能力；是否建立相关工作人员评价、轮岗等机制；是否组织内部控制相关培训等。

（5）内部控制流程建设情况。包括是否建立经济活动及相关业务活动的内部控制流程；是否将科学规范有效的内部控制流程嵌入相关信息化系统；内部控制方法的应用是否完整有效等。

（二）业务层面内部控制评估应关注的内容

（1）预算管理情况。包括在预算编制过程中医院内部各部门之间沟通协调是否充分；预算编制是否符合本单位战略目标和年度工作计划；预算编制与资产配置是否相结合、与具体工作是否相对应；是否按照批复的额度和开支范围执行预算，进度是否合理，是否存在无预算、超预算支出等问题；决算编报是否真实、完整、准确、及时等。

（2）收支管理情况。包括收入来源是否合法合规，是否符合价格和收费管理相关规定，是否实现归口管理，是否按照规定及时提供有关凭据，是否按照规定保管和使用印章和票据等；发生支出事项时是否按照规定程序审核审批，是否审核各类凭据的真实性、合法性，是否存在使用虚假票据套取资金的情形等。

（3）政府采购管理情况。包括是否实现政府采购业务归口管理；是否按照预算和计划组织政府采购业务；是否按照规定组织政府采购活动和执行验收程序；是否按照规定保管政府采购业务相关档案等。

（4）资产管理情况。包括是否实现资产归口管理并明确使用责任；是否定期对资产进行清查盘点，对账实不符的情况是否及时处理；是否按照规定处置资产等。

（5）建设项目管理情况。包括是否实行建设项目归口管理；是否按照概算投资实施基本建设项目；是否严格履行审核审批程序；是否建立有效的招投标控制机制；是否存在截留、挤占、挪用、套取建设项目资金的情形；是否按照规定保存建设项目相关档案并及时办理移交手续等。

（6）合同管理情况。包括是否实现合同归口管理；是否建立并执行合同签订的审核机制；是否明确应当签订合同的经济活动范围和条件；是否有效监控合同履行情况，是否建立合同纠纷协调机制等。

（7）医疗业务管理情况。包括医院是否执行临床诊疗规范；是否建立合理检查、合理用药管控机制；是否建立按规定引进和使用药品、耗材、医疗设备的规则；是否落实医疗服务项目规范；是否定期检查与强制性医疗安全卫生健康标准的相符性；是否对存在问题及时整改等。

（8）科研项目和临床试验项目管理情况。包括是否实现科研或临床试验项目归口管理；是否建立项目立项管理程序，项目立项论证是否充分；是否按照批复的预算和合同约定使用科研或临床试验资金；是否采取有效措施保护技术成果；是否建立科研档案管理规定等。

（9）教学管理情况。是否实现教学业务归口管理；是否制定教学相关管理制度；是否按批复预算使用教学资金，是否专款专用等。

（10）互联网诊疗管理情况。包括实现互联网诊疗业务归口管理；是否取得互联网诊疗业务准入资格；开展的互联网诊疗项目是否经有关部门核准；是否建立信息安全管理制度；电子病历及处方等是否符合相关规定等。

（11）医联体管理情况。包括是否实现医联体业务归口管理；是否明确内部责任分工；是否建立内部协调协作机制等。

（12）信息系统管理情况。包括是否实现信息化建设归口管理；是否制定信息系统建设总体规划；是否符合信息化建设相关标准规范；是否将内部控制流程和要求嵌入信息系统，是否实现各主要信息系统之间的互联互通、信息共享和业务协同；是否采取有效措施强化信息系统安全等。

六、内部控制评价报告的披露与报送

在我国，随着《企业内部控制基本规范》以及配套指引的陆续推出，内部控制信息披露已经逐渐步入强制性阶段。《企业内部控制评价指引》规定，企业编制的内部控制评价报告应当报经董事会或类似权力机构批准后对外披露或报送相关部门。企业应以每年的 12 月 31 日为年度内部控制评价报告的基准日，于基准日后 4 个月内报出内部控制评价报告。对于委托注册会计师对内部控制的有效性进行审计的公司，应同时将内部控制审计报告对外披露或报送。对于自内部控制评价报告基准日至内部控制评价报告报出日发生的影响内部控制有效性的因素，内部控制评价部门应予以关注，并根据其性质和影响程度对评价结论进行相应调整。企业内部控制评价报告应按规定报送有关监管部门，对于国有控股企业，应按要求报送国有资产监督管理部门和财政部门；对于金融企业，应按规定报送银行业监督管理部门和保险监督管理部门；对于公开发行证券的企业应报送证券监督管理部门。

七、内部控制评价报告案例

××集团股份有限公司2022年度内部控制评价报告

××集团股份有限公司全体股东：

根据《企业内部控制基本规范》及其配套指引的规定和其他内部控制监管要求（以下简称"企业内部控制规范体系"），结合××集团股份有限公司（以下简称"公司"）内部控制制度和评价办法，在内部控制日常监督和专项监督的基础上，我们对公司截至2022年12月31日的内部控制有效性进行了评价。

一、重要声明

按照企业内部控制规范体系的规定，建立健全和有效实施内部控制，评价其有效性，并如实披露内部控制评价报告是公司董事会的责任。监事会对董事会建立和实施内部控制进行监督。经理层负责组织领导企业内部控制的日常运行。公司董事会、监事会及董事、监事、高级管理人员保证本报告内容不存在任何虚假记载、误导性陈述或重大遗漏，并对报告内容的真实性、准确性和完整性承担个别及连带法律责任。公司内部控制的目标是合理保证经营管理合法合规、资产安全、财务报告及相关信息真实完整，提高经营效率和效果，促进公司实现战略目标。由于内部控制存在的固有局限性，故仅能为实现上述目标提供合理保证。此外，由于情况的变化可能导致内部控制变得不恰当，或对控制政策和程序遵循的程度降低，根据内部控制评价结果推测未来内部控制的有效性具有一定的风险。

二、内部控制评价结论

根据公司财务报告内部控制重大缺陷的认定情况，于内部控制评价报告基准日，公司不存在财务报告内部控制重大缺陷，董事会认为，公司已按照企业内部控制规范体系和相关规定的要求在所有重大方面保持了有效的财务报告内部控制。根据公司非财务报告内部控制重大缺陷认定情况，于内部控制评价报告基准日，公司未发现非财务报告内部控制重大缺陷。自内部控制评价报告基准日至内部控制评价报告发出日之间，未发生影响内部控制有效性评价结论的因素。

三、内部控制评价工作情况

公司内部控制评价工作由董事会审计委员会领导，由公司审计部具体负责实施，围绕公司内部环境、风险评估、控制活动、信息与沟通、内部监督等要素，对公司内部控制设计与运行情况进行全面评价。在评价过程中，审计部及时向审计委员会汇报评价工作的进展情况。审计委员会根据内部审计部提交的内部审计报告及相关资料，就公司与财务报告和信息披露事务相关的内部控制制度的建立和实施情况出具 2022 年度内部控制自我评价报告，并提交董事会审议。公司内部控制自我评价报告经董事会会议审议通过后对外披露。

（一）内部控制评价范围

公司按照风险导向原则确定纳入评价范围的主要单位、业务和事项以及高风险领域。纳入评价范围的主要单位包括：××集团股份有限公司、××科技有限公司、××贸易有限公司、××销售有限公司。纳入评价范围单位资产总额占公司合并财务报表资产总额的100%，营业收入合计占公司合并财务报表营业收入总额的 100%。纳入评价范围的主要业务和事项包括：公司内部控制环境所涉及的法人治理结构、内部审计、人力资源政策等方面，业务层面所涉及的采购、销售、研发、人力资源、财务等日常经营管理；重点关注的业务控制主要包括对子公司的管控、关联交易、对外担保、对外投资、信息披露等方面。上述纳入评价范围的单位、业务和事项以及重点关注业务涵盖了公司经营管理的主要方面，不存在重大遗漏。

（二）内部控制体系的设立和运行情况

1. 完善的法人治理结构

公司按照《公司法》《证券法》等法律、行政法规、部门规章的要求，建立了规范的公司治理结构，形成了科学有效的职责分工和制衡机制。股东大会、董事会、监事会分别按其职责行使决策权、执行权和监督权。股东大会享有法律法规和企业章程规定的合法权利，依法行使企业经营方针、筹资、投资、利润分配等重大事项的表决权。董事会对股东大会负责，依法行使企业的经营决策权。公司已制定《董事会议事规则》《独立董事工作制度》《董事会审计委员会实施细则》《董事会提名委员会实施细则》《董事会薪酬与考核委员会实施细则》《董事会战略委员会实施细则》等相关内部规则，明确界定了董事会、董事长、独立董事、各专门委员会的职责权限，以及公司投融资、人事管理、监督控制等方面的决策程序。

根据《公司章程》和公司《股东大会议事规则》的规定，公司××部已妥善安排股东大会文件的整理、会议的记录与保管工作，包括股东大会会议通知、出席及列席人员、会议记录、会议决议等。目前，股东大会会议记录完整，保存；会议决议按照《股票上市规则》《公司章程》《股东大会议事规则》《信息披露管理办法》的相关规定真实、准确、完整、及时、公平对外披露。

公司严格按照《公司章程》关于各项决策权限的规定，规范运作，报告期未发生重大事项绕过股东大会的情况。

2. 内部控制检查监督部门的设置及工作开展情况

（1）机构设置公司审计部门、董事会审计委员会、监事会负责公司内部控制检查监督工作。

审计部门配置了具备必要专业知识、相应业务能力、坚持原则、具有良好职业道德的专职审计人员从事内部审计工作，审计部门负责人全面负责审计部的日常审计管理工作。

董事会下设审计委员会，是董事会按照股东大会决议设立的专门工作机构，主要负责公司内、外部审计的沟通、监督和核查工作。

监事会由 3 名成员组成，监事会对董事会建立与实施内部控制进行监督。

（2）内控检查监督工作开展情况

报告期内，各部门严格按照《公司章程》《监事会议事规则》《董事会审计委员会实施细则》《内部审计制度》等制度的规定，明确有关管理权限和工作流程，独立地开展内部控制检查监督工作。

A. 审计部门在审计委员会的指导和监督下，依照公司《内部审计制度》和监管部门相关法律法规的要求开展了审计工作；

B. 董事会审计委员会对公司董事会负责，依照公司《董事会审计委员会实施细则》和监管部门相关法律法规的要求开展了审计工作；

C. 监事会依照公司《监事会议事规则》和监管部门相关法律法规的要求，监督公司董事及高级管理人员履职情况，检查公司财务，对董事会编制的公司定期报告、公司重大事项、重大投资进行审核并提出书面审核意见。

3. 人力资源

本公司已建立了关于人事行政等一系列的人力资源管理政策和流程指引，切实加强员工制度培训、流程熟悉、团队建设和工作管理，不断提升公司员工对于内部控制重视程度。

四、风险评估

为促进公司持续、健康、稳定发展，实现经营目标，公司根据设定的控制目标，结合不同发展阶段和业务拓展情况，全面系统持续地收集相关信息，结合实际情况，及时进行风险评估，动态进行风险识别和风险分析，及时调整风险应对策略。

在内控体系建立健全过程中，公司坚持风险导向原则，在风险评估的基础上梳理重大业务流程及确定重点业务单位，设计关键控制活动，并对其执行情况进行持续评价及跟踪。

五、重点业务活动控制

（一）日常经营内部控制情况

公司经理层成员分管公司不同的业务、部门，按权限职责实施分级管理、分级掌控，根据公司各项内部控制制度和管理文件，能够对公司日常生产经营实施有效控制。在公司管理系统中，建立了内部问责机制，管理人员的责权明确。

（二）财务核算的内部控制情况

公司建立了较为完备的会计核算体系及相关财务管理制度，为财务会计部门进行独立的财务核算提供了依据。公司财务部在财务管理和会计核算方面按照不相容岗位分离及相关岗位互相牵制的原则设置了较为合理的岗位和职责权限，并相应配备了具备相关从业资格的专业人员。部门内人员实行岗位责任制，分工明确、职责清晰。公司报告期内不存在新发生的重大内控缺陷；未发生重大会计差错更正、重大遗漏信息补充、业绩预告存在重大差异等情况。

（三）对控股子公司管理的内部控制情况

为加强对控股子公司的管理，公司已制定了《子公司管理制度》《重大信息内部报告制度》。目前，公司下属参控股子公司的主要经营管理人员由公司母公司进行委派，并要求控股子公司的负责人、财务经理全面汇报工作。指派专职人员与控股子公司保持密切联系，及时了解控股子公司的经营、财务等情况，并向管理层汇报。公司严格执行《子公司管理制度》《重大信息内部报告制度》，加强对子公司的管理。

（四）关联交易的内部控制情况

《公司章程》明确划分公司股东大会、董事会对关联交易事项的审批权限，规定关联交易事项的审议程序和回避表决要求；为了保证公司与关联方之间的关联交易公开、公平、公正，保护广大投资者特别是中小投资者的合法权益，公司制定了《关联交易管理制度》；按照深交所及其他规定，确定并及时更新真实、准确、完整的关联人名单，并向深交所、证监局报备；需提交董事会审议的关联交易事项，公司独立董事、监事会同时对关联交易事项发表意见。

（五）公司对外担保的内部控制情况

为维护投资者的利益，规范公司的对外担保行为，有效防范公司对外担保风险，确保公司资产安全，公司制定了《对外担保管理制度》；明确规定非经公司董事会或股东大会批准、授权，任何人无权以公司名义签署对外担保的合同、协议或其他类似的法律文件；明确规定对外担保的权限与审批程序；严格按照规定履行相关的审批程序与信息披露义务。报告期内，公司及控股子公司不存在对外担保的情形。

（六）信息披露的内部控制情况

公司制定了《信息披露管理办法》《年报信息披露重大差错责任追究办法》《内幕信息知情人登记管理制度》《重大信息内部报告制度》《投资者关系管理办法》，明确规定负有报告义务的有关人员和公司，应在知悉内部重大信息后第一时间以电话、传真、邮件或电子邮件等方式向公司董事会秘书报告有关情况；公司与投资者关系管理的工作对象进行直接沟通前，应要求特定对象签署承诺书；所有的内幕信息知情人在内幕信息公开前均负有保密义务，公司可以与内幕信息知情人签订保密协议、发出禁止内幕交易告知书等方式明确内幕信息知情人的保密义务。报告期内，公司内部信息管理和对外信息披露严格按照有关法律法规和公司内部要求进行，内部信息传递顺畅、及时，进行信息披露能够平等对待全体投资者，并保证信息披露的真实、完整、准确、及时。

（七）公司印章管理的内部控制情况

目前，公司已出台了基本完善的用印审批流程，建立了公司的用印档案管理系统，并指定专人管理公司公章、财务章等印章。

（八）公司××自营业务管理的内部控制情况

公司目前已就××自营业务制定了《××××采购管理办法》《×××销售管理办法》，

就采购合同的签订、审批、付款、台账建立以及销售合同的签订、审批、收款、台账建立进行了明确规定。采购和销售合同的签订需要经过财务部、法务部以及业务负责人审批后方可启动用印流程、签订合同，之后严格按照公司内部制度规定及已签订的合同内容进行货物、款项的收付及台账建立等工作。截至内部控制评价报告基准日，公司×××自营业务方面的内控能够较为有效执行；同时，公司正在根据业务规模的扩大，不断完善、调整相应的业务流程及内控制度。

（九）独立性方面的内部控制情况

经自查公司行政部、人事部、财务部、业务部等相关部门，在资产方面，各部门日常经营所需设备齐备、能够满足日常经营所需，公司具备生产经营必备的资产且资产所有权归属于公司；在人员方面，公司现有员工不存在在除控股子公司以外的其他关联企业任职的情形；在财务核算方面，公司财务部具备独立的财务体系，现有的财务核算独立；在三会运作方面，公司三会运作正常且完全独立运作；在业务经营方面，公司现已具有较为完整的业务体系和直接面向市场独立经营的能力且完全独立开展业务。综上，公司目前在资产、财务、人员、机构、业务方面具备应有的独立性，未发现其他与现控股股东、实际控制人存在混同的情形。

六、内部控制评价工作依据及内部控制缺陷认定标准

（一）内部控制评价的依据

公司内部控制评价依据企业内部控制规范体系及公司内部相关规章制度，开展内部控制评价工作。

（二）内部控制缺陷认定标准

公司董事会根据企业内部控制规范体系对重大缺陷、重要缺陷和一般缺陷的认定要求，结合公司规模、行业特征、风险偏好和风险承受度等因素，区分财务报告内部控制和非财务报告内部控制，研究确定了适用于本公司的内部控制缺陷具体认定标准，并与以前年度保持一致。公司确定的内部控制缺陷认定标准如下。

1. 财务报告内部控制缺陷认定标准

公司确定的财务报告内部控制缺陷评价的定量标准如下：

（1）定量标准以营业收入、资产总额作为衡量指标。

内部控制缺陷可能导致或导致的损失与利润表相关的，以营业收入指标衡量。如果该缺陷单独或连同其他缺陷可能导致的财务报告错报金额小于营业收入的1%，则认定为一般缺陷；如果超过营业收入的1%但小于2%，则为重要缺陷；如果超过营业收入的2%，则认定为重大缺陷。

（2）内部控制缺陷可能导致或导致的损失与资产管理相关的，以资产总额指标衡量。

如果该缺陷单独或连同其他缺陷可能导致的财务报告错报金额小于资产总额的1%，则认定为一般缺陷；如果超过资产总额的1%但小于2%，认定为重要缺陷；如果超过资产总额的2%，则认定为重大缺陷。

公司确定的财务报告内部控制缺陷评价的定性标准如下：

出现下列情形之一的，认定为重大缺陷：

①公司控制环境无效；

②公司董事、监事和高级管理人员舞弊；

③注册会计师发现当期财务报表存在重大错报，而公司内部控制在运行过程中未能发现该错报；

④公司审计委员会和审计部对内部控制的监督无效。

出现下列情况之一的，认定为重要缺陷：

①未按照公认会计准则选择和应用会计政策；

②反舞弊程序和控制无效；

③财务报告过程中出现单独或多项缺陷，虽然未达到重大缺陷认定标准，但影响到财务报告的真实、准确目标。

一般缺陷：未构成重大缺陷、重要缺陷标准的其他内部控制缺陷。

2. 非财务报告内部控制缺陷认定标准

公司确定的非财务报告内部控制缺陷评价的定量标准如下：

（1）非财务报告内部控制缺陷评价的定量标准，参照财务报告内部控制缺陷评价的定量标准执行。

（2）公司确定的非财务报告内部控制缺陷评价的定性标准如下：

出现下列情形之一的，认定为重大缺陷：

①违反国家法律、法规或规范性文件；

②决策程序不科学导致重大决策失误；

③重要业务制度性缺失或系统性失效；

④重大或重要缺陷不能得到有效整改；

⑤安全、环保事故对公司造成重大负面影响的情形。

出现下列情形之一的，认定为重要缺陷：

①重要业务制度或系统存在的缺陷；

②内部控制内部监督发现的重要缺陷未及时整改；

③重要业务系统运转效率低下。

一般缺陷：一般业务制度或系统存在缺陷。

（三）内部控制缺陷认定及整改情况

1. 财务报告内部控制缺陷认定及整改情况

根据上述财务报告内部控制缺陷的认定标准，报告期内公司不存在财务报告内部控制重大缺陷。

公司财务线管部门已经强化内控建设，完善财务控制制度，强化财务体系各环节控制监督检查。目前，公司整体财务体系内控意识已加强，制度已完善，执行到位。

2. 非财务报告内部控制缺陷认定及整改情况

根据上述非财务报告内部控制缺陷的认定标准，报告期内公司不存在非财务报告内部控制重大缺陷。

公司已经强化内控建设，完善内部控制制度，强化内部控制监督检查。目前，公司整体内控意识已加强，制度已完善，执行基本到位。

七、其他内部控制相关重大事项说明

公司无其他内部控制相关重大事项说明。

特此报告

××集团股份有限公司

第九章
公立医院内部控制评价报告的应用

公立医院内部控制是为了实现控制目标，通过制定制度、控制措施和执行流程，对经济业务活动的风险进行防范和管控的手段，是公立医院科学合理规避风险、防范舞弊、预防腐败、加强管理、提高医疗服务效率和效果的内在需求治理机制。以此为支点，推进社会医疗事业的发展，这一切是建立在公立医院内部控制评价报告的应用基础上。医院通过应用内部控制评价报告，进行内部控制自我评价阶段的检查、评估与修订，做到内部控制制度流程化、流程可操作化；通过内部控制的考核、评价与监督，进一步优化内部控制流程、修改制度、控制关键风险点，如此形成常态机制，医院内部控制机制才能更好地发挥作用（Rumapea et al.，2019）①。将内部控制制度的建设与优化评价工作变为常态，逐步实现制度的稳定性，并不断优化执行，最终实现内部控制建设工作系统化、规范化、流程化，促进医院的经济活动与业务活动管理从目标管理走向流程管理，实现内部控制体系的运行与维护，包括医院每年的内部控制检查、评估、整改等事项。

第一节　公立医院内部控制评价报告的应用概述

一、公立医院内部控制评价报告应用内涵

随着我国医药卫生体制改革的逐步深化，公立医院作为医改的核心，其面临的风险范围在进一步扩大。在原有各项内部管理制度模式下，随着科研水平的提高，以及医疗业务、各项资产管理、互联网、医联体、信息化等业务领域的发展，其诊疗风险、技术风险、财务风险、服务风险、社会风险、法律风险②等也都随之加大，内部控制工作要想在信息化高速发展的时代更好地防范各种风险，医院首先应及时、快速地识别单位内部控制活动中存在的各种风险点。针对风险点、评估风险的可能性和影响程度，采取有针对性的措施，进行各项业务活动时将可能存在的风险点降低到可接受的水平（赵雪琳，2016）。公立医院内部控制评价报告形成后，不同责任主体在不同方面会进行实际使用，内部控制自我评价报告应当作为公立医院完善内部控制的依据和考核评价相关工作的依据。对执行内部控制成效显著的相关部门及工作人员提出表扬、表彰，对违反内部控制的部门和人员提出处理意见。对于认定的内部控制缺陷，内部控

---

① Rumapea et al. Evaluation of Internal Control of Payroll System in Hospital ［J］. 2019 International Conference of Computer Science and Information Technology（ICoSNIKOM），2019：1 – 4.

② 赵雪琳. 基于医疗改革下公立医院内部控制制度研究 ［M］. 北京：北京交通大学出版社，2016.

制职能部门或牵头部门应当根据单位负责人的要求提出整改建议，责令相关部门或岗位及时整改，并跟踪其整改落实情况。对于已经造成损失或负面影响的，医院应当追究相关工作人员的责任。

二、公立医院内部控制评价报告应用原则

（一）全面性原则

全面性原则是指公立医院内部控制评价报告应用应当贯穿公立医院经济活动的决策、执行和监督全过程，实现对经济活动的全面控制。

以公立医院内部控制评价报告应用作为切入点，将医院作为一个全方位的整体，渗透到医院管理和服务活动的整个过程中。在人员层次上，公立医院内部控制评价报告应用由公立医院全员参与，包括将公立医院内部控制评价报告向所有人员公开；在范围上，根据报告揭露的内控缺陷，全方位全覆盖的进行整改，包括预算业务、收支业务、采购业务、合同管理、资产管理等；使之覆盖所有的风险控制点。此外，还要根据各个控制要素、控制过程之间的联系，构成各业务循环或者部门的子控制系统，保证报告应用在预定的轨道上进行。

（二）整体性原则

所谓整体性，是指系统要素之间的相互关系以及要素与系统之间的关系应以整体为主进行协调，局部应服从整体，从而使整体效果为最优。实际上就是要从整体着眼、局部着手，统筹兼顾、相互协调，以达到整体的最优化。整体性原则，就是把管理者和被管理者看作是管理体系中由各个构成要素形成的有机整体，并根据各自的特征和行为规律，从整体与部分相互依赖、相互制约的关系中完成行为目标应遵循的基本要求。整体性原则不等于把形成整体的各要素进行机械地求和，系统的整体性应该是由形成整体的各要素（或子系统）的相互作用下决定的。因此它不要求人们事先把系统分成若干简单部分，对这些简单部分进行分别考察，然后再把对它们的考察结果机械地叠加起来；而是要求把系统作为整体来对待，在协调好整体与要素之间的关系下完成系统想要实施的工作或活动。哲学家迪蒙认为，每一个社会都是按照特定价值生成的统一形态。其中，一些价值决定并涵盖了其他的一些价值。因此，要理解一个社会必须从整体把握，而不能只挑选出一些要素，与其他社会的相类似的要素进行比较。应用公立医院内控评价报告时，就必须把它当作一个整体来看待。公立医院内控报告应用坚持整体性原则，应从以下几个方面去理解和把握。

（1）医院内部是一个整体，是医疗行业这个高级系统的子系统，同时又是整合了自身内部各个次级系统的高级系统，不能把它看成是孤立和相互间独立的。比如，医院内控评价报告应用会涉及人事、教学、科研、资源、财务和服务等众多业务和部门，也涉及所有附属单位。在应用医院内控评价报告时就不能让它们各自为政、独树一帜，从而因相互之间不平衡而导致顾此失彼。应引导和督促这些子系统之间密切配合、相互依存，并统一于医院这个整体之中。

（2）医院员工是一个统一的整体。医院内部的员工可以分为医生、医辅人员和行政管理人

员三大类。具体到各个层面又可以细分，在应用内控评价报告的过程中，只有把它们看成一个整体，做到各方面都兼顾，才能减少它们之间的矛盾和冲突。

（3）医疗行业又是一个整体，是各个医疗机构和企业为了达到维护人民群众健康目标，而共同参与医疗服务的一个持续而循环的完整过程。这个过程中每一个机构和企业之间都是相互联系的，任何一个都不是独立工作的。只有把它们放在一个整体里面去考虑、设计和实施，才能使内控评价报告的有效性得以充分发挥（郭佳妮，2022）[①]。

（三）协同性原则

协同思想由来已久，但真正将思想变成理论的，是德国科学家赫尔曼在 20 世纪 70 年代确立的。他认为，复合、开放系统经过组织有序化程度不断增加，整个系统在趋向于熵（无序度）增大的正过程中与趋向于负熵（有序度）增大的逆过程动态平衡的无限循环中，趋于熵减小方向不断推移，从而系统从无序状态到有序状态。按照赫尔曼的观点，一个系统在新的相变出现前，其子系统都在进行独立而自发的、无规则的运动，子系统之间没有很多关联，系统因无法控制而会呈现出无序的状态。而当系统的控制参量发生变化达到一定的阈值时，系统就会越过临界点而使子系统之间的关联度超过各自的独立运动，从而形成子系统间的协同运动。而所谓的相变是系统的一种临界现象，是系统从某一种结构或状态转变为另一种结构或状态的现象，而序变量是系统相变发生前后质的飞跃最突出的标志，是所有子系统协同运动下的贡献总和，是子系统参与协同运动程度的集中反映。从以上的表述可以看出，协同性是系统发生质的变化的最重要的因素之一。正如有的学者所指出的，协同性是系统各要素、各部分在整体发展运行过程中互相协调与合作性质，这种协调与合作既增强了个体的力量，也增强了整体的力量，推动系统共同前进。医院应用内控评价报告主要目的是在医院这个多维的空间体系中，使具有不同价值追求和目标需要的多元主体在各自的价值取向中找到共同的价值目标和需要，最大程度地减少医院内部的消耗和摩擦，最大限度地提高物质资源和精神资源投入的有效性，从而推动应用各项事业的发展和医疗服务质量的提升。高校就是一个系统，要想增强内控管理的有效性，正如前文所述，就需要强化医院内部各方面力量的协同性。"协同概念更多地是对应在协作意义上，它既不是一般意义上的合作，也不是简单的协调，而是合作和协调在一定程度上的延伸，是一种比合作和协调更高层次的集体行动"。从医院应用内控管理评价报告的角度，要坚持强化协同性，必须重视以下几个方面：

（1）内控管理主体的多元性。要鼓励医院内部多方利益者积极参与到内控管理的过程中，并共同作为管理的主体而实现既定目标。

（2）内控评价报告对象的协作性。要改变医院内部管理与被管理者、评价与被评价对象的对立关系，强调相互的对等和合作，并成为利益共同体。

（3）内控管理体系的动态性。医院各利益方都有责任和义务面对变化的形势和条件，进行多元互动、共同协商，从而进一步使公立医院内控评价报告发挥作用（朱一鸣，2019）[②]。

---

① 　郭佳妮. 公立医院内部控制评价体系研究［D］. 杭州：杭州电子科技大学，2022.

② 　朱一鸣. Y 公立医院内部控制问题研究［D］. 镇江：江苏大学，2019.

（四）重要性原则

重要性原则是指内控报告应用要以全面性为前提，要针对公立医院的产业环境和运营特征，对报告揭示重要的交易、事项和风险缺陷进行聚焦整改，特别是对业务流程中的重要风险点要特别重视，同时要对关键岗位的内控缺陷进行重点改正，监测、追踪，以防止可能出现的重大损失。

重要内部控制缺陷是指在经营管理过程中，由于监管缺失，可能出现的漏洞或失误，将会给医院造成巨大的损失。在当今这个竞争日趋激烈的时代，随着经济环境的不断变化，公立医院应该在兼顾全面的前提下，着重于内控报告重点，针对主要的危险点和岗位内控风险，有针对性地实施有效的管控手段，以保证公立医院在经营活动中没有出现明显的漏洞，将风险减少到可以接受的程度。

（五）适应性原则

公立医院的政策环境、经济环境、社会环境、技术环境都在发生着改变，特别是目前的公立医院深化改革，这让公立医院面对着许多的不确定性。作为一种预防风险的措施，内部控制报告应用需要根据环境的变化和公立医院的特点来适时地作出相应的调整，不能一成不变。主要表现为：一是制定并执行的内部控制优化措施，要符合本医院的实际状况，符合医院的组织层次和业务层次，要符合医院的性质、业务范围、经济活动的特征、风险水平、内外部环境等。二是优化内部控制状况是一个动态的、持续改进的进程，在医疗体制改革的不断深入下，国家相继出台了一系列的法律、法规，对医院的管理提出了更高的要求，公立医院应该按照新的情况和需要，对内控制度进行完善，改进措施和调整程序，使自身的内控状况得到持续改进。

（六）公益性原则

公立医院是政府出资设立的非营利性事业单位，其经营目标是提供公平、高效的医疗服务，解决人民群众的基本医疗问题，增进社会福利。特别是新医改所提出的药品制度改革、提高医疗保险比例等举措，都体现了医疗卫生制度在公益性方面的侧重。因此，公立医院的内部控制评价报告应用要在贯彻落实国家方针政策的基础上，对医院的日常经营活动进行高效、合理的控制，提高医院日常工作的效率和医疗服务质量，确保其公益性的主导地位，为全国人民创造良好的就医环境。

（七）公开、公平、公正原则

要保证公立医院内部控制真正发挥作用，公立医院内部控制评价报告应用，医院必须坚持公开、公平、公正原则。所谓公平公正，注重的是衡量标准要科学合理，对待任何人都是公平的，对医院所有科室的员工都要一视同仁，面向全体员工实现内部控制评价报告结果的公开处理，而且预留相应的时间解决员工对结果提出的异议，最后针对反馈和建议进行改正。

（八）科学性原则

科学性原则是指人们必须按照实践活动自身的客观性和规律性，正确处理主观与客观、理论与实际、传统与现代之间的关系。它是以先进的科学理论作为指导，选择合适的技术手段，去观察、认识和实施具体活动。科学管理之父、美国著名古典管理学家泰勒于 1911 年创立了科学管理理论。他在其名著《科学管理原理》中对科学管理的定义是这样的："诸种要素不是个别要素的结合，构成了科学管理，它可以概括如下：科学，不是单凭经验的方法。协调，不是不和别人合作，不是个人主义。最高的产量，取代有限的产量。发挥每个人最高的效率，实现最大的富裕"①。该定义不仅明确指出了科学管理的内涵，而且还体现出泰勒的科学管理思想。20 世纪以来，科学管理在欧美国家中很受欢迎，并一度发挥着重要作用。但是，泰勒的科学管理理论有一定的局限性，因为它主要侧重运用于生产作业管理。尤其是它认为人只是一种"经济人"的观点，使其在人性假设上产生了较大的局限性，从而限制了泰勒科学管理理论的运用范围。我们现在所说的科学性原则虽然与泰勒科学管理理论有不少相通之处，比如都强调科学而不是经验、突出合作而不是个人等，但两者之间有本质上的差异。这种差异性主要体现在：与泰勒科学管理理论无限追求利益最大化所不同的是，科学性原则更加遵循事物发展的规律。按客观规律办事是科学性原则最大的特征，在科学性原则指导下的科学应用公立医院内控评价报告，必须在科学理论指导下，必须严格遵循科学的应用程序，采用科学思维方法应用评价报告，进行优化内控管理。其主要特点是：（1）内控评价报告关于应用内控管理信息全面、快速准确；（2）内控管理不足之处预测科学、及时正确；（3）内控优化方向正确、目标明确；（4）内控优化方案完备、相对独立、论证严密、分析透彻、实施顺畅、执行有度、责任清晰、要求明确、调控适当、反馈及时等（张忠慧，2022）②。

医院内部控制评价报告应用需要科学合理，管理层意识到要利用评价结果的重要性，对当前医院的环境进行研究和分析，做出相对合理和科学的决策。医院管理者需要正视内部控制评价报告结果对于医院发展的促进作用。医院的管理层需要特别重视内部控制评价报告结果的重要意义，积极做好管理工作。而且，医院需要重视人才的培育以及引进等工作事项，全面提升团队的管理效力，保障医院发展的可持续性。内部控制评价报告应用必须自上而下提高认识、转变观念、明确责任。第一，符合医院战略发展目标的总体方向。第二，要以新的考核模式为目标，消除应用实施过程中的阻力。第三，发展内部控制评价应用领导小组和执行小组，并加以专业培训。一是通过明确内部控制评价应用的概念、地位和作用，使基层员工全面了解内部控制评价报告的内容，熟悉评价方式和程序；二是向基层考核小组传达院领导的意见，使每一层考核都遵循医院整体目标；三是帮助员工了解内部控制评价的价值，消除他们对内部控制评价报告应用的误解和反对情绪。内控评价报告要顺利应用，发挥作用，就必须建立科学的内控管理体系，而科学的内控管理需要不断完善。首先，制订出相应的内控管理计划；其次，对员工进行内控管理辅导；再次，实施内控评价；最后，做好实施后的应用、反馈、整改工作。内控管理计划是基础，内控管理辅导是管理者根据实际情况制定评价周期，并对医院的医务人员进行内控管理辅导，包括培训、指导和改进。应用内控管理评价报告时，必须遵循公平、公

① ［美］弗雷德里克·泰勒. 科学管理原理［M］. 机械工业出版社，2014.
② 张忠慧. SD 公立医院招标采购内部控制评价研究［D］. 西安：西安石油大学，2022.

正、公开原则。报告中提出的任何反馈整改意见，无论任何部门都应该及时、有效处理，并加以修改，才能使内控评价顺利发挥作用。内控评价报告应用是双向的，内控评价过程中，遇到问题及时反馈，反馈后，根据反馈的结果加以调查分析，得出正确或者错误的答案，并根据医院的实际情况加以修改，实现内控管理的持续进行，内控管理水平不断循环上升，结束标志着开始，开始又即将结束。

（九）可持续发展原则

医院在应用内控评价报告时，必须符合医疗领域的相关政策，做到公平、公正。同时，一定符合医院总体战略的发展。控制医院管理成本的大小和内控评价报告应用有着必要的联系，提高医院员工的积极性，主要取决于科室的工作效率。积极性强，则员工的内部活力强，这有利于提高医院持续发展动力和医院规模的壮大。科室员工的工作态度、对待患者的服务态度、医院本身的规章制度等，内控评价报告一定要从多角度、全方位进行应用。医院管理的重要内容，其中包括内控管理，只要是医院的员工，就必须无条件的遵循应用内控管理要求并积极配合，同时内控评价报告应用也是员工与管理者之间沟通的桥梁。正确应用内控评价报告，可以促进医院的发展。坚持内部控制工作与医院可持续发展、全面协调契合的理念相一致。既要突出工作重点，又要各方面统筹兼顾；既要把医院的发展战略引入到医院内部控制评价的优化设计当中，又要着眼于医院的发展和未来，强调内部控制评价报告应用于员工的专业技能和职业道德培养教育和人才队伍的建设，敢于尝试将内部控制评价应用于医院的人员管理制度进行创新，为医院发展注入新鲜活力。

三、公立医院内部控制评价报告应用目的

（一）提升公立医院内控管理水平

公立医院内控管理是医院实现科学精细化管理工作中的重要方式之一，通过对医院内控评价报告进行研究与分析，并以此为基础制定相应的内控优化方案。因此，在制定针对化的内控优化方案时，要提升医院整体的内控管理水平，从而提升医院的科学管理水平，最大限度地提高医院现代化管理水平。通过对医院经济活动及相关业务活动中的内部控制情况进行全面梳理，进行全面、系统和客观评估，分析医院在业务开展过程中的经济行为及相应业务活动存在的风险点，确定相应的风险承受度及风险应对措施，从而进一步提高医院内部管理水平，规范内部控制，加强对经济活动风险的防范和管控，实现医院内部控制"合理保证单位经济活动合法合规、资产安全和使用有效、财务信息真实完整，有效防范舞弊和预防腐败，提高公共服务的效率和效果"的控制目标。

（二）激发调动内控管理的主观能动性

在我国的公共组织文化中以计划为中心的观念根深蒂固，公众科学管理观念淡薄，"重投入、轻管理"甚至浪费的现象普遍存在。因此，在我国公立医院树立科学内控理念将是一个漫长的过程。而这一过程的起点就是使市场机制、竞争意识深入到医院每一个角落。保持热情、

冷静和理性的态度，对任何公立医院内控管理的参与者来讲，态度是第一位的。公立医院内控管理具有长期性和复杂性，参与者的态度决定成败。首先，管理层对医院内控管理的长期性和艰巨性要有清晰的认识和充分的准备。否则，在实践中便会产生因盲目乐观而导致过度简单化和冒进的倾向。由于我国医院内控管理起步晚，对其认识还不够深刻，实践中存在着为考评而考评、将内控考评与其所处的复杂的社会环境相分离、考评结果如何应用等问题。其次，要认识到公立医院内控管理所面临的有利条件。公立医院内控管理顺应了我国新时代医疗卫生事业改革的潮流，代表了公立医院现代化管理革命的方向。看清这一点，在公立医院内控管理面临困难和挫折的时候才能保持一份热情和执着。最后，客观分析困难原因，为目前的困境提供可行的解决方案。分析困难原因、找出公立医院内控管理的制度约束条件，分析可能的突破口，并设计出改革的路径。这样一条理性的道路无疑会增加公立医院内控管理成功的可能性。认识困难能使我们保持一份冷静和谨慎，不致盲目乐观而冒进。看到有利条件能使我们保持一份信念和执着，不致过分悲观而退却。客观分析困难原因能使我们在公立医院内控管理方案的设计中多一份理性。"热情""冷静""理性"—抛开技术层面的因素，公立医院内控管理需要所有的参与者树立正确的管理观念，进行一些观念上的反思和改进（查静娟，2020）[①]。

通过加强医院的内控评价报告的应用，强化对医院对内控管理的重视，合理提高医院对内控管理的主观能动性。结合医院内控管理的工作实际，通过创新性的应用内控评价报告，充分发挥内控管理的正向作用，进一步提升医院管理的工作质量与工作效率，使医院进行科学管理的积极性和主动性得以发挥，提高医院的运营管理水平，提高医院的运营效率。在此基础上，使医院内控管理作用有效发挥，能够在一定程度上发挥医院员工的最大主观能动性。

（三）树立正确的内控管理观念

优化医院内控管理，也能够促进医院树立正确的内控管理观念，将内控管理摆在医院建设发展中的突出位置，进而努力发挥科学管理作为医院发展的核心竞争力的作用，引导医院重视内控管理，使医院认识到通过内控管理发挥好科学管理的"指挥棒"作用，推动医院可持续健康发展。

（四）实现医院社会效益与经济效益协调发展

随着社会主义市场经济体制的持续发展，我国的医院也正在进行着医疗卫生改革。医院不仅要重视经济效益，更要重视社会效益，同时处理好社会效益和经济效益之间的关系。医院是为社会大众提供医疗服务的主体单位，它不仅要给社会大众提供医疗保障服务，更要满足社会大众对于医疗需求的增长。这就需要医院在自身发展和行业变化的基础上，对经济效益和社会效益进行一种兼顾，从而保证医院的正常运行，提高医院的综合竞争实力。医院的社会效益，主要代表医院作为福利事业主体单位，借助不同医疗保健服务方法的辅助，来达到社会大众的医疗保健层面的合理化需求，从而产生社会效应。医院经济收入与医院经济效益是两个概念，医院的经济效益并非是医院的经营收入，所谓经济效益，主要代表医院经营活动阶段的投入与

---

① 查静娟. 新医改背景下 H 医院内部控制体系优化研究 [D]. 苏州：苏州大学，2020.

产出的关联呈现。正确认识"社会"和"经济效益"的概念，不仅是正确对待"社会"和"经济效益"的前提，也是实现"社会"和"社会"的根本。正确处理好经济和社会的关系，是医院十分重视的问题。医院的经济效益和社会效益是相互依赖的，总体而言，医院社会效益的重要性总是高于经济效益，要以社会效益为中心，但也不能忽视经济效益，这也是为了更好地提高社会效益，所以，二者既相互依赖，又相互制约（高万玲，2023）①。

通过内控报告应用，提高公立医院内控管理水平，引导医院更加注重其运营管理，从而提升医院的整体运营管理水平和管理效益，提升经济效益，不断增强经济实力，进而助推医院医疗技术和服务能力的提高，实现社会效益与经济效益协调发展。

第二节　医院内部应用

一、医院层面的应用

公立医院内部控制评价报告在医院层面的应用，主要包括：评价医院内部控制状况，明确公立医院内部控制主要缺陷，改进医院内部控制，保证医院经济活动合法合规、资产安全和使用有效、财务信息真实完整、有效防范舞弊和预防腐败、提高资源配置和使用效益。医院内控报告应用应当以规范经济活动及相关业务活动有序开展为主线，以内部控制量化评价为导向，以信息化为支撑，突出规范重点领域、重要事项、关键岗位的流程管控和制约机制，建立与本行业和本单位治理体系和治理能力相适应的、权责一致、制衡有效、运行顺畅、执行有力的内部控制体系，规范内部权力运行、促进依法办事、推进廉政建设、保障事业发展。公立医院内控评价报告应用是依据医院的实际情况而定的，涉及医院各个系统、各类业务优化内控管理，提升医院实际管理水平，医院内控管理又需契合医院发展战略方向，使医院又好又快发展。

（一）医院应用内部控制评价报告的主要方面

（1）提高管理效率：内部控制评价报告可以帮助医院发现潜在的风险和问题，并提供解决方案，提高公立医院内部控制水平，加强公立医院内部控制管理，实现公立医院科学化、精细化管理，从而提高医院的管理效率。

（2）保障财务稳定性：内部控制评价报告可以对医院的财务状况进行检查和评估，确保医院的财务稳定性和合规性。

（3）加强风险管理：内部控制评价报告可以帮助医院识别、分析和管理潜在的风险，从而减少可能的损失和不良后果。

（4）改进流程设计：内部控制评价报告可以指出医院工作流程中存在的问题和瓶颈，从而为医院改进流程设计提供参考和建议。

---

① 高万玲. 公立医院内部控制评价：现状、不足及对策研究［J］. 中国总会计师，2023，9：119－121.

（5）提高服务质量：内部控制评价报告可以帮助医院识别和解决服务质量方面存在的问题，从而提高医院的服务质量和满意度。总之，公立医院内部控制评价报告是一种有益的工具，可以帮助医院管理者更好地了解医院的运营情况，并采取相应的措施来改进管理和服务。医院以内部评价报告结果为基础，开展与绩效考核相结合的工作模式，不断改进医务人员工作作风和工作质量，切实提高医疗服务水平和医疗质量安全水平，确保患者就医安全，保障医疗质量。

（6）医院公开内部控制评价报告，加强宣传工作。医院以多种形式运用内部控制评价报告，将风险管理文化和内部控制理念引入医院现有文化，不断强化和提升各级管理人员和执行人员的自觉执行意识。如在专栏宣传内部控制知识、发布内部控制评价报告信息，在医院内刊发内部控制评价专题、举行在线讨论等多种形式的内部控制评价宣传。加强医院文化的建设，医院利用内部控制评价报告，积极提倡严谨的工作作风和遵章守法的行为准则，创造出一个积极的、良好的单位文化氛围。同时也为医院的内部控制管理建设打下良好的基础。良好的医院内部控制文化是实现人员内部协调的基础，也是实现内部有效沟通的重要条件，能够有效推动单位内部控制管理。

总之，医院通过对公立医院内部评价报告结果的分析，可以获得有关医院内部控制状况，明确本医院内部控制主要缺陷，以此成立医院内部评价组织，明确其职责和工作目标，制定相应改善的措施和制度，定期组织质量检查与评审，对内部控制主要缺陷和质量问题进行分析与改进，提供必要的信息支持。

（二）医院应用内部控制报告的意义

1. 设立科学的内部控制管理目标

科学性是单位建立内部控制体系的重要指导原则，对相关的经济活动、经济发展均要进行系统、有效梳理，通过内部控制评价措施贯穿所有工作环节，保障各项经济活动有序开展，以实现内部控制目标。在当前的社会经济背景下，公立医院内部控制管理目标的科学性、合理性尤其重要，必须要强化以下方面的工作。公立医院内部控制状况评价对于内部控制管理目标的设立是重要的。在设立目标时，对公立医院预算管理内部控制评价，促使公立医院做好预算工作，提高资金使用效率，切实保障各项资金的有效性，为设立科学合理的经济发展内部控制目标打下坚实基础。对公立医院资产管理内部控制评价，还可降低资产的浪费和流失。因此，公立医院在设置内部控制管理目标时，必须以公立医院内部控制评价报告结果为基础，做到科学合理，符合实际。如通过对公立医院财务管理内部控制评价，全面知晓财务信息的精准度及真实性状况，财务信息的管理能力状况，以此为基础，设立科学的财务管理内部控制目标，为实现财务信息的完整及真实性保驾护航。同时一并加强内部控制信息化建设。先进的信息化建设可以实现财务信息的高效和及时性，同时也是其精准度和真实性的可靠辅助，有利于建立科学合理的财务发展目标（于建丽，2019）①。

---

① 于建丽. 公立医院内部控制信息化难点与对策 [J]. 中国内部审计，2019，11：68-69.

2. 推进公立医院文化建设

部分公立医院虽然建立了内部控制体系，但由于管理层不重视，导致内部控制停留在文字层面，并未落到实处，没有发挥出真正的意义和作用。一些公立医院对内部控制认识存在偏差，认为内部控制成本高而且程序烦琐，这种负面的医院人员认知和文化严重影响了内部控制管理的执行，必须通过报告应用改善上述状况。内部控制评价覆盖公立医院全部机构和人员，单位每一位工作者都参与其中。通过对报告的信息公开和宣传，使医院全体员工领悟内部控制的重要性和意义，并严格执行内部控制制度，充分了解到内部控制的相关知识，并体会到其中的利弊，熟悉流程管理，树立正确的内部控制理念，将自身所处内部控制的位置得以明确，做到人人参与到日常化的内部控制管理中。强化管理者或第一责任人的内部控制意识，采用内部控制评价报告来检查和监督公立医院各职能部门是否达到内部控制目标和要求，根据内部控制评价报告结果评比以及进行激励、惩罚措施。积极调动起职能部门负责人的积极能动性，同时又强化其对内部控制管理有正确的认知，明确内部控制管理的重要意义，认识到内部控制管理对风险防范的重要作用。通过内部控制评价报告的应用，强化文化建设。积极倡导严谨的工作作风和遵章守法的行为准则，营造积极良好的单位文化氛围，同时为医院的内部控制管理建设奠定优质基础。良好的医院内部控制文化是实现人员内部协调的基础，是实现内部有效沟通的重要条件，对单位内部控制的管理起着高效的促进作用（韩冬青，2014）①。

3. 强化组织机构科学性，健全监督机制

通过内部控制评价报告检查和监督公立医院组织结构设立是否合理，各个关键岗位的设置是否公开透明，是否坚持分离不相容的基本原则将岗位牵制作用发挥出来。实现各个职能部门的相互制约及检查，明确其工作权责，从而提高工作效率，促使医院各项工作有序进行。保障部门之间保持良好的沟通，可以有效减少人为的阻力。健全监督制度，明确各部门及岗位权责的同时，通过内部控制评价，定期和不定期对职能部门内部控制管理工作进行监督检查和实现自我评价。从客观、真实的角度对内部监督进行评价，及时发现违法和不合理现象，及时纠正，有效防止腐败现象发生。

案例 9 - 1

医院应用内部控制报告的案例

河南省某医院应用内控评价报告改善内控缺陷的应对措施。

河南省某医院根据有关政策要求，制定了内部控制建设实施方案，成立了内部控制领导小组，确定了财务部门为内部控制建设牵头部门，负责协调内部控制相关工作。同时，医院已建立各部门在内部控制中的沟通和协调机制，由财务科牵头，组织实施内部控制建设中的沟通和协调工作，同时医院各部门已设置内部控制联络管理员，以保障内部控制建设及落地的有效进行。医院已建立由院长和院党委书记领导下的

---

① 韩冬青. 医院内部控制与医院文化关系研究 [J]. 中国总会计师，2014，2：61 - 63.

内部控制组织架构，已建立的内部控制组织架构能够在宏观层面有效传递各管理级次的信息，尚在进一步健全和完善、修订中，目前的内部控制组织架构基本能够适应医院信息沟通的要求，做到信息的上传、下达和传递，能够为医院各部门及关键岗位提供履行职责所需的信息。

内控缺陷 1

医院单位内部控制组织建设中存在的风险点主要是部门间的内部控制沟通协调和联动效率上。医院是以医疗业务活动为主，公益性的特征决定了医院各部门的工作不能仅以效益为主要目标，而应考虑为人民服务的公益性。医院能够站到非营利性的高度上为各项经济活动建立良好的内部控制体系，如果沟通和协调机制没有从单位层面健全，将会使单位整体内部控制建设工作落地比较被动。目前，医院内控的协调和沟通机制主要体现到了以财务科牵头的各种沟通和协作上，沟通和协调协作主要还是和财务业务有关的事项，效率上有待提高。

应对措施

医院应当强化各部门在内部控制工作中沟通和联动机制，加强部门之间对内部控制各项控制点和控制目标的沟通和联动，同时应在现有的内部控制组织架构基础上，根据医院的经济业务发展情况，根据医院事业发展目标，结合临床业务的特性及上下隶属关系，在横向上进一步完善业务科室及职能部门的联动机制，在纵向上强化各级管理层职责和权限，进一步明确各部门间的分工协作关系，时刻保持内部控制组织架构在内控建设工作中的统领作用。

内部控制的建立与实施，要求医院应当建立各部门或科室之间的沟通协调机制，并有效执行沟通协调工作，医院内部控制工作并非是单位一个部门或某几个部门的事情，而属于医院全员参与的一项工程，且是需要长期坚持并不断完善的过程。为此，需要高层领导充分认识到内部控制的重要性并不断强调其重要性，才能有效调动全员参与建立和完善内部控制体系，才能有效保障各部门积极配合，主动开展本部门的内部控制建设工作、主动开展风险评估、主动进行自我检查与监督、开展自我问题的查找和修正、认真落实医院的内部控制制度、对发现的问题积极进行整改并主动上报，各部门间做到信息流畅、沟通顺利，从而完成内部控制相应的控制目标。

内控缺陷 2

医院的经济活动及业务活动的决策、执行、监督能够有效实行三权分离，相应的职责权限能够明晰划分，且职责和权限能够对等；医院议事决策过程有记录，由于大部分属于网络化（钉钉、微信群、邮箱等）形式进行，电子信息可能存在存储丢失、黑客入侵或被覆盖、未全部及时备份的风险，可能会存在个别议事决策过程的电子信息与纸质信息不能同步保存，以致会影响议事决策过程的完整性，从而使决策过程流于形式，缺乏权威性。

应对措施

①根据国家有关法律法规和医院内部的规章制度，并结合内外部环境对医院组织架构进行设置，以形成各管理级次以及各部门间的制衡机制，以更好地实现组织架构中决策权、执行权和监督权的分配，更有利于三权分离、相互制衡机制建设。

②由于医院大量的议事决策过程体现到了内部网络（如钉钉、微信等）过程中，鉴于目前信息系统整体建设尚未成熟，信息安全与数据共享正处在不断改进的状态，为体现决策过程的安全性、严肃性和科学性，应同步将电子信息管理制度化，定期备份，互联网、信息化领域应参与到医院内部工作机制的制度管理中，为完整记录议事决策过程的客观性和真实性，完整反映每位成员的决策过程和意见，在此基础之上，结合医院的实际情况和档案管理要求，及时归档。

内控缺陷3

医院内部管理制度相对比较健全和完善，医院办公室及党委办公室的宏观层面制度建设较为全面，医院各部门对部门内部管理、业务运行、岗位职责等制度已建立健全。随着医疗体制改革和经济形势的发展，医院各项制度建设更新度尚未紧密跟上，尤其是2021年新的公立医院内部控制管理办法实行以来，各项制度未对比更新或适时检查修订，医院单位层面到业务层面乃至各科室之间，相互不是很清晰或科室了解不全面，部门之间的联动效应有待完善和改进，尤其是科室利益和医院单位利益发生冲突时，无法以医院宏观层面为重，从而导致内部控制目标产生偏差。医院在具体业务领域大部分能做到经济活动有章可循，有制度可依。但在个别领域，属于近几年发展较快的领域，相关制度有待进一步完善，如互联网、医联体的管理制度；信息化建设工作正在进行，且在进一步推进中。

应对措施

①医院应当建立健全互联网业务、医联体业务、信息业务相关内部管理制度，并结合医院实际情况和业务发展情况，对互联网业务、医联体业务、信息领域业务相关内部管理制度不断、适时地进行更新和完善。应当对单位层面有待优化的议事决策过程进一步在安全性、权威性上借助互联网、信息化的力量，使议事决策过程更加安全有效。

②公立医院是政府出资设立的非营利事业单位，其经营目标是提供公平、高效的医疗服务，解决人民群众的基本医疗问题，增进社会福祉，特别是新医改所提出的药品制度改革、提高医疗保险比例，都体现了医疗卫生制度在公益性方面的侧重。在内部控制各项制度建设中，除了坚持内部控制的全面性、重要性、制衡性、适应性原则，在未来的评价和建设工作中，还应按照新医改各项举措的初衷和侧重方向，在制度建设中融入公益性原则，以更好地实现公立医院的社会宗旨。

内控缺陷4

医院在单位层面的内部控制队伍建设方面，能够根据医院经济活动实际情况和内部管理的制度建设情况，及时建立内部控制领导小组和执行小组，根据内部控制建设进度进行内部控制监督。在业务层面，医院内部控制队伍建设工作主要体现到内部控制中关键岗位及关键岗位人员的设置情况。在本次风险评估中我们注意到，贵院在实际工作中能够按资格任职条件和岗位需要设置内部控制关键岗位，并有相应的关键岗位和关键岗位人员的职责权限划分，但对关键岗位认识上，或者在理念意识方面有所偏差。在和多数科室沟通过程中，我们了解到"我们科室的岗位都是关键岗位"，而在进一步风险评估中，我们获知医院各部门关键岗位至少包含了科室负责人或业务技能骨干人员。除了关键岗位，还有其他岗位，也有部分科室出于科室业务的特殊性，可能所有岗位均为关键岗位，但理念的不清晰，可能会导致关键岗位职责权限划分不清，从而不能严格分离不相容岗位，或者不能在关键岗位配备相应资格条件的关键岗位人员，进而可能导致岗位之间缺乏制约和监督。

医院在关键岗位定期轮岗方面，已建立健全各部门岗位职责制度，已建立健全定期轮岗制度，并能够根据关键岗位及关键岗位人员的实际情况，根据医院发展的情况，进行定期轮岗换岗。

医院能够在内部控制相关培训方面，做到不定期进行各科室管理制度培训或业务培训，对内部控制整体建设工作的开展和落地的系统性培训尚需增加培训次数和扩大覆盖面。

应对措施

①关键岗位与其他岗位相比，责任重，工作内容复杂，可支配的资源多，任职资格的要求高、数量少，对医院管理目标实现的贡献率高，关键岗位是医院经济活动有效开展的重要保障，也是医院经济活动中最容易发生舞弊和腐败的关键职位，医院应当在全院树立和加强关键岗位控制意识，强化关键岗位的重

要性，树立关键岗位的权力和责任意识，防范可能会出现的职务舞弊和腐败现象，进一步提高医院运行效率和效果，更好地实现职责与权限统一。

②医院应当积极组织全院系统性的内部控制相关培训，持续强化内部控制建设工作的持久性和在医院整体工作和经济活动中的重要性，而不仅限于部门内部制度的培训和业务培训。

内控缺陷5

医院能够根据实际内部经济活动及相关业务活动建立符合医院自身的内部控制手册（流程），相应的流程能有效体现医院内部各部门的三权分离，但在内部控制流程嵌入信息化系统方面有所欠缺。

在内部控制建设中，需要实施恰当、具体的控制方法，才能实现内部控制的目标，贵院对内部控制方法的应用上基本能做到完整、有效。比如，在不相容岗位相互分离控制中，各归口部门能够有效做到不相容岗位的分离；能够分级、分事使用内部授权审批制进行经济活动的管理；对经济活动运用预算控制、财产控制、会计控制、单据控制以及信息内部公开等控制方法进行内部控制；对医院各经济业务运用归口管理进行控制等。

应对措施

在内部控制流程建设方面，医院应当根据自身的业务特点和发展情况，在进行信息化建设的同时，将内部控制制度和流程嵌入医院信息化系统管理中，并固化这些流程，同时在以后的发展中，根据医院内部、外部的环境变化，根据医院经济活动和业务特征的变化，合理、适时完善内部控制制度及流程，以更好地保证医院各部门、各岗位信息沟通顺畅，流程更加符合医院未来的发展，更有效地实现内部控制目标。

二、科室层面的应用

（一）科室应用内部控制评价报告的主要方面

（1）公立医院各科室负责人要认真分析内部评价报告，根据科室内部评价报告中指出的问题，及时开展调查分析，并采取措施进行改进。

要重视对发现的重大隐患和薄弱环节进行整改，确保问题得到及时有效解决。内控评价报告反馈，就是医院应用内控评价报告过程中，医院各科室、对内控评价报告涉及本科室的内控缺陷和风险进行反馈，并提出相应的整改建议。首先，通过收集这些建议，让医院员工充分认识自己所在科室的内控缺陷情况，员工自身行为是否存在潜在风险。其次，各科室推荐内控整改的员工，成立内控整改小组，探讨分析内控缺陷和风险产生的原因，并制定相应的解决方案。最后，评价者与被评价者之间相辅相成，评价者进行内控评价，科室向评价者反映出现的问题，致使双方实现共赢的局面。

（2）各科室要结合内部评价报告中指出的问题和改进措施，及时组织开展经验交流活动。在科室内部组织开展经验交流活动，在全院范围内推广好的做法和经验。各科室要建立内部评价报告整改反馈机制，将评价报告中指出的问题进行归纳整理后，形成整改方案。通过整改反馈机制，科室负责人和科室成员可以及时发现问题，总结经验教训，落实整改措施。

（二）科室应用内部控制评价报告的意义

1. 强化科室内部控制目标，契合医院战略

通过应用公立医院各科室内部控制评价报告，明确各科室内部控制目标与医院战略发展目

标相契合，给予公立医院科室内部控制战略导向性。明确的目标能够促使各科室有效发展，激励科室成员发挥主观能动性，最终实现内部控制目标。公立医院各功能科室，其内部控制目标应定位在确保各科室提供高质量的医疗服务，并注重科研能力提升，将成果有效应用于临床。通过应用公立医院各科室内部控制评价报告，科室以及医务人员能够认识到内部控制目标的内涵，发挥自己的主观能动性，为科室和医院发展以及国家的卫生事业贡献自己的一份力量（殷晓霞，2018）①。

2. 提升科室医疗质量管理，保障医疗安全

医疗质量一直都是评价一个科室内部控制水平的重要指标，通过应用公立医院各科室内部控制评价报告，对于科室医疗质量与安全提出更高的要求。科室医务人员严格遵守医疗质量安全核心制度（Daina et al.，2019）②。首先，通过对公立医院各科室内部控制评价报告的应用，强化科室医疗质量管理，对科室各种医疗风险和潜在风险主动进行筛查、识别，对风险分级管理，积极应对，并根据需要及时上报，杜绝医疗事故发生。其次，促使科室严格执行医院各项制度，有效规避风险。最后，加强医疗质量督导，查找科室医疗薄弱环节。运用信息化手段，将公立医院内控评价报告和科室医疗质量串联起来以进行网格化监管，充分提升医疗质量与安全监管效力，医疗活动参与主体共管共治，提升医院自我监管能力。以此为基础建立科室医疗质量与安全内控的智能化预警机制，当某一指标的变化值达到预定阈值后会发出预警信号，第一责任人会第一时间收到信息并进行及时的纠偏或干预调控，以实现医疗质量与安全的智慧化管控（蒋帅等，2021）③。

3. 促进各科室竞争与合作，培养安全文化

现代医疗服务属于团队合作模式，需要多科室协助完成。通过应用公立医院各科室内部控制评价报告，将各科室内部控制评价状况与医院奖惩政策挂钩，促使各科室良性竞争。积极推进不同科室之间就内部控制评价进行沟通交流，营造良好的合作氛围。内部控制沟通必须及时，要根据公立医院内部控制评价结果，及时对各科室内部控制中的问题进行披露、说明或培训，以达到员工对内部控制的充分理解，进而提高其积极性，使内部控制评价成为一个高效完整的过程。因此，公立医院在科室内部控制评价报告结果应用方面，以科室为单位，成立各级内部控制沟通小组，严格落实内部控制沟通的主体责任，建立定期或不定期的内部控制沟通制度。积极培养各科室每位医务人员的安全文化意识，确保患者接受良好的治疗和护理。

4. 提升科研能力，加快各类成果转化

科研能力的不断进步是促进医疗水平不断提升的动力。首先，通过应用公立医院各科室内部控制评价报告，医院加强临床专科建设，提升专科诊疗水平和诊疗能力。其次，以临床应用为导向，推进科研攻关和临床转化，积极交流成果，加快推进适宜技术的推广应用。丰富服务

---

①　殷晓霞. 医院财务内控适应科室建设的合理化模式构建［J］. 现代经济信息，2018，10：215 – 216.

②　Daina L. G.，et al. Improving performance of a pharmacy in a Romanian hospital through implementation of an internal management control system［J］. The Science of the Total Environment，2019，675：51 – 61.

③　蒋帅，刘琴，方鹏骞. 智慧医疗背景下"十四五"我国医院医疗质量与安全管理策略探析［J］. 中国医院管理，2021，41（3）：15 – 17.

内涵，拓展服务内容，加强人才建设，将科研成果转化进日常医疗服务工作中。

案例 9 - 2

科室应用内部控制评价报告的案例

河南省某医院科室应用内控评价报告和应对措施。

1. 科室医疗业务管理控制的风险评估情况

医院科室医疗业务管理涉及医务科、医保科、物价审计科、行风办、纪检监察室多个部门，已建立相关医疗业务管理制度，诊疗业务能够执行临床诊疗规范，不存在不按规范执行诊疗规程的情况。对医院药事管理管控方面，专门制定了药事管理相关制度，约束、管控药事管理、处方管理、合理用药规程等用药管控制度。对引进和使用药材、耗材以及医疗设备的事务管控，已建立健全相关药材管理、医学装备管理制度，建立医学装备三级管理制度，对医院耗材管理、装备管理、综合方面管理进行约束和管控，通过诊疗管理、药事管理、医学装备管理、耗材管理等，相关医疗服务项目能够落实到位，能做到有章可循，按制度执行。对强制性医疗业务所涉及医疗安全卫生健康标准的相符性，医院定期或不定期检查相关标准，对标提升，确保相符，包括不定期按照规定接受外部各种行业检查，能够对检查存在的问题及时整改，落实整改结果。

医院医疗业务管理整体情况良好，医院医疗业务领域发展平稳健康，但由于医疗业务的复杂性，且为医院的主要经济活动，即便是科学有序的管控，风险也必然会存在。如随着外部经济的发展，诊疗项目收费是否还依然符合物价部门、医保部门政策；归口管理下的医疗业务，随着医院规模的发展和业务量的增加，医疗业务相关的各项内部制度是否适时更新，与医院的发展相适应等。

2. 科室医疗业务管理控制中风险的应对措施

医院应当根据医院医疗活动和其他相关业务活动的发展变化，不断完善内部相关管理制度，对各项诊疗项目收费适时进行检查比对，使之符合最新的价格政策或医保政策。由于医疗业务发展较快，业务活动所涉范围广，同时外部环境变化对医疗业务活动中所涉及的医用药品、医用耗材、医疗设备引进和使用过程中的行为规范以及临床科室、医务人员的行为规范，应在内部、外部环境不断发展变化的情况下，定期或不定期进行行风检查，以避免商务贿赂行为，避免舞弊风险。

3. 科室科研项目和临床试验项目管理的风险评估情况

医院科室对科研项目及临床试验项目管理已实现归口管理，已建立科研项目和临床试验项目控制管理制度，包括《科研经费相关管理制度》《临床试验项目经费管理制度》《临床试验项目合同管理制度》。医院的临床试验研究经费，不纳入医院科研经费管理，医院财务科设专户单独管控，医院对全院各类临床试验项目的申办、报批、分配、使用、监管等控制能够按照规定程序执行，按照"分项管理，单独核算，专款专用，严格审批"的原则使用临床试验项目经费，科研经费能够在预算批复的范围内开展和实施，确属用于支持科研工作范围，但为预算开支范围外的科研经费，医院能够按提前规定的程序进行审批申请。临床试验项目经费能够在合同约定范围内使用报批的资金，不存在挪用资金现象。对科研项目和临床试验项目的档案管理，未专门建立科研档案管理制度，但相关科研项目档案能够和其他合同档案按医院档案管理规定进行管理，以便于以后查阅、检查。

医院在科研项目和临床试验项目立项程序相关管理制度有待完善；对科研项目成果和临床试验项目技术成果的保护措施方面，未建立相关管理制度，这可能会在成果转化与应用方面影响医院及研究团队的合法权益。

4. 科室科研项目和临床试验项目管理控制中风险的应对措施

医院应按照科研项目和临床试验项目的实际情况建立相应的立项管理程序，在科研项目及临床试验项目中，对结题验收能够适时管控，在项目技术产权保护方面，应加强结题验收后的成果保护与成果转化工作，对项目研究成果产权保护，建立相关成果转化落地制度，并鼓励院内对科研项目成果的转化及应用。

5. 科室教学管理的风险评估情况

医院科室对教学业务能够实现归口管理，已建立健全教学管理控制相关管理制度，教学业务管控能够支持医院医、教、研全面协调可持续发展。医院科教科、教研室对各种教学档案实行教学档案管理，对教学过程中各种教学资料和各种教学档案进行专门管理。医院教学资金能够在预算批复范围内执行使用，不存在超范围使用预算资金的情况。

医院在教学管理控制中，涉及部门有科教科、财务科、物价审计科、招采办、医学装备科、信息科、总务科，对相关部门、科室在教学管理中的职责权限不明确，仅仅明确了科教科归口部门在教学管理中的职责权限及管理范畴。

6. 科室教学管理控制中风险点的应对措施

医院应在结合本院教学业务开展实际情况的基础上，明确教学业务相关部门和科室在教学业务中的职责权限，优化教学业务管理的工作流程、工作规范，建立部门间沟通配合机制，以使教学业务能够真正全面支持医院医、教、研协调可持续发展。

三、医院员工层面的应用

（一）医院员工应用内部控制评价报告的主要方面

在医院内部，定期对医护人员进行内控管理理念的宣传，对内控管理知识进行测试。培养其理解内控管理、支持内控管理主观性。在这些测试中，对脱颖而出的员工进行适当的奖励。除了内部学习外，鼓励医护人员学习和参加内控管理培训，并做培训分享交流。医院要对出去培训的人员加以考试，考试不合格的员工不予报销本次培训费用。医院员工通过医院内部控制评价报告可充分了解自身在本院内部控制体系中的位置、职责。员工认真分析医院内部控制评价报告，了解本院内部控制状况和主要缺陷，为提高本院内部控制水平积极出谋划策。

（二）医院员工应用内部控制评价报告的意义

1. 提高医院员工的业务能力

公立医院内部控制管理涉及方方面面，通过应用公立医院各科室内部控制评价报告，使医院员工有专业的技能及理论知识，熟知内部控制的专业理论准则和医院相关内部控制制度规章，并兼具良好的职业道德和操守。提升人才队伍建设，对其进行定期的培训和业务再教育，提升医院员工对医疗风险的预判及处置能力。同时，不断提升其道德品质，使之成为严谨求实的合格型复合型人才。提升工作人员的综合素质，培养正确的三观，有效减少医疗违规和安全问题。

2. 强化员工风险防范意识

内部控制管理的开展，需要建立在公立医院全体工作人员的基础上，必须全员参与。通过应用公立医院各科室内部控制评价报告，让医院员工充分理解内部控制对医院发展的重要意义。在应用过程之中，要严格按照岗位职责进行对应的分析评价、细化内部控制执行标准，切实将医院员工工作的权责进行落实，让每一位工作人员都能够充分认识和理解内部控制管理的重要性，将工作人员的积极性全部调动起来。有效的奖惩激励机制，在严肃的检查制度下可以督促员工自觉所属内部控制职责。加强风险防控，提升员工职业道德，也是医院内部控制管理的重要措施。所有工作人员都应主动发现风险，主动应对风险，为医院发展作出贡献。

3. 提高员工积极性，促使员工职业发展

应用内部控制评价报告要全面和及时，不仅涉及业务科室，更要具体到各员工。牵连到薪酬发放、员工奖惩、职位升迁、岗位调动等多个方面，将公立医院内部评价报告结果与职称晋升、绩效考核挂钩，充分发挥公立医院内部评价报告在促进医疗机构工作人员的激励和约束方面的作用。政府将公立医院内部评价报告结果作为职称晋升、绩效考核的重要依据，将公立医院内部评价报告结果与公立医院工作人员的薪酬分配、岗位聘用、职务晋升和职称评审挂钩，从而引导医疗机构不断提升管理水平。例如，把员工的内部控制评价结果录入职业生涯发展计划。对医院所有人，无论是内部控制评价良好的员工，还是表现差的员工，都要将结果填入员工职业生涯发展档案。为薪酬管理提供依据以及作为提升职务等级和岗位调整的依据。在取得内部控制评价报告的结果之后，将得分由高到低设定为从 A ~ E 的五个等级，并将其作为职务等级或职务调整时的依据。同时要兼顾创新性和综合性的应用，包括开发工作协调、人才培养和职业规划等。提高员工积极性和工作效率，又系统和全面提高员工的工作技能、业务能力和服务水平，促进医院人力资源的可持续发展（徐春玲，2016）[①]。

案例 9 - 3

医院员工应用内部控制评价报告的案例

河南省某公立医院内控报告表明，该院已建立健全内部各项财务管理制度，已建立健全会计岗位责任制度以及岗位轮换制度，能够在财务部门岗位职责权限方面明确划分设置并有效执行。财务部门会计工作的信息化程度处于发展完善中，已有的会计信息系统，即 HRP，随着医疗改革的进展也在探索前进，这个可能和整个外部信息化发展和科研发展的进程有关，但贵院能够做到在大环境信息条件有限的情况下，将医院财务信息在内部系统中实现职责和权限对等分配，并随着外部科技的发展而去找出信息化程度中的不足，做到不断探索改进，保证了会计信息的及时性和有效性、准确性。

在本次评估中，我们根据岗位职责划分和调研分析，发现财务部门会计人员不足，财务人员选聘方法方式不严谨，半数财务人员专业不对口，部分财务岗人员的任职资格配备和财务专业不匹配，这可能导致

---

① 徐春玲. 基于员工薪酬发放的医院内部控制制度的探究 [J]. 当代医学，2016，22（16）：9 - 10.

会计人员的整体业务素质不高，从而影响财务信息的质量和效率。同时，会计部门关键岗位设置不足，如财务科设置有副科长，未设置科长，或设置有相应管理岗位但未配备足够的管理人员，这有可能会影响会计具体工作的管理质量；已设置总会计师岗位并实施有效管理职责。会计系统建设方面，医院已建立健全各项会计管理制度并能有效执行，已设置总会计师岗，已建立健全会计档案管理制度。

应对措施

医院应当严格按照会计机构财务各岗位人员的任职资格条件和选聘程序，聘用会计人员，至少应根据医院财务工作需要，配备具有初级会计职称且业务水平过关的人员担任各会计岗。应按照会计岗位需求，在日常业务中应加强会计人员专业技能的培训及医院业务方面和财务方面综合能力的融合，不断提高医院会计人员的专业胜任能力，做到专业人做专业事，结合医院实际经济业务开展情况，加快财务人员业务转型，打造建设一支业财融合的专业财务团队。

四、风险评估与控制

公立医院内部控制评价报告在医院风险评估与控制的方面的应用。

1. 提高医院的抗风险能力

公立医院的内部控制评价报告，使医院能及时识别主要风险点，及时应对，采取措施予以防范和控制，从而避免或减少因风险因素而造成损失，提升医院的风险管理能力。例如：增强公立医院对内部风险变化和外部风险变化的感知能力，提高对各种不确定性因素和新情况、新问题的处理能力，可以提高医院的抗风险能力，在面对各种不确定因素时能够采取积极有效的措施来应对和减少风险所造成的损失，有效避免或减少医疗纠纷和事故的发生，保障医务人员和患者的生命安全，降低医疗风险和医疗费用，实现医务人员与患者之间和谐相处，构建和谐医患关系。加强公立医院风险评估与控制，使医院管理体系更加完善，从而增强医院应对风险和挑战的能力，提高对医疗行业环境变化和行业发展趋势的反应速度和应变能力，保障医院持续、健康、稳定地发展。

2. 开展医院风险管理培训

通过公立医院内部控制评价报告所披露出的医院运营中的主要风险，以及潜在风险因素的特点，开展针对性的风险管理培训。通过对相关法律法规、规章制度和诊疗规范进行学习，提高对特定医疗风险的识别能力，根据医院实际情况，制定相关制度。将医疗风险防范应对纳入医院的日常工作中，使其规范化、制度化，建立良好的医院风险管理能力。培养全院员工的法律意识、风险意识，增强风险能力，树立依法执业理念。培训内容包括：特点风险管理专业知识，医院法律法规、诊疗护理规范及科室基本规章制度等。

通过内部控制评价报告对风险进行预测、分析、评估和控制，在最大程度上降低医院经营风险。通过对信息及时沟通和处理，确保医院运营管理活动符合国家有关法律法规的规定，符合国家相关政策的要求。通过建立有效的激励机制和约束机制，调动医院员工参与风险管理的积极性，提高风险管理的效果。通过对医院的人力资源、财务等各项资源进行合理配置和有效利用，最大限度地降低经营风险给医院带来的损失。

公立医院内部控制评价报告在医院风险评估与控制方面应用的案例

1. 预算管理风险评估情况及应对措施

1.1 预算管理的风险评估情况

预算管理工作涉及医院的各个部门，也离不开医院的实际经济活动，贵院的预算管理办公室设在财务科，由财务科牵头全面预算管理的具体实施，包括预算事前、事中、事后相关事务。根据调研和评估，贵院的预算管理工作中，预算编制过程基本科学有效，即能够按照医院的战略目标和年度工作计划，并结合上年预算执行情况，充分了解各科室预算指标，结合财务实际预算支出进行核算，必要时和各部门进行沟通，对各部门上报的预算进行分析、统筹后进行汇总编制上报。整个预算管理过程，包括从预算编制到预算执行、预算考核，能够按照《中华人民共和国预算法》的要求执行，基本能够严格对预算编制、预算审批、预算下达、预算执行、预算调整、决算与评价、预算分析与考核各环节进行管理控制，各项预算指标均根据往年项目执行数以及来年科室计划科学分析后定制，基本能满足归口科室预算需求。

在预算执行管理上，根据医院上年度财务报表实际运营指标，认为贵院的预算编制与其资产配置情况，以及医院各项经济活动的开展基本能够相匹配，预算执行上，基本能做到在预算批复的范围内执行，执行率能达到90%以上。医院不存在无预算有执行的情况、不存在有预算未执行的情况。

预算管理风险点还存在预算执行与预算审批不一致的情况，有时会出现预算调整的情况。贵院在全面预算管理中实行目标管理，成立由院长和书记牵头，其他院领导、职能科室负责人等共同组成的全面预算管理委员会，下设预算管理办公室，构建由预算管理委员会、归口职能科室、业务科室构成的三级预算管理体系，推进医院全面预算管理，预算指标的测算、分析和分配分别由财务科、院办公室、党委办公室、医务科、护理部、人事科、总务科、医学装备科、信息科等职能科室分工实施，负责本科室归口管理的预算指标执行，但由于客观情况的原因及预算管理系统完善度的限制，在实际预算执行时存在有预算执行调整的情况。

医院在对预算执行的评价和考核控制方面，已建立预算考核机制，即将预算管理绩效考核指标参与到预算职能科室负责人的综合目标管理考核，具有一定的激励性，但该机制未有效执行。

1.2 预算管理风险点的应对措施

对于医院支出预算执行率未能完全达到100%的控制措施方面，鉴于医院的实际情况，执行率偏差主要存在于卫材方面。由于卫材的使用量可能依赖于医疗客观实际需求，且需求量大，医院应在外部环境对医院的影响方面、医院业务发展变化等方面，对卫材的支出需求应进行科学论证后进行预算编报，及时、详尽对同行业，对外部市场进行调研的基础上，卫材和其他支出预算控制真正做到"量入为出、量力而行"，以实现以收定支、收支平衡的控制目标。

预算指标分解与预算审批不一致、预算执行有调整、预算项目细化方面不一致等情况的应对措施，以及对于实际预算执行超出预算范围的风险应对，应在预算编制阶段对各种可能发生的情况做出合理评估，同时进一步完善预算管理系统，必要时借助技术专家，加强预算全面系统控制，尽可能减少预算偏差，减少预算调整概率。

在对预算评价和考核控制风险应对措施上，医院应当在已经建立的预算管理绩效考核机制基础上，做到全面参与预算职能科室负责人的综合目标管理考核，做到考核有依据、有过程，以使预算考核真正落地，实现公正、合理、科学、有效执行。

　　2. 收支管理风险评估情况及应对措施

　　2.1 收支管理的风险评估情况

　　医院收入包括财政拨款收入、医疗收入、科教收入、非同级财政拨款收入、捐赠收入、利息收入、租金收入、其他收入。其中，医疗收入是主要资金来源，医院所有收入来源合规合法，收费项目和收费执行符合规定，不存在无规定收费或超限额收费的情况，并且针对具体收入项目，医院已建立健全相关收入业务管理制度，能够按照收入制度进行核对管理各类收入项目。医院收入归口财务科管理和单位整体管理运营模式能够科学匹配，对收入过程中各种票据和收费项目能够及时、有效审核和审查，不存在乱收费情形。

　　医院在支出控制方面，已建立健全支出业务管理制度，发生支出事项时能够按照规定的程序进行审批。医院支出项目包括业务活动费用、单位管理费用、其他费用，其中包含了医院在开展医疗服务和其他业务活动过程中发生的各项支出项目，即医疗业务成本支出、财政项目补助支出、科教项目补助支出等，涉及医院整体业务活动的全部过程，在对各项支出的审核把控中，由归口部门财务科整体把控审核，能够做到对各类支出凭证的真实性、合法性、合理性尽职审核、审查，医院不存在使用虚假票据套取资金的情况。

　　医院在收支业务管理中，涉及票据和印章的控制，医院已建立健全票据及印章管理制度，其中对票据的管理，能够做到专人负责票据的申领、保管、稽核和核销，明确出纳、收费人员不得兼管票据的管理、稽核工作，且能够同时建立票据电子台账和手工台账，能做到定期对票据使用、保管情况进行督查。对印章的管理，医院的财务专用章和法人章由财务科安排出纳和会计两名人员分别管理，互相牵制，使用时建档登记，按规定审批后方可使用印章，其他印章如门诊收费章，因涉及医院资金来源管理，医院根据实际情况，能够落实按编号篆刻，收费人员一人一章，能够做到专人负责、专门建册管理收费章。

　　医院在收支业务管理控制中，风险点主要存在于个别情况下超预算支出的情况，如人员经费、卫生材料、捐赠等支出，特殊情况下会超出预算产生支出，但特殊情况下支出，在审核和使用过程中，能够做到全程把控，按流程执行。另外，债权债务控制属于收支管理控制中的一个风险点，医院在债权债务方面能够建立健全相关管理制度和债权、债务岗位责任制，对应收款项和预付款项的管理能够遵循"谁经办，谁负责，及时清理"的原则，对债权债务的审核，以及债权岗、债务岗的职责划分，岗位责任追究制度等，能够按照程序执行，执行相关内部控制管理，但由于医院面临业务情况复杂，对应收款需要注意坏账风险。

　　2.2 收支管理风险点的应对措施

　　医院的收支管理相对较为规范，相关收支控制制度已建立健全，但由于收支业务和债权债务相关，那么债权债务风险时刻存在，收支风险也就相对存在。控制收支业务风险，除了随着医院经济业务活动的复杂化和外部环境、政策环境的不断变化，还要考虑相关收支管理制度及时完善和修订。再者，医院的资金来源主要是医疗收入，随着医疗改革的推进，医疗收入的增加，医院应在收支业务按权责发生制下的债权债务管理控制上加大力度，定期对债权债务进行对账、催账，避免死账呆账，避免资产流失风险。

　　3. 政府采购管理风险评估情况及应对措施

　　3.1 政府采购管理的风险评估情况

　　医院已建立健全采购业务相关控制管理制度，如《招标采购管理办法》《药品遴选采购制度》《医用药材采购制度》等，能够对基建工程、医疗设备、耗材、药品、各类保障物资及对外委托服务类项目等的招标采购管理进行有效控制。医院资产采购组织方式，包括医院自行组织采购和委托招标代理机构组织采购，已成立由院长组成的招标采购工作领导小组，对政府采购业务能够实现业务归口管理，具体由招标采购办公室负责政府采购业务。医院政府采购业务，能够按照预算执行，能够按照医院采购业务相关控制管理制度的流程和程序进行申请、审批，能够按制度设定标准范围进行院内议价、招标采购、公开招标采购等执行采购控制，能够按照规定组织政府采购活动和执行验收程序，并按规定保管政府采购业务档案，实现归口管理。

医院在政府采购业务管理控制中的风险点在于政府采购招标程序中，如果采取低价竞标的招标方法，一旦按最低价中标，有可能导致供应商在后期合同履行中降低合同履行标准，产生服务舞弊，以致可能会造成采购的货物或服务达不到医院期望的要求，影响医院经济活动运行效率。

3.2 政府采购管理风险点的应对措施

为实现资产使用效率，提高服务类采购质量，实现医院经济业务控制目标，在政府采购管理控制中，虽然需要秉着质优价廉的原则，应尽量避免政府采购最低价中标，可以采用综合评分法或其他评分方法，以保证采购标的质量，提高政府采购效果。

4. 资产管理风险评估情况及应对措施

4.1 资产管理的风险评估情况

4.1.1 医院已建立健全资产管理相关控制制度，如《货币资金管理制度》《现金管理制度》《银行存款管理制度》《票据管理制度》《存货管理制度》《固定资产管理制度》《无形资产管理制度》，且相应的资产按性质能够分别实现归口管理，对各项资产能够进行科学管理，已达到资产结构的优化管控，能够在保障医院国有资产保值增值的基础上，提高医院资产使用效率和效果。在资产管理中，对货币资金，医院归口部门定期或不定期对现金及银行存款进行清查核对，现金做到日清月结，不留死角。医院对各类存货每季度进行一次盘点核对，并对盘点不符情况及时进行清查处理。对固定资产和无形资产等资产，能够做到统一领导，归口管理，分级负责，责任到人的管理责任制，至少每年于9月到11月进行一次清查盘点，能及时对盘点结果进行核对，按规定程序进行报批处理。对于固定资产的盘点控制，医院遇到特殊情况能够及时组织临时盘点，比如改变固定资产管理权或更换固定资产使用科室负责人时，遇到发生意外灾害或损失、需要对受损固定资产进行清查时，医院资产归口部门会临时安排对固定资产进行清查盘点，以查清资产状况、损失状况，责任到人，减少医院损失，更好地加强资产控制。

4.1.2 医院的资产处置管理主要由医学装备科、信息中心、总务科负责，具体负责报废固定资产的鉴定、临时保管等工作，医院对资产的处置，能够按规定的程序进行，不存在私自处置资产的情况。

4.1.3 医院关于资产管理控制的风险点，主要存在于对应收款及预付款的控制上。医院对应收款和预付款管理，已建立健全相关管理制度，并能做到定期对账、不定期催账，但由于医院的医疗运营特性，应收款中尤其是应收医疗款，呆账坏账的风险依然存在，医院虽然建立了坏账准备金制度，但应收款发生坏账的固有风险，依然对医院应收款控制是一个风险挑战。

4.1.4 存货的资产管控上，由于医院存货种类多，尤其药品类收发频繁，医院存货包括药品、卫生材料、低值易耗和其他材料等，所涉及科室有总务科、医学装备科等，物品使用可能涉及全院所有科室，所以在整个存货流转过程中，可能存在损坏、霉烂变质、遇水、遇火、遇潮、丢失等风险，医院对各种可能存在的风险能够及时有效应对，能够做到至少每季度对存货类物资进行清查盘点，并对盘点情况进行核对、清查，以保证存货的安全有效。

4.2 资产管理风险点的应对措施

医院对资产管理控制中风险的应对，应从制度管理、过程管理中入手，对应收款的坏账风险控制，需要对应收款进行分析，发现明显不能收回款项的迹象，做出预警报告，最大限度避免坏账的发生，同时整体合理估计坏账准备提取比例，确保坏账损失确认的标准，使坏账准备的损失发生能够控制在合理估计范围之内。

医院对存货管理控制中风险的应对，应继续从加强过程管控着手，强化存货存储环境的检查、药品等保质期的监控、流通过程的安全检查等，减少发生损失的可能性，避免给医院造成经济损失和信誉损失。

5. 建设项目管理风险评估情况及应对措施

5.1 建设项目管理的风险评估情况

医院的建设项目主要包括基建本部和基建滨河部，建设项目能够实现归口管理，医院以往及目前建设项目能够按照概算投资计划实施建设，医院能够对全院所有基建项目建立招投标控制机制并有效执行，建设项目基本能够在做预算、预算执行、建设项目的实施、建设项目的结算及决算过程中严格履行审核审批程序。在对建设项目控制中，医院归口管理部门关键岗位职责实施有效，能全程跟踪并管控建设项目，不存在截留、挤占、挪用、套取建设项目资金的情形，能够严格按照建设项目资金用途使用资金；建设项目相关文件、合同等档案能够及时归档管理，严格有效。

医院建设项目管理控制中存在的风险点主要是控制过程中的各环节的监控和审核，医院已建立各项建设项目管理制度，就应按管理制度规定程序严格执行，严格履行各环节的预决算审计工作，已完工工程应按程序完成验收和竣工决算，本次评估了解到医院本部院区的竣工决算一直未进行，本部院区已投入使用10年有余，医院也已对已投入使用院区进行估价入账，并据此折旧也一直在计提。但由于竣工决算未做，可能估价金额会与实际有偏差，这可能会导致医院固定资产核算不实，相应折旧成本核算不到位，进而影响医院结余的核算，影响其他决策信息。

5.2 建设项目管理控制中风险点的应对措施

医院已建设项目的各项管理制度设计有效，应按规定进行概预算、结算及决算，建设项目竣工时，应当办理竣工决算和竣工审计，明确竣工决算、竣工审计、竣工验收、竣工财务决算等环节的控制，经审计的建设项目，应及时办理固定资产验收和移交。

6. 合同业务管理风险评估情况及应对措施

6.1 合同业务管理的风险评估情况

医院已建立合同控制管理制度，对合同签订的审核机制主要体现在医院聘用法律顾问。在合同约定范围内，需由法律顾问审核的合同必须先行经法律顾问审核。由于医院未对合同进行归口管理，未设置相关部门或岗位对合同管理工作进行日常监督和全程跟踪，可能导致合同签订、合同审核与保管权限分散，会造成合同管理不规范，给医院埋下法律纠纷的隐患，进而可能会导致合同履行不能得到有效监控，影响医院合同管理的风险控制。未建立合同归口管理部门，还可能导致合同申请、审批、签订、执行、归档相互脱节，造成合同信息缺少完整记录，无法实时进行跟踪和查询，这可能会使供应商有机可乘，增加了医院合同管理控制中的风险。

医院能够在合同的订立过程中明确合同的各项条件，包括应当签订合同的范围和条件，明确了医院所有的经济活动，都应当签订经济合同。但医院对监控合同履行方面，未明确监控部门，这可能和未设置合同管理归口部门有关，包括未建立合同纠纷协调机制。

6.2 合同管理控制中风险的应对措施

医院可以结合单位实际情况指定或成立专门的合同归口管理部门，并完善合同管理相关职责制度，如建立健全有效监控合同履行机制、建立健全合同纠纷协调机制等，对合同有效实施统一规范管理，从发起合同签订开始，全程跟踪，建立台账，按照"统一管理、分级负责、专业审查、计划签订、合同结算"的原则，负责制定和修订合同管理相关制度，审核合同条款，管理合同标准文本，管理合同专用章，定期检查和评价合同管理中的薄弱环节，采取相应控制措施，对合同履行进行适时监督和检查，对合同履行过程中发生的纠纷进行跟进处理，促进合同有效履行。

7. 互联网诊疗管理的风险评估情况及应对措施

7.1 互联网诊疗管理的风险评估情况

医院的互联网诊疗管理控制能够实现归口管理，医院已取得互联网诊疗业务准入资格，开展的互联网诊疗项目已经获批互联网医院执业许可，已建立健全互联网诊疗业务的信息安全管理制度，已建立电子病历及处方管理流程和制度。但医院的互联网诊疗目前尚处于摸索和试发展阶段，互联网诊疗业务尚处于免费运行阶段，相关的管理制度需要进一步完善和建立健全，包括互联网诊疗服务与收费的相关管理制度，均须结合医院互联网诊疗业务发展情况建立健全。

7.2 互联网诊疗管理控制中风险点的应对措施

医院在互联网诊疗业务方面尚处于摸索和发展阶段，应在结合互联网业务开展情况的基础上，对现有相关制度进行完善和逐步建立健全，设置符合医院实际情况的互联网诊疗业务相关管理制度，明确互联网医疗业务相关部门及其职责权限，建立互联网医疗业务的工作流程、业务规范、沟通配合机制，对互联网医疗业务管理的关键环节实行重点管控。对医院互联网诊疗业务的收费管理，应在成本预测基础上，向上级部门或物价、医保部门申请收费标准，按批复执行互联网诊疗收费，严格实行诊疗行为规范和费用监管。

8. 医联体管理风险评估情况及应对措施

8.1 医联体管理的风险评估情况

医院医联体业务能够实现归口管理，医联体业务开展已具有一定规模和覆盖面，医联体业务控制中，内部协调协作能力方面能够满足医联体业务发展，能实现医院的长远发展和医疗资源共享、为人民服务的社会宗旨，为提高医疗服务效果起到有效的促进作用，但医院的医联体业务为近几年医药卫生体制改革以来的新生领域，相关的管理制度不够健全，包括内部责任分工制度、内部协调协作机制等有待建立和完善。

8.2 医联体管理控制中风险的应对措施

针对医院医联体业务发展和相关管理制度规范情况，医院应建立健全医联体议事决策机制、工作机制、审核机制、监督机制。建立健全医联体相关工作管理制度，包括医联体诊疗服务与收费、资源与信息共享、绩效与利益分配等内容，制度应明确医联体相关业务的归口管理部门及其职责权限。建立风险评估机制，确保法律法规、规章制度及医联体经营管理政策的贯彻执行，促进医联体平稳运行和健康发展。

9. 信息系统管理风险评估情况及应对措施

9.1 信息系统管理的风险评估情况

医院能够实现信息化建设业务归口管理，医院信息化系统整体建设尚在改进和完善中，其中医院诊疗业务相关信息化建设较为完善，但运营管理业务信息化建设尚未全面覆盖，未形成有效的诊疗业务和运营管理业务信息化联动机制，运营管理信息化系统已经跟不上精益化运营管理的需求，从而影响医院运行效率、成本控制和绩效提升。同时，医院虽然已将信息系统与医院诊疗业务需求相结合，但经济管理业务没有嵌入信息化系统，致使信息化系统已经跟不上经济业务活动的需求，信息化管理功能覆盖较少，导致人为管理参与度相对较高，从而影响医院运行效率，人为管控的风险无法得到减轻或规避。

9.2 信息系统管理控制中风险的应对措施

医院应结合实际情况，建立健全信息化相关管理制度，同时，充分利用信息化技术加强内部控制建设，加强信息化建设力度和覆盖面，将内部控制流程和关键点融入医院信息系统，加强信息集成化、智能化建设，实现业务全覆盖、信息互联互通、信息共享和业务协同，减少或消除人为因素，强化信息系统安全，提高工作效率，降低成本消耗，提升医院效益，进而有助于实现内部控制目标。

第三节　医疗行业应用

一、医疗行业应用公立医院内部控制评价报告的主要方面

对于整个医疗行业，通过收集、汇总，比较不同公立医院内部控制评价报告，不断提出、更新公立医院内部控制评价报告编制要求和标准，逐步实现公立医院评价报告的规范化、科学化。医疗行业通过汇总分析不同区域、层级等的公立医院内部控制评价报告，形成针对不同区域、级别的公立医院内部控制评价的考核评价标准，实现合理适用公立医院内部控制评价。

二、医疗行业应用公立医院内部控制评价报告的意义

（一）内部控制评价报告纵向比较的应用

1. 促进医院自我改进

内部控制是医院法人治理的重要组成部分，是公立医院为实现其公益性目标而制定并实施的一系列制度与流程。公立医院属于非营利的事业单位，长期以来的管理模式是政府既办医院又管医院，造成管办不分。公立医院自身则存在重医疗、轻管理，存在资源使用效率低下，缺乏良好的约束机制，运营管理欠缺等问题。通过对公立医院的历史内部控制评价状况进行纵向比较，医院决策层已经清醒地认识到一个有效的内部控制体系对公立医院持续、稳定、高质量发展的重要性。在深化医药卫生体制改革的大环境下，建立健全医院内部控制体系，对于有效利用医院资源降低成本、提升医院运营效率、规范医院各项经济业务活动、促进依法行事与推进廉政建设等有着重要的意义。对多年的内部控制评价数据进行纵向分析，了解医院在不同时期的内部控制情况，进而发现问题，让医院更好地反思自身过去的表现，并针对性地进行改进。不断持续优化医院内部控制目标，促使医院内部控制效果不断提升，促使医院不断完善自身的服务体系和管理模式，提高医疗水平和患者满意度。公立医院只有积极转变管理理念，充分借鉴现代企业管理中的先进思想，尤其是信息化、数字化的理念，加强内部控制才能适应新时代下公立医院改革的需要，才能在医改浪潮中处于不败之地，实现公立医院的战略发展目标（赵金太，2018）[①]。

[①]　赵金太. 新医改背景下的公立医院内部控制研究［D］. 昆明：云南大学，2018.

2. 掌握长期趋势

纵向比较公立医院内部控制评价状况，能够帮助管理者掌握医院在长期内的内部控制发展趋势，了解医院的内部控制优点和短处，并及时调整医院内部控制的战略方向和目标定位，从而达到更好的内部控制表现。发现医院内部控制变化趋势，纵向比较可以了解医院内部控制的变化趋势，包括上升或下降等趋势，进而找到产生这些趋势的原因。追踪医院内部控制的改进效果，对比往年和现在的医院内部控制评价报告数据，可以了解医院各方面的内部控制改进效果，以及改进措施的长期影响。辅助决策制定。通过纵向比较，可以帮助医院领导和管理层制定相应的政策和措施，以提高医院的整体内部控制表现。

3. 提升医院声誉

公开公立医院内部控制评价状况纵向比较结果，让公众清楚地了解医院的内部控制发展历程和改进成果，合理保证医院经济活动合法合规、医院资产安全和使用有效、财务信息真实完整，能够有效防范舞弊和预防腐败，提高公共服务的效率和效果，有效利用医院各项资源来降低成本，促进医院运行效率的提高，实现医疗服务的公益性目标，从而提高医院的社会声誉。

4. 改善医院内部管理

为了实现控制目标，通过制定制度、控制措施和执行流程，对经济业务活动的风险进行防范和管控，是公立医院科学合理规避风险、防范舞弊、预防腐败、加强管理、提高医疗服务效率和效果的内在需求治理机制。其核心思想就是以制衡性为原则，形成决策权、执行权和监督权三权分离的机制，从横向上确保某项工作是由彼此独立的部门或人员相互监督、相互制约而完成，同时从纵向上形成上级监督下级、下级牵制上级的监督制约机制。公立医院内部控制评价状况纵向比较能够为医院提供一种定量的评价方法，为医院内部管理提供有效参考。通过分析历史内部控制评价数据，医院管理者可以及时发现问题，并采取相应措施加以解决，从而推进医院内部管理水平不断提高。

（二）横向比较的应用

1. 促进医院间的竞争

新医改提出，要通过完善各项政策措施，鼓励支持社会力量举办非营利性医院，加快形成投资方式和投资主体多元化的办医体制。非公立医院要在医保定点、科研立项、继续教育等方面与公立医院享有同等待遇，在服务准入、监督管理等方面一视同仁。随着多元化办医政策的提出，未来会有更多类型的民营医院加入医疗市场，虽然在短时间内还不会动摇公立医院的垄断地位，但民营医院优秀的管理模式和先进的医疗硬件设施以及优质的服务态度，势必会吸引更多的医疗人才和患者，公立医院将面临越来越激烈的压力和竞争。面对这些强大的竞争对手，公立医院势必要积极做好应对准备。一个完善的医院内部控制体系，可以帮助公立医院发现其在运营管理中存在的问题，充分了解自身的优势和劣势，提升公立医院服务效率和效果。通过对公立医院的内部控制评价状况进行横向比较，可以让不同医院之间形成竞争关系，从而推动各医院提高服务质量和效率。这种竞争关系可以促使医院更加积极地采取改进措施，提升医疗水平。同时，将公立医院内部控制评价状况横向比较结果向公众公开发布，提高公众的认知度，可以促使医院更加重视服务质量和效率，从而让患者得到更好的治疗体验，进一步促进医院之间的良性竞争。

2. 促进医疗卫生行业资源共享

根据《关于加强公立医院内部控制建设的指导意见》（财会〔2016〕11号）要求，"加强公立医院财务内部控制建设""促进公立医院医疗卫生资源共享"。加强内部控制建设，完善内部控制管理机制，合理配置资源，提升资源使用效率和效益，保障医疗卫生服务的质量和安全，以促进医疗卫生行业资源共享。在公立医院内部控制管理中，资源共享是内部控制的重要内容。医院要想实现发展目标，就必须合理配置医疗卫生资源，提高医疗卫生资源利用率和效益，提升服务质量和效率。因此，在内部控制管理中，要以医疗卫生资源共享为目标，促进公立医院高质量发展。通过内部控制，可以有效促进公立医院医疗卫生资源的合理配置。医院对医疗卫生资源进行合理配置，可有效利用医疗卫生资源，提高资源利用率和效益。通过内部控制，可有效促进公立医院医疗卫生资源共享，有效利用医疗卫生资源，提升医疗卫生服务质量。公立医院要想实现高质量发展，就必须充分发挥自身优势，合理配置医疗卫生资源，以提升医疗服务质量为目标，不断提升服务水平和能力，为人民群众提供更加优质的医疗卫生服务。内部控制是公立医院实现高质量发展的重要保障。通过内部控制，公立医院可以充分发挥自身优势，加强对医疗卫生资源的合理利用。在内部控制建设过程中，公立医院可充分利用自身优势，引进先进技术和设备，强化学科建设，提升医院的综合实力和竞争力。此外，通过加强内部控制建设，还可以合理配置医疗卫生资源，保障医疗卫生资源的可持续利用。公立医院将资源向基层医院和农村等薄弱地区倾斜，让基层群众也能享受到优质的医疗卫生服务（詹巍，2016）[①]。

3. 推动医疗行业创新发展

公立医院内部控制的实施，将鼓励医院在人才培养、技术创新、管理创新等方面进行积极探索，推动医疗行业的持续创新发展。公立医院作为国家医疗卫生系统的重要组成部分，其内部控制体系是否健全和落实程度如何，直接影响到医疗卫生服务的质量和安全。因此，推进公立医院内部控制工作是医疗行业发展的重要基础。公立医院内部控制可以促进医疗行业的创新发展。内部控制强调的是风险管理和质量管理，在实践过程中必然会涉及技术创新和流程改进。通过引入先进的信息技术，实现医院内部流程自动化，提高医院效率和工作效能。另外，在风险管理方面，也需要运用智能化技术和数据分析等手段，全面掌握医疗操作和治疗过程的风险和隐患，为提高服务质量提供数据支撑。这些技术手段和管理模式的引入，为医疗行业的创新发展提供了有力支持和保障。公立医院内部控制还可以提高医疗行业整体服务水平。按照内部控制的要求和标准，使医疗机构的各项工作规范化和标准化，使医疗服务具有更高的安全性和可靠性，提高了治疗和诊断的准确性和成功率。在此基础上，还能够为患者提供更优质的医疗服务体验，提升整个行业的服务质量，增强消费者的信心和满意度，创造更多的经济和社会效益。总之，公立医院内部控制的推进对于医疗行业的创新发展具有重要意义，有助于提高服务质量和整体运行效率，为我们全面建设健康中国作出重要贡献。

---

① 詹巍. 医疗行业内部控制问题研究［D］. 南昌：江西财经大学，2016.

医疗行业应用公立医院内部控制评价报告的案例探索

1. 公立医院内控和信用报告融合

公立医院内控报告是行业治理的敲门石。积极探索将内控报告作为推动以社会信用为基础的新型行业监管模式落地的重要抓手，公立医院内控和信用报告融合是未来医疗行业分级分类监管的重要手段措施。要在充分掌握公立医院内控信息、综合研判内控状况的基础上，以公立医院内控综合评价结果、行业信用评价结果等为依据，对监管对象进行分级分类，根据内控和信用等级高低采取差异化的监管措施。例如：在行政事项审批过程中，可将内控和信用报告嵌入到审批流程全过程，基于公立医院内控和信用报告探索重点医疗行业领域行政事项审批全周期监管。这里所说的内控和信用报告，是受有关行政部门委托的第三方信用机构出具的报告。在项目立项阶段，可将内控和信用报告作为审核项目申报人资质的"资格证"，项目申报人需提交内控和信用报告或达到一定评级才有资格参与到项目建设中。在项目建设阶段，可将内控和信用报告作为项目运行过程中各参与主体行为的"记录簿"，详细记录项目参与主体内控和信用状况。在项目结项阶段，可将内控和信用报告作为项目是否能够顺利结项的重要"评价表"，若公立医院在项目建设过程中存在失控和失信行为，必须及时完成信用修复才能准予其结项。

2. 建设内控信息行业共享平台

医疗行业必须以公立医院内控报告为基础，建设内控信息行业共享平台，实现公立医院内控信息行业共享，统一医疗行业内控监管标准。一个运作良好的行业信息系统不仅可以促使整个评估行业朝着更规范的方向发展，也可以让监管措施更加高效可控。应建立评估机构的信息平台。通过建立健全评估机构信息平台，行业协会对评估行业的准入、退出进行自律管理，对每家评估机构的各项信息进行系统化、数据化的监管。同时，在信息平台上将评估机构被处罚或受表彰的情况及时公开，有利于监管信息共享，从而减少信息不对称导致的"劣币驱逐良币"现象，让更多的内控评价评估报告使用者实现市场对行业的有效监督。

健全医疗行业公立医院内控监管标准，实现公立医院内控质量评价，提高行业监管的质量，所以应该在设计相应评价机制的同时设计反馈机制和激励机制。行业评估机构应在保护好公立医院内控信息的前提下，最大限度地将评估内容在评估报告中予以公开，避免仅出具一份简单刻板的评估结果说明，从而让信息摄取方无法对评估过程进行评判监督。行业协会及行政部门也应合理地公开自身的监督执行状况，建立起追责机制。只有将评估过程和监管过程透明化才能让社会公众，尤其是评估报告的使用者参与到行业的监督中。

社会舆论的监督是医疗行业监管体系中不可忽视的力量。当下我国医疗行业，公立医院内控监管要做的不仅仅是呼吁社会大众主动参与到监督中来，更应该是设计合理的机制让社会舆论群体可以以便捷、简明的途径参与到公立医院内控监督中，让舆论监督能够确切地触碰到公立医院内控的痛点。除了传统媒体可以发挥其舆论监督作用外，加以引导与管理后的网络舆论所带来的自由性与开放性也必然是监督体系中的一把利剑。同时，建立医疗行业公立医院内控协会，由行业内内控状况优秀的公立医院牵头，成立医疗行业内控管理机构，建立健全公立医院内控管理和内控评价行业标准，开展整个医疗行业的公立医院内控管理工作，其作为行业共治管理平台，打通各级政府监督管理局和社会第三方平台的公立医院内控管理数据共享渠道，和政府部门提供的数据进行比较，并通过数据分析，极大地提高了公立医院内控评价报告的准确性和有效性。

医疗行业充分利用网络作用，正是因为媒体的作用才扩大了整个行业和社会的知情权。网络参与医疗行业公立医院内控的作用不可忽视。通过医疗行业网络信息平台报道，展示公立医院内控评价报告，更有效发挥报告的作用。但是，鉴于媒体报道可能有夸大事实的结果，需要对媒体报道正确规范引导。首先要充分发挥媒体的中介作用，一般来讲，公众有效获取信息的手段通常都来自媒体，在这方面，需要鼓励和引导媒体如实向公众报道相关情况，让公众有知情权。同时，为媒体提供资源，让其与公立医院以及学术界通力合作，以科学合理的内控管理知识作为报道的参考。其次，要正确引导媒体，规范其报道。按照新闻的角度来讲，媒体报道的一个很重要的出发点就是吸引公众眼球，所以必须通过法律和行业法规来约束其报道内容，规范其报道行为，避免不恰当的报道引起公众恐慌。此外，要强化媒体对公众的教育和引导，通过网络传播公立医院内控评价报告的重要性知识信息等内容，曝光公立医院失控行为对行业、社会的危害，在社会公众间普及内控知识，减少信息不对称。

根据公立医院内控情况，合理布局医疗行业公立医院内控监管机构。严格规范并核发公立医院内控报告范围，同意医疗行业公立医院内控监管内容。制定公立医院内控评价行业法规，所遵照的原则是"在现有法律、法规框架下，建立适合各医疗行业发展现状的管理规定和细则，作为现有行业法规的补充、解释和细化"。在这样的原则基础上，逐步完善各地公立医院内控评价和监管行业法规体系建设。

（三）民营医院应用内控评价报告

民营医院需要降低成本，提高自身的医疗水平，持续良性循环发展，就更需要内部机制体制的合理运行。当前，我国正在推进社会变革，深化医改，在这一大背景下，同步建设良好的内部控制机制，对于自身合理使用资源、培育人才、提高运作水平、服务大众影响重大。医院必须不断与时俱进，借鉴现代企业的先进管理理念，提高自身的管理水平，实现自身的战略目标。通过内控评价报告的应用，H民营医院制定内控改善措施。

1. 强化医院内部控制的意识

增强 H 医院内部控制意识，主要体现在从高层到每个员工均提出来相应的优化方案。增强内部控制意识是医院实现内部有效控制的首要条件，医院应根据自身管理的特点建立完善的内部控制管理体系，将此作为医院管理不可缺少的一部分。医院应明确各科室在内部控制中的职责和权利，同时充分认识内部控制的重要性，积极学习和参与，为内部控制的全面实施打下基础。提高人员意识。具体的内部控制手段最终还是要落实到人的身上，而每次进行一次改革创新，人员的意识转换就显得至关重要。因此，有必要加强人员对于成本控制的理解，加强对其的认识在于不断的培训，在文化建设中增强成本管控成效。加强人员的积极性。人才是促进医院不断向前发展，不断取得更高效益的重要保障。因此，加强对内部员工的培训与管理，提高人员的紧迫感，营造学习的势头，不断变革绩效，多劳多得，增大奖励性绩效的比重，增强人员的积极性，营造企业文化氛围。对应的证书与职称、绩效等相挂钩，充分调动员工参与学习提高自身的热情。医院内部控制管理科室应在内部控制会议的宣讲过程中，重点突出内部控制的实施背景，强调在医院发展过程中加强内部控制相关建设的重大意义及单位现在需要努力的主要工作任务，让医院全体员工在潜意识里感受到内部控制建设的必要性，增强所有员工对建立内部控制的认同感。医院宣传内部控制建设并形成意识，可以采用不同的形式，不仅仅拘泥于会议传达这种单一方式，还能采用办公自动化系统，或者讲座，也可以用网络媒体，并开展知识竞赛等人员不受条件限制，扩大范围的方式。医院通过不同形式宣传、传播内部控制知识，使全院所有员工内部控制意识全面执行落实的思想意识得到有效提高。

2. 建立成本控制制度健全内部控制制度

建立医院内部控制制度，规范医院的各项经营业务活动。内部控制机制不应当只存在于医院的医疗业务活动中，而是应该成为规范包括决策、行事、督促反馈与评价的全过程准则。内部控制不是一个静态的名词，而是会伴随着业务或人员的变化而进行改变，因此必须跟随相关部门的最新规定与医院的现状而与时俱进，并在执行过程中不断根据反馈评价而调整。要贯彻执行医院的内部控制机制，必须接受评价反馈，建立完善监督制度，接受监督后不断改进。为此，需要相关部门进行监督，包括院内的审计部门与外部相关监察部门。这些部门肩负着对一系列活动的事前、事中、事后等监督，在发现问题后进行反馈，并提出有效可行的改正建议。此外，一旦发现内部控制机制无法实施的话，要去发现原因并进行分析与综合评判，最后报告上级科室部门，确保内部控制机制的进行。此外，应进行薪酬改革，将相关绩效奖励相勾连，调动相关人员的积极性，确保内部控制机制持续进行（周书圣，2017）[①]。

院内控制机制的关键是设计一个可行的制度，从而避免经营业务中产生的意外状况。因此，较为有效的内部控制制度要注意从决策、行事、督促反馈与评价的全过程进行。决策要设计一个完整的系统，比如在授权与审批等方面，也要进行细化设计。这方面主要是院内中高层领导决策。执行则是主要关于经济方面的制度，包括前期计划、税务、开支等方面。要建立一个较为完整的管理系统，应当考虑到这些层面，并结合医院实际状况与经济需要，不可夸夸而谈。最后需要注意的是，督促反馈与评价方面需要更为有效的制度。为此，必须将各个业务流程建设得更成体系化，最后实现人管人到制度管人的转变。

从业务和管理各条线梳理所有制度，并根据工作实际情况补齐制度有缺失的地方，完善制度管人，形成完整的制度体系，根据制度建立内部控制流程，完善内部控制体系。主要完善成本控制的内部控制体系，从预算内部控制执行、采购内部控制执行等方面完善制度，健全成本管控内部控制。

3. 完善组织架构合理配置专业人员

从上文可以看出，现行的组织架构是基本覆盖业务活动，有比较全面的医院各项职能，情况相类似的部门按照业务经营等活动进行部分分类，可以看出医院的决策、执行和监督层次定义并不清晰，这将使得部分关键岗位出现重叠设置。医院的岗位设置应体现"制衡性、适应性、协同性"三大原则，确保医院决策部门、执行部门和监督部门既实现相互分离、相互制约和相互监督，又做到相互之间的协调配合且具备一定的灵活性，以有效应对医院的重大经济活动。民营医院还应定期对内部控制部门运行的有效性和设置的合规性进行评估。必须强调的是，有序且科学的组织框架是内部控制得以进行的重要条件。只有各部门间进行了合理的分工与划清责任，将具体责任细分到具体个人，才能发挥内部控制机制的有效作用，只有每个部门

---

① 周书圣. 民营医院实施内部控制建设研究［J］. 现代经济信息，2017，18：59-60.

串联成团结的集体，才能促进集体合理的运转与有序的工作。当然，这些流程与程序还必须简化，不能太过复杂，否则会影响医疗业务的正常运转。按照现有的医院内部控制的组织结构及权变理论，要根据环境改变转变对内部控制的设计要求，医院在现有的组织结构基础上改进十分必要，增设部分部门，将医院缺少的一些部门及时补齐，将不合理设置的一些部门及时调整。

4. 建立评价和监督体系

医院在内部控制方面主要缺失的是评价体系和监督体系，任何一个制度体系

的建设如果没有评价和监督等于没有事后的反馈机制，无法衡量机制的好坏，所以，一个好的内部控制体系的建设必须有一套完整的评价和监督体系。

建立评价体系。医院的内部控制体系一直未受到重视，评价制度缺失，因此，想要取得良好的内部控制成效，必须建立与之相匹配的评价体系，针对存在的问题进行评价反馈，不断改进不断进步。建立院长任组长的评价工作组，针对医院内部控制活动进行评价，在评价过程中，要形成一定的书面报告，并作为医院工作会议的重要审议对象，而相关人员在接受评价后，要及时作出反馈，或是及时采用改进，或是与当事人探讨相应举措的合理性。而采纳评价的同时，可以适当给予当事人一定的奖励，提高积极性。医院需将评价报告作为医院经营管理的决策基础，为建立健全医院内部控制提供有效依据，为医院发现漏洞、填补漏洞保驾护航。完善内部制度，应通过构建评价机制来实现。

关于利用何种方法增加医院运营的可靠性，减少院内的管理投入，增加当下院内服务的有效性等方面进行了持续的研究，当中的大多数仍然处于理论阶段，由于近年来持续进行的医疗卫生体系改革及资本等的大面积开放，这些条件要求医院应当对其管理流程进行相当程度的完善。对于内部管理的可靠性进一步加强，同时减少运营的投入，怎样才能使得医院在面临着不断加强的医疗市场竞争中仍然能够提升自身价值？怎样才可以保证充足的收益使得医院能够进一步提升自身技术？怎样才可以构建合理的内部控制系统？这些成为许多医院当前所面临的难题。院内控制体系的构建能够最大程度上使得医院进行有效的运营管理。合理的院内管控系统能够更加充分地使用现有资源，从而减少资金投入，增加服务效率，在一定程度上合理化开展业务，从而达到使医院不断发展的目的，因此进行医院管控问题的探讨具有十分重要的意义。同时，医院构建合理的内部管控系统，能够帮助促进医疗体系改革更加顺利的进行，从而使得医院能够在医疗系统改革的进行过程中仍然保持着相当的竞争力。

第四节　社会应用

一、社会应用公立医院内部控制评价报告的主要方面

首先，要加强公立医院内部控制评价的社会宣传，唤醒公众的监管意识。充分发挥和利用

大众传媒的作用，积极宣传公立医院内部控制评价对经济社会发展和保障人民群众生命健康权益的重要作用，让每一位公民意识到开展公立医院内部控制评价的意义。与此同时，还要进一步推进社会监管普及工作，社会监管组织、机构可以利用官网、微博等网站进行各公立医院内部控制法律法规、政策内容、公立医院内部控制评价范围内容等专题宣传，保障公众知情权。其次，建立科学的信息公开制度，充分利用网站、媒体等作用，将公立医院内部控制评价报告结果向社会及时公开，将一些可能影响公众健康权益的公立医院内部控制缺陷信息、整治情况及时公布，实时跟进。建立科学透明的决策程序，建设重大事项听证制度。通过听证会、说明会等形式，接受公众质询，征求公众意见和建议，拓宽公众参与渠道，从横向和纵向两方面着手推进社会监管。依托公立医院内部控制评价报告，推进公立医院内部控制信息社会共享平台建设，形成公立医院内部控制社会应用大格局。依托现有社会信息共享平台，建立健全公立医院内部控制信息归集、披露、使用和更新等应用全覆盖。提高信息数据质量，推动信息共享应用，不断扩大社会监管的范围和领域。

二、社会应用公立医院内部控制评价报告的意义

保障人民群众健康和生命安全：公立医院作为国家基本医疗卫生机构，承担着为人民群众提供优质、安全、高效医疗服务的重要职责。通过对公立医院内部控制状况进行评价，可以及时发现并纠正医疗服务中的不足，保障患者的健康权益。通过考核引导公立医院落实功能定位、合理诊疗，控制医药费用不合理增长、规范医务人员诊疗行为、保障患者安全，促进医疗服务提质增效和提升患者满意度。

三、社会应用公立医院内部控制评价报告的案例探索

公立医院内部控制评价报告融入公立医院社会信用治理。

近年来，随着我国公立医院社会信用体系建设进程的加快，多元信用报告体系初步形成，将公立医院内控评价报告和公立医院社会信用评价体系应用相结合不失为一个好的探索，征信机构业务范围由传统以金融领域为主向社会全领域进行渗透，信用报告作为第三方信用服务机构重要产品，其应用服务范围也得到较大拓展，社会治理成为其重要应用场景之一。在国家大力推动下，公共信用报告认知度及适用范围不断提升扩大，信用报告在市场准入、公共服务、旅游出行、创业求职等领域的治理应用价值日益显现。信用报告带来的价值既有隐性的也有显性的，将公立医院内控评价和其社会信用评价结合作为切入点，实现公立医院内控报告具体应用价值，是其在经济社会运行中的具体体现。

公立医院内控评价报告和信用报告都是风险防范的化解阀。可基于公立医院的内控和信用信息分析，将信用风险防控点前移，以增强信用风险防控能力，降低信用风险治理成本。同时将公立医院内控融入公立医院社会信用治理中，大大强化公立医院内控报告的应用效力，同时，借鉴企业社会信用缺失的惩罚措施。以公共信用修复为例，信用修复是为了鼓励信用主体

诚实守信而采取的一种措施。根据我国现行法律规定，信用信息公示机构在失信信用主体进行信用修复并满足相关要求后，可对其失信行为公示信息予以撤销。但信用主体失信行为修复时间及修复方式等信息均会被详细记录到信用报告中，成为信用报告的重要构成内容。在查询企业信用主体信用信息时，如果发现该企业名下并无失信行为记录，但在查询信用报告时却发现该主体信用修复频次较高，则该企业信用主体未来再次发生失信行为的风险性仍相对较高，在向该企业提供贷款、政府招投标等事项时应考虑将其作为重点关注对象。可见，信用报告在防范信用主体风险方面发挥着重要作用。第三方社会机构还会根据公立医院内控的信息风险对其做出信用评级，并将评价结果向公众展示，目的是强化风险预警，降低因内控风险而增加的治理成本。银行等社会机构可根据评级结果对公立医院进行进一步的决策。公立医院内控评价报告是第三方社会机构发挥监督作用的重要信息依托，同时社会信用体系不断成熟及日趋完善，使得我国公立医院内控和信用报告体系的内涵和外延均得以拓展，在第三方征信报告及公共信用报告的影响作用下，基于信用报告的预防式治理范围逐渐扩大到政府治理及社会治理等领域中。

公立医院内控报告是精细化治理的新尝试。精准化治理是提升社会治理效能的重要手段，内控报告的"唯一性"使精准化治理成为可能。公立医院内控报告是在对公立医院的内控信息分析的基础上洞察判断公立医院主体的内控状况，并在此基础上生成内控记录报告。就如同每个患者都会有一份自己病历档案，治疗过程中医生会根据患者病例给出个性化治疗方案，以此达到提升治疗效果的目的。不同内控主体的内控信息与内控状况也不可能是完全相同的，这使得每份信用报告都具有"唯一性"。

不同内控主体由于内控数据及内控状态的不同，因此其在公共服务和社会治理等方面享受到的优惠就应存在较大差异。这就使得在公立医院对其失控行为的治理过程中，可结合内控报告做到"一人一策，一院一议，一事一案"，即针对不同内控主体的内控报告进行"一对一"内控奖惩，以此提升治理能力的精准化与智能化。例如：为内控状况良好的公立医院提供容缺受理、绿色通道等便利措施。

根据公立医院内控评价报告，社会对内控状况较差的公立医院通过信用承诺、内控培训、第三方社会机构协助等多种形式完成内控改善，且要求在一定时期内控状况较差的公立医院必须将其内控状况改善到行业标准上，以实现社会信用为基础的新型治理模式，其主要特征之一是具有可修复性。信用报告是严重失信信用主体进行信用修复的基本要件之一。基于内控和信用报告的可修复治理，彰显了"人性化"与"灵活化"的有机结合，容许公立医院一定范围内的内控失控，只要犯错后按照规定的流程进行内控修复，基于内控报告的可修复治理有助于降低社会治理成本，是探索信用报告的"多版本"服务模式。根据应用范围、使用对象不同，针对同一公立医院推出多个版本内控报告，报告使用者可以根据需求选择信用报告版本。这种报告服务方式既有助于拓展内控报告应用范围，将内控报告嵌入到经济社会发展的更多环节，也有助于构建以社会信用为基础的新型治理模式，以及提升国家现代化治理能力。

探索"双报告"融合服务模式。拓宽公立医院内控报告社会领域应用的广度与深度，探索在社会治理、政府招投标采购及重点行业领域治理等方面引入双报告机制，即"政府公立医院内控报告＋第三方公立医院内控报告"。应用不同报告，背后的深层次内容是如何平衡好公立医院内控体系建设进程中政府公共部门、市场化服务机构、公益性行业组织的关系。政府应鼓励在本地引入第三方公立医院内控报告，与政府公立医院内控报告在功能、应用等方面形成互补，拓宽丰富报告应用场景。引入"双报告"模式的优势在于：第一，可以规避政府公立医院内控报告不足，借助第三方报告通用性高、专业性强等优势，弥补政府内控报告公允性不足、通用性不强等问题。第二，借助第三方报告可以对政府公立医院内控报告形成监督，有效减少政府权利寻租的发生。第三，可以拓展信用报告的应用场景，通过二者优势互补，使报告能够在更多应用场景中得到广泛应用。

第五节　政府应用

一、政府应用公立医院内部控制评价报告的内容

（1）政府公开公立医院内部评价报告，加大宣传力度，引导医疗机构建立和完善公立医院内部评价报告信息公开制度，通过赋权内控报告信息重要性，使医疗机构了解到公立医院内部评价报告对于加强和改进公立医院的管理具有重要意义，引导医疗机构重视和利用内部评价报告来加强对自身的监管和管理，从而推动医疗机构不断提升自身管理水平，提高公立医院进行内控管理的积极性。

（2）政府将公立医院内部评价报告的结果与公立医院绩效考核等监督考核挂钩，并可与公立医院的财政投入、医保支付等资源投入政策挂钩，为医疗卫生行业建立科学的资源投入体系提供重要支撑。我国政府长期以来都将主要精力放在医疗资源的投入与分配上，很少对医疗资源的使用效率予以重视，导致医疗资源配置存在资源浪费和使用效率低的情况。政府应用公立医院内部评价报告的结果与公立医院绩效考核结果，作为公立医院医疗资源产出绩效评价，有利于推动指引政府以产出效果为依据，对投入资源进行合理的分配和调整，提高资源使用效率，推动我国医疗资源投入由量变向质变的跨越发展，确保医疗行业可持续发展目标的实现，进一步实现公立医院的高质量发展。

（3）政府通过对公立医院内部评价报告的分析，获得有关医疗质量和安全方面的信息，以便制定相应的政策和措施，帮助政府对医疗机构进行监管和管理。政府可以通过制定政策和法规来规范医疗机构的行为，确保其遵守相关规定，并对其进行有效的监管。

（4）政府推广公立医院内部控制评价报告结果的应用。政府通过在官方网站上向公众公布各公立医院内部控制评价报告结果和相应的政府奖惩措施，展现政府作为，提高政府形象。

二、政府应用公立医院内部控制评价报告的意义

（一）促进医疗卫生体制改革

公立医院内部控制评价作为医疗管理的重要手段之一，能够发现医院服务中出现的问题和不足，并提出改进措施，从而促进医疗改革不断深化。随着新医改的推进，公立医院作为我国医疗体制改革的重要组成部分，其内部控制建设对促进医疗体制改革具有重要作用。通过公立医院内部评价报告应用，实现公立医院内部控制的"两个全覆盖"：一是所有公立医院都要建立内部控制体系，实现管理人员对科室、岗位和业务的全覆盖。二是所有公立医院都要建立内部控制评价体系，实现评价人员对医院整体经营管理状况和各科室、岗位运行情况的全覆盖。公立医院建立健全内部控制制度，加强内部审计监督。确保公立医院资产安全，防止国有资产流失，强化公立医院固定资产管理制度，保证固定资产在采购、存储、保管、使用等环节不受损失。健全固定资产的盘点制度，保证资产的安全完整。健全采购制度，杜绝采购过程中的腐败行为。健全成本核算制度，控制成本费用，避免浪费。完善医疗服务价格形成机制，逐步理顺医疗服务价格结构，合理控制医药费用不合理增长，健全药品采购制度，完善药品采购工作机制，加强对医护人员的医德医风教育和业务培训，严格执行国家有关医德医风建设规定和行业作风建设，健全绩效考核制度，加强对医护人员的绩效考核和评价。推进公立医院治理体系和治理能力现代化，建立健全现代医院管理制度，建立健全现代医院法人治理结构等，都促进了医疗体制改革。

（二）优化医疗资源配置

通过公立医院内部控制评价状况，可以发现医疗资源的利用效率和分配是否合理。政府可以据此进行科学合理的调整和优化，使医疗资源得到更好的配置与使用。公立医院内部控制评价状况结果，反映出医疗资源的利用效率和分配是否合理。通过对比以往数据，政府可以科学合理地进行医疗资源的调整和优化，从而让患者获得更好的医疗服务。公立医院内部控制体制遵循科学、合理、精简、高效的原则，打破计划经济条件下形成的垂直管理模式，将职能相近的行政部门归并，简化设置，使管理组织结构扁平化，消除中间层次和条块分割，以提高医院的运行效率、增强对医疗市场环境变化的应变能力。提高了医院资源利用水平，有利于医疗资源优化配置。通过横向比较，可以发现一些医院在内部控制某些方面表现较好，而其他医院则表现较差，这样就可以对资源进行重新分配，使得每个医院都能够发挥自身的优势，进一步提高医疗服务质量和效率。

（三）加强政府监管

政府需要对公立医院进行监管，以保障公众的健康权益。通过对内部控制评价状况进行横向比较，政府可以及时发现医院存在的问题，并采取相应的监管措施，从而确保医院始终处于良好运营状态。公立医院内部控制评价是政府行使监管职责的重要措施之一，政府可以据此及时发现医院存在的问题，采取相应的监管措施，保障公众健康权益。强化政府监督审查，进行

公立医院内部控制评价是完善政府对公立医院监督审查的重要措施，通过时刻把握公立医院的内部控制评价体系及其相关机制始终保持在公益性的方向上，政府实现对公立医院高效率的管控和发展指引。政府要固定开展公立医院内部控制评价报告结果查询，对公立医院不定期地进行监督和审查。通过线上线下齐动的形式来了解公立医院内部控制的实际情况。开通监督和审查通道，要发挥公立医院内部控制评价报告的监督和审查的作用，对其反映强烈的内部控制缺陷要责令医院限期进行整改。以公立医院内部控制评价报告为基础，政府定期举办公立医院内部控制工作述职会，请公立医院的相关领导同志关于内部控制工作进展进行汇报，对其取得的成绩及存在的不足进行总结与分析，帮助公立医院进行相应的调整与改进。政府部门应当派出工作组，深入公立医院对其内部控制工作进行调研，特别是要倾听医院员工和病患的意见与建议，并形成整改措施，要求医院进行整改。以公立医院内部控制评价报告为基础，政府部门推动开展公立医院的内部控制工作评比，重点围绕"公益性"对公立医院的内部控制工作进行验收，对于成绩突出的应当给予相应的政策、物质及精神奖励，以推动公立医院内部控制工作的持续健康发展。政府应当根据公立医院内部控制评价报告结果推动建立公立医院内部控制评价指标体系构建和科学合理优化，重点从公益性与经济性两个方面构建评价指标并进行权重赋值。为了保证公立医院的公益性特征，应当适当增加公益性评价指标的权重。此外，在构建评价指标体系时，也要将定量指标与定性指标相结合，并通过科学的评价考核方法对公立医院的内部控制工作进行考核评价。推动公立医院内部控制工作可持续发展，政府应当根据考核评价结果制定相应的奖励与激励办法。对于内部控制评价优异者，可以颁发"内部控制先进单位"等荣誉称号，并在财政上给予一定的政策支持和奖励。政府应当充分注重"负激励"措施的作用，提升公立医院对内部控制理工作的重视。总之，公立医院内部控制评价报告应用有利于完善政府公立医院监督审查制度，时刻保证其社会性和公益性。

（四）提高政府公信力

近年来，公立医院改革不断深化，公立医院经济活动日趋复杂，经济利益与社会责任的双重压力使得公立医院面临着前所未有的挑战。由于公立医院以公益性为宗旨，承担着为人民健康服务的重任，因而，如何保障公立医院公益性、保证公立医院可持续发展以及提高政府公信力等问题都成为当下最为迫切需要解决的问题。在公立医院的财务管理中，公立医院的财务工作直接关系到公众对于政府的信任程度。公立医院财务工作主要是通过内部控制制度来保障工作目标的实现，通过对公立医院的财务活动进行有效管理，以维护公众利益和保护国有资产安全完整。公立医院内部控制制度的建立与完善是保证公立医院财务管理的重要手段，同时也是提高政府公信力的重要方式。公立医院内部控制评价状况结果的公开透明，能够提高政府的公信力，增强民众对政府的信任感和满意度。

案例 9 - 6

政府应用公立医院内部控制评价报告的案例

某市当地政府健全内控评价报告指标体系。公立医院内控评价报告试编过程中涉及医院经济运行的多个指标，反映当年医院财政经济运行状况、财政可持续性状况等，但是缺乏对比分析，无法通过指标及构成因子的增减变化客观评判公立医院当年财政经济运行成效，也难以预测将来的风险，决策帮助有限。因此，政府考虑完善公立医院内控报告的指标对比分析，如 2017 年实际指标与预算数据指标相比较、2017 年结果指标与 2016 年结果指标相比较、本地公立医院内控指标与省内经济水平接近的其他行政区同级别公立医院相关内控指标比较，通过对比发现优势和劣势，为下一步决策指明方向。

　　某市当地政府积极探索应用内控报告和绩效考核指标相结合，探索制订综合的公立医院绩效考核评价体系，实行内控指标和绩效指标同步核算，如运用关键指标考核法（KPI），将内控管理和绩效管理一起纳入公立医院考核体系，围绕"成本控制、产出效率、服务质量"等内容细化具体考核指标。成本控制包括：公立医院经费的控制指标；公立医院产出效率指标；公立医院服务质量；公立医院在完成本职工作中取得的经济效益和社会效益指标。经济效益指标包含：单位人均工资福利费用等，社会效益指标包含公立医院公众满意度测评等。各类指标设计完成后，根据内容重要性确定权重，最终计算考核分值，实现公立医院内控报告高质量应用。某市当地政府建立健全公立医院内控报告审订、公开机制。借鉴上市公司财务报表必须定期披露的规定，包括季报、中期报、年报，通过这些报告能让公司股东客观的评价企业经营者的管理业绩，也能让经营者及早发现企业运营中存在的潜在风险，从而针对性地制定策略，还可以让社会投资人对企业的未来潜力进行评估等等。制度上，明确政府公示职责，建立定期披露制度，让社会公众真正起到监督作用。程序上，政府参照财政决算报告的公示机制。第一，公立医院内控评价报告完成后，先由本级政府审计部门或者聘请第三方权威机构对报告的真实性、完整性、合规性进行审计，并出具专业的审计意见。第二，经过审计的报告提请本级人大及常委会批准。第三，通过政府网站、县内新闻媒体、报纸杂志向社会大众公开。

参 考 文 献

[1] 财政部关于印发《行政事业单位内部控制报告管理制度（试行）》的通知［EB/OL］. 中国政府网，2017 - 01 - 25.

[2] 财政部关于印发《行政事业单位内部控制规范（试行）》的通知［EB/OL］. 中国政府网，2012 - 11 - 29.

[3] 财政部 证监会 审计署 银监会 保监会关于印发《企业内部控制基本规范》的通知［EB/OL］. 中国政府网，2012 - 11 - 29.

[4] 陈丽云. 基于政府采购法实施条例的公立医院政府采购业务内部控制探讨［J］. 中国卫生经济，2015，34（8）：87 - 89.

[5] 陈潇怡. 企业内部控制信息化环境与实施方法探究［J］. 财会通讯，2014（25）：101 - 103.

[6] 丁友刚，胡兴国. 内部控制、风险控制与风险管理——基于组织目标的概念解说与思想演进［J］. 会计研究，2007（12）：51 - 54.

[7] 董波，金今花，岳守红，等. 基于医院治理视角的公立医院内部控制监督评价实施路径探讨［J］. 中国医院，2019，23（10）：32 - 34.

[8] 高利芳，安家鹏，李艳. 医院药品采购受贿风险内部控制研究［J］. 江淮论坛，2018（2）：63 - 67.

[9] 郭亚梓. 信息技术环境下如何做好医院内部会计控制［J］. 山西财经大学学报，2009，31（S2）：185.

[10] 何燕，李芳. 利益相关者视角下医疗耗材内部控制探讨［J］. 会计之友，2022（10）：113 - 118.

[11] 洪珊. 内部控制视角下公立医院固定资产管理模式研究［J］. 经贸实践，2018（24）：200 - 201.

[12] 洪学智，欧阳亚楠，王佩佩，等. 公立医院内部控制评价策略实证研究［J］. 中国医院管理，2016，36（4）：58 - 60.

[13] 胡为民. 内部控制与企业风险管理：实务操作指南（第3版）［M］. 北京：电子工业出版社，2013.

[14] 贾赛军. 完善医院内部财务控制制度初探［J］. 经济研究参考，2012（16）：55 - 56.

[15] 金梦, 王璇, 张艳. 公立医院内部控制评价的现状及对策研究 [J]. 卫生经济研究, 2022, 39 (10): 91 – 93.

[16] 金彧昉, 李若山, 徐明磊. COSO 报告下的内部控制新发展——从中航油事件看企业风险管理 [J]. 会计研究, 2005 (2): 32 – 38, 94.

[17] 李建英. 公立医院财务关键岗位风险点与防范措施分析 [J]. 财会学习, 2021 (11): 46 – 47.

[18] 李维安, 戴文涛. 公司治理、内部控制、风险管理的关系框架——基于战略管理视角 [J]. 审计与经济研究, 2013, 28 (4): 3 – 12.

[19] 刘军燕, 王黎. "互联网 +" 下医院货币资金内部控制的风险及对策 [J]. 财务与会计, 2017 (21): 38 – 40.

[20] 刘桐君. 哈市某公立医院业务层面内部控制优化研究 [D]. 哈尔滨: 哈尔滨商业大学, 2022.

[21] 刘璇斐, 苏亚敏, 黄懿璐. 公立医院采购管理内部控制体系建设研究——基于COSO框架 [J]. 卫生经济研究, 2023, 40 (12): 84 – 86.

[22] 潘佳佳, 王长青. 基于 COSO 框架的公立医院医教研项目经费内部控制建设 [J]. 中国卫生经济, 2022, 41 (2): 83 – 87.

[23] 任丽. 基于新 COSO 框架的企业风险导向审计模式分析 [J]. 财会通讯, 2019 (31): 78 – 81.

[24] 史金秀, 郑大喜, 孙海芬. 基于内部控制视角的医院合同全生命周期管理 [J]. 卫生经济研究, 2022, 39 (1): 81 – 83, 86.

[25] 汤惠子. 内部控制下公立医院运营管理系统建设的实践与探索 [J]. 卫生经济研究, 2021, 38 (9): 74 – 76.

[26] 唐大鹏, 吉津海, 支博. 行政事业单位内部控制评价: 模式选择与指标构建 [J]. 会计研究, 2015 (1): 68 – 75, 97.

[27] 王菲. 浅谈医院内部控制 [J]. 人口与经济, 2012 (S1): 80 – 81.

[28] 王华. 我国企业内部控制环境建设的重要性 [J]. 青年记者, 2013 (2): 88.

[29] 王静宇. 公立医院预算业务内部控制研究 [D]. 郑州: 河南财经政法大学, 2023.

[30] 王娟, 郑洁. 基于风险导向的公立医院内部控制评价应用研究 [J]. 现代医院管理, 2021, 19 (3): 72 – 75.

[31] 吴波. 完善公立医院内部控制建设的建议 [J]. 财务与会计, 2016 (24): 61.

[32] 夏军, 贾延, 谢平. 基于内部控制管理的医院经济管理年活动实践——以陕西省第四人民医院为例 [J]. 会计之友, 2022 (10): 99 – 104.

[33] 夏莽, 黄炜. 我国公立医院内部控制建设现状分析——基于公立医院内控体系框架研究的发展历程 [J]. 中国医院, 2014, 18 (2): 76 – 78.

[34] 小企业内部控制规范发布 [EB/OL]. 中国政府网, 2018 – 01 – 01.

[35] 谢力, 李倩茹, 宣晗倩. 内部控制评价的五维度法 [J]. 财务与会计, 2022 (4):

73 – 74.

［36］许晔. 医院经济合同管理策略研究［J］. 卫生经济研究，2020，37（3）：69 – 71.

［37］闫世刚. 内部控制指数构建、影响因素及经济后果研究［D］. 长春：吉林大学，2022.

［38］杨墨. 公立医院内部控制评价指标体系构建研究［D］. 昆明：云南财经大学，2021.

［39］姚秀文. 公立 Y 医院内部控制构建研究［D］. 南昌：南昌大学，2020.

［40］余勇晖. 以基本医疗服务均等化为目标的公立医院内部控制体系构建［J］. 经济体制改革，2015（4）：129 – 135.

［41］余勇晖，余楚烨. 公立医院内部控制框架体系构建［J］. 财会月刊，2015（6）：21 – 24.

［42］翟皓颖. S 公立医院内部控制体系构建研究［D］. 石家庄：河北地质大学，2019.

［43］张瀚文. 公立医院内部控制优化研究［D］. 成都：西南财经大学，2020.

［44］张青，杨春艳，王彬. 公立医院内部控制体系构建探讨［J］. 中国医院管理，2022，42（5）：78 – 81.

［45］张先治. 现代企业内部控制理念的五大转变［J］. 财务与会计，2012（8）：28 – 30.

［46］张艳，王璇，金梦，等. 基于整合观的公立医院内部控制评价指标体系研究［J］. 卫生经济研究，2022，39（9）：64 – 67.

［47］张玉兰，张路瑶，王园园. 风险管理框架下"互联网＋"上市公司内部控制有效性评价［J］. 财会月刊，2017（15）：62 – 69.

［48］郑明端. 关于完善公立医院内部会计控制的思考［J］. 财务与会计，2012（12）：54 – 55.

［49］郑胜寒. 公立医院内部控制政策演进与建设研究［J］. 卫生经济研究，2022，39（5）：72 – 74.

［50］中华人民共和国财政部，等. 企业内部控制规范2010［M］. 北京：中国财政经济出版社，2010.

［51］朱倩，李恒. 公立医院内部控制体系构建——基于波特"五力模型"的思考［J］. 财会通讯，2012（23）：93 – 95.

［52］Doyle J. , Ge W. , Mcvay S. Determinants of weaknesses in internal control over financial reporting［J］. Journal of Accounting and Economics，2007，44（1）：193 – 223.

［53］Hu C. , Wang L. , Zhang G. Analysts tracking, the effectiveness of internal controls and innovation in technology-based SMEs［J］. Science & Technology Progress and Policy，2020，37（3）：88 – 97.

［54］Hu S, Yang H. The Correlation between Enterprise Internal Control Quality and Research and Development Investment Intensity［J］. Comput Intell Neurosci，2022：1788142.

［55］Yu Z. Optimizing internal control in public hospital supply chain：A game theory-based approach［J］. Front Public Health，2023，11：1240757.